Médecine à travers les siècles

Collection dirigée par le Docteur Xavier Riaud

L'objectif de cette collection est de constituer « une histoire grand public » de la médecine ainsi que de ses acteurs plus ou moins connus, de l'Antiquité à nos jours.
Si elle se veut un hommage à ceux qui ont contribué au progrès de l'humanité, elle ne néglige pas pour autant les zones d'ombre ou les dérives de la science médicale.
C'est en ce sens que – conformément à ce que devrait être l'enseignement de l'histoire –, elle ambitionne une « vision globale » et non partielle ou partiale comme cela est trop souvent le cas.

Dernières parutions

Xavier RIAUD, Petit manuel historique de l'odontologie du sport, 2021.
Michel A. GERMAIN, *Médecines antiques des Romains et des Germains. Confrontation et analyse*, 2021.
Ali HAMDAN, *De la médecine coloniale à la santé communautaire au Sénégal*, 2020.
Geneviève HÉRY-ARNAUD, Dominique LE NEN, *Pierre Le Damany, grand médecin breton. Souvenirs d'un étudiant en médecine, Rennes (1887-1891)*, 2020.
Xavier RIAUD, *Carnet de voyage académicien d'un historien de la médecine*, 2020.
Xavier RIAUD, *La Greffe générale. Journal satirique des blessés de la face de l'hôpital du Val-de-Grâce (1917-1918)*, 2020.
Pierre AUBRY, avec la collaboration de Bernard-Alex GAÜZÈRE, *Médecins et expéditions coloniales françaises au XIXe siècle (Afrique Noire et Madagascar)*, 2020.
Philippe SCHERPEREEL, *Le sang, imaginaire et réalités. Des excès de la saignée à la transfusion sanguine*, 2020.
Georges TRAVERT, *La mucoviscidose. Histoire d'une aventure médicale et humaine*, 2019.
Maître Antoine BOIREL, *Chirurgien de campagne sous le Roi-Soleil. Traité des playes de teste 1674*, présenté par Françoise Guillon-Metz, 2019.
Xavier RIAUD, *L'or dentaire des nazis*, 2019.
Isabelle CAVÉ, *Les accidents professionnels. Enjeux sociaux et médicaux de la loi du 10 avril 1898. Les préludes à la médecine du travail*, 2019.
Philippe SCHERPEREEL, *André Vésale et Ambroise Paré. Destins croisés d'un anatomiste et d'un chirurgien à la Renaissance*, 2019.
Mathilde LONGUEVILLE, *Art dentaire en Préhistoire. Etat des connaissances et reconstitution expérimentale*, 2019.
Morgane MORICE, *Reconstitutions faciales chez les momies égyptiennes*, 2019.
Gérard TERRIER, *Us et coutumes de la salle de garde*, 2019.
Xavier RIAUD, *Adn, dents et maladies*, 2019.
Philippe SCHERPEREEL, *Eugène-Louis Doyen. Chirurgien génial et scandaleux de la Belle Époque*, 2018.

Commémoration des 75 ans de l'Ordre national des Chirurgiens-dentistes

5-7, rue de l'École polytechnique, 75005 Paris

www.harmattan.fr

ISBN : 978-2-343-20777-3
EAN : 9782343207773

Sous la direction du président Serge Fournier,
commentée par le docteur Xavier Riaud

Commémoration des 75 ans de l'Ordre national des Chirurgiens-dentistes

Réédition des Bulletins de 1945

1945-2020

L'Harmattan

BULLETIN
DU CONSEIL NATIONAL
DES CHIRURGIENS-DENTISTES

60, Boulevard de La Tour-Maubourg, Paris-7e

Nos 1-2-3 - Mai-Juin-Juillet 1945

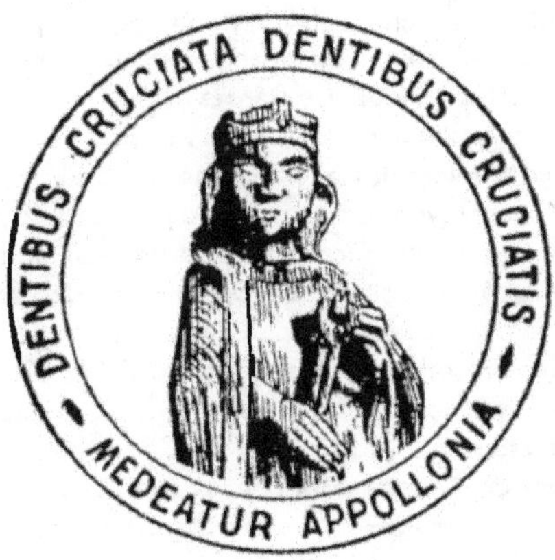

P. M. R. LÉPINE
Editeur
39, Rue d'Amsterdam
PARIS (VIIIe)

SOMMAIRE

des N°s 1-2-3 (Mai-Juin-Juillet 1945)

BULLETIN DU CONSEIL NATIONAL DES CHIRURGIENS-DENTISTES

*« Que l'Ordre né de tous
soit une sauvegarde pour tous »*

Chers Confrères,

Ce n'est que par l'arrêté de Monsieur le Ministre de la Santé Publique en date du 3 Février 1945, que le Conseil National fut nommé.

Ce n'est donc qu'à partir de cette date qu'il commença à assurer la sauvegarde « des intérêts moraux et matériels de la profession ».

Bien que les Membres du Conseil National soient des Résistants, aucune question politique n'est soulevée au sein du Conseil et seules les questions purement professionnelles sont traitées au cours de ses délibérations.

Permettez au Conseil National de vous mettre en garde sur certaines confusions qui peuvent exister en votre esprit, en ce qui concerne les divers Organismes s'intéressant à la gestion de la profession. Voyez l'ordonnance gouvernementale du 11 Décembre 1944, vous pouvez constater que, jusqu'à présent, seuls le Conseil National, les Conseils Régionaux et Départementaux sont habilités à représenter la profession et à défendre ses intérêts moraux et matériels.

L'ordonnance du 15 Décembre 1944 a institué le rétablissement des Syndicats de Chirurgiens-Dentistes dissous, mais ils ne seront habilités à fonctionner dans la plénitude de leurs droits qu'après promulgation de la nouvelle ordonnance réglementant les professions médicales et para-médicales.

Il est impossible en quelques lignes de décrire les tâches multiples du Conseil National, notamment, Rapport avec :

— Le Ministère de la Guerre à propos de la mobilisation des Chirurgiens-Dentistes.

— Les Ministères des Prisonniers, des Finances et de la Santé Publique pour régler la question des soins aux prisonniers.

— La Production Industrielle pour obtenir des approvisionnements.

— Le Ministère de la Reconstruction pour défendre les intérêts des Chirurgiens-Dentistes sinistrés et pillés.

— Les Ministères de la Santé et de la Justice pour essayer d'obtenir une ordonnance conforme au caractère de notre profession et aux besoins de la santé du public.

— Le Ministère du l'Education Nationale pour obtenir certaines compensations en faveur des étudiants prisonniers ou victimes des lois d'exception.

— Le Ministère du Travail pour que la profession dentaire demeure une profession « LIBERALE ».

La prochaine ordonnance qui prévoit la réorganisation des professions médicales et para-médicales créera l'Ordre des Chirurgiens-Dentistes, elle permettra à tous les Praticiens d'élire leurs Conseils départementaux qui à leur tour éliront les Conseils Régionaux et le Conseil National.

Le nouveau tarif minimum national a été modifié eu égard à l'augmentation du coût de la vie et en particulier des frais généraux inhérents à notre profession et dans l'intérêt de nos malades qui exige des soins et des travaux de bonne qualité.

De nombreuses Commissions fonctionnent où siègent également des Confrères n'appartenant pas au Conseil. L'une des principales est celle qui s'occupe activement de la retraite du Chirurgien-Dentiste.

Le montant de la cotisation a été fixé par le Conseil National en raison des dépenses énormes de gestion et de solidarité qui lui incombent dans les circonstances actuelles, auxquelles s'ajoutent celles des Conseils Départementaux et Régionaux. (Nous signalons que l'Ordre des Avocats exige une cotisation de 2.400 francs de chacun de ses Membres).

Le Conseil National des Chirurgiens-Dentistes regrette de n'avoir obtenu qu'en date du 19 Juin 1945 l'autorisation de faire reparaître le bulletin qui assurera le lien indispensable avec tous les praticiens.

Le Conseil National uniquement guidé par l'intérêt général continuera sa tâche commencée pendant l'occupation jusqu'à la passation de ses pouvoirs à ceux qui librement élus par leurs Confrères, reprendront le flambeau et auront le devoir d'assurer la grandeur de la Profession dentaire.

Pour le Conseil National des Chirurgiens-Dentistes

Le Président :

Jean MARANDAS

LES MARTYRS DE LA PROFESSION

Danielle CASANOVA — Paris
Louis CABANETTE — Marvejols
Louis DESGREZ — Melun
Gabriel GRAPIN — Paris
Léo HIRSCHOWITZ — Paris
René GUYARD — Poses
Maurice MENU — Brassac-les-Mines
Georges PERES — Figeac
Louis POULET — Paris
Fernand BOUDET — Cusset
Marie-Louise GEORGES — Boulogne-sur-Seine

Cette liste ne comprend que les noms qui nous ont été communiqués jusqu'ici ; nous serions reconnaissants à tous ceux qui nous aideraient à mettre cette liste complètement à jour.

CONSEIL NATIONAL DES CHIRURGIENS-DENTISTES

Nommé en application de l'article 7 de l'ordonnance du 11 Décembre 1944, par arrêté ministériel du 3 Février 1945.

MM. ANGOT Jean, à Paris (8e).
AVRANE Armand, à Paris.
BERTRAND E., à Amiens.
GUILLEUX Daniel, à Meaux.
LENTULO Simon, à Bleneau.
LOUVET Joseph, à Saint-Malô.
MALARTE Louis, à Avignon.
MARANDAS Jean, à Paris.
MARTIN Roger, à Lyon.
MOREAU Georges, à Paris.
PAYAN Roger, à Nice.
PICHENEZ Maurice, à Viroflay.
ROSENSTIEL-HELLER Marcel, à Strasbourg (Provis. Le Puy).
SARTHOU Léon, à Bordeaux.
SENNAC Amédée, à Paris.
SOULET René, à Clermont-Ferrand.

Ce Conseil a élu, au cours de son assemblée générale des 10 et 11 Mars 1945, son bureau qui est composé comme suit :

Président : M. J. MARANDAS à Paris. — *Vice-Présidents :* M. PICHENEZ à Viroflay ; M. LOUVET à Saint-Malo. — *Secrétaire Gal :* M. MOREAU à Paris. — *Trésorier :* M. Guilleux, à Meaux.

SECTION D'APPEL DISCIPLINAIRE
DU CONSEIL SUPERIEUR DES MEDECINS

Section des Chirurgiens-Dentistes

Le Ministre de la Santé Publique :

Vu l'article 8 de l'ordonnance du 11 Décembre 1944,

Vu l'arrêté du 23 Janvier 1945 sur la proposition du Comité Médical de la Résistance :

ARRETE :

Article 1er — La Section d'appel disciplinaire du Conseil Supérieur des Médecins est complétée comme suit :

Section spéciale des praticiens de l'art dentaire :

MM. Dr AVRANE, à Paris.
MARANDAS Jean, à Paris.
PICHENEZ Maurice, à Viroflay.
SOULET, à Clermont-Ferrand.

Article 2. — Le Directeur de la Santé est chargé de l'exécution du présent arrêté.

Fait à Paris, le 3 Février 1945.
François BILLOUX.

COMMISSIONS DU CONSEIL NATIONAL DES CHIRURGIENS-DENTISTES

Législation (composée de 5 sous-Commissions)

Président : M. PICHENEZ à Viroflay. — *Conseiller Juridique* : M. FONTAINE.

1re Sous-Commission : *Allocations Familiales*

Rapporteur : M. ANGOT à Paris. — *Membres* : M. Dr AVRANE à Paris ; M. BUHOT à Paris ; M. GRANET à Melun.

2e Sous-Commission : *Cabinets des Mines*

Rapporteur : M. SENNAC à Paris. — *Membres* : M. AUBER à Escaudain ; M. SEREUSE à Bruay-sur-Escaut.

3e Sous-Commission : *Assurances Sociales*

Rapporteurs : M. LOUVET à St-Malo ; M. PICHENEZ à Viroflay. — *Membres* : MM. GERMAIN à Saint-Ouen ; PAULUS à Dreux.

4e Sous-Commission : *Tarifs*

Rapporteur : M. BERTRAND à Amiens. — *Membres* : MM. DUMURGIER à Sannois; LECLERC à Paris.

5e Sous-Commission : *Fiscalité*

Rapporteur : M. LENTULO à Bleneau. — *Membres* : MM. FOREST à Beauvais (en cas d'absence : Dr AUDY) ; GERMAIN à Saint-Ouen ; MORIN à Paris.

Sinistrés — Reconstruction

Président : M. LOUVET à Saint-Malo. — *Membres* : MM. ADAM V. à Saint-Lô ; BERTRAND à Amiens ; KŒNIG à Louviers.

Contrôle de Gestion de l'ancienne S.D.C.N.

Président : M. MARANDAS à Paris. — *Rapporteur* : M. MOREAU à Paris. — *Membres* : MM. AVRANE, Dr à Paris ; ANGOT à Paris ; GUILLEUX à Meaux ; LOUVET à Saint-Malo ; SENNAC à Paris.

Hygiène dentaire de l'Enfance et Retraite

Président : M. SENNAC à Paris. — *Membres* : MM. LENTULO à Bleneau ; LOUVET à Saint-Malo ; MARTIN à Lyon ; ROGER à Amiens ; SOULET à Clermont-Ferrand.

Etudiants

Président : M. MARANDAS à Paris. — *Membres* : MM. Dr AVRANE à Paris ; GUILLEUX à Meaux.

Réforme des Etudes Dentaires

Président : M. ANGOT à Paris. — *Membres* : MM. AVRANE, Dr à Paris ; DONCKIER, de Donceel à Paris ; LEBEAU à Paris ; LOUVET à Saint-Malo ; MALARTE à Avignon ; MARTIN à Lyon ; MASSE à Paris ; PAYAN à Nice ; ROSENSTIEL à Strasbourg ; SARTHOU à Bordeaux ; SENNAC à Paris.

Mécaniciens en Prothèse Dentaire

Président : M. SOULET à Clermont-Ferrand. — *Membres* : MM. LEGRAND à Paris ; SENNAC à Paris.

Approvisionnements (Section Fournitures Dentaires, Homologation des Alliages de Remplacement, Ciments Dentaires).

Président : M. MOREAU à Paris. — *Membres* : MM. Dr BENNEJEANT à Clermont-Ferrand ; GERMAIN à Saint-Ouen ; LENTULO à Bleneau ; ROGER à Amiens ; SOULET à Clermont-Ferrand.

Prêts d'Honneur aux Jeunes Diplômés

Président : M. SENNAC à Paris. — *Membres* : MM. Dr AVRANE à Paris ; GUILLEUX à Meaux ; MARTIN à Lyon.

Membres du C.N.C.D. Délégués :

Délégués à la Solidarité : MM. GUILLEUX à Meaux ; MARANDAS à Paris.

Délégués désignés par le C.N.C.D. auprès des Commissions Ministérielles ou des Administrations d'Etat :

Délégué à la Commission de Roulage, à la Direction des Transports : M. Dr AVRANE, à Paris.

Délégué à la Commission Supérieure de Contrôle des Assurances Sociales (arrêté du Ministère du Travail du 13 Juin 1945) : M. PICHENEZ, à Viroflay.

Délégué à la Commission de reclassement au Ministère des Prisonniers, Déportés et Réfugiés chargé des affaires militaires auprès des Services de Santé de l'Armée : M. J. MARANDAS, à Paris.

Délégué au Conseil Supérieur des Sociétés de Secours Mutuels (Ministère du Travail) : M. SENNAC, à Paris.

FERMETURE ANNUELLE

Les bureaux du Conseil National des Chirurgiens-Dentistes seront fermés pour les vacances annuelles du 6 au 31 Août.

Pour les mêmes raisons les bureaux du Conseil départemental des Praticiens de l'art dentaire de la Seine (174, rue de Rivoli) seront fermés pendant la même période.

CONCLUSION D'UNE ENQUÊTE EN FAVEUR DU DOCTEUR HULIN

Le Conseil National des Chirurgiens-Dentistes enregistre avec satisfaction la lettre suivante envoyée au Docteur Hulin :

COMITÉ DENTAIRE DÉPARTEMENTAL DE LA LIBÉRATION

Commission d'Enquête pour l'Epuration

Paris, le 7 mai 1945.

Monsieur le Président de la Commission d'Enquête
à Monsieur le Docteur HULIN, Chirurgien-Dentiste

Monsieur et Cher Confrère,

Après vous avoir entendu, la Commission d'Enquête a soumis votre cas au Comité Dentaire Départemental de la Libération qui, après examen du dossier, a décidé, à l'unanimité qu'il n'y avait pas lieu, pour ce Comité, de demander votre comparution devant la Section Régionale d'Epuration créée par l'ordonnance du Ministre de la Santé, en date du 18 Janvier 1945 sur l'épuration des professions médicales et para-médicales.

Ce Comité m'a chargé de vous présenter ses remerciements pour ce que vous avez personnellement fait pour notre profession et nos Confrères victimes des lois d'exception.

Veuillez agréer, Monsieur et cher Confrère, l'expression de mes sentiments confraternels.

Pour le Comité Dentaire Départemental de la Libération :
MOREAU.

TARIF MINIMUM NATIONAL

(applicable à la date du 1er Mai 1945)

1° CONSULTATIONS

Examen clinique au fauteuil....	80 fr.
Visite à domicile..............	200 —
Consultation avec un Confrère.	250 —
Consultation jours fériés......	200 —
Consultation de nuit...........	250 —
Examen clinique avec certificat	150 —
Certificat en vue d'une expertise ou contestation..........	300 —
Rapport sur un cas clinique en vue de contestation ou expertise (accident)	1.000 —
Déplacements .... au km. (après entente amiable avec le malade).	

2° ANESTHESIES

Régionale	200 —
Analgésie	200 —
Générale	500 —

3° SOINS ET OBTURATIONS

a) Obturations :

Cavité simple..................	150 —
Cavité composée................	200 —
Inlay (exécution seule) depuis..	800 —

b) Traitements radiculaires :

Traitement des pulpites, la séance	60 —
Traitement des mono-arthrites, la séance....................	60 —
Traitement des mono-arthrites, par les agents physiques, la séance	250 —

c) Nettoyage, Détartrage simple et brossage :

(La séance)....................	100 —

d) Traitement des gingivites et des stomatites :

a) gingivo-stomatite catarrhale .... b) stomatite ulc. membraneuse, etc.............. c) stomatite médicamenteuse d) stomatite odontiasique (accident sagesse inf.)....	100 — par séance de 3 à 8 séances.

4° PARODONTOPATHIES

a) Traitement chirurgical :

1° Examen, par arcade........	300 —
2° Nettoyage (détartrage, curetage des culs de sacs) :	
cure chirurgicale, par séance	100 —
cure chimique, par séance..	100 —
3° Equilibre articulaire.........	100 —
4° Sclérose par igniponcture..	100 —
5° Sclérose par injections, par séance	100 —
6° Traitement chirurgical.......	100 —

b) Traitement prothétique :

1° Ligature simple.............	100 —
2° Ligature composée..........	250 —

ORTHODONTIE

Consultation, examen clinique, empreinte diagnostic.........	800 fr.
Traitement forfaitaire pour les honoraires, depuis (par mois) Appareillage en plus	500 fr.

RADIOGRAPHIES

METHODE INTRA-BUCCALE

a) Rétroalvéolaire :

1° Le premier film............	150 fr.
2° Les suivants : pendant la même séance ou pour la même recherche (le film)...	100 —

b) *Belot :*

Film occlusal....................	200 —

METHODE EXTRA-BUCCALE

Maxillaire inférieur défilé (13 ×18)	300 —
Maxillaire supérieur sinus maxillaire	400 —
Crâne face, Crâne profil, } chaque incidence	600 —

PROTHESE

1° PROTHESE MOBILE.

a) Plaque base vulcanite......	300 —
Plaque base résine ou autre matière plastique..........	1.000 —
Plaque base métallique, depuis	2.000 —
b) Dent prothétique montage vulcanite, par dent........	250 —
Dent prothétique, montage résine ou autre matière, par dent..................	500 —
Dent contreplaquée..........	500 —
Dent genre steele ou dent massive soudée............	500 —
c) Crochets tous types, ailettes, etc	250 —
d) Réparations, fracture de la plaque base (résine).......	500 —
fracture de la plaque base (vulcanite) depuis..........	250 —
Réparation d'une dent.......	350 —
1 crochet à fournir et à fixer (métal non précieux)......	300 —
e) Remontage.. les 3/4 du prix normal	
f) Prothèse complète vulcanite haut et bas...............	7.600 —
autre matière (résine) haut et bas	16.000 —

2° PROTHESE FIXE.

a) Couronne métal non précieux (traitement non compris)..	1.000 fr.
b) Couronne jacket............	3.000 —
c) Dent à pivot (traitement non compris)	1.000 —
d) Dent Richmond, bague entière ou demi-bague..........	1.500 —
e) Bridge, par élément.........	1.000 —
f) Inlay à tenon, Inlay pivot...	1.500 —
g) Coiffe de Carmichaël - Coiffe 4/5	2.000 —
h) Remplacement d'une porcelaine interchangeable......	300 —
i) Rescellement d'une dent à pivot et facette.............	150 —

3° PROTHESE MAXILLO-FACIALE.

Fracture alvéolaire simple......	1.000 —
Fracture d'un maxillaire :	
Réduction et contention par ligature................	5.000 —
Réduction et contention par attelle ou gouttière........	10.000 —
a) Fracture double haut et bas, à partir de...............	15.000 —
b) Fracture avec appui crânien, à partir de...............	20.000 —
Luxation temporo-maxilllaire..	1.000 —
Prothèse vélo-polatine (Clapet) ou balle obturatrice)......	15.000 —

CHIRURGIE — STOMATOLOGIE

1° EXTRACTIONS

Extraction dent permanente ou temporaire	120 fr.
Extraction compliquée..........	200 —
Extraction au cours d'accidents infectieux aigus (anesthésie non comprise si anesthésie régionale)	200 —
Extraction d'une dent de sagesse :	
a) Supérieure	200 —
avec accident périapical aigu	300 —
b) Inférieure :	
en bonne position...........	300 —
en ectopie, au cours d'accidents inflammatoires aigus	1.000 —
incluse, sans accidents muqueux ou osseux..........	2.000 —
incluse avec accidents muqueux ou osseux..	2.500 —

2° COMPLICATIONS D'EXTRACTIONS

Curetage alvéolaire............	150 —
Esquillectomie	150 —
Traitement d'hémorragie post-opératoire (tamponnements, applications)	200 —
Résection de crêtes alvéolaires :	
partielle	300 —
étendue	800 —

3° INTERVENTIONS SUR LES MAXILLAIRES.

Apiectomie	1.200 fr.
Curetage péri-apical............	1.200 —
Extraction racine incluse.......	500 —
Exérèse d'un granulome........	1.200 —
Exérèse d'un kyste (volume moyen)	2.500 —
Lavage de sinus...............	300 —
Traitement chirurgical d'une ostéite, depuis	1.000 —
Traitement chirurgical d'une épulis	1.000 —
Section de frein (lèvre supérieure, inférieure ou de la langue)	1.000 —
Traitement d'une épulis, méthode sclérosante, par séance..	300 —

4° INTERVENTIONS SUR LES PARTIES MOLLES

Ouverture d'un abcès..........	100 —
Destruction d'un capuchon muqueux par agents chimiques et désinfection, par séance..	100 —
Résection d'un capuchon muqueux	400 —
Exérèse d'un papillome........	500 —
Biopsie	500 —
Ouverture d'un abcès de la langue	300 —
Incision de drainage (osthéophlegmon	1.000 —

Ce tarif est susceptible d'être modifié en hausse ou en baisse eu égard à l'indice du coût de la vie.

Ce tarif étant un tarif minimum, il ne doit pas être pratiqué de tarif inférieur, sauf bien entendu pour les soins aux rapatriés, pour lesquels il doit être appliqué une réduction de 20 %.

Pour les Assurés Sociaux, lorsqu'il y a une convention en vigueur dans le département, le Praticien devra s'entendre directement avec son malade, c'est-à-dire lui faire écrire sur la feuille dentaire d'A.S. la mention d'acceptation et la lui faire signer.

Dans les départements où il n'y a pas de convention avec les Caisses d'A.S., ce tarif doit être appliqué aux Assurés Sociaux sans qu'il soit nécessaire de porter cette mention sur la feuille de maladie.

Toute la correspondance et toutes les demandes doivent être adressées aux Conseils départementaux et non directement au Conseil National. En écrivant directement au Conseil National, vous retardez la réponse, celui-ci étant obligé de soumettre votre demande au Conseil départemental.

ORDONNANCE REORGANISANT LES PROFESSIONS MEDICALES ET DENTAIRE

Le Conseil National des Chirurgiens-Dentistes a examiné un projet d'ordonnance, soumis par le Ministère de la Santé, de réorganisation des professions médicales et créant l'Ordre des Chirurgiens-Dentistes qui serait administré à tous les échelons (national, régional et départemental) par des Confrères élus.

Les principaux points de nos interventions ont été les suivants :

1° Chambre de discipline autonome.
2° Répression de l'exercice illégal par la confiscation du matériel.
3° Elaboration du Code de déontologie par l'Ordre des Chirurgiens-Dentistes.
4° Obligation de soumettre tous les contrats au contrôle de l'Ordre.
5° Inscription au Tableau de l'Ordre obligatoire, assurée par les Conseils Départementaux.
6° Solidarité et retraite assurées par le Conseil National de l'Ordre.
7° Interdiction pour les non-diplômés d'être propriétaires, gérants ou intéressés à la marche d'un cabinet dentaire.

Ce dernier point, le plus délicat, fait actuellement l'objet d'une étude approfondie, par le Conseil National des Chirurgiens-Dentistes, qui sera soumise à l'agrément du Ministre de la Justice.

Cet Ordre des Chirurgiens-Dentistes, comme actuellement le Conseil National des Chirurgiens-Dentistes, restera un organisme autonome, n'ayant aucune interpénétration avec les syndicats dentaires ; chacun de ces organismes ayant leur propre travail, leurs propres directives et leur propre vie administrative et financière.

PROJET DE CRÉATION D'UN CORPS DE DENTISTES-INSPECTEURS RÉGIONAUX ET D'UN POSTE DE DENTISTE INSPECTEUR GÉNÉRAL

Le Conseil National étudie actuellement la création d'un Corps de Dentistes-Inspecteurs Régionaux avec un poste de Dentiste-Inspecteur Général. Ce Corps fonctionnerait dans les mêmes conditions et au même titre que le Corps des Médecins. Nul doute que ces fonctionnaires, bien qu'en nombre restreint, rendraient à la profession, aux différents Départements ministériels, à la Collectivité tout entière, de grands services, par les conseils et l'aide qu'ils pourraient apporter à tous.

En créant ce nouveau Corps de fonctionnaires, le Gouvernement compléterait d'une manière, à la fois équitable et définitive, l'organisation de la profession dentaire.

DROIT D'EXERCICE POUR LES PRATICIENS NE POSSÉDANT QUE LE DIPLOME UNIVERSITAIRE

Le Conseil National des Chirurgiens-Dentistes s'est ému de voir des praticiens titulaires du diplôme universitaire autorisés à exercer la profession et des démarches faites par ceux-ci, pour obtenir la transformation de leur diplôme universitaire en diplôme d'état. Il a protesté auprès du Ministère de la Santé pour mettre fin à cet état de fait qui est contraire à l'intérêt de la santé du public.

SITUATION DES ETUDIANTS EN CHIRURGIE-DENTAIRE APPELÉS POUR LA RELEVE DES PRISONNIERS CHIRURGIENS-DENTISTES OU PRISONNIERS AU COURS DE LA GUERRE 1939-1940

A la suite de notre intervention auprès du Ministre de l'Education Nationale en faveur des catégories d'étudiants précitées, nous avons reçu la lettre suivante de Monsieur le Ministre de l'Education Nationale.

Cabinet du Ministre
de l'Education Nationale

Paris, le 27 Juin 1945.

Monsieur le Ministre de l'Education Nationale
à Monsieur le Président du Conseil National des Chirurgiens-Dentistes.

« Monsieur le Président,

« C'est avec le plus vif intérêt que j'ai pris connaissance de votre lettre du 22 Juin 1945 relative à la situation des Etudiants en Chirurgie-Dentaire appelés pour la relève des prisonniers de guerre Chirurgiens-Dentistes.

« Je suis heureux de vous faire connaître que des mesures générales sont actuellement mises à l'étude, grâce à un accord réalisé avec le Ministère des Prisonniers de Guerre, Déportés, Réfugiés et mon Administration, visant soit à accorder une aide matérielle importante à ces catégories d'étudiants, en vue de leur permettre de compléter leurs etudes, soit de procéder à l'organisation des Centres de Préparation Spéciale et à l'aménagement des programmes d'études et d'examens.

« Ces textes seront incessamment publiés et donneront, je l'espère, pleine satisfaction au désir, si légitime, que vous avez bien voulu m'exprimer.

« Je vous prie de croire, Monsieur le Président...

SALAIRES DES MÉCANICIENS ET DES ASSISTANTES

Contrairement à des informations parues dans certains journaux professionnels, les salaires des Mécaniciens en prothèse dentaire et des Assistantes publié dans ces informations ne sont pas les tarifs légalement établis et la classification de ces catégories de travailleurs n'est pas encore légalement faite.

La Commission des Mécaniciens en prothèse dentaire, du Conseil National, en accord avec le Ministère du Travail et les représentants des syndicats ou groupements de prothésistes, étudie cette question qui sera prochainement mise au point. Les résultats de cette mise au point seront portés à votre connaissance.

LOYERS ET BAUX PROFESSIONNELS

Le Conseil National des Chirurgiens-Dentistes n'a pas perdu de vue cette importante question qu'il suit auprès des Ministères compétents afin que soient protégés les intérêts des praticiens de la profession dentaire, en matière de loyers et baux professionnels.

FABRICATION DES DENTS MINERALES A CRAMPONS

Le retard dans la répartition des dents à crampons est imputable à un échec de la nouvelle fabrication des ancrages en platine. Ce retard sera compensé par une plus grande production, étant donné l'importation de palladium, qui va permettre le retour aux alliages précédemment usités.

COMITE SUPERIEUR DES INVENTIONS

Nous sommes intervenus auprès du Ministre de la Production Industrielle, pour que notre profession soit représentée au Comité Supérieur des Inventions et qu'un rectificatif soit fait en ce sens, au décret du Ministre de la Production Industrielle du 4 Juin 1945, créant ce Comité.

INDEMNITÉS AUX SINISTRÉS POUR DOMMAGES CAUSÉS PAR ACTES DE GUERRE

Le Ministère de la Reconstruction avec lequel nous sommes en rapport, prépare actuellement une Ordonnance pour aider à la reconstruction, des Cabinets Dentaires détruits par faits de guerre.

Il est envisagé d'allouer des indemnités substantielles, basées sur les Polices d'Assurances, lesquelles seraient revalorisées suivant leur ancienneté. Il s'agit d'indemnités provisoires qui seraient complétées ultérieurement, après examen particulier de chaque dossier.

Ces indemnités seraient allouées aux sinistrés totaux et aux sinistrés partiels et nous insistons pour faire admettre les pillés totaux dans ces catégories de bénéficiaires.

PRESERVATION DES INTERETS DES PRATICIENS PRISONNIERS, DEPORTES, REQUIS OU MOBILISES

(abrogation du décret du 20 Mai 1940)

Une ordonnance du 18 Juillet 1945 promulguée au « Journal officiel » du 19 juillet 1945, prévoit l'abrogation du décret du 20 mai 1940 et le remplacement des dispositions de ce décret par la création de circonscriptions réservées autour des Cabinets dentaires dont on entend assurer la protection.

Le bénéfice de ces nouvelles dispositions est accordé aux intéressés quelles qu'aient été l'époque et la durée de leur éloignement. Toutefois, ces dispositions ne jouent que facultativement.

Ce projet d'ordonnance nous avait été communiqué au mois d'avril dernier. Après en avoir pris connaissance, nous avions adressé, en date du 18 avril 1945, au Ministère des Prisonniers, Déportés et Réfugiés, différentes observations dont une seule a été retenue.

Nous intervenons immédiatement auprès du Ministère de la Santé et du Ministère des Prisonniers, Déportés et Réfugiés afin d'obtenir :

1° Conformément à l'article 9 de ladite ordonnance, un arrêté prescrivant la préservation des intérêts des praticiens dans les villes où exerçaient au 1er septembre 1939 plus de 5 praticiens.

2° Que le bénéfice des dispositions de la présente ordonnance soit étendu aux sinistrés et pillés totaux.

3° En raison de l'abrogation du décret du 20 mai 1940, un texte officiel subordonnant à l'autorisation du Préfet après avis du Conseil Départemental intéressé les créations ou extensions de tous cabinets dentaires.

SOINS AUX RAPATRIÉS

Notre circulaire n° 16 bis du 2 Juillet 1945 vous donne les seuls renseignements officiels pour soigner les rapatriés, à l'exclusion des ressortissants du S.T.O. Les renseignements complémentaires concernant les contrôleurs (Stomatologistes ou Chirurgiens-Dentistes) désignés par le Préfet devront être demandés aux Présidents des Conseils Départementaux des Praticiens de l'Art Dentaire.

Les rapatriés autres que les ressortissants du S.T.O. qui ont été soignés pendant la période du 28 Février 1945 au 26 Mai 1945 et qui ont réglé leurs honoraires aux praticiens, peuvent prétendre au remboursement, conformément à l'arrêté ministériel du 1er Juin 1945 sur présentation d'un reçu délivré par le praticien.

Pour tous renseignements complémentaires, s'adresser aux Présidents des Conseils départementaux qui ont reçu toutes instructions à ce sujet.

INFORMATION DE LA CROIX-ROUGE FRANÇAISE

(fourniture de dents minérales artificielles)

La Croix-Rouge Française nous prie de faire savoir aux praticiens ayant soigné des rapatriés **avant le 1er Juin 1945** et lui ayant adressé, conformément à ses instructions, une demande de dents minérales artificielles qu'ils recevront satisfaction sous peu.

O.D.F.A.S.A.

Les travailleurs du Service du Travail Obligatoire (S.T.O.) et leur famille ne sont plus ressortissants du Service d'O.D.F.A.S.A. En conséquence, ils sont actuellement soumis au régime commun des Assurances Sociales Françaises.

Cependant, ceux des praticiens ayant traité des ressortissants d'O.D. F.A.S.A. avant que soit dénoncée la convention seront remboursés des soins qu'ils ont dispensés dans les conditions prévues par cette convention sous la réserve toutefois qu'ils nous fassent parvenir directement et avant le 25 Juillet 1945 la feuille spéciale de soins dûment signée ainsi que le relevé sur la feuille verte délivrée par le Conseil National des Chirurgiens-Dentistes. Passé le délai du 25 Juillet, aucun remboursement ne sera plus effectué. Vous reporter à notre circulaire n° 17 bis du 2 Juillet 1945.

COEFFICIENT MASTICATOIRE

Pour répondre à une question posée de nombreuses fois, nous croyons devoir rappeler que le cœfficient masticatoire pour les soins aux rapatriés se calcule comme pour les ressortissants des Assurances Sociales.

A titre indicatif, vous reporter au schéma ci-après :

5 5 5 3 3 2 1 1	1 1 2 3 3 5 5 5
5 5 5 3 3 2 1 1	1 1 2 3 3 5 5 5

ETAT DES DEPENSES DE L'ANNÉE 1944
FRAIS DE GESTION 1944

Frais administration :			
Indemnités	3.090 »		
Frais déplacements	120.396 »		
Frais commissions externes	5.300 »		
internes	14.652 »		
		143.438 »	
Commission Réformes Etudes		43.592 »	
Conseil Juridique	32.800 »		
Secrétaire Général	156.402 »		
Trésorier administratif	137.856 »		
		327.058 »	
Salaires, Etrennes Personnel		1.063.237 10	
Assurances Sociales (patronales)		82.688 »	
Allocations Familiales		48.447 »	
			1.708.460 10
Frais Généraux :			
Electricité — due		—	
Loyers (25.280) — dûs litige		—	
Impôts		449 »	
Chauffage — Solde		16.000 »	
Assurances		32.702 »	
Frais Banque		534 25	
Affranchissements		295.136 40	
Téléphone		26.861 90	
Bulletins : Impression	94.555 »		
Expédition	10.697 50		
		105.252 50	
Cartes Priorité		275.544 »	
Imprimés divers		164.455 70	
Fournitures bureau, papiers, envel., etc.		78.961 90	
Frais réunions (Personnel)		6.040 50	
Abonnements Journaux		2.415 50	
Frais divers · courses, pourboires et divers		12.056 20	
Frais installations agencement		3.360 »	
Entretien matériel		13.140 »	
Subventions diverses :			
Comité National Hygiène	314.000 »		
B. U. S.	25.000 »		
Divers	3.000 »		
		342.000 »	
			1.374.909 85
			3.083.369 95

SOLIDARITÉ — ETAT DES DÉPENSES 1944

Secours :		
a) Secours d'urgence	1.541.599 »	
b) Secours permanents	976.650 »	
		2.518.249 »
Prêts d'honneur		260.000 »

Frais généraux et d'administration :

Mobilier et matériel	45.730 »	
Papeterie, fournitures bureau, circulaires, Bulletin	43.565 »	
Personnel	46.142 »	
Affranchissements et frais envois fonds	7.967 50	
Frais envois secours en nature (sinistrés et prisonniers)	25.134 20	
Commissions / Etudes plans types / Déplacements et recherches	56.205 50	
Subventions	3.000 »	
Primes d'assurances-prêts	27.665 »	
		255.409 20
Total des Dépenses		3.033.658 20

SITUATION FINANCIERE AU 5 AVRIL 1945

Caisse	142.132 10
Chèques Postaux	478.312 »
B. N. C. I.	1.327.251 72
	1.947.695 82
Portefeuille	1.004.790 »
	2.952.485 82
Somme sous séquestre par Domaines pour bien Syndicats.. (956.239 94)	1.500.000 »
	1.452.485 82

COMPTE ŒUVRES (Solidarité)

Crédit à fin Février		345.263 18	
Sommes disponibles à ajouter :			
Cotisations antérieures	384.850		
Dons	1.200		
		386.050 »	
		731.313 18	
Provisions pour aide aux jeunes diplômés :			
B. U. S.	100.000		
O. Médecins	15.000		
		115.000 »	
			616.313 18
Disponible pour gestion			836.172 64

En instance de paiement pour solidarité :

Permanents	97.500
Urgence	63.000
	160.500

Cette somme vient en diminution du compte Solidarité : 616.313 18

COTISATION PROFESSIONNELLE 1945

Le Conseil National des Chirurgiens-Dentistes, réuni en Assemblée générale les 10 et 11 mars 1945, a fixé, en application de l'Ordonnance du 11 décembre 1944, le taux de la cotisation pour l'année 1945 et la répartition de celle-ci entre le Conseil Supérieur et les Conseils départementaux.

Cette question importante a retenu particulièrement l'attention de l'Assemblée qui a pris attentivement connaissance de la situation financière et des prévisions budgétaires de l'organisme national.

En raison des augmentations des frais de poste, téléphone, papeterie, imprimerie et des traitements du personnel, augmentations variant entre 25 et 70 %, les dépenses futures seront, dans l'ensemble, majorées de 50 % par rapport à celles de 1944.

Bien que des premières mesures de compression budgétaire aient été appliquées par la suppression des postes de Secrétaire Général administratif et de Trésorier administratif, cette économie appréciable n'est pas suffisante pour pallier aux augmentations précitées, d'une part, et à la diminution du nombre des cotisants (bénéficiaires de notre service de Solidarité exonérés de cotisation, sinistrés nombreux des départements de l'Est qui ne nous sont pas encore connus, certains prisonniers qui rentrent de captivité, mobilisés en nombre assez important et d'aucuns praticiens touchés par les lois de Vichy) d'autre part.

Voici quelques chiffres qui illustrent cet exposé :

Les recettes de l'ex-Administration nationale ont été pour l'année 1944 de l'ordre de	5.000.000
Les dépenses, non compris celles de la Solidarité, ont été de l'ordre de	3.000.000
Les dépenses de la Solidarité, pour les années 1943 et 1944, s'élèvent dans l'ensemble à près de........	5.000.000
Pour l'année 1945, 1er trimestre, elles sont de l'ordre de......	350.000
Il faut prévoir, pour les frais d'impression, d'envoi et de redevance aux Contributions Indirectes, et uniquement pour la carte de priorité, une dépense de l'ordre de........	450.000
Les impressions et expéditions de bons d'achat de dents minérales, qui seront plus importants au cours de l'année 1945 représenteront en dépense........	5 à 600.000
Le Bulletin de l'Ordre entraînera approximativement une dépense de	250.000
La correspondance ordinaire qui se chiffre par l'envoi annuel d'environ 200.000 pièces, représente uniquement en frais de timbres, une dépense de........ auxquels s'ajoutent les frais de papier et d'enveloppes.	200.000
Les traitements du personnel qui évoluaient, au cours de l'année précédente, entre 2.800 et 3.800 francs, évoluent, cette année entre 3.800 et 5.000 francs.	

Enfin, il a fallu prévoir que la répercussion de ces augmentations se ferait également sentir sur les budgets départementaux qui auront à supporter les frais de participation au fonctionnement des Conseils régionaux.

Par ailleurs, les Conseils qui comptent un nombre de ressortissants inférieur à 100, et dont beaucoup d'entre eux en comptent moins de 50, éprouvaient déjà certaines difficultés pour assurer le bon fonctionnement de leur organisme avec la part de cotisation qui leur était attribuée.

Il était indispensable de prévoir également l'augmentation de cette part.

Le Conseil unanimement animé du désir de réduire la cotisation pour 1945 s'est vu, pour toutes ces raisons, dans l'impossibilité de la diminuer.

Cette cotisation est due obligatoirement par tous les chirurgiens-dentises et assimilés exerçant.

En raison des frais énormes nécessités par les Services d'approvisionnement, **seuls ne pourront bénéficier des approvisionnements contrôlés par nos Services, que ceux qui seront en règle du paiement de leur cotisation de 1945.**

Il est de l'intérêt de tous les praticiens de verser immédiatement leur cotisation au Trésorier du Conseil départemental des praticiens de l'art dentaire dont ils sont ressortissants.

Les attributions des approvisionnements contrôlés par l'organisme national ne seront délivrées qu'à raison d'**une attribution maximum par diplôme.**

Les approvisionnements contrôlés par les Conseils départementaux seront attribués aux praticiens ayant droit à raison d'une attribution maximum par chaque département où ils exercent.

FIXATION DU TAUX DE LA COTISATION 1945

1° *Chirurgiens-Dentistes propriétaires de cabinets :* La cotisation est fixée à 1.500 francs.

2° *Chirurgiens-Dentistes propriétaires de cabinets dans un autre département que celui de l'exercice principal :* En plus de la cotisation due au département d'exercice principal, ils devront verser, par département d'exercice secondaire, une cotisation de 600 francs ;

3° *Chirurgiens-Dentistes opérateurs :* La cotisation est fixée à 1.500 francs ;

4° *Chirurgiens-Dentistes opérateurs dans plusieurs départements :* Le montant de la cotisation totale reste fixé à 1.500 francs étant entendu que celle-ci sera fractionnée en parts égales dans chaque département où ils exercent. Ils devront donc faire connaître à chacun des départements leurs différents lieux d'exercice ;

5° *Chirurgiens-Dentistes exerçant à la fois comme propriétaires dans un département, et comme opérateur dans un autre département :* En plus de la cotisation due au département où ils exercent en qualité de propriétaires et qui est fixé à 1.500 francs, ils devront verser dans les autres départements où ils exercent comme opérateurs, une cotisation totale de 600 francs ;

6° *Chirurgiens-Dentistes fonctionnaires :* La cotisation est fixée à 1.000 francs ;

7° *Cotisation des praticiens n'exerçant pas, bien qu'habilités à exercer : Cette cotisation n'est exigible que des praticiens qui désirent figurer sur le tableau :* Elle est fixée à 500 francs ;

8° *Participation aux frais d'approvisionnement pour les médecins-stomatologistes :* Le montant de cette participation est fixé à 500 francs.

Cotisation pour les praticiens changeant de département au cours d'exercice : Les confrères changeant de département en cours d'exercice n'auront pas à payer de nouvelle cotisation, et le Conseil départemental devra transférer par 1/12 la part de cotisation au nouveau département d'exercice, étant entendu que tout mois commencé reste acquis au département d'origine.

Cette mesure s'applique également à la participation aux frais d'approvisionnement des médecins-stomatologistes.

Cotisations pour les praticiens commençant l'exercice en cours d'année : Les confrères commençant l'exercice en cours d'année devront payer une cotisation calculée par trimestre, étant entendu que tout trimestre en cours est dû en entier.

Cette mesure s'applique également à la participation aux frais d'approvisionnement des médecins-stomatologistes.

Aucun remboursement partiel ou total de cette cotisation ne peut être fait.

EXONERATION DE COTISATION

Seul le Conseil national peut prononcer dans certains cas des exonérations de cotisation sur proposition justifiée des Conseils départementaux.

EXCEDENTS DE GESTION

Les excédents de gestion des Conseils départementaux devront, à la fin de chaque exercice, être versés au Conseil national pour être intégralement affectés à la Caisse de Solidarité nationale.

PARTICIPATION DES CONSEILS DEPARTEMENTAUX AU FRAIS DE FONCTIONNEMENT DES CONSEILS REGIONAUX

La participation des Conseils départementaux aux frais de fonctionnement des Conseils régionaux est fixée à 50 francs par ressortissant.

Ces frais seront prélevés par les Conseils départementaux, sur le montant de la cotisation professionnelle qu'ils auront encaissée.

UNE MUTUELLE POUR LES CHIRURGIENS-DENTISTES

Le Conseil National des Chirurgiens-Dentistes à la demande de plusieurs Confrères, a autorisé l'ancienne Mutuelle d'Assurances des Médecins Français à accorder aux Chirurgiens-Dentistes le bénéfice des avantages qu'elle accordait aux Médecins. A l'issue de cette autorisation, cette Mutuelle a fait modifier ses statuts et désormais les Chirurgiens-Dentistes peuvent bénéficier des avantages qu'accorde à ses Assurés cette Société bien connue du Corps Médical.

Créée en 1935, elle couvre les risques Automobiles et autres véhicules (accidents aux tiers, vol, incendie) les risques Responsabilité Civile Professionnelle.

Les risques Incendie (meubles et immeubles).

Incessamment, elle étendra ses garanties aux risques Accidents du Travail des gens de maison et Assistants ainsi qu'à l'Assurance Individuelle — Maladie — Accidents — Invalidité.

Administrée par un Conseil dont feront partie les représentants élus de l'Ordre des Chirurgiens-Dentistes, la Mutuelle du Corps Sanitaire Français affecte tous ses bénéfices à la constitution d'allocations viagères dont bénéficient les anciens assurés n'exerçant plus.

Ces allocations sont fonction du montant des primes souscrites et du nombre d'années d'adhésion.

Déjà, cette Caisse d'Allocation a pu attribuer en quelques années plus de 500.000 fr. et, en 1944, la Mutuelle a effectué un nouveau versement de 175.000 francs.

Gérée par des Membres du Corps Sanitaire, inspirée d'un esprit de véritable confraternité, soucieuse de traiter au mieux des intérêts des Sociétaires, la Mutuelle d'Assurances du Corps Sanitaire Français se tient, dès maintenant, à la disposition des Membres du Corps Dentaire.

Adresse provisoire : 1, rue Paul de Salvandy, à Brive (Corrèze).

Bureau de renseignements : 60, bd de la Tour-Maubourg à Paris (Tél. : Inv. 39-98).

NOMINATION DES CONSEILS DEPARTEMENTAUX DES PRATICIENS DE L'ART DENTAIRE

(nommés par arrêtés préfectoraux, en application de l'ordonnance du 11 décembre 1944)

Ain

(Arrêté préfectoral du 8-1-1945)

Président : M. COQUIER à Coligny. — *Vice-Président :* Mme MARION, à Chalamont. — *Secrétaire général :* M. MONET, 23, rue Lafayette, Bellegarde. — *Trésorier :* M. GASC, à Hauteville. — *Membres :* MM. CHARVET, à Bourg ; Dr PELLETIER, à Bourg.

Adresser la correspondance au Secrétaire administratif : M. Bouvier, 24, rue Charles-Robin, Bourg.

Aisne

(Arrêté préfectoral du 13-2-1945)

Président : M. BLOT, 19, rue des Cordeliers à Soissons. — *Vice-Président :* M. PLAYE, 7, place Centrale à Soissons. — *Secrétaire général :* M. WALLIS-DAVY, 9, rue la Baumière à Soissons. — *Trésorier :* M. MEMET, 149, rue de Charleville à Hirson. — *Membres :* MM. DUHAMME à Bohain ; LOUBET à Saint-Quentin ; Dr HAYE à Saint-Quentin ; VALENCOT à La Fère ; GIOVANOLLI à Laon ; Dr SILBERBER à Château-Thierry.

Adresser la correspondance au Président, 19, rue des Cordeliers, Soissons.

Allier

(Arrêté préfectoral du 26 mai 1945)

Président : M. DUGNE, 1, place Pasteur, à Gannat. — *Vice-Président :* M. VERGER, 51, bd de Courtais à Montluçon. — *Secrétaire général :* M. SABOURET, 22, Cours J.-Jaurès à Moulins. — *Trésorier :* M. PELICAND, 15, rue de Valmy, à Montluçon. — *Membres :* MM. BEAUDONNET à Vichy GUILLOT à Vichy.

Alpes-Maritimes

(Arrêté prétectoral du 8-2-1945)

Président : M. LAURENT Léon, 35, rue Rossini à Nice. — *Vice-Président :* M. TEPER Nuta, 9, rue Félix-Agnely à Nice. — *Secrétaire général :* M. AURIEL Georges, 9, rue d'Italie à Nice. — *Membres :* MM. ARNAUDO à Cannes ; COMBE à Nice ; DALMAS à Nice ; FASSINA au Cannet-Rocheville ; MARTIN à Nice ; MOLINO à Nice.

Adresser la correspondance au Président, 2, rue Mal-Joffre, Nice.

Basses-Alpes

(Arrêté préfectoral du 22-2-1945)

Membres : MM. FEYDEDIE à Digne ; DENIS à Digne ; BABAUD à Digne ; GUIGOU *à* Manosque ; Mme JEAN à Sisteron ; Mme CLARY à St-Auban.

La composition du Bureau ne nous est pas encore parvenue.

Ardèche

Président : M. GUERIN, 13, rue Montgolfier à Annonay. — *Secrétaire général :* M. DEBRET, 20, cours de l'Esplanade à Privas. — *Trésorier :* M. MICHEL au Teil.

Adresser la correspondance au Président, 13, rue Montgolfier, Annonay.

Ardennes

(Arrêté préfectoral du 21-3-1945)

Président : M. MARCHAL à Aiglemont. — *Secrétaire général :* M. CUBERTIER, 3, rue V.-Cousin à Charleville. — *Trésorier :* M. BLANCHARD, 2, rue Loillier à Rethel.

Adresser la correspondance au Secrétaire Général, 3, rue V.-Cousin, à Charleville.

Aube

(Arrêté préfectoral du 9-4-1945)

Président : M. RICHAUME, 58, rue J.-Deschainets à Troyes. — *Vice-Président :* M. SCHWEITZER R., 17, quai des Comtes de Champagne à Troyes. — *Secrétaire général :* M. VIOCHE, 1, rue Juvénal des Ursins à Troyes. — *Membres :* MM. DAMOURETTE à Troyes ; HENARD à Bar-sur-Aube ; NIDA à Nogent-sur-Marne.

Adresser la correspondance au Secrétaire général, 1, rue Juvénal des Ursins, Troyes.

Aude

(Arrêté préfectoral du 17-5-1945)

Président : M. HIDOUX, 5, passage Mistral à Carcassonne. — *Vice-Président :* M. SIMON, 5, rue Chennebie à Narbonne. — *Secrétaire général :* M. DESVILLES, 1, bd Châteaudun à Lezignan. — *Trésorier :* M. GOBIN, 35, rue Voltaire à Carcassonne. — *Membres :* MM. SALLES à Narbonne ; Mme ADAM à Limoux.

Adresser la correspondance au Président, 5, passage Mistral, à Carcassonne.

Aveyron

(Arrêté préfectoral du 23-4-1945)

Président : M. LAVEDAN, place de la Gare à Decazeville. — *Secrétaire général :* M. DELPUECH à Rodez. — *Trésorier :* M. FAYOLLE, 28, rue Clemenceau à Decazeville. — *Membres :* MM. NICOLAS à Millau ; THERON à Naucelle ; DEBORD à St-Afrique.

Adresser la correspondance au Président, place de la Gare, Decazeville.

Bouches-du-Rhône

(Arrêté préfectoral du 14-4-1945)

Président : M. MAURECH Raymond, 58, rue St-Féréol à Marseille. — *Vice-Président :* M. VIDAL DE VEYRE, 8, place des Prècheurs à Aix. — *Secrétaire général :* M. PREVOT Henri, 51, rue de la République à Marseille. — *Trésorier :* M. VALERY Georges, 41, rue Dragon à Marseille. — *Membres :* MM. PELOUZET, à Marseille ; SEITZ à Marseille.

Adresser la correspondance au Président, 41, rue Dragon, Marseille.

Calvados

Président : M. PORTIER Maurice, 30, rue St-Martin à Caen. — *Vice-Président :* M. FARE Charles, 2, rue Cordier à Lisieux. — *Secrétaire général :* M. PREAUX Edmond, 5, rue Pémagnie à Caen. — *Membres :* MM. ADELINE à Caen ; DUNCOMBE à Caen ; LEMARCHAND à Caen ; GERVAIS à Caen ; Dr CARILLON à Bayeux ; DUMOUCHEL, Saint-Pierre-sur-Dives ; JEAN P. à Vire.

Adresser la correspondance au Président, 30, rue St-Martin, Caen.

Cantal

Président : M. LETANG, 82, rue de la République à Aurillac. — *Secrétaire général :* M. BARRAUD, 15, rue Victor-Hugo à Aurillac. — *Trésorier :* M. CHARBONNEL, 15, rue des Cannes à Aurillac. — *Membres :* MM. TRICOT à Aurillac ; PERRACHE à St-Flour ; PICARD à Mauriac.

Adresser la correspondance au Président, 82, rue de la République, Aurillac.

Charente

(Arrêté préfectoral du 3-1-1945)

Président : M. SAUQUET, 23, rue d'Arcole à Angoulême. — *Vice-Président :* M. MONDOR, 48, av. Victor-Hugo à Cognac. — *Secrétaire :* M. ROUMY, 4, place de l'Hôtel-de-Ville à Angoulême. — *Membres :*

MM. Baudoux à Confolens ; Metrasse à Barbezieux ; Dr Lassaygues à Montignac-s.-Charente.

Adresser la correspondance au Président, 25, rue d'Arcole, à Angoulême.

Charente-Maritime

(Arrêté préfectoral du 31-1-45)

Président : M. Berthon, 8, rue de l'Aireau à St-Jean-d'Angely. — *Membres :* MM. Dr Larroque à Royan ; Bouchet à Pons ; Burg à Saintes ; Taillardat à Saintes ; Labarthe à Saintes.

Adresser la correspondance au Président, 8, rue de l'Aireau, à Saint-Jean-d'Angely.

La composition complète du Bureau ne nous est pas encore parvenue.

Cher

(Arrêté préfectoral du 29-12-1944)

Président : M. Lherot, 8, bd Mirepied à Bourges. — *Secrétaire général :* M. Charcellet, 17, rue Porte-de-Bourges à St-Amand. — *Trésorier* . Mme Dufay, 9, rue Puits-de-Jouvence à Bourges. — *Membres :* MM. Pean à Bourges ; Riol à Mehun ; Dr Simon à Vierzon.

Adresser la correspondance au Secrétaire Général, 17, rue Porte de Bourges, à Saint-Amand.

Corrèze

(Arrêté préfectoral du 23-5-1945)

Membres : M. Dechet à Tulle ; Mlle Chauveau à Tulle ; MM. Sirieix à Brive ; Barrière à Beaulieu ; Dr Bussy à Lubersac ; Marcou à Allassac.

La composition du Bureau ne nous est pas encore parvenue.

Corse

Membres : MM. Santandréa, 27, cours Napoléon, à Ajaccio ; Guglielni à Ajaccio, Guérini à Sartène ; Bourgeois à Bastia.

Côtes-du-Nord

(Arrêté préfectoral du 20-2-1945)

Président : M. Preau Charles, 11, rue St-François à St-Brieuc. — *Vice-Président :* M. Le Floch Joseph, 30, rue Notre-Dame à Guingamp. — *Secrétaire général :* M. Nurdin André, villa « Les Aubépines » à Saint-Cast. — *Tréorier :* M. Menand Georges, 13, rue de l'Horloge à Dinan. — *Membres :* MM. Pouliquen à Guingamp ; Fournier à Lannion.

Adresser la correspondance au Secrétaire Général, villa « Les Aubépines », à Saint-Cast.

Côte d'Or

(Arrêté préfectoral du 18-10-1944)

Président : M. Delmas Henri, 2, rue du Chapeau-Rouge à Dijon. — *Secrétaire général :* M. Rouchon André, 3, place Bossuet à Dijon. — *Secrétaire :* M. Danière Robert, 54, rue de Chaignat à Dijon. — *Trésorier :* M. Soler François, 15, bd Thiers à Dijon.

Adresser la correspondance au Président, 2, rue du Chapeau-Rouge, Dijon.

Creuse

(Arrêté préfectoral du 6-2-1945)

Président : M. Lévêque Georges, 5, bd Carnot à Guéret. — *Vice-Président :* M. Verny Robert, 1, rue du Collège à Aubusson. — *Secrétaire :* M. Parot Camille, 10, rue Martinet à Guéret. — *Trésorier :* Mme Péduran Marcelle à Chénerailles. — *Membres :* MM. Guyonnet à Gouzon ; Gaillat, Dun le Palleteau.

Adresser la correspondance au Secrétaire, 10, rue Martinet, à Guéret.

Deux-Sèvres

(Arrêté préfectoral du 29-1-1945)

Membres : MM. Chomont à Niort ; Dr Lagaye à Niort ; Desmiers à Niort ; Priolet à Melle ; Barre à Parthenay ; Quichaud à Saint-Maixent.

La composition du Bureau ne nous est pas encore parvenue.

Dordogne

Président : M. Devaux, 19, rue Ernest-Guillier à Périgueux. — *Vices-Présidents :* MM. Daymard à Périgueux et Lorec à Bergerac. — *Secrétaire-Trésorier :* M. Suder, 52, rue d'Angoulême à Périgueux. — *Membres :* MM. Lapayre à Mussidan ; Portanier à Nontron.

Adresser la correspondance au Président : 19, rue Ernest-Guillier, Périgueux.

Doubs

(Arrêté préfectoral du 31-1-1945)

Président : M. Soulier, 14, rue de la Préfecture à Besançon. — *Vice-Président :* M. Callier, 35, rue des Granges à Besançon. — *Secrétaire général :* M. Tordeux, 1, rue d'Anvers à Besançon. — *Membres :* MM. Cordier à Pontarlier ; Roudet à Montbeliard ; Audebert à Montbeliard ; Dr Limon à Besançon.

Adresser la correspondance au Président : 14, rue de la Préfecture, Besançon.

Drôme

(Arrêté préfectoral du 25-5-1945)

Président : M. Argoud, 19, bd Maurice-Clerc à Valence. — *Vice-Président :* M. Gommy à Dieulefit. — *Secrétaire général :* M. Vigne, rue Roserie à Montelimar. — *Trésorier :* M. Vaillant à Tain. — *Membres :* M. Abel à Valence ; Didier à Bourg-de-Péage.

Adresser la correspondance au Président : 19, bd M.-Clerc, Valence.

Eure

(Arrêté préfectoral du 29-1-1945)

Président : M. Kœnig, 26, place du Champ-de-Ville à Louviers. — *Vice-Président :* M. Boutigny, 26, rue du Meilet à Evreux. — *Secrétaire général :* M. Korbendau, 3, rue H.-Ducy à Evreux. — *Trésorier :* M. Caner, 1 bis, rue du Soleil à Vernon. — *Membres :* MM. Dorin à Bernay ; Dr Rialland à Vernon.

Adresser la correspondance au Président : 26, place du Champ de Ville, Louviers.

Eure-et-Loir

(Arrêté préfectoral du 8-6-1945).

Président : M. Paulus, 46, rue St-Martin à Dreux. — *Secrétaire général :* M. Guénot, 26, rue Péan à Châteaudun. — *Trésorier :* M. Barre, 27, bd Chasles à Chartres. — *Membres :* MM. Gosse à Dreux ; Tapie à Nogent-le-Rotrou ; Toulemonde à Senonches.

Adresser la correspondance au Président : 46, rue St-Martin, Dreux.

Gard

(Arrêté préfectoral du 26-4-1945)

Président : M. Durif, 3, rue Régale à Nimes. — *Vice-Président :* M, Davenet, 4, rue Crémieux à Nimes. — *Secrétaire général :* M. Roger, 9, rue Racine à Nimes. — *Secrétaire général pour Ales :* M. Mathieu, 11, rue de la République à Ales. — *Trésorier :* M, Armengaud, 13, Grande-Rue à Nimes. — *Membres :* MM. Rieutord à Nimes ; Martin à Nimes.

Adresser la correspondance au secrétaire général : 10, rue Régale, Nîmes.

Haute-Garonne

Président : M. Dr Grazide, 46, allée J.-Jaurès à Toulouse. — *Secrétaire* général : M. André, 19, rue du Puits-Clos à Toulouse. — *Trésorier :* M. Coronado, 28, rue de Metz à Toulouse. — *Membres :* MM. Oncins à Toulouse ; Dr Peyre à Toulouse ; Ricard à Toulouse ; Tisseyre à Toulouse ; Delprat à Toulouse ; Chavoin à Toulouse.

Adresser la correspondance au Président : 46, allée J.-Jaurès, Toulouse.

Gironde

(Arrêté préfectoral du 3-4-1945)

Président : M. CARTIER, 144, rue Judaïque à Bordeaux. — *Secrétaire général :* M. DUCUING André, 11, cours Pasteur à Bordeaux. — *Trésorier :* M. BEAUCHAMP, 12, place Wilson à Libourne. — *Membres :* MM. DECOUDRAS à Bordeaux ; Dr DESPIN à Bordeaux ; HUGUET à Bordeaux ; LABACHE à Facture ; MAGNE à Bordeaux ; Dr MALTETE à Bordeaux ; PASCAREL à Bordeaux.

Adresser la correspondance au Président : 15, rue du Professeur Demons, Bordeaux.

Hérault

(Arrêté préfectoral du 27-3-1945)

Président : M. CREUZET, 14, rue de la Loge à Montpellier. — *Vice-Président :* M. Dr VINCENT, 6, av. de la République à Béziers: — *Trésorier :* M. VUILLEMIN, 67, av. G.-Clemenceau à Béziers. — *Membres :* MM. Dr PETIT à Montpellier ; ARNAUD à Sète ; DREYFUSS à Pezenas.

Adresser la correspondance au Président : 14, rue de la Loge, Montpellier.

Ille-et-Vilaine

(Arrêté préfectoral du 8-3-1945)

Président : M. Dr GUIBOURG, 65, bd Sévigné à Rennes. — *Vice-Président :* M. MAURICEAU, 55, bd de la Tour-d'Auvergne à Rennes. — *Secrétaire général :* M. LOUVET, le Sillon à St-Malo. — *Trésorier :* M. BROSSARD, 3, av. de la Gare à Redon, — *Trésorier-Adjoint :* M. PINCET, 72, bd de la Duchesse-Anne à Rennes. — *Membres :* MM. CAILLIER à Rennes ; LE MAIGNAN DE KERANGAT à Dol de Bretagne ; Mme MAHEU à la Guerche de Bretagne ; MM. ROBIOU à Rennes ; Dr DUCHÊNE à Rennes.

Adresser la correspondance à la Secrétaire Administrative : Mlle Le Vecher, 49, rue de Paris, Rennes.

Indre

(Arrêté préfectoral du 12-6-1945)

Président : M. SIMON à Luçay-le-Mâle. — *Vice-Président :* M. DONDON, 10, rue Bertrand à Châteauroux. — *Secrétaire générale :* Mme FIAUD-MARKEL, 13, rue J.-Jaurès à Châteauroux. — *Trésorier :* M. RAGOT, 7, rue Maurice-Lachatre à Issoudun. — *Membres :* MM. PALMIER à Châteauroux ; SAUVANET à Issoudun.

Adresser la correspondance à la secrétaire générale : Mme Fiaud-Markel, 13, rue J. Jaurès, Châteauroux.

Indre-et-Loire

(Arrêté préfectoral du 23-4-1945)

Président : M. VIGNON, 11, bd Heurteloup à Tours. — *Secrétaire général :* M. SADORGE, 114, av. de Gramont à Tours — *Trésorier :* M. PERSENOT, 16, rue de Clocheville à Tours. — *Membres :* M. le Dr BRETHEAU à Tours ; Dr BOISRAMÉ à Tours ; M. ROBINEAU à Tours.

Isère

Président : M. PERRIN, 4, rue Béranger à Grenoble. — *Secrétaire général :* M. JACQUEMONT, 1, rue Béranger à Grenoble. — *Trésorier :* M. CHARDON, 12, rue de Bonne à Grenoble. — *Membres :* MM. WOLF à Grenoble ; MERINDOL à Grenoble ; JALLIFIER à Grenoble ; BAUTRUCHE à Grenoble ; MENGHINI à Vienne.

Adresser la correspondance au Président : 4, rue Béranger, Grenoble.

Jura

Président : M. BAYLE, 10, rue du Pré à St-Claude. — *Vice-Président :* M. FOURNIER, 12, rue du Mont-Roland à Dôle. — *Secrétaire :* M. MOLLARD, 2, rue Lafayette à Lons-le-Saulnier.

Adresser la correspondance au Président : 10, rue du Pré, St-Claude.

Landes

(Arrêté préfectoral du 26-2-1945)

Président : M. CAZENAVE Louis, 20, rue de la Poste à Mont-de-Marsan. — *Vice-Président :* M. PEYRES Charles, à Pouillou. — *Trésorier :* M. le Dr MAUBOURGUET, 9, pl. Fontaine-Chaude à Dax. — *Membres :* MM. COTTRET Roger à Mont-de-Marsan ; LESPINE à Labouhayre ; Mme FRANKEL à Grenade.

Adresser la correspondance au Président, 20, rue de la Poste, à Mont-de-Marsan.

Loire

(Arrêté préfectoral du 7-6-1945)

Président : M. P. CHALENDARD, 1, rue de la République à St-Etienne. — *Secrétaire général :* M. ROBILLARD Max, 12, rue Nationale à St-Etienne. — *Trésorier :* M. DEPEYRE, 13, place de l'Hôtel-de-Ville à St-Etienne. — *Membres :* MM. DIDIER à St-Etienne ; FOURNIER à St-Etienne ; GAUCLERE à St-Chamond ; MULHOFF à Firminy ; ORIOL à Roanne ; ROLLAND à Montbrison ; ROBILLARD à St-Etienne.

Adresser la correspondance au Président, 1, rue de la République, Saint-Etienne.

Loire-Inférieure

(Arrêté préfectoral du 6-2-45)

Membres : MM. BLIN Joseph ; BONNET André ; CARON Robert ; GOULPEAU Gabriel ; HAMON Marcel ; HERMANN Georges ; JUIGNIER Jean ; LEMÉE Henri ; MOREAU Charles ; ROGEON Julien.

La composition du bureau ne nous est pas encore parvenue.

Loiret

(Arrêté préfectoral du 6-2-1945)

Président : M. BIZEAU, 2, rue Théophile-Chollet à Orléans. — *Vice-Président :* M. FOULON René Jules, 30, rue de Chanzy à Orléans. — *Secrétaire :* M. PARIZOT Maurice, 92, rue Bannier à Orléans. — *Trésorier :* M. CORDONNIER Henri, 78, rue de Coulmiers à Orléans. — *Membres :* MM. Dr STIEVENARD à Orléans ; GASNIER à Montargis.

Adresser la correspondance au Président, 2, rue Théophile-Chollet, à Orléans.

Lot-et-Garonne

(Arrêté préfectoral du 31-1-1945)

Président : M. ABITBOUL, 15, rue Lafayette à Nérac. — *Vice-Président :* M. CAZABAN, 33, rue Léopold-Faye à Marmande. — *Secrétaire :* M. HORDERN, 39, rue Palissy à Agen. — *Trésorier :* M. LASSUS, 51, rue Montesquieu à Agen. — *Membres :* MM. LECLERC à Ste-Livrade ; MAISONNADE à Agen.

Adresser la correspondance au Président, 15, rue Lafayette, à Nérac.

Lozère

Président : M. PICHOT Jacques à Florac. — *Secrétaire général :* M. CHARVIN Gérard, bd de l'Hôpital à Mende. — *Trésorier :* M. AMBERT Lucien, 100, rue Théophile-Roussel à St-Chély-d'Apcher.

Adresser la correspondance au Président à Florac.

Maine-et-Loire

(Arrêté préfectoral du 2-3-1945)

Président : M. ETAVARD Gaston, 27, bd du Roi-René à Angers. — *Vice-Président :* M. PERSILLON Léonce. 20, rue des Arènes à Angers. — *Secrétaire général et Trésorier :* M. JAYER J., 24, rue Dacier à Saumur. — *Membres :* MM. ROCHAIS à Angers ; RICHEFEUX à Chemillé ; DUFOURNEAU à Cholet ; Mlle CAMBELL, à Angers.

Adresser la correspondance au Président, 27, bd du Roi René, à Angers.

Manche

(Arrêté préfectoral du 15-2-1945)

Président : M. ADAM Victor, 26, rue Bécherel à Saint-Lô. — *Secrétaire :* M. PERCEVAULT Albert, 51, rue Albert Mahieu, à Cherbourg. — *Trésorier :* M. ROBLIN Henri, 14, rue Paul-Prémaux, à Avranches. — *Membres :* MM Dr BOSQUET à Coutances ; DURAND à Cherbourg ; BRIÈRE à Saint-Lô.

Adresser la correspondance au Président, 26, rue Bécherel, Saint-Lô.

Marne

(Arrêté préfectoral du 7-2-1945)

Président : M. ROBIN, 32, Cours J.-B. Langlet à Reims. — *Secrétaire Gal :* M. NOIZET, 8, rue Thiers à Reims. — *Trésorier :* M. LORIOT, 2, rue Thiers à Reims. — *Membres :* MM. GONFRAY à Reims ; PRIEUX à Châlons-sur-Marne ; CELLIER à Vitry-le-François ; CHEREST à Sézanne ; Mme LAURENT à Epernay.

Adresser la correspondance au Président, 32, cours J.-B. Langlet, Reims.

Haute-Marne

(Arrêté préfectoral du 23-4-1945)

Président : M. ANDRIEUX, 8, rue du Grand-Pont à Joinville-en-Vallage. — *Secrétaire :* M. TRUCHE, 2, rue du Grand-Cloître à Langres. — *Trésorier :* M. GYGER, 2, rue Robert Dehault à Saint-Dizier. — *Membres :* MM. LAROUSSINIE, Saint-Dizier ; RONERT à Chaumont ; VOURIOT à Nogent-en-Bassigny.

Adresser la correspondance au Secrétaire, 2, rue du Grand-Cloître à Langres.

Mayenne

(Arrêté préfectoral du 13-1-1945)

Président : M. PENELET Alfred, 6, quai Béatrix de Gavre à Laval. — *Vice-Président :* M. COUPEAU Georges, 17, rue Foucher-Servinière à Laval. — *Secrétaire Général :* M. LECOURT Elie, 29, rue Jules-Ferry à Laval. — *Membres :* Mme BOURGOIN à Château-Gontier ; MM. COURCELLE à Mayenne ; Dr RETOUT à Mayenne.

Adresser la correspondance au Président, 2, rue Ste-Anne à Laval.

Meurthe-et-Moselle

Président : M. DES CILLEULS, 6, place de la Commanderie à Nancy. — *Vice-Président :* M. VECKER, 37, rue G.-Simon à Nancy. — *Secrétaire :* M. BELLAIRE Edmond, 12, rue de Sivry à Nancy.

Adresser la correspondance au Président, 6, place de la Commanderie à Nancy.

Meuse

(Arrêté préfectoral du 28-2-1945)

Président : M. BRUNSCHWIG, 3, rue Notre-Dame, à Bar-le-Duc. — *Vice-Président :* Mlle JANNIN Suzanne, 36, rue des Rouyers à Verdun. — *Secrétaire :* M. MILLOT Hugues, 8, rue de la Gare à Bar-le-Duc. — *Trésorier :* M. ROCHON, 34, rue de Strasbourg à Ligny. — *Membres :* MM. THOMAS à Vaucouleurs ; Mme ROUX à Commercy.

Adresser la correspondance au Président, 3, rue Notre-Dame, à Bar-le-Duc.

Moselle

Président : M. MARTIN, 1, avenue Foch à Metz. — *Trésorier :* M. HOFSTEIN R., 7, rue de Paris à Thionville. — *Membres :* MM. PREVOT, FISCHER, SCHAEFER, ZWIEBEL.

Nièvre

Président : M. QUILLIER Pierre, 27, rue Thévenin à Château-Chinon. — *Secrétaire :* M. WITTE-HARISPE Jean, 3, rue des Remparts à Nevers. — *Membres :* MM. GAGNARD à Premery ; MARTIN à Nevers ; Dr PIFFAULT à Nevers ; REUSSER à Nevers.

Adresser la correspondance au Président, 27, rue Thévenin, à Château-Chinon.

Nord

(Arrêté préfectoral du 27-3-1945)

Président : M. MERCIER Jean, 162, rue de l'Epeule à Roubaix. — *Vice-Président :* M. le Dr SOLEIL Jean, 191, rue Nationale à Lille. — *Secrétaire Général :* M. SEREUSE Marcel à Bruay-sur-Escaut. — *Trésorier :* M. POITEAU Paul, 113, rue de Roubaix à Tourcoing. — *Membres :* MM. BIANCHI à Lille ; BRUN à Douai ; Dr CARLIER à Lille ; DELANNOY à Lille ; Dr DUCLOUX à Cambrai ; FERTIN à Lille ; TANCHE à Werdicq-Sud.

Adresser la correspondance au Président, 15, rue de l'Orphéon, à Lille.

Oise

(Arrêté préfectoral du 3-1-1945)

Président : M. le Dr AUDY Achille, 2, rue du Chat-Haret à Senlis. — *Vice-Président :* M. LECLERCQ Emile, 27, rue de la Manufacture à Beauvais. — *Secrétaire Général :* M. FOREST Henri, 22, rue de Rouen à Beauvais. — *Membres :* MM. MATHIEU à Beauvais ; FLACS à Creil ; AUDY André à Compiègne ; AUDY Philippe à Senlis.

Adresser la correspondance au Secrétaire Général, 22, rue de Rouen, Beauvais.

Orne

(Arrêté préfectoral du 29-12-1944)

Président : M. CLAVIER René, 27, cours Clémenceau à Alençon. — *Vice-Président :* M. le Dr TERRIER, Villa Versailles à Tesse-la-Madeleine. — *Secrétaire Général :* M. CLEREMBAUX André, aux Isles-la-Selle La Forge, par Flers. — *Trésorier :* M. CHEVALIER Roger, 30, bd Mézeray à Argentan. — *Trésorier-Adjoint :* M. BELLOIR Jacques, 30, avenue Thiers à la Ferté-Macé. — *Membres :* MM. DENIAU à Alençon ; MAUVEAUX à Alençon ; DUC à Laigle ; GOTTHELF à Moulins la Marche.

Adresser la correspondance au Président, 27, cours Clémenceau, à Alençon.

Pas-de-Calais

Président : M. CLERCQ, 9, rue Berthelet à Lens. — *Vice-Président :* M. VISEUX, 24, rue J.-Jaurès à Auchel. — *Secrétaire Gal :* M. DEVIS, 2, rue d'Aire à Lillers. — *Trésorier :* M. MOREL, rue Pasteur à Marles-les-Mines. — *Membres :* MM. DEKESTER à Desvres ; DEVIS Albert à Hesdin.

Adresser la correspondance au Président, 9, rue Berthelet, Lens.

Basses-Pyrénées

(Arrêté préfectoral du 3-2-1945)

Président : M. LAZARI, 24, av. V.-Hugo à Biarritz. — *Vice-Président :* M. FERRAND, place du Palais de Justice à Pau. — *Secrétaire Gal :* M. POSTEL, 5, rue G.-Clémenceau à Biarritz. — *Trésorier :* M. FRILEY, 8, avenue Mal Foch à Bayonne. — *Membres :* MM. DEHILOTTE à Saint-Jean-Pied-de-Port ; CHANTILLON à Bayonne ; BORDAGUIBEL à Salies-de-Béarn.

Adresser la correspondance au Président, 24, av. V.-Hugo, Biarritz.

Hautes-Pyrénées

(Arrêté préfectoral du 18-1-1945)

Président : M. MOUSIS, 2, place Verdun à Tarbes. — *Secrétaire Gal :* M. DUPRAT, rue Nanseuty à Tarbes. — *Trésorier :* M. CASTEIGT, 28, rue Clémenceau à Tarbes. — *Membres :* MM. VERDIER à Tarbes ; PITRAU à Bagnères ; Dr CAYRE à Lannemezan.

Adresser la correspondance au Président, 2, place Verdun, Tarbes.

Pyrénées-Orientales

(Arrêté préfectoral du 29-12-1944)

Membres : MM. ANJUBAULT à Banyuls ; CHASTELLAS à Port-Vendres ; BORDES à Perpignan ; GERENTON à Font Romeu ; Mme FISBACH à Elne.

Puy-de-Dôme

(Arrêté préfectoral du 5-2-1945)

Président : M. TERRIAT, 9, place de la Fontaine-Montferrand. — *Secrétaire gal :* M. SOULET, 39, rue des Gras à Clermont-Ferrand. — *Trésorier :* M. RAYNAUD, 1, av. des Thermes à Chamalières. — *Membres :* MM. CHAPPAZ à Ambert ; SCANVIC à Chamalières ; FABRE à Clermont-Ferrand ; Dr ROUVEIX à Clermont-Ferrand ; PICHOIR à Riom ; FARGEIX à Thiers.

Adresser la correspondance au Secrétaire général, 42, place de Jaude, Clermont-Ferrand.

Bas-Rhin

(Arrêté préfectoral du 21-4-1945)

Président : M. BOULANGER, 16, rue du 22-Novembre à Strabourg, — *Vice-Président :* M. SCHWANDER, 6, rue des Grandes-Arcades à Strasbourg. — *Secrétaire gal :* M. HUBER, 6, quai Kléber à Strasbourg. — *Trésorier :* M. BOEHE, 1 rue Kageneck à Strasbourg. — *Membres :* MM. Ulrich à Strasbourg ; WESTPHAL à Strasbourg ; GOLLY à Strasbourg.

Adresser la correspondance au Président, 16, rue du 22-Novembre, Strasbourg.

Haut-Rhin

Président : M. Dr HURST, 2, rue de la Sinagogue à Saint-Louis. — *Vice-Président :* M. ROESS, rue de la Porte-Neuve à Colmar. — *Secrétaire-Trésorier :* M. SCHAECHTELIN, 1, place de la Cathédrale à Colmar. — *Membres :* MM. TWERENBOLD à Mulhouse ; RITTER à Colmar ; SCHWIEG à Colmar ; Mme Dr KREISS à Mulhouse ; MM. BOXLER à Mulhouse ; FORSTER, à Mulhouse ; MOSSER à Guebwiller ; ZEMP à Mulhouse ; BARON à Colmar.

Adresser la correspondance au secrétaire général, 1, place de la Cathédrale, Colmar.

Rhône

(Arrêté préfectoral du 31-12-1944)

Président : M. DUCROS, 9, rue du Bât-d'Argent à Lyon. — *Vice-Président :* M. MARTIN R., 113, av. de Saxe à Lyon. — *Secrétaire général :* M. RAND, 18, rue Ste-Hélène à Lyon. — *Membres :* MM. BON à Lyon ; CHASSIGNOL, à Lyon ; FOND-MASSON à Lyon ; GAILLOT à Villefranche ; GRENIER à Lyon ; MARTIN Louis à Lyon ; MAZET à Lyon ; PETIT à Villefranche ; ROURE-JOURDAIN à Lyon.

Adresser la correspondance au Président, 18, rue Neuve, Lyon.

Haute-Saône

(Arrêté préfectoral du 7-6-1945)

Président : M. BERTHEL, 4, quai Villeneuve à Gray. — *Secrétaire général :* M. FISCHER, 1, rue Ct Girardot à Vesoul. — *Trésorier :* M. LAFITTE, 20, rue Vanoise à Gray. — *Membres :* MM. FALCONIS à Luxeuil ; MALITCHENKO à Vesoul ; RIVAT à Vesoul.

Adresser la correspondance au Secrétaire Général : 1, rue Ct-Girardot, Vesoul.

Saône-et-Loire

Président : M. PATET, 11, rue Lacretelle à Mâcon. — *Secrétaire général :* M. WOLFF, 31, rue de l'Obélisque à Châlons-sur-Saône. — *Trésorier :* M. Dr DELORME, 14, rue des Puddleurs au Creusot. — *Membres :* MM. SOLEILLANT à Montceau-les-Mines ; MONDENS à Saint-Germain du Bois ; BUCHER à Châlons-sur-Saône.

Adresser la correspondance au Président : 11, rue Lacretelle, Mâcon.

Sarthe

(Arrêté préfectoral du 9-6-1945)

Président : M. PICHON, 2, rue Hémon au Mans. — *Secrétaire général :* M. CUTLER, 46, rue V.-Hugo au Mans. — *Trésorier :* M. MOREL, rue F.-Gallois à Bonnetable. — *Membres :* MM. BARRELIER au Mans ; BARRELIER René au Mans ; MARTIN au Mans ; MARIA au Mans ; ROUSSEAU à La Flèche ; LECOUAT à La Ferté-Bernard.

Adresser la correspondance au président : 2, rue Hémon, Le Mans.

Savoie

(Arrêté préfectoral du 30-1-1945)

Président : M. AUDRY, rue de la Gare à Aix-les-Bains. — *Vice-Président :* M. AVET, 3, rue de Boigne à Chambéry. — *Secrétaire général :* M. PAOLI, 1, av. Georges-Ier à Aix-les-Bains. — *Trésorier :* M. Dr MOMET, 2, rue Dalteur à Chambéry. — *Membres :* MM. BARGUET à Chambéry ; AMILLAC, à Chambéry ; DEBEAUVAIS à Albertville ; BESSON à Albertville ; Mme HRISTOULOVITCH à Chambéry.

Adresser la correspondance au secrétaire général, 1, av. Georges-Ier, Aix-les-Bains.

Haute-Savoie

(Arrêté préfectoral du 30-1-1945)

Président : M. DIDIER, 5, av. de la République à Annemasse. — *Vice-Président :* M. MARGIER, 11, rue Grenette à Annecy. — *Secrétaire général :* M. NINNET, 2, rue du Lac à Annecy. — *Trésorier :* M. DESHIOLLES au Rocher-sous-Foron. — *Membres :* MM. DUCRET à Evian ; SIMON à Bonneville.

Adresser la correspondance au Secrétaire général, Hôtel du Mont-Blanc, rue Vaugelas, Annecy.

Seine

(Arrêté préfectoral du 28-2-1945)

Président : M. SENNAC, 103, rue La Boétie à Paris. — *Vice-Président :* M. VERSTRAETE, 199, bd Malesherbes à Paris. — *Secrétaire général :* M. Dr AVRANE, 146, rue Oberkampf à Paris. — *Trésorier :* M. VERSTRAETE, 199, bd Malesherbes à Paris. — *Membres :* MM. ANGOT à Paris ; GABRIEL à Asnières ; GONON à Paris ; MARANDAS J. à Paris ; MASSE à Paris ; MOREAU G. à Paris ; ROGER Ch. à Paris ; Mmes FRINDEL à Paris ; ROSENTHAL à Paris.

Adresser la correspondance au Président : 174, rue de Rivoli, Paris (1er).

Seine-Inférieure

(Arrêté préfectoral du 13-4-1945)

Président : M. ADAM André, 54, rue J.-d'Arc à Rouen. — *Vices-Présidents :* MM. DELAUNE, 114, rue Thiers au Havre ; MOLHO, 7, rue d'Elbeuf à Rouen. — *Secrétaire général :* M. AMIARD, 2 bis, place Barthélemy à Saint-Maclou à Rouen. — *Secrétaire-adjoint :* M. LANDRIEU, 2, place du Vieux-Marché à Rouen. — *Trésorier :* M. PRÉVOST, 50, rue de la République à Rouen. — *Membres :* MM. FERRY à Rouen ; CRAMER au Havre ; GOUPIL à Dieppe.

Adresser la correspondance au Président, 54, rue Jeanne-d'Arc, Rouen.

Seine-et-Marne

Président : M. GUILLEUX, 68, rue St-Nicolas à Meaux. — *Vice-Président :* M. PISSON, 28, bd de la Gare à Chelles. — *Trésorière :* Mme LAROCHE, 13, rue de l'Est à Montereau. — *Secrétaire général :* M. GRANET, 2, bd Charles-Gay à Melun.

Adresser la correspondance au Secrétaire Général, 2, bd Charles-Gay, Melun.

Seine-et-Oise

(Arrêté préfectoral du 2-1-1945)

Président : M. PICHENEZ, 24, rue Rieussec à Viroflay. — *Trésorier :* M. DUMURGIER, 34, rue de Paris à Sannois. — *Membres :* MM. CYBOULLE à Pontoise ; LACORDAIRE, à Versailles ; MARÉCHAL à Rueil-Malmaison ; PEPOUEY à Sevran ; PRUDHON à Saint-Germain-en-Laye.

Adresser la correspondance au Président, 24, rue Rieussec, Viroflay.

Somme

(Arrêté préfectoral du 12 mars 1945)

Président : M. BERTRAND, 40, bd de Belfort. — *Secrétaire général :* M. EXPERT à Roye. — *Trésorier :* M. METRAL, 2, rue Vivier à Amiens.

Adresser la correspondance au Président, 40, bd de Belfort, Amiens.

Tarn

(Arrêté préfectoral du 29-11-1945)

Président : M. RIVES J.-J., 7, rue Lices-du-Nord à Albi. — *Vice-Président* : M. CHASSARY Raoul, 29, rue V.-Hugo à Castres. — *Secrétaire général* : Mme BARTOLI Stéphanette, 5, rue de l'Hôtel de Ville à Albi. — *Membres* : MM. DUBOIS à Gaillac ; JACQUET à Mazamet ; SIGAL à Graulhet ; ESPY à Rabastens.

Adresser la correspondance au Président, 7, rue Lices du Nord, Albi.

Var

(Arrêté préfectoral du 3-2-1945)

Président : M. NAUWELAERS, 69, av. Mal Foch à Toulon. — *Vice-Président* : M. PEYRON, 81, rue de la République à Toulon. — *Secrétaire général* : M. DUMOLLARD, 3, rue Emile Zola à Toulon. — *Trésorier* : M. FORGET, 2, rue d'Antrechans à Toulon.

Adresser la correspondance au Président à l'adresse du siège : 3, rue de Lorgues à Toulon.

Vaucluse

(Arrêté préfectoral du 19-3-1945)

Président : M. MONFAJON Marius, 66, rue des Lices à Avignon. — *Vice-Président* : M. le Dr JEAN Robert, 83, rue J.-Vernet à Avignon. — *Secrétaire général* : M. MALARTE Louis, 18, rue de la République à Avignon (actuellement Sana d'Angeville à Hauteville (Ain). — *Trésorier* : M. JULLIOT Marcel, 17, rue de la République à Avignon. — *Membres* : MM. CANDIE à Carpentras ; GALLICIAN à Orange ; BERTHON à Cavaillon.

Adresser la correspondance au Président, 66, rue des Lices, à Avignon.

Haute-Vienne

(Arrêté préfectoral du 19-4-45)

Président : M. BOISSEUIL Albert, 10, place Jourdan à Limoges. — *Secrétaire* : M. VOISIN Georges, 23, bd Louis-Blanc à Limoges. — *Trésorier* : M. CLAVIER Alfred à Châteauneuf-la-Forêt. — *Membres* : MM. FOUREST à St-Paul-d'Eyjeaux ; FRUGIER à Limoges ; LOTTE à Le Dorat ; LUGUET à St-Victorien ; POUFFARY à Limoges.

Adresser la correspondance au secrétaire, 23, bd Louis-Blanc, Limoges.

Vosges

(Arrêté préfectoral du 26-1-1945)

Président : M. GUNSLAY Marcel, rue du Point-du-Jour à Remiremont. — *Vice-Président* : M. RISACHER Charles, 50, route de Remiremont à Epinal. — *Secrétaire général* : M. GSCHWEND Gaston, 30, rue Léopold-Bourg à Epinal. — *Trésorier* : M. GIRARD René, 65, rue d'Alsace à Thaon-les-Vosges. — *Membres* : MM. Dr MOUTON à Epinal ; HUGUENIN à Cornimont ; DAVAL à Le Thillot ; JAVELOT à Mirecourt.

Adresser la correspondance au Président, rue du Point du Jour, Remiremont.

Yonne

(Arrêté préfectoral du 23-2-1945)

Président : M. POUILLOT Paul, 74, rue de Paris à Auxerre. — *Vice-Président* : M. DESSIGNOLLES Max, 21, cours Chambonnat à Sens. — *Secrétaire* : M. PILLARD Pierre, 17, place de l'Hôtel de Ville à Avallon. — *Trésorier* : M. WOIRLIER Edmond, 1, rue de la Gare à Pont-sur-Yonne. — *Membres* : MM. Dr LUCADOU à Auxerre ; GALIMARD à Villon, par Cuizy-le-Châtel.

Adresser la correspondance au Président, 74, rue de Paris, Auxerre.

L'ART DENTAIRE AU TEMPS JADIS

RÉGLEMENTATION DE L'EXERCICE DE L'ART DENTAIRE EN FRANCE DE LOUIS XIV A LOUIS-PHILIPPE

Il faut remonter en 1699, sous Louis XIV, pour avoir le premier « monument » de la réglementation de l'exercice de l'Art Dentaire en France.

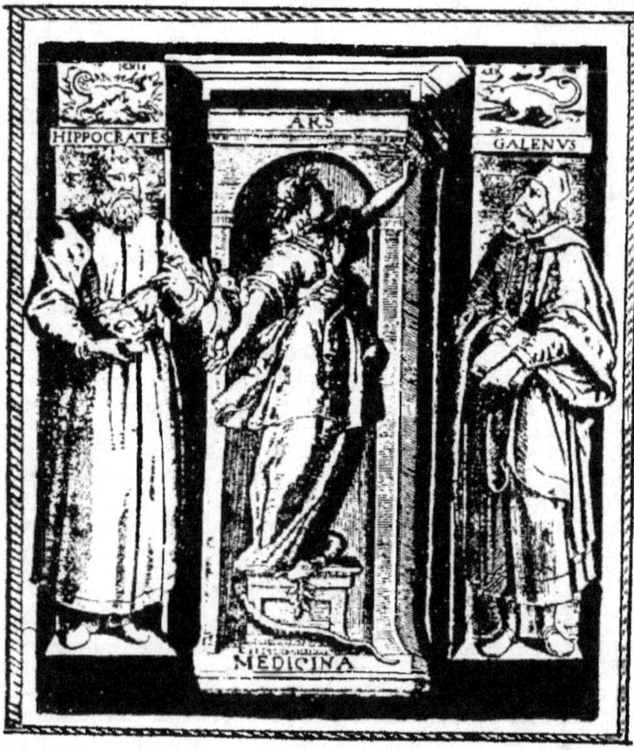

LA MÉDECINE

Il fut suivi, en 1731, d'un deuxième à l'usage des Provinces du Royaume soumises à l'autorité de Louis XV.

En 1768, nouveau règlement pour toute l'étendue du Royaume.

La Révolution de 1789, supprimant toutes les corporations, l'Art Médical et ses branches s'exercèrent en toute liberté.

Ce document est extrêmement important, mais il ne concerne que les praticiens de la Capitale.

L'indispensable besoin de réglementer à nouveau l'exercice des professions médicales, amena Bonaparte à promulguer la loi de l'an XI. L'officiat de santé (civil) engloba tacitement les dentistes, et nous le prouverons ; le diplôme d'officier de santé fut nécessaire pour exercer l'Art Dentaire.

Toutefois, après 1830, environ, et en raison des événements politiques, cette obligation ne fut plus aussi stricte ; les ministres et leurs services donnant des interprétations différentes de celles de leurs précédents collègues ; la Justice, même, dans des procès retentissants, disculpa des praticiens dépourvus du diplôme d'officier de santé.

La plus grande part des dentistes, notamment de Paris, exigeait des statuts définitifs, c'est alors qu'en 1847, un projet de loi, mûrement et longuement préparé, plaçait les praticiens de l'art dentaire dans un rang honorable.

La Révolution de 1848 enterra malheureusement ce projet de loi ; ce ne fut qu'en 1892, date mémorable dans l'histoire du sujet que nous entreprenons, qu'une loi parut, laquelle, si elle eut besoin de perfectionnements, présentait dans son ensemble une « Charte professionnelle » de réelle valeur.

Nous allons retracer ici les détails des principaux documents que nous avons réunis. Les ombres de certains praticiens du temps jadis passeront dans ces lignes, les uns plaisants, les autres sévères ; l'immense majorité étant de très bonne foi et n'ayant jamais combattu que pour la grandeur de l'Art Dentaire et la sauvegarde de la Santé publique.

LES LUTTES ENTRE MEDECINS, CHIRURGIENS ET BARBIERS

Il convient de dresser un aperçu succinct des luttes qui mirent jadis aux prises médecins, chirurgiens et barbiers ; la réglementation de l'exercice de la chirurgie s'enfantant péniblement au cours des siècles. Cet aperçu peut paraître fastidieux, néanmoins il était nécessaire de le présenter au commencement de notre travail.

Les premières traces de l'art chirurgical sont tellement entourées d'une nuée opaque que les quelques lueurs que nous possédons n'éclairent que très peu les essais de reconstitution de son exercice.

On sait, toutefois, que la médecine était enseignée dans les cloîtres et pratiquée assez certainement dans les établissements hospitaliers.

A Paris, jusque vers le XIIIe siècle, des chanoines de Notre-Dame s'adonnèrent à la médecine, mais il n'y avait guère de distinction entre elle et la chirurgie.

Les ecclésiastiques regardèrent comme indigne d'eux de pratiquer les soins manuels, tant en fonction de l'adage : « l'Eglise a horreur du sang », qu'en raison de l'indécence qu'il y avait, dans leur esprit, à porter la main sur le corps féminin. Ils abandonnèrent la partie manuelle, dédaignée par eux, aux séculiers.

La médecine était pratiquée par les chanoines, membres de l'Université, dans l'enceinte de l'Eglise Notre-Dame, parvis compris, et, probablement dans le cloître lui-même. Ils recevaient les malades dans l'Eglise, soit autour du bénitier, soit sur le Parvis, et bien plus certainement dans un quelconque local du pourpris. Les clercs donnaient des conseils, les séculiers allaient en visite et prodiguaient à la fois les conseils et l'ouvrage de la main.

Les ecclésiastiques, qu ne voulaient être que médecins, se bornaient, en quelque sorte, à la théorie ; ils regrettaient d'avoir pour associés à l'Université les séculiers exerçant les deux arts. Ils intriguèrent si bien, qu'ils firent rendre un décret disant qu'ils ne reconnaitraient plus pour leurs membres associés que ceux faisant profession de célibat. Or, la chirurgie était interdite aux clercs célibataires pour les raisons de pudeur mentionnées plus haut.

Les chirurgiens mariés qui se voyaient refuser l'enceinte de Notre-Dame pour les réunions corporatives et la visitation des malades, s'insurgèrent violemment contre le décret. Ils se moquèrent de la médecine spéculative des chanoines en l'appelant : « médecine divinatoire » fondée sur l'inspection des urines (d'où le nom de mires donné aux médecins et « physiciens ») et, dit-on, également sur l'inspection des excréments.

La sorte de discrédit porté sur l'art des opérations fit que les séculiers exerçant à la fois la médecine et la chirurgie, abandonnèrent quelque peu la seconde, du moins en ce qui concernait le travail de la main, se réservant les savantes théories et laissant opérer les barbiers. Ceux-ci, depuis très longtemps, exécutaient de petites pratiques chirurgicales. N'appartenant pas à l'Université, ils n'avaient pas à craindre les foudres des chanoines de Notre-Dame. Leur art fit de rapides progrès et ils songèrent à former une sorte de société pour s'instruire mutuellement et pour empêcher, autant qu'il était possible, les charlatans d'estropier le pauvre monde.

STATUTS DE 1268. — Quelques-uns de ces barbiers cessèrent de raser pour se consacrer uniquement aux opérations chirurgicales. Ils soumirent les statuts qu'ils avaient fait écrire à l'approbation du Prévot de Paris, le célèbre Boileau dont le nom est resté joint au fameux « Livre des Métiers ».

La communauté de ces dits chirurgiens élisait 6 jurés qui les administraient et, notamment, examinaient tous ceux exerçant la chirurgie, autorisaient ou refusaient l'exercice de l'art.

De ce fait, les « chirurgiens » avaient une place à part dans la corporation des barbiers.

On suppose que les statuts des chirurgiens sont dus à la plume du barbier Jean Pitard attaché à la personne de plusieurs rois de France, de Philippe IV à Charles IV.

(*à suivre*)

***

ARCHIVES HISTORIQUES DE L'ART DENTAIRE.

L'Archiviste : Georges DAGEN.

Le Gérant : R. BREUILLER Les Impressions Scientifiques, Corbeil (S.-et-O.) — N° au C.O.L. 31.1584. 1943. — Dépôt légal : 1943-2 — N° d'ordre : Imp. 13 — Edit. 13

BULLETIN DU CONSEIL NATIONAL
DES CHIRURGIENS-DENTISTES

publié par le
CONSEIL NATIONAL DES CHIRURGIENS-DENTISTES
60, boulevard de la Tour-Maubourg, PARIS (VIIe)
Téléphone : INV. 07-77

Bureau ouvert tous les jours : de 9 h. à 11 h.
et de 14 h. 30 à 17 h. 30 (sauf le samedi après-midi)

Ce Bulletin est envoyé à tous les Chirurgiens-dentistes, Dentistes assimilés en règle de leur cotisation professionnelle. Il est également envoyé à tous les Stomatologistes ayant participé aux frais de notre service de répartition.

ABONNEMENTS :

Les personnes et collectivités auxquelles l'envoi de ce Bulletin n'est pas fait par le Conseil National des Chirurgiens-Dentistes peuvent s'abonner à la

Société P. M. R. LÉPINE
éditeur
39, Rue d'Amsterdam, PARIS (VIIIe)
Téléphone : TRInité 39-07
Compte Chèques Postaux : Paris 712-04

Prix de l'Abonnement annuel :

France et Colonies..................	500 francs
Etranger.	700 francs

Prix du Numéro (variable)

CHANGEMENTS D'ADRESSES

Les bénéficiaires du service gratuit du Bulletin doivent obligatoirement faire leurs changements d'adresses auprès de leur Conseil départemental.

MM. LES ABONNÉS **sont priés de faire connaître tous les changements d'adresses, pour le service du Bulletin, à la P. M R. LÉPINE, 39, rue d'Amsterdam, PARIS-VIII, en joignant 2 francs en timbres-poste.**

PÉRIODICITÉ : 6 à 12 numéros par an.

BULLETIN

DU CONSEIL NATIONAL DES CHIRURGIENS-DENTISTES

60, Boulevard de La Tour-Maubourg, Paris-7e

Nos 4-5 — Août-Septembre 1945

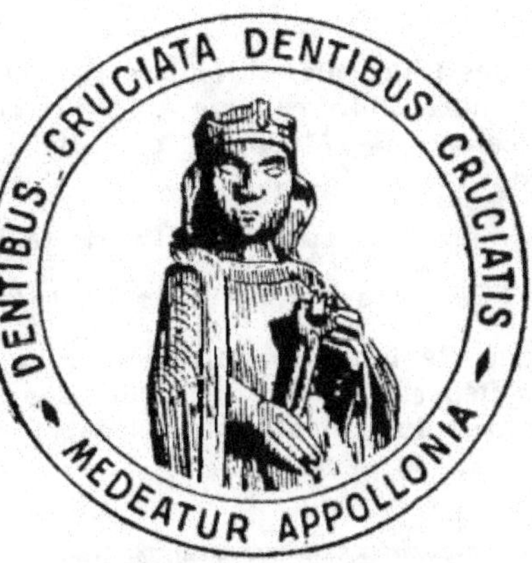

Éditions R. LÉPINE
39, Rue d'Amsterdam
PARIS (VIIIe)

SOMMAIRE

des Nos 4-5 (Août-Septembre 1945)

BULLETIN DU CONSEIL NATIONAL
DES CHIRURGIENS-DENTISTES

*« Que l'Ordre né de tous
soit une sauvegarde pour tous »*

LES MARTYRS
DE LA PROFESSION

DANGOUMEAU Jean	— Mugron (Landes)
CATZ Albert	— Troyes (Aube)
TAPPERT Ernest	— Sarreguemines
LESAGE	— Clermont (Oise)

Rectificatif au 1er Tableau des Martyrs de la Profession publié dans notre Bulletin 1, 2, 3 de Mai-Juin-Juillet 1945, page 3 :

Au lieu de : MENU Maurice à Brassac-les-Mines
lire : MENU Edouard, Le Mans.

DÉCISION DE LA SECTION D'ÉPURATION
du Conseil Régional des Médecins de la Région de Paris

Bien que le Comité Dentaire départemental de la Libération ait conclu une enquête en faveur du Docteur HULIN (voir notre précédent Bulletin, page 7), certains Praticiens de la profession dentaire dont les noms suivent ont cru devoir déposer plainte contre celui-ci devant la Section d'Epuration du Conseil Régional des Médecins de la Région de Paris.

Messieurs les Docteurs : LEBOURG, de Paris.
LATES, de Paris.
VRASSE Robert, de Paris.
RICHARD Armand, de Paris.
RAISON Jean, de Paris.
HENAULT Maurice, de Paris.
FRIEZ Pierre, de Paris.
GORNOUEC Louis, de Paris.
LAMBERT André, de Triel (S.-et-O.).
HENNION Pierre, de Paris.
DORIAN, de Paris.
BOZO André, de Paris.
VINCENT René, de Paris.
MERVILLE R., de Paris.
L'HIRONDEL, de Paris.
PSAUME Marcel, de Paris.
MARTIN André, de Paris.
GIACOMINI, de Paris.

Mesdames : VILLENSKI, de Paris (Chirurgien-Dentiste).
LEHAUT Suzanne, de la Charité-sur-Loire (Chirurgien-Dentiste).
ZIMMER Isabelle, de Paris (Chirurgien-Dentiste). -

Messieurs : PONTALLIER René, à Vincennes (Chirurgien-Dentiste).
GISELMANN (Chirurgien-Dentiste).
OZENDA Camille, de Paris (Chirurgien-Dentiste).
LEMOINE Pierre, de Paris (Chirurgien-Dentiste).

Cette Section d'Epuration, au cours de sa séance du 15 Novembre 1945, a rendu le jugement suivant en sa faveur, confirmant ainsi la décision du Comité dentaire départemental de la Libération rendant hommage à l'action du Docteur HULIN pendant l'occupation :

ORDRE NATIONAL DES MÉDECINS

Le Conseil Régional de la Région de Paris

SECTION D'EPURATION

Séance du 15 *Novembre* 1945

La Section d'Epuration du Conseil Régional des Médecins de la Région de Paris (Section des Chirurgiens-Dentistes) s'est réunie à la Première Chambre de la Cour d'Appel — Palais de Justice de Paris — le Jeudi

15 Novembre 1945 — sous la présidence de Monsieur BLONDEL, Président.

Le Docteur HULIN, régulièrement convoqué, se présente assisté de Maître FONTAINE.

Le Docteur LAMAZE — Rapporteur — soutient l'accusation.

Le Docteur HULIN donne ses explications.

Maître FONTAINE assure la défense de l'accusé.

Messieurs les Docteurs NESPOULOUS, RICHARD, PSAUME, GORNOUEC, DORIAN, RAISON, BOZO, LEBOURG, FRIEZ, ROY, HENNION, MERVILLE, OZENDA, L'HIRONDEL.
se présentent comme témoins à charge.

Messieurs VILLAIN, LEFORT, MOREAU,
se présentent comme témoins à décharge.

APRES EN AVOIR DELIBERE SECRETEMENT :

Considérant que l'attitude du Docteur HULIN n'a pas cessé pendant l'occupation d'être correcte et qu'aucun acte anti-national ne pourrait lui être reproché ;

La Commission le renvoie des fins de l'instance disciplinaire intentée contre lui.

Ainsi fait et jugé à Paris par Monsieur BLONDEL, Président, — les Docteurs LAMAZE, UHRY, — Messieurs PICAMAL et HACHE.

Paris, le 16 Novembre 1945.

Le Président de la Section d'Epuration
du Conseil Régional des Médecins,

Signé : M. BLONDEL.

ORDRE NATIONAL DES CHIRURGIENS-DENTISTES

L'Ordonnance du 24 Septembre 1945 a créé l'Ordre National des Chirurgiens-Dentistes qui fonctionnera par son Conseil National, ses Conseils Régionaux et ses Conseils Départementaux avec des confrères élus à tous ces échelons.

Vous trouverez ci-après le texte intégral de l'Ordonnance N° 45-2184 du 24 Septembre 1945, relative à l'exercice et à l'organisation des professions de Médecin, de Chirurgien-Dentiste et de Sage-Femme, ainsi que le texte des articles maintenus en vigueur de la Loi du 30 Novembre 1892.

Le Conseil National des Chirurgiens-Dentistes a étudié le projet de cette Ordonnance et a fait de nombreuses interventions. Il a obtenu satisfaction sur certains points, mais sur beaucoup de points il n'a pas obtenu intégralement ce qu'il avait proposé.

Les interventions du Conseil National ont porté, après la promulgation de cette Ordonnance, sur les articles suivants : N°s 1, 4, 7, 21, 22, 26 à 29, 35, 47, 49, 50, 53, 64, 67, 68, 69 et 72.

Nous donnerons le détail de ces interventions et toutes explications dans notre prochain Bulletin.

Ordonnance n° 45-2184 du 24 Septembre 1945 relative à l'exercice et à l'organisation des professions de Médecin, de Chirurgien-Dentiste et de Sage-femme

EXPOSE DES MOTIFS

Les professions de médecin, de chirurgien-dentiste et de sage-femme ont été jusqu'à présent réglées par la loi de 1892. Cette loi, véritable code de ces professions, ne répond plus aux circonstances présentes. Dans le domaine législatif, de nouveaux textes sont intervenus (loi du 21 avril 1933, loi du 26 juillet 1935). Dans le domaine des faits la profession a évolué. Le développement des lois sociales et du syndicalisme médical a mis au premier plan des préoccupations la création d'ordres professionnels. Les syndicats, organes de défense professionnelle, ont été amenés à créer, sous forme de « Conseils de famille », de véritables juridictions en matière déontologique, s'appliquant aux syndiqués et s'étendant, dans certains cas, anomalie juridique, aux non syndiqués. Dans ces conditions apparaissait nettement la nécessité de mettre au point un organisme, l'ordre, chargé des questions de discipline et de déontologie.

La question faillit aboutir au Parlement entre 1935 et 1936. Toutefois, lors du début des hostilités, elle n'était pas réglée. L'autorité de fait de Vichy s'arrogea alors le droit de la résoudre, mais les textes successifs qui créèrent les ordres sont contraires à la légalité républicaine et ne peuvent être maintenus. Notamment en ce qui concerne la suppression des syndicats qui aboutissait d'ailleurs à une très fâcheuse confusion : ce n'est pas au même organisme qu'il convient de défendre les intérêts professionnels et d'assurer la discipline de la profession.

Dès Alger, le Gouvernement provisoire de la République française s'est préoccupé de résoudre la question et une Ordonnance du 18 Octobre 1943 annulait les dispositions de l'autorité de fait, tout en maintenant le principe de l'ordre et en séparant son activité de celle des syndicats. Cette Ordonnance n'a pas été rendue applicable à la métropole, le Gouvernement se réservant de procéder à une nouvelle consultation des organismes intéressés après la libération.

Le nouveau texte tient compte de l'opinion des représentants qualifiés des trois professions et sera le nouveau code qui, avec l'ordonnance du 15 décembre 1944 rétablissant les syndicats, remplacera la loi de 1892.

Les ordres créés auront la charge de maintenir la discipline et l'honorabilité de chacune des trois professions. Une ordonnance complètera bientôt ce texte, précisant les modalités, leur fonctionnement en matière de litiges créés par l'application de la loi sur les assurances sociales.

Les ordres auront aussi à défendre l'indépendance de la profession. Le but des articles 67 à 69 est d'éviter que des tiers non qualifiés cherchent à s'immiscer dans l'exercice de la médecine ou de l'art dentaire, en facilitant par leurs capitaux ou leur matériel l'exercice de la profession. Il n'est ni dans leur esprit, ni dans leur lettre de s'opposer au fonctionnement normal d'installations créées par des sociétés mutualistes (cabinets dentaires notamment) dans des buts non lucratifs et sans immixtion dans la vie professionnelle du praticien.

Le Gouvernement Provisoire de la République Française,

Sur le rapport du garde des sceaux, ministre de la justice, du ministre des affaires étrangères, du ministre de l'intérieur, du ministre de l'éducation nationale, du ministre des colonies, du ministre de la santé publique et du ministre du travail et de la sécurité sociale,

Vu l'ordonnance du 3 juin 1943 portant institution du Comité Français de la Libération Nationale, ensemble les ordonnances des 3 juin et 4 septembre 1944 ;

Vu l'ordonnance du 9 août 1944 portant rétablissement de la légalité républicaine sur le territoire continental ;

Vu la loi du 30 novembre 1892 sur l'exercice de la médecine, ensemble les textes qui l'ont complétée ou modifiée ;

Vu l'urgence constatée par le Président du Gouvernement ;

Le Conseil d'Etat (commission permanente) entendu,

Ordonne :

TITRE I

De l'exercice de la profession de Médecin, de Chirurgien-Dentiste et de Sage-femme

Chapitre 1er. — Des conditions d'exercice de la profession de médecin, de chirurgien-dentiste et de sage-femme.

Art. 1er. — Nul ne peut exercer la profession de médecin, de chirurgien-dentiste ou de sage-femme en France s'il n'est :

1°. — Muni du Diplôme Français d'Etat de Docteur en Médecine, de Chirurgien-Dentiste ou de Sage-femme ou bénéficiaire des dispositions transitoires de la loi du 30 novembre 1892 ou des dispositions spéciales aux Praticiens Alsaciens et Lorrains (arrêté du 24 septembre 1919, loi du 13 juillet 1921, loi du 10 août 1924, décret du 5 juillet 1922 ratifié par la loi du 13 décembre 1924 loi du 31 décembre 1924, loi du 8 août 1927) ou aux Praticiens Sarrois (lois des 26 juillet 1935 et 27 juillet 1937) ;

2°. — Citoyen ou sujet Français ou ressortissant d'un pays placé sous le protectorat de la France ;

3°. — Inscrit à un tableau de l'ordre des médecins, à un tableau de l'ordre des chirurgiens-dentistes ou à un tableau de l'ordre des sages-femmes.

Toutefois, cette troisième condition ne s'applique pas aux docteurs en médecine et aux chirurgiens-dentistes appartenant au cadre actif du service de santé des armées de terre, de mer ou de l'air et aux médecins et chirurgiens-dentistes fonctionnaires n'ayant pas de clientèle privée.

Art. 2. — Par dérogation aux dispositions des paragraphes 1er et 2 de l'article précédent et sous réserve des dispositions transitoires prévues à l'article 70 ci-après, les médecins et chirurgiens-dentistes étrangers exerçant légalement leur profession en France à la date du 3 septembre 1939 et les sages-femmes étrangères exerçant légalement leur profession en France à la date de la présente ordonnance, sont autorisés à continuer la pratique de leur art.

Art. 3. — Un règlement d'administration publique fixera les conditions dans lesquelles :

1°. — Les étudiants de nationalité étrangère pourront s'inscrire aux Facultés et Ecoles de Médecine en vue de l'obtention du diplôme d'Etat ;

2°. — Les titulaires d'un diplôme étranger de docteur en médecine, de chirurgien-dentiste ou de sage-femme. ou d'un diplôme français d'université. pourront postuler le Diplôme d'Etat ;

3°. — Afin de tenir compte de la durée légale du service militaire, le délai au terme duquel les étrangers, naturalisés sans avoir accompli leur service militaire, peuvent être autorisés à exercer leur art.

Art. 4. — Les chirurgiens-dentistes ne peuvent prescrire que les médicaments figurant sur une liste fixée par arrêté du ministre de la santé publique, pris après avis de l'Académie de Médecine.

Les sages-femmes ne peuvent employer que les instruments dont la liste est fixée par leur code de déontologie. En cas d'accouchement dystocique ou de suite de couches pathologiques, elles doivent faire appeler un docteur en médecine.

Elles ne peuvent prescrire que les médicaments figurant sur une liste fixée par un arrêté du ministre de la santé publique pris après avis de l'Académie de Médecine.

Les sages-femmes sont autorisées à pratiquer les vaccinations et revaccinations antivarioliques.

Art. 5. — Les internes français des hôpitaux et hospices des villes de facultés et écoles de médecine, nommés au concours et munis de seize inscriptions validées, et les étudiants en médecine français ayant vingt inscriptions validées peuvent être autorisés à exercer la médecine en temps d'épidémie ou à titre de remplaçants de docteur en médecine.

Cette autorisation, délivrée par le préfet après avis favorable du conseil départemental de l'ordre, est limitée à trois mois : elle est renouvelable dans les mêmes conditions.

Lorsque les besoins de la santé publique l'exigent, le ministre de la santé publique peut, par arrêté, abaisser jusqu'à seize pour une partie ou la totalité des étudiants en médecine, le nombre des inscriptions nécessaires pour pouvoir bénéficier des dispositions du présent article. L'arrêté fixe le délai pendant lequel il est applicable.

Art. 6. — Les docteurs en médecine, les chirurgiens-dentistes et les sages-femmes sont tenus, dans le mois qui suit leur établissement, de faire enregistrer sans frais leur titre à la préfecture ou sous-préfecture et au greffe du tribunal civil de leur arrondissement. Le changement oblige à un nouvel enregistrement du diplôme dans les mêmes conditions.

Il en est de même pour les praticiens qui, ayant interrompu depuis deux ans l'exercice de leur profession, décident de le reprendre.

Il est interdit d'exercer la médecine, l'art dentaire ou la pratique des accouchements sous un pseudonyme.

Les médecins, les chirurgiens-dentistes et sages-femmes ayant droit d'exercer en France ne peuvent donner de consultations dans les locaux ou les dépendances des locaux commerciaux où sont vendus les appareils qu'ils prescrivent ou qu'ils utilisent.

Les infractions aux dispositions des deux précédents alinéas seront punies des peines prévues à l'article 12 ci-dessous.

Art. 7. — Il est établi, chaque année, dans les départements, par les soins des préfets, des listes distinctes des médecins, des chirurgiens dentistes et des sages-femmes, portant pour chacun d'eux les nom, prénoms, la résidence professionnelle, la date et la provenance du diplôme, la date d'inscription au tableau de l'ordre des médecins, des chirurgiens-dentistes ou des sages-femmes.

Cette dernière mention n'est portée ni pour les médecins du cadre actif du service de santé des armées de terre, de mer et de l'air, ni pour les médecins fonctionnaires n'ayant pas de clientèle privée.

Ces listes sont, chaque année, insérées au Recueil des textes administratifs de la préfecture et affichées, chaque année, au mois de janvier, dans toutes les communes du département. Des copies certifiées conformes sont transmises au ministère de la santé publique, au conseil national de l'ordre et au conseil régional intéressé.

CHAPITRE II. — DE L'EXERCICE ILLÉGAL DES PROFESSIONS DE MÉDECIN, DE CHIRURGIEN-DENTISTE ET DE SAGE-FEMME.

Art. 8. — Exerce illégalement la médecine :

1°. — Toute personne qui prend part habituellement ou par direction suivie, même en présence d'un médecin, à l'établissement d'un diagnostic ou au traitement de maladies ou d'affections chirurgicales, congénitales ou acquises, réelles ou supposées, par actes personnels, consultations verbales ou écrites ou par tous autres procédés quels qu'ils soient, ou pratique l'un des actes professionnels prévus dans une nomenclature qui sera fixée par arrêté du ministre de la santé publique pris après avis de l'académie de médecine, sans être titulaire du Diplôme d'Etat de docteur en médecine ou sans être bénéficiaire des dispositions spéciales visées au paragraphe 1er de l'article 1er, à l'article 2, à l'article 5 et à l'article 70 de la présente ordonnance ;

2°. — Toute personne qui se livre aux activités définies au paragraphe précédent sans être citoyen français, sujet français ou ressortissant d'un pays placé sous le protectorat français ou sans appartenir à la catégorie de médecins étrangers visée à l'article 2 de la présente ordonnance ;

3°. — Toute personne qui, munie d'un titre régulier, sort des attributions que la loi lui confère, notamment en prêtant son concours aux personnes visées aux paragraphes précédents, à l'effet de les soustraire aux prescriptions de la présente ordonnance ;

4°. — Tout docteur en médecine qui exerce la médecine sans être inscrit à un tableau d'ordre des médecins institué conformément au titre II de la présente ordonnance ou pendant la durée de la peine d'interdiction temporaire prévue à l'article 36, à l'exception des personnes visées à l'article 1er, dernier alinéa, de la présente ordonnance.

Les dispositions du présent article ne s'appliquent pas aux étudiants en médecine, ni aux sages-femmes, ni aux infirmiers ou garde-malades qui agissent comme aides d'un docteur en médecine ou que celui-ci place auprès de ses malades.

Art. 9. — Exerce illégalement l'art dentaire :

1°. — Toute personne qui, non munie du Diplôme d'Etat de docteur en médecine ou de diplôme de chirurgien-dentiste et n'étant pas bénéficiaire des dispositions transitoires et spéciales, comme il est dit à l'article 8 ci-dessous, prend part, habituellement ou par direction suivie, à la pratique de l'art dentaire ;

2°. — Tout dentiste qui prend part, habituellement ou par direction suivie, à la pratique de l'art dentaire sans être citoyen français, sujet français ou ressortissant d'un pays placé sous le protectorat de la France ou sans appartenir à la catégorie des praticiens étrangers visée aux articles 1er et 2 de la présente ordonnance ;

3° — Tout dentiste qui, muni d'un titre régulier, sort des attributions que la loi lui confère, notamment en prêtant son concours aux personnes visées aux paragraphes précédents du présent article, à l'effet de les soustraire aux prescriptions de la présente ordonnance ;

4°. — Tout dentiste qui exerce l'art dentaire sans être inscrit au tableau de l'ordre des chirurgiens-dentistes institué par l'article 48 ci-après ou pendant la durée de la peine d'interdiction temporaire prévue aux articles 36 et 52 ci-après, à l'exception des personnes visées à l'article 1er, dernier alinéa, de la présente ordonnance.

Art. 10. — Exerce illégalement la pratique des accouchements :

1°. — Toute personne qui, non munie du Diplôme d'Etat de docteur en médecine ou de sage-femme et n'étant pas bénéficiaire des dispositions transitoires ou spéciales, comme il est dit à l'article 8 ci-dessus, pratique habituellement des accouchements ;

2°. — Toute sage-feme qui pratique habituellement des accouchements sans être citoyenne ou sujette française ou ressortissante d'un pays placé sous le protectorat de la France, à moins qu'elle n'ait obtenu son diplôme avant la date de la présente ordonnance ;

2°. — Toute sage-femme qui pratique habituellement des accouchements sans être inscrite au tableau de l'ordre des sages-femmes institué par l'article 56 ci-après ou pendant la période d'interdiction temporaire prévue aux articles 36 et 58 ci-après, à l'exception des sages-femmes fonctionnaires n'ayant pas de clientèle privée.

Art. 11. — Les infractions prévues et punies par la présente ordonnance sont, à l'exception des peines disciplinaires, poursuivies devant la juridiction correctionnelle.

En ce qui concerne spécialement l'exercice illégal de la médecine, de l'art dentaire ou de la pratique des accouchements, les médecins, les chirurgiens-dentistes et les sages-femmes, les conseils de l'ordre et les syndicats intéressés pourront saisir les tribunaux par voie de citations directes, données dans les termes de l'article 182 du code d'instruction criminelle sans préjudice de la faculté de se porter, s'il y a lieu, partie civile, dans toute poursuite de ces délits intentés par le ministère public.

Art. 12. — L'exercice illégal de la profession de médecin ou de chirurgien-dentiste est puni d'une amende de 12.000 à 60.000 francs et, en cas de récidive, d'une amende de 60.000 à 120.000 francs et d'un emprisonnement de six jours à six mois, ou de l'une de ces deux peines seulement. Pourra, en outre, être prononcée la confiscation du matériel ayant permis l'exercice illégal.

L'exercice illégal de la profession de sage-femme est puni d'une amende de 6.000 à 12.000 francs et, en cas de récidive, d'une amende de 12.000 à 60.000 francs et d'un emprisonnement de six jours à six mois ou de l'une de ces deux peines seulement. Pourra, en outre, être prononcée la confiscation du matériel ayant permis l'exercice illégal.

Art. 13. — Il est interdit à toute personne ne remplissant pas les conditions requises pour l'exercice de la profession, de recevoir, en vertu d'une convention, la totalité ou une quote-part des honoraires ou des bénéfices provenant de l'activité professionnelle d'un médecin ou d'un chirurgien-dentiste. Toute infraction aux présentes dispositions sera punie des peines portées à l'article précédent.

Art. 14. — L'usurpation du titre de docteur en médecine, de chirurgien-dentiste ou de sage-femme est puni des peines prévues à l'article 259 du code pénal.

Est considéré comme ayant usurpé le titre français de docteur en médecine quiconque, se livrant à l'exercice de la médecine, fait précéder ou suivre son nom du titre de docteur en Médecine sans en indiquer la nature ou préciser qu'il s'agit d'un titre étranger ou d'un diplôme français d'université.

Art. 15. — Quiconque exerce la médecine, l'art dentaire ou la pratique des accouchements sans avoir fait enregistrer son diplôme dans les délais et conditions fixés à l'article 6 de la présente ordonnance, sera puni d'une amende de 5.000 à 12.000 francs.

Art. 16. — Tout docteur en médecine est tenu de déférer aux réquisitions de l'autorité publique sous les peines portées à l'article précédent.

Art. 17. — Lorsqu'un médecin, ou chirurgien-dentiste, où une sage-femme, aura été condamné par une juridiction pénale pour tout autre fait qu'un crime ou délit politique, le conseil régional de l'ordre pourra prononcer, s'il y a lieu, à son égard, dans les conditions de l'article 37 ci-après, une des sanctions prévues à l'article 36.

En vue d'assurer l'application des dispositions du précédent alinéa, l'autorité judiciaire avisera obligatoirement et sans délai le conseil national de l'ordre intéressé de toute condamnation, devenue définitive, de l'un des praticiens visés ci-dessus, y compris les condamnations prononcées à l'étranger.

Art. 18. — Tout médecin, chirurgien-dentiste ou sage-femme qui aura fait une fausse déclaration en vue de son inscription au tableau de l'ordre, sera puni d'une amende de 12.000 à 30.000 francs et d'un emprisonnement de un à trois mois ou de l'une de ces deux peines seulement.

TITRE II

De l'organisation de la profession Médicale et de l'Ordre des Médecins

Art. 19. — Il est institué un ordre national des médecins groupant obligatoirement tous les médecins habilités à exercer leur art en France et en Algérie.

L'ordre des médecins veille au maintien des principes de moralité, de probité et de dévouement indispensables à l'exercice de la médecine et à l'observation, par tous ses membres, des devoirs professionnels, ainsi que des règles édictées par le code de déontologie prévu à l'article 66 de la présente ordonnance.

Il assure la défense de l'honneur et de l'indépendance de la profession médicale.

Il peut organiser toutes œuvres d'entr'aide et de retraite pour ses participants.

Il accomplit sa mission par l'intermédiaire des conseils départementaux, des conseils régionaux et du conseil national de l'ordre.

CHAPITRE 1er. — DE L'INSCRIPTION AUX TABLEAUX DÉPARTEMENTAUX DE L'ORDRE.

Art. 20. — Les docteurs en médecine qui exercent dans un département sont inscrits dans les formes indiquées ci-après sur un tableau établi et tenu à jour par le conseil départemental de l'ordre visé à l'article 22 de la présente ordonnance. Ce tableau est déposé à la préfecture ainsi qu'au parquet du tribunal. Dans le courant du mois de janvier de chaque année, il est publié conformément à l'article 7 ci-dessus.

Nul ne peut être inscrit sur ce tableau s'il ne remplit pas les conditions requises par la présente ordonnance.

Un médecin ne peut être inscrit que sur un seul tableau qui est celui du département où se trouve sa résidence professionnelle, sauf dérogations prévues par le code de déontologie.

Art. 21. — Le premier tableau de l'ordre constitué en exécution de la présente ordonnance sera établi par les soins du préfet, dans le mois qui suivra la publication de celle-ci.

Tout médecin remplissant les conditions requises par la présente ordonnance à la date de celle-ci, qui n'aurait pas été inscrit d'office dans ce premier tableau de l'ordre, aura le droit d'adresser une demande d'inscription au préfet qui sera tenu de réparer cette omission.

Art. 22. — Hors le cas prévu au deuxième alinéa de l'article 21 ci-dessus, les demandes d'inscription au tableau de l'ordre sont adressées par les intéressés au conseil de l'ordre du département dans lequel ils se proposent d'exercer ; elles sont accompagnées du diplôme de docteur en médecine en original ou en copie certifiée.

Le conseil départemental de l'ordre prononce l'inscription au tableau après avoir vérifié les titres du demandeur et obtenu communication de l'extrait de son casier judiciaire n° 3.

Il refuse cette inscription si le demandeur ne remplit pas les conditions nécessaires de moralité et d'indépendance.

Le conseil départemental de l'ordre doit statuer dans un délai maximum de deux mois à compter de la réception de la demande.

Le délai de deux mois est prolongé lorsqu'il est indispensable de procéder à une enquête hors de la France continentale. L'intéressé en sera, dans ce cas, avisé.

Dans la semaine qui suit la décision du conseil, celle-ci est notifiée par lettre recommandée à l'intéressé. En cas de refus d'inscription, la décision doit être motivée.

Chaque inscription au tableau est notifiée sans délai au préfet du département, au procureur de la République et au conseil national de l'ordre.

Art. 23. — En cas de refus d'inscription, le requérant pourra déférer l'avis motivé du conseil départemental de l'ordre au conseil régional dans le délai de deux mois à dater de la notification. Le défaut de décision dans le délai imparti est considéré comme une décision de refus qui donne lieu aux mêmes recours.

Appel pourra être fait de la décision du conseil régional devant le conseil national par le médecin intéressé ou par le conseil départemental.

Art. 24. — L'inscription à un tableau de l'ordre rend licite l'exercice de la médecine sur tout le territoire national.

En cas de changement de résidence professionnelle hors du département, l'intéressé doit demander à être inscrit au tableau de l'ordre du département de la nouvelle résidence. Il est provisoirement autorisé à exercer la médecine, en attendant que le conseil ait statué sur son cas.

CHAPITRE II. — DES CONSEILS DÉPARTEMENTAUX DE L'ORDRE.

Art. 25. — Dans chaque département, il est institué un conseil départemental de l'ordre des médecins.

Celui-ci est composé d'un nombre variable de membres suivant le nombre de médecins inscrits au dernier tableau publié. Le conseil départemental comporte neuf membres si le nombre des médecins inscrits au tableau est inférieur à cent, et douze si ce nombre est supérieur à cent. Dans le département de la Seine, le conseil de l'ordre compte vingt-quatre membres.

Art 26. — Les membres du conseil départemental de l'ordre sont élus par l'assemblée générale des médecins inscrits au tableau.

Seuls sont éligibles, sous réserve des dispositions de l'article 63 ci-dessous, les médecins possédant la nationalité française, âgés de 30 ans révolus et inscrits au tableau de l'ordre depuis au moins trois ans.

L'élection est faite à la majorité des membres présents ou ayant voté par correspondance.

Les membres du conseil sont élus pour six ans. Le conseil est renouvelable par tiers tous les deux ans. Pour les quatre premières années de l'institution de l'ordre, les membres sortants seront désignés par le sort.

Les membres du conseil sont rééligibles. Le conseil de l'ordre élit son président tous les deux ans après renouvellement du tiers du conseil.

L'inspecteur de la santé du département assiste aux séances du conseil départemental, avec voix consultative.

Le conseil départemental peut se faire assister d'un conseiller juridique.

Art. 27. — Des membres suppléants également renouvelables par tiers tous les deux ans sont élus dans les mêmes conditions que les membres titulaires et au cours du même scrutin, à raison de trois pour les conseils qui comptent neuf membres, de six pour ceux qui comptent douze membres et de neuf pour le département de la Seine.

Ces membres suppléants sont destinés à remplacer les membres titulaires qui viendraient à cesser leurs fonctions pour une cause quelconque avant la fin de leur mandat. Lorsqu'ils entrent au conseil de l'ordre, les membres suppléants suivent, au point de vue de la durée de leurs fonctions, le sort qu'auraient eu les membres qu'ils ont remplacés. Les membres suppléants sont rééligibles.

Art. 28. — L'assemblée générale appelée à élire le premier conseil de l'ordre sera réunie par les soins du préfet dans les trois mois qui suivront la publication de la présente ordonnance. Elle sera composée de tous les médecins inscrits au tableau prévu par l'article 21.

En vue de la constitution des premiers conseils régionaux et du premier conseil national, chaque conseil départemental, dès sa première séance, devra procéder à la désignation de ses délégués au conseil régional correspondant. Il devra également s'entendre avec les conseils départementaux de la même région sanitaire pour la désignation du ou des délégués au conseil national.

Art. 29. — Après chaque élection, le procès-verbal de l'élection est notifié sans délai au conseil régional, au conseil national, au préfet, au ministre de la santé publique.

Les élections peuvent être déférées au conseil régional par les médecins ayant droit de vote et par le préfet dans le délai de quinze jours. Ce délai court pour les médecins, du jour de l'élection, et pour le préfet, de la date à laquelle le procès-verbal de l'élection lui a été notifié.

Art. 30. — Le conseil départemental de l'ordre exerce dans le cadre départemental et sous le contrôle du conseil national, les attributions générales de l'ordre des médecins, énumérées à l'article 19 ci-dessus.

Les délibérations du conseil départemental de l'ordre ne sont pas publiques.

En cas de partage égal des voix, le président a voix prépondérante.

Il statue sur les inscriptions au tableau.

Il autorise le président de l'ordre à ester en justice, à accepter tous dons et legs à l'ordre, à transiger ou compromettre, à consentir toutes aliénations ou hypothèques et à contracter tous emprunts.

En aucun cas, il n'a à connaître des actes, des attitudes, des opinions politiques ou religieuses des membres de l'ordre.

Il peut créer avec les autres conseils départementaux et sous le contrôle du conseil national de l'ordre, des organismes de coordination.

Art. 31. — Le conseil départemental n'a pas de pouvoir disciplinaire. Au cas où des plaintes sont portées devant lui contre les médecins, il les transmet au conseil régional avec un avis motivé.

Art. 32. — Le président représente l'ordre dans tous les actes de la vie civile. Il peut déléguer tout ou partie de ses attributions à un ou plusieurs membres du conseil.

CHAPITRE III. — DE LA DISCIPLINE ET DES CONSEILS RÉGIONAUX.

Art. 33. — Un conseil régional des médecins est institué pour chaque région sanitaire et exerce, au sein de l'ordre des médecins, la compétence disciplinaire en première instance.

Le conseil régional est composé de huit délégués des conseils départementaux, chaque conseil départemental désigne un, deux ou trois délégués, selon le nombre des départements compris dans la région, les sièges restants étant attribués aux départements qui comptent le plus de médecins, à raison d'un par département. Il devra être désigné un suppléant par délégué.

Pour la région sanitaire de Paris, le conseil régional compte un délégué du conseil départemental de Seine-et-Marne, deux délégués du conseil départemental de Seine-et-Oise et cinq délégués du conseil départemental de la Seine.

Sont adjoints au conseil régional, avec voix consultative :

Le directeur de la santé et de l'assistance, représentant le ministre de la santé publique ;

Un professeur de la faculté ou à défaut de l'école de médecine de la région désigné par le ministre de l'éducation nationale ;

Le médecin conseil régional des assurances sociales, représentant le ministre du travail.

Art. 34. — Le conseil régional peut être saisi par le conseil national ou par les conseils départementaux de l'ordre ou les syndicats de médecins de son ressort qu'ils agissent de leur propre initiative ou à la suite de plaintes. Il peut également être saisi par le ministre de la santé publique, par le directeur régional de la santé ~~et de l'assistance~~, par le préfet, par le procureur de la République ou par un médecin inscrit au tableau de l'ordre.

Art. 35. — Les médecins chargés d'un service public et inscrits au tableau de l'ordre ne peuvent être traduits devant le conseil régional, à l'occasion des actes de leur fonction publique, que par le ministre de la santé publique, le directeur régional de la santé et de l'assistance ou le procureur de la République.

Art. 36. — Le conseil régional peut, soit sur la demande des parties, soit d'office, ordonner une enquête sur les faits dont la constatation lui paraîtrait utile à l'instruction de l'affaire. La décision qui ordonne l'enquête indique les faits sur lesquels elle doit comporter et décide, suivant le cas, si elle aura lieu devant le conseil ou devant un membre du conseil qui se transportera sur les lieux

Les peines disciplinaires que le conseil régional peut appliquer sont les suivantes :

L'avertissement ;

Le blâme ;

L'interdiction temporaire ou permanente d'exercer une, plusieurs ou la totalité des fonctions médicales conférées ou rétribuées par l'Etat, les départements, les communes, les établissements publics, les établissements reconnus d'utilité publique ou des fonctions médicales accomplies en application des lois sociales ;

L'interdiction temporaire d'exercer la médecine, cette interdiction ne pouvant excéder trois années ;

La radiation du tableau de l'ordre.

Les deux premières de ces peines comportent en outre la privation du droit de faire partie du conseil départemental, du conseil régional ou du conseil national de l'ordre pendant une durée de trois ans ; les suivantes, la privation de ce droit à titre définitif. Le médecin radié ne peut se faire inscrire à un autre tableau de l'ordre. La décision qui l'a frappé est portée à la connaissance des autres conseils départementaux et du conseil national dès qu'elle est devenue définitive.

Le praticien frappé d'une sanction disciplinaire est tenu au payement des frais résultant de l'action engagée devant la juridiction professionnelle.

Art. 37. — Aucune peine disciplinaire ne peut être prononcée sans que le médecin en cause ait été entendu ou appelé à comparaître dans un délai de huitaine.

Si le médecin est domicilié en dehors de la circonscription de l'ordre où il exerce sa profession, les délais de comparution et de notification prévus par le présent article et les articles suivants seront fixés conformément aux articles 73 et 1033 du code de procédure civile.

Le médecin mis en cause peut se faire assister d'un défenseur, médecin ou avocat inscrit au barreau. Il peut exercer devant le conseil régional, de même que devant le conseil national, le droit de récusation dans les conditions des articles 378 et suivants du code de procédure civile.

Le conseil régional tient un registre de ses délibérations.

A la suite de chaque séance, un procès-verbal est établi ; il est approuvé et signé par les membres du conseil. Des procès-verbaux d'interrogatoire ou d'audition doivent être également établis, s'il y a lieu, et signés par les personnes interrogées.

Art. 38. — Les décisions du conseil régional doivent être motivées. Elles sont notifiées au président du conseil départemental de l'ordre intéressé, qui les notifie lui-même dans les dix jours au médecin qui en a été l'objet. Elles sont également notifiées dans le même délai au préfet et au procureur de la République. Dans tous les cas, les décisions sont notifiées au conseil national de l'ordre.

Art. 39. — Si la décision a été rendue sans que le médecin mis en cause ait comparu ou se soit fait représenter, celui-ci peut faire opposition dans le délai de cinq jours à compter de la notification faite à sa personne par lettre recommandée avec accusé de réception. Lorsque la notification n'a pas été faite à sa personne, le délai est de trente jours à partir de la notification à sa résidence professionnelle et par ministère d'huissier. L'opposition est reçue par simple déclaration au secrétariat du conseil qui en donne récépissé.

Chapitre IV. — Du Conseil national de l'Ordre.

Art. 40. — Il est institué un conseil national de l'ordre des médecins composé :

1° De vingt-quatre membres élus pour six ans à la majorité par les conseils départementaux de chaque région sanitaire, à raison d'un membre par région, les autres membres étant élus par le conseil départemental de la Seine ;

2° D'un membre de l'académie de médecine désigné par ses collègues.

Le conseil national est renouvelable par tiers tous les deux ans après tirage au sort des membres sortants, en ce qui concerne les deux premiers renouvellements.

Il élit son président tous les deux ans ; le président et les conseillers sont rééligibles.

Sont adjoints au conseil national avec voix consultative trois médecins représentant les ministres de la santé publique, de l'éducation nationale et du travail.

Art. 41. — Le conseil national est assisté par un conseiller d'Etat nommé en même temps qu'un conseiller d'Etat suppléant par le garde des sceaux, ministre de la justice, avec voix délibérative.

A sa première réunion et à la première réunion qui suit chaque renouvellement, le conseil national élit en son sein huit membres qui constituent, avec le conseil d'Etat désigné à l'alinéa précédent et sous sa présidence, une section disciplinaire. Les membres sortants sont rééligibles.

Art. 42. — Le conseil national de l'ordre remplit sur le plan national la mission définie à l'article 19 de la présente ordonnance, notamment il veille à l'observation, par tous les membres de l'ordre, des devoirs professionnels et des règles édictées par le code de déontologie prévu à l'article 66. Il étudie les questions ou projets qui lui sont soumis par le ministre de la santé publique.

Art. 43. — Le conseil national fixe le montant des cotisations à percevoir par les conseils départementaux et la quotité à verser aux conseils régionaux et au conseil national. Les cotisations sont obligatoires sous peine de sanctions par le conseil régional.

Le conseil national gère les biens de l'ordre et peut créer ou subventionner des œuvres intéressant la profession médicale, ainsi que des œuvres d'entr'aide ou de retraite. Il surveille la gestion des conseils départementaux qui doivent l'informer de la création et de la gestion de tous organismes dépendant de ces conseils, à quelque titre que ce soit.

Art. 44. — Par sa section disciplinaire, le conseil national reçoit les appels des décisions des conseils régionaux.

L'appel est introduit par une déclaration au secrétariat du conseil national. Cette déclaration doit être faite par le procureur de la République le préfet, le directeur régional ou le ministre, dans les trente jours de la décision ; par le médecin ou le conseil départemental de l'ordre intéressé ou le syndicat des médecins dans les six jours de la notification qui leur a été donnée, en cas de décision par défaut dans les dix jours qui suivent l'expiration de délai d'opposition.

L'appel a un effet suspensif. L'arrêt d'appel doit être rendu dans les deux mois.

Les décisions rendues par la section disciplinaire du conseil national, en matière disciplinaire, ne sont susceptibles de recours que devant le conseil d'Etat, dans les conditions de droit commun.

Chapitre V. — Des autres actions et de la révision.

Art. 45. — L'exercice de l'action disciplinaire ne met obstacle :

1° Ni aux poursuites que le ministère public ou les particuliers peuvent intenter devant les tribunaux répressifs dans les termes du droit commun ;

2° Ni aux actions civiles en réparation d'un délit ou d'un quasi-délit ;

3° Ni à l'action disciplinaire devant l'administration dont dépend le médecin fonctionnaire ;

4° Ni aux instances qui peuvent être engagées contre les médecins en raison des abus qui leur seraient reprochés dans leur participation aux soins médicaux prévus par les lois sociales.

Art. 4?. — Après qu'un intervalle de trois ans au moins se sera écoulé depuis une décision définitive de radiation du tableau, le médecin frappé de cette peine pourra être relevé de l'incapacité en résultant par une décision du conseil régional qui a prononcé la sanction. La demande sera formée par une requête adressée au président du conseil départemental de l'ordre intéressé.

Lorsque la demande aura été rejetée après examen au fond, elle ne pourra être représentée qu'après un nouveau délai de trois années.

TITRE III

De l'organisation de la profession Dentaire et de l'Ordre des Chirurgiens-Dentistes

Art. 47. — Les praticiens de l'Art dentaire forment deux groupes, les médecins stomatologistes réunis aux docteurs en médecine dans l'ordre des médecins, les chirurgiens-dentistes, pour qui est institué un ordre national des chirurgiens-dentistes groupant obligatoirement tous les chirurgiens-dentistes habilités à exercer leur art en France et en Algérie.

Les praticiens munis à la fois du diplôme de docteur en médecine et du diplôme de chirurgien-dentiste peuvent se faire iàscrire, à leur choix, à l'ordre des médecins ou à l'ordre des chirurgiens-dentistes. Dans ce dernier cas, leur pratique doit se limiter à l'art dentaire et ils n'ont pas le droit d'exercer la médecine.

L'ordre national des chirurgiens-dentistes possède, en ce qui concerne les chirurgiens-dentistes, les attributions de l'ordre national des médecins énumérées aux articles 19, 42 et 43 ci-dessus.

CHAPITRE Ier. — DE L'INSCRIPTION AUX TABLEAUX DÉPARTEMENTAUX DE L'ORDRE.

Art. 48. — Dans chaque département, il est établi un tableau de l'ordre des chirurgiens-dentistes, selon les modalités prévues aux articles 19 à 24 ci-dessus, pour l'établissement du tableau de l'ordre des médecins.

CHAPITRE II. — DES CONSEILS DÉPARTEMENTAUX DE L'ORDRE.

Art. 49. — Dans chaque département il est institué un conseil départemental de l'ordre des chirurgiens-dentistes. Ce conseil est constitué de membres en nombre variable selon le nombre de chirurgiens-dentistes inscrits au tableau. Ce nombre est de 7 si le nombre des chirurgiens-dentistes inscrits est égal ou inférieur à 50, et de 10 si le nombre est supérieur à 50.

Art. 50. — Les dispositions des articles 26 à 29 ci-dessus sont applicables aux chirurgiens-dentistes sous la réserve suivante.

Dans les départements où exercent des médecins stomatologistes, ceux-ci désignent un représentant au conseil départemental des chirurgiens-dentistes si le nombre des membres du conseil est de 7, deux si ce nombre est de 10. La présence de médecins-stomatologistes ne diminue pas le nombre de chirurgiens-dentistes du conseil.

L'inspecteur de la santé du département est adjoint avec voix consultative au conseil départemental.

Art. 51. — En ce qui concerne l'exercice de la profession de chirurgien-dentiste, le conseil départemental des chirurgiens-dentistes a les mêmes attributions que le conseil des médecins en ce qui regarde l'exercice de la médecine.

Deux fois par an, au moins, le conseil départemental des médecins et le conseil départemental des chirurgiens-dentistes se réunissent pour étudier les questions intéressant les deux professions.

CHAPITRE III. — DE LA DISCIPLINE ET DES CONSEILS RÉGIONAUX.

Art. 52. — La juridiction de première instance de l'ordre des chirurgiens-dentistes est constituée par le conseil régional des chirurgiens-dentistes (s'agissant de la région sanitaire). Un conseil régional des chirurgiens-dentistes est institué pour chaque région sanitaire et exerce, au sein de l'ordre des chirurgiens-dentistes, la compétence disciplinaire en première instance.

Le conseil régional de l'ordre des chirurgiens-dentistes est composé de 8 délégués des conseils départementaux élus dans les conditions fixées à l'article 33 pour les conseils régionaux des médecins.

Sont adjoints au conseil régional, avec voix consultative, le directeur régional de la santé et de l'assistance représentant le ministre de la santé publique, un professeur de la faculté ou, à défaut, d'une école de médecine de la région désigné par le ministre de l'éducation nationale et le médecin contrôleur régional des assurances sociales représentant le ministre du travail.

Les dispositions prévues aux articles 34 à 39 de la présente ordonnance pour les conseils régionaux de l'ordre des médecins sont applicables aux conseils régionaux de l'ordre des dentistes.

Chapitre IV. — Du Conseil national de l'ordre.

Art. 53. — Il est institué un conseil national de l'ordre des chirurgiens-dentistes composé de 9 membres désignés par les conseillers départementaux des diverses régions sanitaires groupées selon les modalités fixées par arrêté du ministre de la santé publique.

Sont adjoints au conseil national de l'ordre des chirurgiens-dentistes avec voix consultative trois médecins représentant les ministres de la santé publique, de l'éducation nationale et du travail.

Le conseil a, en ce qui concerne l'ordre des chirurgiens-dentistes, les mêmes attributions générales que le conseil national de l'ordre des médecins vis-à-vis des médecins. Toutefois, il ne possède pas de section disciplinaire. En cas d'appel d'une décision rendue par un conseil régional des chirurgiens-dentistes, l'affaire vient devant la section disciplinaire du conseil national de l'ordre des médecins à laquelle sont adjoints trois membres du conseil national des chirurgiens-dentistes désignés par ce dernier.

Chapitre V. — Des autres actions et de la révision.

Art. 54. — Les dispositions des articles 45 à 46 sont applicables aux chirurgiens-dentistes.

TITRE IV

De l'organisation de la Profession de Sage-femme et de l'Ordre des Sages-femmes

Art. 55. — Il est institué un ordre national des sages-femmes groupant obligatoirement toutes les sages-femmes habilitées à exercer leur profession en France et en Algérie.

L'ordre national des sages-femmes possède, en ce qui concerne les sages-femmes, les attributions de l'ordre national des médecins énumérées aux articles 19, 42 et 43 ci-dessus.

Chapitre Ier. — De l'inscription au tableau et des conseils départementaux de l'ordre.

Art. 56. — Dans chaque département, il est institué un conseil départemental de l'ordre des sages-femmes. Il possède, en ce qui concerne la profession de sage-femme, les mêmes attributions que le conseil départemental de l'ordre des médecins en ce qui concerne les médecins.

Il est composé de six membres élus en assemblée générale pour six ans, renouvelable par tiers tous les deux ans.

Les règles fixées pour les médecins aux articles 20 à 24 et 26 à 29 ci-dessus sont applicables aux sages-femmes.

Toutefois, le conseil départemental de l'ordre des sages-femmes est presidé par un médecin-accoucheur nommé pour deux ans par le conseil départemental de l'ordre des médecins.

L'inspecteur de la santé du département assiste, avec voix consultative, au conseil départemental.

Art. 57. — Les deux conseils départementaux des médecins et des sages-femmes peuvent tenir des réunions communes sous la présidence du président du conseil départemental de l'ordre des médecins.

CHAPITRE II. — DE LA DISCIPLINE.

Art. 58. — Les sages-femmes sont soumises à la compétence disciplinaire du conseil régional des médecins, dans lequel quatre médecins sont, à cet effet, remplacés par quatre sages-femmes élues par les conseils départementaux des sages-femmes de la région.

Art. 59. — Les sages-femmes peuvent interjeter appel des décisions du conseil régional des médecins devant la section disciplinaire du conseil national des médecins complété par l'adjonction de deux sages-femmes désignées par le conseil national des sages-femmes.

CHAPITRE III. — DU CONSEIL NATIONAL DE L'ORDRE.

Art. 60. — Il est institué un conseil national de l'ordre des sages-femmes composé de quatre docteurs en médecine, de préférence spécialisés comme accoucheurs, désignés par le conseil national des médecins en dehors de son sein, et de cinq sages-femmes élues par les conseils départementaux à raison d'une par groupe de régions sanitaires Les modalités de groupement des régions sanitaires sont fixées par arrêté du ministre de la santé publique.

Le conseil national nomme son président chaque année. Ce président est obligatoirement médecin.

Sont adjoints au conseil national des sages-femmes, avec voix consultative, trois médecins représentant les ministres de la santé publique, de l'éducation nationale et du travail.

Art. 61. — Le conseil national des sages-femmes peut tenir séance avec le conseil national des médecins, pour examen des questions communes aux deux professions.

CHAPITRE IV. — DES AUTRES ACTIONS ET DE LA RÉVISION.

Art. 62. — Les dispositions des articles 45 et 46 sont applicables aux sages-femmes.

TITRE V

Dispositions Générales

Art. 63. — Ne peuvent faire partie à un titre quelconque des conseils de l'ordre des médecins, des chirurgiens-dentistes et des sages-femmes, les personnes qui ont fait l'objet :

Soit d'une sanction prononcée en application des ordonnances des 26 Juin 1944, 28 Novembre 1944 et 9 Janvier 1945, relatives à la répression des faits de collaboration ;

Soit d'une condamnation pour indignité nationale en application des ordonnances des 26 Août, 28 Novembre et 26 Décembre 1944, complétées par l'ordonnance du 9 Février 1945 instituant l'indignité nationale ;

Soit d'une sanction prononcée en application de l'ordonnance du 27 Juin 1944 relative à l'épuration administrative ou en application de l'ordonnance du 18 Janvier 1945 relative à l'épuration des médecins, chirurgiens-dentistes et sages-femmes, lorsque la sanction prononcée est l'interdiction définitive, pour l'intéressé, d'exercer sa fonction ou sa profession et lorsque l'interdiction prononcée a été temporaire, pendant la durée de cette interdiction.

Art. 64. — Tous les conseils de l'ordre sont dotés de la personnalité civile.

Art. 65. — Dans le cas d'infirmité ou d'état pathologique rendant dangereux l'exercice de la profession, le conseil régional pourra prononcer l'interdiction d'exercer. Celle-ci qui sera temporaire et, s'il y a lieu, renouvelée, ne sera prononcée qu'après examen par trois médecins experts spécialisés, désignés par l'intéressé ou sa famille, le second par le conseil départemental et le troisième choisi par les deux premiers. Un rapport motivé sera adressé au conseil régional.

Art. 66. — Un code de déontologie propre à chacune des professions de médecins, chirurgiens-dentistes et sages-femmes sera préparé par le conseil national de l'ordre intéressé et soumis au conseil d'Etat pour être édicté sous la forme d'un règlement d'administration publique.

Art. 67. — Les médecins, les chirurgiens-dentistes, les personnes qui demandent leur inscription au tableau de l'ordre des médecins ou des chirurgiens-dentistes, devront communiquer au conseil de l'ordre intéressé les contrats ayant pour objet l'exercice de leur profession et, s'ils ne sont pas propriétaires de leur matériel et du local dans lequel ils exercent ou exerceront leur profession, les contrats leur permettant l'usage du matériel et du local.

Seront également communiqués les contrats transmettant sous conditions résolutoires la propriété du matériel et du local.

Cette communication devra être faite pour les médecins et chirurgiens-dentistes dans les trente jours du contrat ou de la constitution des conseils départementaux prévus par la présente ordonnance.

Les personnes qui demandent leur inscription au tableau de l'ordre des médecins ou des chirurgiens-dentistes l'annexeront à leur requête. Elles communiqueront sans délai les contrats visés aux alinéas 1er et 2, qu'elles auraient passés après leur demande d'inscription, mais avant ladite inscription.

Tous les contrats dont la communication est exigée devront être passés par écrit. Le manquement à cette obligation constituera une faute disciplinaire, susceptible d'entraîner les sanctions prévues à l'article 36 ou de motiver le refus de l'inscription au tableau.

Art. 68. — L'absence de communication ou la communication mensongère exposera son auteur aux sanctions prévues à l'article 36. Le conseil de l'ordre pourra, d'autre part, refuser d'inscrire au tableau des candidats qui auront contracté des engagements incompatibles avec les règles de la profession ou susceptibles de priver le praticien de l'indépendance professionnelle nécessaire.

Art. 69. — Les médecins et chirurgiens-dentistes visés à l'alinéa 1er de l'article 67 pourront soumettre au conseil de l'ordre les projets des contrats visés aux alinéas 1er et 2 du même texte. Le conseil de l'ordre devra faire connaître ses observations dans le délai d'un mois.

Art. 70. — Les dispositions du chapitre 1er du titre 1er de la présente ordonnance ne portent pas atteinte aux dispositions transitoires contenues dans l'ordonnance n° 45-1748 du 6 août 1945 relative à l'exercice de la médecine par des médecins étrangers et dans l'ordonnance n° 45-1765 du 8 août 1945 relative à certaines conditions d'accès au diplôme d'Etat de docteur en médecine, chirurgien-dentiste et de pharmacien.

Art. 71. — La présente ordonnance est applicable à l'Algérie, qui sera considérée comme formant une région sanitaire.

Des décrets détermineront les conditions d'application de la présente ordonnance aux territoires relevant du ministère des colonies.

Art. 72. — Sont abrogées toutes dispositions contraires à la présente ordonnance et notamment :

La loi du 30 novembre 1892 modifiée, à l'exception des articles 8, 11, 12, 27, 31 et 32 de cette loi ;

La loi du 26 juillet 1935 relative à l'exercice de la médecine et de l'art dentaire et à l'organisation des professions médicales et dentaires ;

L'ordonnance du 19 mars 1944 frappant d'inéligibilité aux conseils et chambres des médecins et praticiens de l'art dentaire, les médecins et chirurgiens-dentistes ayant appartenu aux groupements antinationaux.

Est expressément constatée la nullité de l'acte dit loi du 15 novembre 1943 modifiant l'article 16 de la loi du 30 novembre 1892.

Toutefois, cette nullité ne porte pas atteinte aux effets résultant de l'application dudit acte, antérieure à la mise en vigueur de la présente ordonnance. Est abrogée à la date de l'élection des conseils nationaux de l'ordre, l'ordonnance du 11 décembre 1944, créant des organismes transitoires de gestion, pour les professions médicales et para-médicales

Art. 73. — La présente ordonnance sera publiée au « Journal Officiel » de la République française et exécutée comme loi.

Fait à Paris, le 24 septembre 1945.

Ch. DE GAULLE.

Par le Gouvernement provisoire de la République française :

Le garde des sceaux, ministre de la justice,
Pierre-Henri TEITGEN.

Le ministre des travaux publics et des transports,
ministre des affaires étrangères par intérim,
René MAYER.

Le ministre du travail et de la sécurité sociale,
ministre de l'intérieur par intérim,
Alexandre PARODI.

Le ministre de l'éducation nationale,
René CAPITANT.

Le ministre des colonies,
P. GIACOBBI.

Le ministre du travail et de la sécurité sociale,
Alexandre PARODI.

Le ministre de la santé publique,
François BILLOUX.

Loi du 30 Novembre 1892 sur l'exercice de la Médecine

(*Journal Officiel* du 1er Décembre 1892)

abrogée par l'ordonnance du 24 Septembre 1945 (art 72)
relative à l'exercice des professions de Médecins, de Chirurgiens-Dentistes et de Sages-Femmes,
sauf les articles suivants : 8, 11, 12, 27, 31 et 32

Art. 8. — Le grade de docteur en chirurgie est et demeure aboli.

Art. 11. — L'article 2 272 du Code civil est modifié ainsi qu'il suit :

« L'action des huissiers, pour le salaire des actes qu'ils signifient et des commissions qu'ils exécutent ;

« Celle des marchands, pour les marchandises qu'ils vendent aux particuliers non marchands ;

« Celle des maîtres de pension, pour le prix de pension de leurs élèves ; et des autres maîtres pour le prix de l'apprentissage ;

« Celle des domestiques qui le louent à l'année, pour le paiement de leur salaire ;

« Se prescrivent un an ;

« L'action des Médecins, Chirurgiens, Chirurgiens-Dentistes, Sages-Femmes et Pharmaciens, pour leurs visites, opérations et médicaments, se prescrit pour deux ans. »

Art. 12. — L'article 2.101 du Code civil, relatif aux privilèges généraux sur les meubles, est modifié ainsi qu'il suit dans son paragraphe 3 : « Les frais quelconques de la dernière maladie qu'elle qu'en ait été la terminaison, concurremment entre ceux à qui ils sont dus. »

Art. 27. — L'article 463 du Code pénal est applicable aux infractions prévues par la présente loi.

Art. 31. — Les élèves qui, au moment de l'application de la présente loi, auront pris leur première inscription pour l'officiat de santé pourront continuer leurs études médicales et obtenir le diplôme d'officier de santé.

Art. 32. — Le droit d'exercer l'art dentaire est maintenu à tout dentiste justifiant qu'il est inscrit au rôle des patentes au 1er janvier 1892.

Les dentistes se trouvant dans les conditions indiquées au paragraphe précédent n'auront le droit de pratiquer l'anesthésie qu'avec l'assistance d'un docteur ou d'un officier de santé.

Les dentistes qui contreviendront aux dispositions du paragraphe précédent tomberont sous le coup des peines portées au 2e paragraphe de l'article 19.

ELECTIONS POUR L'ORDRE DES CHIRURGIENS - DENTISTES

1° CONSEILS DÉPARTEMENTAUX DE L'ORDRE :

A) **Electeurs :** Tous les Chirurgiens-Dentistes inscrits au premier tableau de l'Ordre prévu à l'article 21 de l'ordonnance du 24 Septembre 1945. Les Chirurgiens-Dentistes ne doivent voter que pour des Chirurgiens-Dentistes.

B) **Chirurgiens-Dentistes éligibles :** Les Chirurgiens-Dentistes de nationalité française, âgés de 30 ans révolus et inscrits au Tableau de l'Ordre depuis au moins 3 ans, sous réserve des dispositions de l'article 63 de l'ordonnance du 24 Septembre 1945. Les Chirurgiens-Dentistes ne peuvent être élus que par des Chirurgiens-Dentistes.

Stomatologistes : Les Médecins-Stomatologistes éligibles doivent remplir les conditions énoncées ci-dessus et ils ne peuvent être désignés que par des Médecins-Stomatologistes.

C) **Nombre de Chirurgiens-Dentistes à élire :**

1) Dans les départements comportant 50 ou moins de 50 Chirurgiens-Dentistes inscrits au Premier tableau prévu à l'article 21, le nombre de Chirurgiens-Dentistes à élire au Conseil départemental est de 7.
2) Dans les départements comportant un nombre de Chirurgiens-Dentistes supérieur à 50, inscrits au Premier tableau prévu à l'article 21, le nombre de Chirurgiens-Dentistes à élire au Conseil départemental est de 10.
3) Dans les départements où exercent des Médecins-Stomatologistes, ceux-ci désignent des Médecins-Stomatologistes à raison de un si le département comporte 50 ou moins de 50 Chirurgiens-Dentistes et à raison de 2 si le département comporte plus de 50 Chirurgiens-Dentistes.
4) *En aucun cas, le nombre des Médecins-Stomatologistes désignés au Conseil départemental de l'Ordre des Chirurgiens-Dentistes ne peut diminuer le nombre de Chirurgiens-Dentistes prévu ci-dessus comme Conseillers départementaux à élire.*

D) **Suppléants :** Bien que l'ordonnance n'ait pas prévu des suppléants il est indispensable d'élire ceux-ci. Nous conseillons aux Conseils départementaux de l'Ordre d'élire 2 suppléants pour les départements ayant 50 ou moins de 50 Chirurgiens-Dentistes inscrits au Premier tableau prévu à l'article 21, et 3 suppléants pour les départements ayant plus de 50 Chirurgiens-Dentistes inscrits au Premier tableau prévu à l'article 21. *En aucun cas, les suppléants ne peuvent siéger aux Conseils départementaux, ni avoir voix délibérative tant qu'il n'y a pas de démissionnaires ou de décédés parmi les Membres du Conseil.*

2° ELECTIONS AUX CONSEILS RÉGIONAUX :

A) Le Conseil Régional est composé de 8 Praticiens de l'art dentaire par régions sanitaires. Les départements de la même région sanitaire désignent selon le nombre de départements compris dans la région un, deux ou trois délégués. Les sièges restant sont attribués aux départements qui ont le plus de Chirurgiens-Dentistes, et à raison de un par département.

Un suppléant devra être désigné par chaque délégué. Pour la région sanitaire de PARIS, les départements désignent leurs délégués comme suit :

SEINE : 5 délégués.
SEINE-et-OISE : 2 délégués.
SEINE-et- MARNE : 1 délégué.

B) *Incompatibilité :*

Bien que l'ordonnance soit muette à ce sujet, nous indiquons aux

Conseils départementaux et aux Conseils régionaux que les deux fonctions sont incompatibles. En effet, il ne saurait être toléré qu'un Conseiller soit à la fois juge et partie. Les Conseillers départementaux pouvant saisir les conseillers régionaux de plaintes. Il n'est pas possible d'admettre qu'ils soient plaignants et juges.

3° ELECTIONS AU CONSEIL NATIONAL DE L'ORDRE NATIONAL :

A) **Composition du Conseil National :** Le Conseil National de l'Ordre des Chirurgiens-Dentistes est composé de 9 Membres représentant les 21 Régions sanitaires. Un arrêté ministériel fixe 7 groupes de régions, chaque groupe ayant à élire un praticien pour le Conseil National et le groupe de la région de Paris doit élire 3 praticiens.

Vous trouverez l'arrêté ci-après ainsi que la liste des départements appartenant à chaque groupe.

B) **Electeurs :** Les électeurs pour les Conseillers nationaux sont tous les Conseillers départementaux à l'exclusion des Médecins-Stomatologistes. Sont éligibles tous les Chirurgiens-Dentistes remplissant les conditions d'éligibilité prévues à l'article 26 de la présente ordonnance. Contrairement à certaines interprétations, il n'est pas indispensable qu'un Conseiller national soit Conseiller départemental.

Veuillez trouver ci-après les dispositions de l'arrêté du Ministère de la Santé du 26 Octobre 1945, groupant la nomination par les Conseillers départementaux de l'Ordre des Chirurgiens-Dentistes des 9 Membres du Conseil National de l'Ordre.

GROUPEMENT DES RÉGIONS SANITAIRES

pour la désignation par les Conseillers Départementaux de l'Ordre des Chirurgiens-Dentistes, des 9 Membres du Conseil National de l'Ordre.

GROUPE	RÉGIONS SANITAIRES	DÉPARTEMENTS	Nombre de Membres à élire au Conseil National
1°	PARIS	Seine Seine-et-Marne Seine-et-Oise	3
2°	ST-QUENTIN (Laon)	Aisne Ardennes Somme Oise	1
	LILLE	Nord Pas-de-Calais	
	ROUEN	Seine-Inférieure Eure Calvados Manche Orne	
	RENNES	Ille-et-Vilaine Côtes-du-Nord Finistère Morbihan	

GROUPE	RÉGIONS SANITAIRES	DÉPARTEMENTS	Nombre de Membres à élire au Conseil National
3°	STRASBOURG	Moselle Haut-Rhin Bas-Rhin	1
	NANCY	Meurthe-et-Moselle Meuse Vosges	
	CHALONS-s-MARNE	Marne Aube Haute-Marne	
	DIJON	Nièvre Côte-d'Or Doubs Jura Haute-Saône Yonne Saône-et-Loire Territoire de Belfort	
4°	ORLÉANS	Cher Eure-et-Loir Loiret Loir-et-Cher	1
	ANGERS	Mayenne Sarthe Indre-et-Loire Loire-Inférieure Maine-et-Loire	
	POITIERS	Charente-Maritime Charente Deux-Sèvres Vendée Vienne	
	LIMOGES	Creuse Haute-Vienne Indre Corrèze Dordogne	
5°	CLERMONT-FERRAND	Puy-de-Dôme Allier Cantal Haute-Loire	1
	LYON	Ain Savoie Drôme Isère Loire Rhône Haute-Savoie Ardèche	

GROUPE	RÉGIONS SANITAIRES	DÉPARTEMENTS	Nombre de Membres à élire au Conseil National
6°	BORDEAUX	Basses-Pyrénées Landes Gironde Lot-et-Garonne	1
	TOULOUSE	Gers Haute-Garonne Lot Tarn-et-Garonne Hautes-Pyrénées Ariège Tarn	
	MONTPELLIER	Hérault Lozère Aveyron Aude Pyrénées Orientales Gard	
7°	MARSEILLE	Corse Bouches-du-Rhône Vaucluse Var Alpes-Maritimes Hautes-Alpes Basses-Alpes	1
	ALGER	Alger Constantine Oran	

Le Gérant : R. BREUILLER Les Impressions Scientifiques, Corbeil (S.-et-O.) — N° au C.O.L. 31.1584.
1945. — Dépôt légal : 1945-3 — N° d'ordre : Imp. 13 — Edit. 13

BULLETIN DU CONSEIL NATIONAL DES CHIRURGIENS-DENTISTES

publié par le

CONSEIL NATIONAL DES CHIRURGIENS-DENTISTES

60, boulevard de la Tour-Maubourg, PARIS (VIIe)

Téléphone : INV. 07-77

Bureau ouvert tous les jours : de 9 h. à 11 h. et de 14 h. 30 à 17 h. 30 (sauf le samedi après-midi)

Ce Bulletin est envoyé à tous les Chirurgiens-dentistes, Dentistes assimilés en règle de leur cotisation professionnelle. Il est également envoyé à tous les Stomatologistes ayant participé aux frais de notre service de répartition.

ABONNEMENTS :

Les personnes et collectivités auxquelles l'envoi de ce Bulletin n'est pas fait par le Conseil National des Chirurgiens-Dentistes peuvent s'abonner à la

Société P. M. R. LÉPINE

éditeur

39, Rue d'Amsterdam, PARIS (VIIIe)

Téléphone : TRInité 39-07

Compte Chèques Postaux : Paris 712-04

Prix de l'Abonnement annuel :

France et Colonies	500 francs
Etranger	700 francs

Prix du Numéro (variable)

CHANGEMENTS D'ADRESSES

Les bénéficiaires du service gratuit du Bulletin doivent obligatoirement faire leurs changements d'adresses auprès de leur Conseil départemental.

MM. LES ABONNÉS sont priés de faire connaître tous les changements d'adresses, pour le service du Bulletin, à la P. M. R. LÉPINE, 39, rue d'Amsterdam, PARIS-VIII, en joignant 2 francs en timbres-poste.

PÉRIODICITÉ : 6 à 12 numéros par an.

BULLETIN

DU CONSEIL NATIONAL DES CHIRURGIENS-DENTISTES

60, Boulevard de La Tour-Maubourg, Paris-7e

Nos 6-7-8-9 — Octobre 1945 à Janvier 1946

Éditions R. LÉPINE
39, Rue d'Amsterdam
PARIS (VIIIe)

SOMMAIRE

des Nos 6-7-8-9 (Octobre 1945 à Janvier 1946)

BULLETIN DU CONSEIL NATIONAL
DES CHIRURGIENS-DENTISTES

*« Que l'Ordre né de tous
soit une sauvegarde pour tous »*

ORDRE NATIONAL DES CHIRURGIENS-DENTISTES

ORDONNANCE N° 45-2184 DU 24 SEPTEMBRE 1945

L'Ordonnance règlementant l'organisation et l'exercice de la Profession des Chirurgiens-Dentistes a été promulguée au *Journal Officiel* du 24 Septembre 1945, et publiée dans notre précédent Bulletin (voir N° 4 et 5 d'Août-Septembre 1945, page 36).

Cette ordonnance nous donne satisfaction sur un point essentiel : la création de l'Ordre des Chirurgiens-Dentistes.

Nous savons qu'il y aura des critiques et nous-mêmes en avons fait.

Pour nous, Chirurgiens-Dentistes, la situation est nette ; il existe une profession bien spécifique d'un diplôme et qui a, sur le plan national, son indépendance organique, sur le plan départemental, le Conseil des Chirurgiens-Dentistes est augmenté au maximum de deux représentants médecins stomatologistes pratiquant l'Art Dentaire dans le département.

Les attributions de cet Ordre sont d'assurer la défense de l'honneur, de l'indépendance de la profession ; c'est sur notre initiative que fut accordé « l'Organisation des œuvres d'entr'aide et de retraite pour ses ressortissants », lesquels doivent respecter les principes de moralité et les règles éditées par le Code de Déontologie.

Nous protestons en ce qui concerne le conseil de discipline à l'échelon national. Il n'y a pas de Section disciplinaire. Ainsi, en dernier ressort, c'est la Section Disciplinaire de l'Ordre National des Médecins (8 médecins plus un conseiller d'Etat) augmenté de 3 Membres de l'Ordre des Chirurgiens-Dentistes, qui nous juge !!! Nous avons pourtant insisté pour obtenir une Section disciplinaire autonome ou tout au moins en cas de Section commune, une représentation majoritaire de Chirurgiens-Dentistes.

Nous répétons ne pas accepter l'article 53 que nous considérons comme une offense à notre indépendance professionnelle.

En ce qui concerne l'exercice illégal (article 12), nous avons obtenu la possibilité de confiscation du matériel du délinquant, ce qui avait toujours été demandé sans résultat par les Syndicats Dentaires.

Une question importante à résoudre fut celle de la propriété du Cabinet Dentaire.

De longues et minutieuses études de textes ont abouti à l'article 13, qui semble répondre à nos besoins de défense professionnelle.

Enfin, certaines prérogatives touchant à notre pratique journalière étaient touchées par le projet de l'ordonnance. Nous avons obtenu les corrections normales et nous sommes certains d'avoir agi au mieux des intérêts essentiels et légitimes de notre profession.

Voici, pour terminer, les considérations et critiques diverses que nous avons fait parvenir aux Pouvoirs Publics pour obtenir des rectifications et amendements à l'ordonnance sus-visée :

Article 1er : Demande *expressément* à Monsieur le Ministre de la SANTE que le 2e alinéa de l'article 1er soit ainsi modifié :

« Toutefois, cette 3e condition ne s'appliquera pas aux Docteurs en « médecine et aux Chirurgiens-Dentistes appartenant au cadre actif du Ser- « vice de santé des armées de terre, de mer et de l'air, ni aux Médecins et « aux Chirurgiens-Dentistes fonctionnaires représentant directement l'Etat ».

Article 4 : L'article 4 stipule que les Chirurgiens-Dentistes ne peuvent prescrire que les médicaments figurant sur une liste arrêtée par le Ministre, alors que les Sages-Femmes ont la possibilité de fixer elles-mêmes par leur Code de Déontologie, les instruments dont elles peuvent faire usage. Il serait donc au moins logique, que la liste des médicaments dont peuvent faire usage les Chirurgiens-Dentistes, soit dressée après que leur avis ait été accueilli. Aussi le Conseil vous propose-t-il l'adjonction des mots : « Pris après avis de l'Académie de Médecine et du Conseil National de l'Ordre ».

Article 7 : Pour l'article 7, il y a lieu d'envisager les mêmes rectifications que celles demandées pour l'article 1er.

Article 21 : Pour éviter que certains praticiens ayant subi des condamnations puissent être inscrits sur ce premier Tableau et participer aux élections, il conviendrait de compléter le paragraphe 1er de cet article comme suit : « Il deviendra définitif après avis du Conseil Régional donné avant les élections ».

Article 22 : Le Conseil se permet d'insister pour qu'il soit apporté une modification à l'article 22, dernier alinéa, en ce qui concerne la communication de l'extrait de casier judiciaire N° 3 et insiste pour obtenir la communication de l'extrait du casier judiciaire N° 2. Les dispositions d'une ordonnance N° 45-1791 du 13 Août 1945, modifiant l'article 594 du Code d'instruction criminelle autorise la délivrance de l'extrait du casier judiciaire N° 2 aux Administrations Publiques de l'Etat et aux Sociétés Nationales de Chemins de Fer Français saisies de demandes d'emploi. Il semble qu'avoir le droit de pratiquer l'art de soigner nécessite autant de valeur morale que pour occuper une fonction ou un emploi dans une Société de Chemins de Fer.

Article 35 : Il serait souhaitable qu'en raison des modifications demandées aux articles 1 et 7, l'article 35 subisse une modification ou qu'il soit supprimé.

Article 47 : Le Conseil a été vivement ému par la rédaction de l'article 47 (alinéa 2). Il est en effet inadmissible que l'individu bénéficiaire du Diplôme de Docteur en Médecine et de celui de Chirurgien-Dentiste, se voit retirer la possibilité de jouir des prérogatives attachées notamment au Diplôme de Docteur en Médecine. Il est contraire à toute justice que l'Etat qui a touché les inscriptions et droits universitaires nécessités par l'obtention d'un Diplôme et qui, par la délivrance de ce document, autorise son détenteur à en faire usage, interdise soudainement l'utilisation du parchemin.

Aussi le Conseil vous propose-t-il la suppression de l'alinéa 2 de l'article 47.

Articles 49 *et* 50 : Les articles 49 et 50 appellent eux aussi une importante observation. Tandis que l'article 47, alinéa 1, prend soin de préciser que les Médecins-Stomatologistes sont réunis aux Docteurs en Médecine dans l''Ordre des Médecins et que les Chirurgiens-Dentistes constituent un Ordre autonome, on s'explique mal que cette autonomie réciproque se trouve détruite par les dispositions qui permettent aux Médecins-Stomatologistes de participer à la composition des différents Conseils de l'Ordre des Chirurgiens-Dentistes. Il est possible de concevoir que les Médecins-Stomatologistes se trouvent élus aux différents Conseils de l'Ordre des Chirurgiens-Dentistes dans des conditions numériques telles que les Stomatologistes auraient la majorité. Ce qui aurait pour conséquence d'anéantir l'autonomie prévue par l'article 47 et de remettre la défense de l'honneur et de l'indépendance des Chirurgiens-Dentistes, non pas à eux-mêmes, mais aux Médecins-Stomatologistes. Le Conseil National vous demande donc de vouloir bien modifier les dispositions de l'article 50, paragraphe 2, en précisant que les Stomatologistes ne pourront pas être élus dans l'Ordre des Chirurgiens-Dentistes, ou que, si vous admettez cependant, comme nécessaire, leur présence au sein des Conseils des Chirurgiens-Dentistes, ils ne disposent que d'une voix consultative.

Articles 26 *à* 29 : Le Conseil se permet de vous faire remarquer par ailleurs, que l'article 50 ne se rapporte pas à l'article 27 en ce qui concerne l'élection et le nombre de suppléants. Le Conseil vous indique qu'il pourrait être obvié à cet inconvénient par une très légère modification de l'article 50 qui deviendrait : « Les dispositions des articles 26 à 29 sont applicables aux Chirurgiens-Dentistes ».

Articles 49 *et* 53 : Par ailleurs, il semble qu'il y aurait lieu de réviser la fixation du nombre des représentants titulaires et suppléants des Conseils de l'Ordre des Chirurgiens-Dentistes tel que prévu par les articles 49 et 53. En effet, l'expérience a montré qu'il est quelquefois difficile dans certains départements de réunir 7 Chirurgiens-Dentistes. Le Conseil se permet de vous demander de prévoir cette représentation comme suit :

— 5 représentants pour les Conseils comptant 50 et moins de 50 Chirurgiens-Dentistes inscrits au Tableau.

— 7 représentants pour les Conseils comptant plus de 50 Chirurgiens-Dentistes inscrits au Tableau.

— 10 représentants pour le Conseil départemental de la Seine.

Enfin, en ce qui concerne les suppléants prévus à l'article 27, il pourrait être prévu pour les Chirurgiens-Dentistes, 2 suppléants pour les Conseils qui comptent 5 représentants, 3 pour ceux qui en comptent 7 et 4 pour le département de la Seine.

Il semble que le nombre des représentants au Conseil National devrait être porté à 12, car il est anormal que 9 Membres représentent 21 Régions.

Le Conseil National attire également votre attention sur le fait que les Conseils Régionaux des Chirurgiens-Dentistes sont autonomes en ce sens qu'ils ne sont composés que de Chirurgiens-Dentistes. Tandis que la Section disciplinaire du Conseil National statuant sur des appels émanant de ChirurgiensDentistes se trouve composée de 8 Médecins et seulement de 3 Chirurgiens-Dentistes. On comprend mal que la juridiction de 2e degré soit composée aussi différemment de la juridiction de 1er degré. Aussi le Conseil National vous propose-t-il de dire que la Section disciplinaire d'appel sera composée par exemple de 5 Chirurgiens-Dentistes et de 3 Médecins seulement.

Article 64 : Il apparaît important que les fonctions de Conseiller régional ne puissent être compatibles avec celles de Conseiller départemental ou National. En effet, on ne peut concevoir qu'un praticien soit à la fois juge et partie. Le Conseil vous demande d'ajouter l'alinéa suivant à l'article 64 : « Nul ne peut cumuler les fonctions de Membre du Conseil Régional avec celles de Membre d'un Conseil Départemental ou du Conseil National ».

Articles 67, 68 *et* 69 : Les articles 67, 68 et 69 sont pratiquement inopérants. Ils ne visent en effet, que la communication des contrats passés au moment même de l'inscription au Tableau. Ils ne prescrivent par ailleurs qu'une communication facultative des contrats passés postérieurement à l'inscription. Pour que l'Ordre puisse utilement assurer la défense de l'indépendance de la profession, il convient qu'un contrôle s'exerce sur tous les actes juridiques ou conventionnels faits par le Dentiste à l'occasion de l'exercice professionnel quel que soit le moment de la passation desdits actes. Aussi, le Conseil National vous demande-t-il la réforme de ces trois articles qui pourraient aisément être réunis en une seule rédaction ainsi conçue par exemple : « Tous les contrats relatifs à l'exercice professionnel doivent être soumis pour examen au Conseil départemental, qu'ils soient passés, au moment de l'inscription au tableau ou postérieurement à celle-ci ».

Article 72 : L'article 72 qui maintient en vigueur l'article 32 de la loi du 30 Novembre 1892, vise à l'obligation pour les Dentistes patentés de se faire assister d'un Docteur en Médecine pour la pratique de l'anesthésie. Cette obligation a été supprimée par l'article 2 de la loi du 18 Août 1927 pour l'anesthésie locale. Cette loi étant toujours en vigueur, il y aurait lieu d'harmoniser ces textes.

Le Dr Lucien LEBOURG et M. Pierre LEMOINE, Chirurgiens-Dentistes

au Conseil National des Chirurgiens-Dentistes, 60, Boulevard de la Tour-Maubourg, Paris-7e.

Chers Confrères,

Dans le *Bulletin du Conseil National des Chirurgiens-Dentistes* N° 1, 2, 3, de Mai, Juin et Juillet 1945, vous avez publié, avec satisfaction, une lettre de félicitations adressée au Dr HULIN, à la suite d'une enquête officieuse faite par une commission désignée par vous ; a côté de cette lettre ainsi publiée, on ne trouvait, dans votre bulletin, ni les raisons qui avaient rendu une pareille enquête nécessaire, ni quels confrères la réclamaient.

Dans le même bulletin, N° 4-5 d'Août-Septembre 1945, nous enregistrons un certain progrès de loyauté puisque cette fois, vous voulez bien publier les noms des confrères « qui ont cru devoir déposer une plainte » contre le Dr HULIN. En fait, ces confrères, parmi lesquels nous figurons en tête de liste, n'ont pas déposé une plainte contre celui-ci et nous vous demandons en leurs noms de bien vouloir rectifier cette assertion. Ils ont simplement demandé une « enquête sur l'activité du Dr Chactas HULIN et de ses amis pendant l'occupation allemande ».

Un élémentaire souci de vérité aurait dû vous conduire à publier cette demande avant nos noms, si toutefois la loi vous autorise à publier l'une ou les autres. A la lecture de cette demande d'enquête, vos lecteurs se seraient rendu compte qu'elle avait été rédigée en toute impartialité et que les témoins cités, non consultés au préalable, le furent sans que la valeur de leur déclaration éventuelle fut par avance appréciée ni dosée comme cela aurait été dans un acte d'accusation.

Les signataires de cette demande n'ont pas eu d'autre souci que de soumettre à une juridiction officielle et au grand jour, des faits connus de tous et commentés sans bienveillance sous le manteau par beaucoup de confrères. N'ayant assistés à aucune démonstration, soucieux d'être éclairés et d'éloigner la médisance, ils ont eu la surprise d'être cités comme témoins alors que les témoins indiqués n'ont pas tous été entendus.

En ce qui nous concerne, nous acceptons de bon cœur la décision de la Commission d'Epuration Dentaire, satisfaits d'avoir pris dans cette affaire une position franche et loyale conforme à notre tempérament. Nous tenons à ce que vos lecteurs connaissent l'exactitude des faits et mis en cause, nous vous demandons conformément à la loi, de bien vouloir publier la présente lettre en même place et en mêmes caractères dans le prochain N° de votre Bulletin.

Dans cette attente, nous vous prions de croire à notre sentiment confraternel.

Paris, le 9 Décembre 1945.

« Messieurs Lebourg et Lemoine demandent que soient précisées les raisons qui ont rendu nécessaire l'enquête close par la lettre de félicitations adressée au Docteur Hulin. Les raisons qui ont amené le Conseil Départemental à cette enquête lui sont propres, et par suite du caractère confidentiel des délibérations, elles ne sauraient être exposées. En tous cas il a pu apparaître au dit Conseil de vérifier le bien fondé des bruits commentés sous le manteau dont Messieurs Lebourg et Lemoine rapportent l'existence, et de faire le départ entre la réalité et la diffamation.

« C'est précisément parce que cette enquête a révélé le caractère diffamatoire de ces bruits. en même temps que le mal fondé qu'une lettre officielle a été envoyée au Docteur Hulin.

« C'est vainement que Messieurs Lebourg et Lemoine croient devoir établir une distinction entre le document qu'ils appellent une demande d'enquête et une plainte. Cette subtilité disparaît lorsque l'on veut bien se rappeler qu'à la demande du Président de la Section d'Epuration s'informant auprès des signataires présents à l'audience s'ils maintenaient leur plainte, ceux-ci ont déclaré la maintenir expressément, sans qu'ils aient à ce moment fait la distinction invoquée aujourd'hui. Faut-il enfin souligner que « si les témoins indiqués n'ont pas tous été entendus », la raison en est que, tous convoqués, ils ne se sont pas tous présentés. »

ORDONNANCE N° 45-2184 DU 24 SEPTEMBRE 1945

RECTIFICATIFS

1° Rectificatif paru au *Journal Officiel* du 30 Septembre 1945, page 6126 :

Rectificatif au *Journal Officiel* du 28 Septembre 1945 : Exposé des motifs, lire : « le développement des lois sociales », au lieu de : « le développement dans les lois sociales » ; article 1er, lire « loi du 13 décembre 1924 », au lieu de : « la loi du 13 décembre 1922 » ; article 9, lire : « non muni du diplôme d'Etat de docteur en médecine ou de chirurgien-dentiste », au lieu de : « non muni du diplôme d'Etat de docteur en médecine ou de diplôme de chirurgien dentiste » ; article 17, dernier alinéa, depuis : « en vue d'assurer... » jusqu'à « ... l'étranger », supprimer l'alinéa et le remplacer, d'accord avec le ministère de la justice, par l'alinéa suivant : « En vue d'assurer l'application des dispositions qui précèdent, le conseil national de l'ordre intéressé sera informé de toute condamnation, devenue définitive, de l'un des praticiens ci-dessus, y compris les condamnations prononcées à l'étranger » ; article 29, dernier alinéa, lire : « de l'élection lui a notifié », au lieu de : « l'élection qui lui a été notifiée » ; article 33, lire « le directeur régional de la santé et de l'assistance », au lieu de : « le directeur général » ; article 41, lire : « qui constitue avec le conseiller d'Etat », au lieu de : « avec le conseil d'Etat » ; article 44, supprimer : « de discipline » ; article 49, lire : « des membres en nombre variable », au lieu de : « des membres au nombre variable » ; article 65, lire : « qui sera temporaire », au lieu de : « qui sera temporairement ».

2° Rectificatif paru au *Journal Officiel* du 3 Novembre 1945, page 7206 :

Rectificatif paru au *Journal Officiel* du 28 septembre 1945 :

Article 10, lire : « article 56 », au lieu de « 55 ».

Article 20, lire : « article 25 », au lieu de : « 22 » ; article 33, lire : « médecin conseil », au lieu de « médecin contrôleur ».

Article 48, lire : « articles 20 à 24 », au lieu de 19 à 24 »; article 50, lire : « articles 26 à 29 », au lieu de : « 26 et 29 »; article 52, lire: « médecin-conseil régional », au lieu de : « médecin-contrôleur régional ».

Ajouter : « Est également abrogée dans les territoires où elle a été rendue applicable, l'ordonnance du 18 octobre 1945 relative à l'exercice de la médecine et de l'art dentaire et à l'organisation des professions médicale et dentaire ».

3° Rectificatif paru au *Journal Officiel* du 16 Novembre 1945, page 7614 :

Rectificatif au *Journal Officiel* du 2 novembre 1945 : rétablir ainsi le texte :

« Article 10, lire : « article 56 », au lieu de : « article 55 ».

« Ajouter : « est également abrogée, dans les territoires où elle a été rendue applicable, l'ordonnance du 18 octobre 1943 relative à l'exercice de la médecine et de l'art dentaire et à l'organisation des professions médicale et dentaire ».

ATTRIBUTION DES BIENS AUX CONSEILS DÉPARTEMENTAUX DE L'ORDRE DES CHIRURGIENS-DENTISTES

prévue en application des dispositions de l'ordonnance du 24 septembre 1945 créant l'Ordre des Chirurgiens-Dentistes

Le patrimoine des Sections Dentaires des Conseils départementaux de l'Ordre des Médecins, nommées en application de la loi du 17 Novembre 1941 qui a été remis aux Conseils des Collèges départementaux des Praticiens de la Profession Dentaire élus en application de la loi du 10 Septembre 1942, ainsi que le patrimoine de ces Conseils qui a été remis aux Organismes transitoires de gestion : Conseils départementaux des Praticiens de la Profession Dentaire, nommés à titre transitoire par arrêté préfectoral selon les dispositions de l'ordonnance du 11 Décembre 1944 ainsi que le patrimoine de ces Organismes transitoires, doivent être remis aux Conseils départementaux de l'Ordre des Chirurgiens-Dentistes qui viennent d'être élus en application des dispositions de l'ordonnance du 24 Septembre 1945 créant l'Ordre des Chirurgiens-Dentistes. C'est donc les fonds, les archives, le matériel, le mobilier et les locaux appartenant à ces Organismes qui sont attribués de droit, selon les dispositions légales de l'arrêté ministériel du 19 Janvier 1946 aux Conseils départementaux de l'Ordre des Chirurgiens-Dentistes.

L'IMPOT DE SOLIDARITÉ NATIONALE

Evaluation des Cabinets Dentaires

(Note de notre Conseil Juridique)

Une des questions qui se posent au Chirurgien-Dentiste rédigeant sa déclaration pour l'impôt de solidarité est celle de savoir comment il doit apprécier et déclarer la valeur de son cabinet dentaire.

Et tout d'abord, qu'est-ce qu'un cabinet dentaire ? Aucune définition n'en a jamais été, semble-t-il, donnée avant le Code de Déontologie qui, dans son article 25, essaye de définir le cabinet dentaire en ces termes : « Il faut entendre par cabinet dentaire la réunion au bénéfice d'un praticien remplissant les conditions légales d'exercice professionnel : 1° du droit à la jouissance d'un local (autre qu'une boutique) par un titre régulier ; 2° de la propriété d'un mobilier, d'un matériel et d'une instrumentation technique permettant de recevoir et de traiter les malades.

Le Code de Déontologie a consacré en ces termes la conception habituelle du cabinet dentaire : celui-ci est en effet l'endroit où un Chirurgien-Dentiste peut exercer et exerce effectivement son art parce qu'il a le droit d'occuper un appartement et d'y installer en conséquence son instrumentation professionnelle.

Faut-il comme certains le pensent ajouter à ces éléments, l'élément clientèle ? Nous ne le pensons absolument pas, et ceci pour plusieurs raisons.

L'Ordonnance du 15 août 1945, qui a institué l'impôt de Solidarité nationale, prévoit un prélèvement sur « les patrimoines ». Or, qu'est-ce qu'un patrimoine ?

Messieurs Aubry et Rau, juristes des plus éminents, dont les avis font encore en jurisprudence grande autorité, en donnent la définition suivante :

« Le patrimoine est la personnalité même de l'homme considéré dans ses rapports avec les objets extérieurs sur lesquels il peut ou pourra avoir des droits à exercer ». Que l'on retienne bien cette formule : le patrimoine est donc un ensemble de biens et de droits au sujet desquels des conventions peuvent également intervenir. Peut-on dans ces conditions raisonnablement penser que la clientèle d'un chirurgien-dentiste fait partie de son patrimoine ? La réponse serait affirmative si le praticien pouvait, à son sujet, exercer les droits ainsi que le dit la formule ci-dessus rappelée, c'est-à-dire vendre, traiter, compromettre, au sujet de sa clientèle. Or, il convient de retenir que la clientèle d'un chirurgien-dentiste n'a aucune existence juridique, qu'elle ne peut s'identifier et qu'elle est enfin hors commerce. Une jurisprudence très ancienne, tant de la Cour de Cassation que des Cours d'appels a maintes fois proclamé que la clientèle n'était pas cessible. Ce caractère est si vrai que la clientèle n'est pas saisissable, qu'elle ne peut faire l'objet d'aucune protection légale.

Faut-il ajouter que cette notion juridique s'harmonise avec la conception de la profession libérale dont la caractéristique est de toute évidence de ne s'imposer à la clientèle qu'en raison des liens de confiance qui peuvent s'établir entre le praticien et ses clients.

C'est pour cette double raison qu'il apparaît d'une incontestable manière que la clientèle ne puisse recevoir une valeur à la déclaration de l'impôt de solidarité, puisqu'elle ne constitue pas une entité juridique.

Dans la rédaction de sa déclaration, le chirurgien-dentiste ne doit donc selon nous préciser que la valeur des biens suivants : droit au bail, installation professionnelle.

En ce qui concerne l'installation professionnelle, celle-ci peut assurément se déterminer puisque l'installation comporte une valeur marchande, qu'elle a été achetée un certain prix et qu'elle peut être revendue en raison du cours habituellement pratiqué.

Par contre, la fixation de la valeur du droit au bail apparaît comme infiniment plus délicate. Cette valeur en effet n'est fixée que par le commun accord du vendeur et de l'acquéreur à un moment donné. Si, au surplus, cette valeur peut être considérée comme un élément du patrimoine, il semble bien que ce soit un élément problématique puisqu'elle ne sera précisée qu'à l'occasion d'une vente qui demeure éventuelle et purement problématique. Dans ces conditions, on peut concevoir la rédaction de la déclaration sous deux formes : ou bien donner une valeur qui sera calculée dans l'absolu et que l'administration aura toujours la faculté de contester, ou bien indiquer une valeur purement théorique en précisant dans la déclaration qu'une indication complémentaire sera donnée lorsque la vente aura effectivement lieu.

Telles sont les indications que je puis fournir. Elles n'apparaîtront peut-être pas déterminantes, mais je crois bien que dans ce domaine. aucune opinion ne peut être péremptoire, tant en raison de l'imprécision des textes que de l'interprétation donnée par l'Administration selon ses convenances personnelles. Mais je considère que le corps médical et le corps des Chirurgiens-dentistes doivent maintenir d'une manière inébranlable leur point de vue en ce qui concerne la non déclaration de la valeur de la clientèle.

AIDE MEDICALE TEMPORAIRE

Conditions dans lesquelles les déportés peuvent bénéficier de la pose d'appareils de prothèse dentaire

Nous avons fait parvenir à tous les praticiens de l'Art dentaire, en date du 17 Juin 1945, une circulaire à laquelle était jointe l'arrêté du 1er Juin 1945 fixant les conditions dans lesquelles les rapatriés pouvaient bénéficier des soins et de la prothèse dentaire.

L'arrêté du 1er juin 1945 vient d'être modifié en faveur des déportés en autorisant à ceux-ci la pose d'appareils de prothèse mobile sous certaines conditions, quelle que soit la valeur du coefficient masticatoire.

Vous trouverez ci-après le texte de l'arrêté ministériel du 19 janvier 1946 modifiant, dans le sens précité, l'article 2 de l'arrêté ministériel du 1er juin 1945.

***

Le Ministre de la Population et le Ministre des Finances,

Vu l'arrêté du 1er juin 1945 fixant les conditions dans lesquelles les rapatriés peuvent bénéficier des soins dentaires.

ARRETENT :

ART. 1er. — L'article 2 de l'arrêté du 1er juin 1945, fixant les conditions dans lesquelles les rapatriés peuvent bénéficier des soins dentaires, est modifié ainsi qu'il suit :

ART. 2. — Ces soins comprennent :

1° Les soins dentaires indispensables, extractions, obturations au ciment ou à l'amalgame, traitements radiculaires et traitements de gencives ;

2° La pose d'appareils de prothèse mobile dans tous les cas ou le coefficient masticatoire est inférieur à 40 p. 100.

En outre, la pose d'appareils de prothèse mobile est autorisée en faveur des déportés, quelle que soit la valeur du coefficient masticatoire dans les conditions suivantes :

a) Lorsque le demandeur présente moins de cinq dents masticatoires (prémolaires ou molaires) en antagonisme physiologique dans la position d'occlusion normale de la bouche ;

b) à titre thérapeutique, lorsqu'un état de déficience physiologique du demandeur, nettement constaté par un certificat médical, est consécutif à un état pathologique de sa denture.

c) à titre exceptionnel, lorsque le demandeur ne pourrait exercer normalement sa profession habituelle sans les appareils de prothèse dont il sollicite la pose.

ART. 3. — Le Ministre de la Population et le Ministre des Finances sont chargés, chacun en ce qui le concerne, de l'exécution du présent arrêté, qui sera publié au « *Journal Officiel* » de la République Française.

Fait à Paris, le 19 Janvier 1946.
Le Ministre de la Population,
R. PRIGENT.

Le Ministre des Finances,
R. PLEVEN.

ATTRIBUTIONS DE LINOLEUM

Après intervention de notre part, de nouvelles dispositions ont été prises par l'Office Professionnel de l'Industrie Textile, Direction des Teintures et Apprêts, en vue de l'attribution des autorisations d'achat de linoléum pour les Chirurgiens-Dentistes.

Les Chirurgiens-Dentistes entrant dans l'une des trois catégories énoncées ci-dessous :

Sinistrés, à condition qu'ils fournissent un certificat de la Mairie prouvant que leur installation a été détruite,

Retour de captivité, sur production d'une pièce justificative jointe à la demande,

Confrère procédant à la **première installation,** joindre à la demande une attestation de la Mairie certifiant que le praticien ouvre un nouveau cabinet,

...pourront bénéficier d'un bon de linoléum leur permettant de se procurer un métrage destiné à garnir leur salle opératoire, **à l'exclusion de toute autre salle.**

Les intéressés devront en établir la demande sur ordonnance (sans omettre d'indiquer la superficie de leur salle de travail), adresser la dite demande accompagnée de la pièce justificative au Conseil Départemental ; celui-ci est chargé de nous la communiquer, munie de son avis favorable, et nous l'adressons immédiatement à l'Office répartiteur intéressé pour attribution.

CHARBON DE BOIS

Comme suite à la décision du Répartiteur Chef de la Section du bois, N° 33, J.O. du 31 décembre 1945, relative à la réglementation de l'achat et de la vente du charbon de bois, nous vous informons qu'à dater du 1er janvier 1946 le charbon de bois destiné aux usages industriels et domestiques pourra être acheté et vendu sans remise de titre de répartition.

Les Praticiens de la profession dentaire pourront donc se procurer le charbon de bois nécessaire à leurs travaux de prothèse sans aucune formalité.

3e VALIDATION DE BONS DE DENTS MINERALES A CRAMPONS

Les bons d'achat pour dents à crampons C A-13 à C A-19 inclus auront chacun une valeur de 6 dents à crampons, soit 7 bons représentant 42 dents à crampons.

Ces bons seront valables du 1er Février 1946 au 30 Avril 1946.

Nous vous conseillons de les remettre à des négociants vous garantissant de pouvoir les honorer dans les délais de validité.

Avis

Les bons de dents minérales à crampons non utilisés dans les délais indiqués ci-dessus seront *irrémédiablement périmés sans aucune possibilité de remplacement ou de prorogation.*

ATTRIBUTION DE BONS DE TEXTILE POUR L'ACHAT DE BLOUSES

Nous avons obtenu de l'Office professionnel compétent la possibilité de remettre à chaque praticien de la profession dentaire, des bons de textile pour l'achat de deux blouses.

Ces bons ne pourront être remis que dans les conditions suivantes :

1° Le praticien devra adresser directement au *Conseil National des Chirurgiens-Dentistes*, 60, Bd de La Tour-Maubourg, PARIS - 7e, une demande *individuelle* sur *ordonnance*, n'indiquant que le nombre de blouses désiré (maximum deux).

2° Il devra joindre à cette demande une attestation du fournisseur de son choix indiquant que celui-ci est en mesure de fournir les blouses contre la remise des bons de textile qui lui seront présentés.

Avis important

Les demandes devront nous parvenir obligatoirement dans la forme indiquée ci-dessus, c'est-à-dire une seule demande par ordonnance. Il ne pourra être tenu compte des demandes auxquelles ne seront pas jointes les attestations du fournisseur. Enfin, ces demandes doivent nous parvenir d'extrême urgence.

INSERTION LEGALE

Etude de Maître LOT
27, Rue Godot-de-Mauroy
Paris (9e)

La 10e Chambre du Tribunal Correctionnel de la Seine, en son audience du 9 Mai 1944, a condamné pour exercice illégal de l'Art Dentaire, sur plainte du Collège Départemental des Praticiens de la Profession Dentaire de la Seine, Madame KOTOWSKY, née Wassilenski Aboza, Eugénie, sans profession, née le 15 Octobre 1896 à Pétrograd (Russie), demeurant à Paris, 70, rue Cardinet, à :

1.200 francs d'amende
et 1.000 francs de dommages et intérêts

envers le Collège Départemental des Praticiens de la Profession Dentaire de la Seine, ainsi qu'à l'insertion par extrait du jugement, dans un journal au choix de la partie civile et aux frais de la prévenue, le coût de cette insertion ne pouvant dépasser 1.000 francs, la condamne aux dépens, fixe à un mois la durée de la contrainte par corps.

Pour extrait.

Le Président de la Commission des Affaires Judiciaires
du Conseil de l'Ordre des Chirurgiens-Dentistes
de la Seine :
M. VERSTRAETE.

INSERTION LEGALE

Etude de Maître LOT
27, Rue Godot-de-Mauroy
Paris (9e)

Arrêt de la 11e Chambre de la Cour d'Appel de Paris : sur appel d'un jugement correctionnel en date du 18 Juillet 1944, contre le nommé GOUX Paul Désiré, publiciste, demeurant 53, rue d'Amsterdam à Paris.

Attendu que le nommé GOUX d'une part, Monsieur le Procureur de la République et la Section Dentaire de l'Ordre Départemental des Médecins de la Seine d'autre part, ont interjeté appel d'un jugement correctionnel rendu le 5 Décembre 1942, par la 10e Chambre du Tribunal Correctionnel de la Seine, lequel a déclaré GOUX coupable d'exercice illégal de l'Art Dentaire, délit commis à Clichy (Seine), 9, rue du Docteur Emile Roux, et condamné ledit GOUX à :

2.400 francs d'amende et 2.000 francs de dommages et intérêts

envers la Section Dentaire de l'Ordre Départemental des Médecins de la Seine, ainsi qu'à une insertion au choix de la partie civile du jugement, sans que le coût de ladite insertion puisse excéder 1.500 francs.

La Cour, statuant, confirme la condamnation de 2.400 fr. d'amende, et sur l'action civile, considérant que le Tribunal a sous-estimé le préjudice causé à la Section Dentaire de l'Ordre des Médecins de la Seine, élève à :

3.000 francs le montant des dommages et intérêts qui lui ont été alloués.

Ordonne en outre, qu'un extrait du présent arrêt sera publié dans les journaux le « Petit Parisien », le « Matin » et la « Presse Médicale » et affiché pendant 8 jours à la porte du domicile du condamné, le tout aux frais de ce dernier, sans que le coût de cette publicité puisse dépasser 2.000 francs.

Condamne GOUX en tous les dépens de première instance et d'appel et fixe au maximum la durée de la contrainte par corps.

Pour extrait.

Le Président de la Commission des Affaires Judiciaires
du Conseil de l'Ordre des Chirurgiens-Dentistes
de la Seine :
M. VERSTRAETE.

L'ART DENTAIRE AU TEMPS JADIS

RÉGLEMENTATION DE L'EXERCICE DE L'ART DENTAIRE EN FRANCE DE LOUIS XIV A LOUIS-PHILIPPE

(suite)

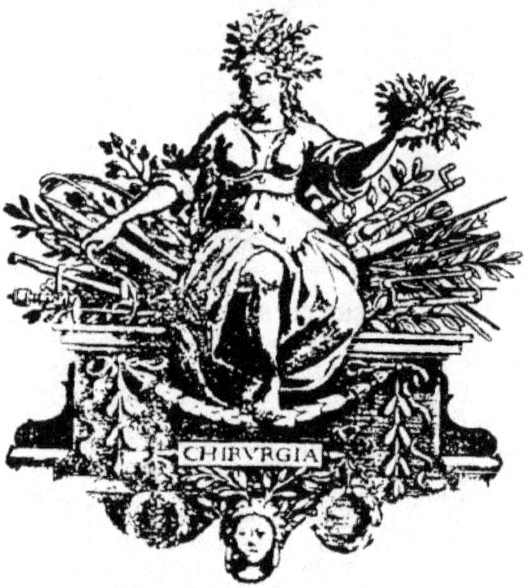

La corporation des barbiers est donc divisée en 2 classes :

1° *Les barbiers-laïcs* ou simples barbiers que l'on nommera, plus tard : barbiers-chirurgiens, et barbiers de robe courte.

2° *Les barbiers-clercs* : chirurgiens-barbiers, que l'on nommera : chirurgiens de Saint-Côme et chirurgiens de robe longue.

Les barbiers laïcs ou simples barbiers se mêlèrent, toutefois, de l'art chirurgical sans être passés devant la juridiction des jurés chirurgiens.

Les statuts de 1268 étaient tombés en désuétude, mais non officiellement.

Les chirurgiens Lanfrac et Pitard résolurent de faire observer les réglements de 1268. Il s'entremirent avec le successeur de Boileau : le sieur Barbou, prévôt de Paris. Celui-ci rétablit les droits de la communauté de Saint-Côme et menaça 26 barbiers-laïcs de peines sévères et justifiées s'ils continuaient à faire œuvre de chirurgie sans se conformer aux statuts légaux, et notamment, ordre d'être dans l'obligation de passer un examen devant les jurés de la communauté de Saint-Côme.

Statuts de 1311. — En 1311, soit 43 ans environ après les statuts de 1268, Pitard obtint du Roy une ordonnance renouvelant les défenses aux barbiers laïcs. Ces derniers devaient subir un examen devant les chirurgiens-jurés de Saint-Côme, sous la directive de Pitard. Cette ordonnance, par la suite, subit le sort des statuts de 1268.

STATUTS DE 1352. — En 1352, le roi Jean rendit une nouvelle ordonnance que devaient faire appliquer les successeurs de Pitard : les sieurs Fromont et de Langres, chirurgiens au Châtelet.

Cette ordonnance constate que l'art de chirurgie était pratiqué par des individus de tous états, qu'on rencontrait dans cette multitude, des alchimistes, des charlatans (déceptores), des débauchés, des voleurs, des meurtriers. Non seulement ces « illégaux » (le mot est, ici, de nous) ignoraient l'Art de Chirurgie et, sans avoir passé l'examen requis, mais, encore, ils mettaient à leurs boutiques des enseignes (« bannerias suas fenestris ») semblables à celles des vrais chirurgiens. En outre, et méconnaissant la partie des statuts des chirurgiens qui ordonnait de dévoiler à la police de l'époque les noms des personnes soupçonnées de vilenie et venant se faire soigner, les « illégaux » s'abstenaient de ces dénonciations et visitaient, à plusieurs reprises, malgré les défenses, les dits malfaiteurs réfugiés dans les églises et autres lieux d'asile. En 1364, nouvelle et semblable ordonnance. La moitié de l'amende appliquée à l'illégal entrait dans les coffres de St-Côme.

RÉUNION DES BARBIERS ET DES CHIRURGIENS : 1371 ET 1372. — Or, les deux classes des barbiers et des chirurgiens (1) furent réunies sous l'autorité du premier barbier du roi ; ceci, aux environs de 1371 ; et, en 1372, par ordonnance royale. Toutefois, les barbiers semblent n'avoir le droit que de pratiquer certaines opérations, assez simples : plaies ouvertes, aposthumes, bosses, clous.

LES CHIRURGIENS AVEC LES MÉDECINS. — Les chirurgiens, en lutte avec les barbiers se tournèrent alors vers les médecins dont ils avaient déjà, depuis 1370, adopté le genre de grades distribués : bachelier, licencié, maître. Ils demandèrent à être reçus à la docte Faculté, qui refusa, acceptant seulement de les prendre comme « élèves ».

STATUT DES CHIRURGIENS DE 1396. — Courroucés, les maîtres chirurgiens — ils étaient 9 — renforcèrent leurs statuts, en 1396. Ils exigeaient que les élèves chirurgiens fussent clercs-grammairiens pour connaître le latin, C'était, il est vrai, au point de vue d'instruction générale, une mesure qui avait grande valeur.

DÉFENSES DE 1423 AUX BARBIERS DE PRATIQUER LA CHIRURGIE. — Cependant, les chirurgiens, toujours en querelle avec les barbiers, ne laissaient pas de vouloir l'expulsion de ces derniers du sein de St-Côme. Ils pensèrent avoir réussi en mai 1423 : le Prévôt de Paris défendant aux barbiers l'exercice de la chirurgie.

ANNULATION DES DÉFENSES PRECEDENTES. — Les barbiers protestent, et quatre mois à peine, le prévôt annule sa décision ; ils ont donc licence de s'entremettre de chirurgie.

Nouvelle protestation des chirurgiens, au Parlement, qui les déboute et les condamne à l'amende.

NOUVEAU RAPPROCHEMENT DES CHIRURGIENS ET DES MÉDECINS. — En 1436, les éternels chirurgiens tentent de se rapprocher de la Faculté. Cette dernière renouvelle ses conditions : y être élèves et y suivre les cours. Durant ce temps que deviennent les barbiers ? Ils exerçaient légalement la chirurgie en se présentant devant leurs jurés. Toutefois, les « illégaux » pullulaient ; certains ouvraient boutique de leur propre autorité, ne passaient aucun examen, et, de ce fait, ne payaient pas au « maître du métier » : le premier barbier du Roy, la redevance obligatoire.

ORDONNANCE DE 1465 CONTRE LES BARBIERS. — D'où, en 1465, nouvelle ordonnance réprimant les abus cités plus haut. L'examen était de plus en plus indispensable, disait Becker, premier barbier du Roy, « du fait que

(1) C'est pour plus de commodité que nous écrivons dorénavant : « chirurgiens » et barbiers » sans utiliser les termes : « chirurgiens-barbiers » et « barbiers-chirurgiens ».

quantité de gens s'établissent de leur propre chef sans savoir raser, soigner, fabriquer leurs lancettes, sans connaître les veines », etc...

PRATIQUE DES CHIRURGIENS. — Or, qu'advenait-il, pendant ce temps, des chirurgiens ? Ils apprirent le latin, obtinrent des grades et regardèrent les barbiers comme des gens « manuels » à qui ils laissèrent le soin de traiter chirurgicalement les patients. Tandis qu'eux, chirurgiens, diagnostiquaient et ordonnaient des topiques ou des remèdes, en contradiction ainsi avec la corporation des médecins.

TENTATIVE DE RAPPROCHEMENT DES BARBIERS ET DES MÉDECINS. — La Faculté, jalouse des chirurgiens qu'elle avait admise dans son sein, et dont la science livresque risquait d'amoindrir les médecins, ou, du moins, de les mettre sur un pied d'égalité, tend à une manœuvre assez répréhensible : rapprocher d'Elle les simples barbiers. A cet effet, elle institue, pour eux, des cours d'anatomie, non en langue latine que ces barbiers ignoraient, mais en langue vulgaire — ainsi qu'elle disait avec toute l'Université — autrement dit : en français.

PROTESTATION DES CHIRURGIENS CONTRE L'ARTICLE PRÉCÉDENT, 1491. — Ceci ne faisait point l'affaire des chirurgiens jaloux du surcroît de science que les barbiers pouvaient attendre des cours de la Faculté. Leurs protestations, en 1491, amenèrent la Faculté à renoncer aux dits cours entièrement en langue française, et à y substituer des lectures d'anatomistes latins avec quelques explications en langue vulgaire. Il suffisait, pour tourner la difficulté, de bredouiller la première partie de la conférence, partie que ces illettrés de barbiers ne devaient guère écouter,, et d'amplifier les explications par une « version » totale. De plus, les barbiers pouvaient acheter un corps humain pour l'anatomiser ; le médecin chargé du cours guidait — de la voix — le scalpel de l'étudiant. Ainsi les barbiers commençaient à faire des études assez sérieuses et leur habileté manuelle s'en ressentit grandement.

NOUVEAU RAPPROCHEMENT DES CHIRURGIENS ET DES MÉDECINS. — Comme il est possible de le constater, les chirurgiens s'aperçurent qu'une terrible concurrence s'établissait. Ils demandèrent donc, à la Faculté, l'autorisation de suivre les cours donnés aux barbiers. Celle-ci accepte, avec une idée cachée : un beau jour, elle fit passer un examen à un élève chirurgien, par 4 médecins, et lui décerna le diplôme de chirurgien.

Ainsi la Faculté de Médecine régnait sur les Chirurgiens, malgré, on s'en doute, les protestations d'iceulx.

GRAND RAPPROCHEMENT DES BARBIERS AVEC LES MÉDECINS, 1505. — Ceci se passait vers 1505. Cette année-là, la Faculté fit un coup de maître. Elle commit une sorte de contrat avec les barbiers. Le premier barbier du Roy, chef de la corporation, envoya son lieutenant chez le Prévôt de Paris où se trouvaient le doyen de la Faculté de Médecine et 2 notaires. Le doyen renouvela l'approbation aux cours donnés aux barbiers, en français, et les assura de toute sa sollicitude ; en récompense de quoi les barbiers seraient disciples de la Saluberrime, se feraient inscrire sur le registre du doyen, passeraient examen devant 2 médecins ; une fois reçus, ils n'effectueraient que les opérations de chirurgie pure, c'est-à-dire : manuelle, sans ordonnance de remèdes ; dans le cas où ce dernier point serait indispensable, le barbier appellerait un médecin. En bonne réciprocité, que font les médecins lorsque le patient, devant lequel ils sont en présence, attend les bons soins de la chirurgie ? Ils appellent — non pas un chirurgien — mais un barbier.

SOUMISSION DES CHIRURGIENS AUX MÉDECINS, 1507, MAIS AUSSITOT RELACHÉE. — Grande colère, puis effondrement des chirurgiens à qui on a préféré des « manuels ». Après des discussions orageuses au sein de leur docte corporation, ils se rendent à la Faculté — en 1507 — : « Nous sommes vos écoliers et sujets » ! Les notaires présents enregistrent l'aveu. Les chirurgiens recommencent à ordonner des médicaments et des clystères. La Faculté les en réprimande et renouvelle l'accord de 1507 par celui de 1510.

LA MÉDECINE RÈGNE SUR LES CHIRURGIENS ET SUR LES BARBIERS, MAIS FAIT UNE DISCRIMINATION ENTRE LES DEUX CORPS. — Voilà donc la Médecine régnant sur la chirurgie et la « Chirurgie-Barberie ». Toutefois, dans sa joie d'être la Reine incontestée (provisoirement) elle eut un geste honorable. Elle fit une discrimination entre les chirurgiens et les barbiers. Ces derniers passaient leur examen devant un médecin et 2 chirurgiens jurés ; c'était, en quelque sorte, une autorité supérieure qu'avaient les chirurgiens et les barbiers. De plus, lesdits barbiers ne pouvaient effectuer les grandes opérations, mais se contenter de panser les « charbon, bosses, antrax, clous », pratiquer les saignées et, naturellement, établir le diagnostic préalable avec connaissance de cause.

Il semble donc que les cours en langue vulgaire ne devaient plus traiter que de l'anatomie générale et de la curation des cas spécifiés plus haut. Ce qui ne nous paraît point exact pour diverses raisons, autres que celles du juste orgueil du conférencier à allonger la liste de ses connaissances. De plus, la liste est longue des cas que les barbiers de l'époque traitaient, même s'ils n'en avaient le droit, en raison de la pénurie de chirurgiens dans certaines campagnes, y compris dans les « campagnes » militaires.

CRÉATION (!) D'UNE FACULTÉ DE CHIRURGIE EN 1544, D'OU NOUVELLE SÉPARATION DES 2 CORPS DES CHIRURGIENS ET DES BARBIERS. — Le bon Roy François Ier, poussé par les chirurgiens qui n'ont jamais accepté de gaîté de cœur leur servitude envers la Faculté de Médecine, le Roy François Ier, donc, songe à créer une Faculté de Chirurgie. Dans ce but, en 1544, il concède aux chirurgiens tous privilèges accordés à l'Université. Les professeurs, maîtres ès art, licenciés, bacheliers, auront mêmes franchises, libertés, immunités, exemptions que les docteurs régents, gradués, écoliers et suppôts de l'Université. Les bacheliers licenciés et maîtres en chirurgie seront instruits en langue latine.

REFUS DE L'UNIVERSITÉ. — La docte Université ne tint aucun compte de cette nouvelle séparation des chirurgiens et des barbiers, séparation déjà amorcée en 1510. L'Université maintint les 2 parties sur le même rang, avec, toutefois, l'interdiction aux barbiers de pratiquer les grandes interventions de chirurgie ; défense qui, on l'a lu, ne pouvait être mise en pratique dans les troupes guerrières.

Les Chirurgiens firent un grandiose exploit : ils reçurent le barbier Ambroise Paré dans leur sein, malgré son ignorance du latin.

NOUVELLE ET SEMBLABLE ORDONNANCE DE 1544 POUR CRÉATION DE LA FACULTÉ DE CHIRURGIE ET RENOUVELLEMENT DU CONTRAT DES MÉDECINS ET DES BARBIERS. — En 1576, le Roy maintient son ordonnance de 1544. A quoi la Faculté réplique par son contrat de 1505 qu'elle renouvelle avec les barbiers, ajoutant toutefois, un point important : les médecins ne feront plus subir les examens aux barbiers, ils seront simplement dans la salle d'examen sous la forme du doyen et de 2 docteurs, et brilleront par leur seule présence et préséance. Le serment de fidélité dû à la médecine continuera de se prêter.

Grande et nouvelle colère des chirurgiens. En 1579 le pape Grégoire XIII les prend sous sa protection. Ceux qui auront obtenu le grade de maître ès-arts par l'Université auront le droit d'enseigner. La Faculté de médecine proteste avec fureur. Et, en 1596, les chirurgiens prêtent à nouveau serment à ladite Faculté, ce qu'ils refusaient depuis 1576.

Les chirurgiens, ou la plupart, s'associaient avec des barbiers habiles dans le métier « manuel » et agrégeaient les meilleurs dans leur collège.

COMMENCEMENT DE L'UNION DES CHIRURGIENS ET DES BARBIERS, 1655. — En 1655, les chirurgiens firent une association légale avec le corps des barbiers, association déjà commencée en principe. (Les barbiers-barbants, séparés des barbiers chirurgiens se formèrent en corps détaché en 1637).

Cette redoutable association ne fut encore point du goût des médecins et des procès sans nombre s'en suivirent. Les chirurgiens, d'après le médecin Guy Patin, étaient presque tous « arracheurs de dents ». Il ne s'opposait pas à la réunion, mais voulait que les barbiers relèvent de la Faculté, prêtent serment de fidélité et payent redevance.

UNION DÉFINITIVE EN 1660. — En 1660, l'union des chirurgiens jurés et des barbiers chirurgiens fut confirmée mais à charge de soumission à la Faculté de Médecine avec défenses de prendre titre de bacheliers, docteurs, et collège, faire lecture ni actes publics, ni porter robes et bonnets, sauf les maîtres ès-arts.

STATUTS DES CHIRURGIENS EN 1699. — Les statuts de 1699 réglementèrent très sérieusement le corps des chirurgiens sous l'autorité du premier chirurgien du Roi, maître des chirurgiens, des barbiers chirurgiens réunis aux précédents, et des babiers barbants-étuvistes. (Nous détaillons ces statuts à part).

En 1724, nouvelle attaque des Médecins contre les chirurgiens au sujet de la préséance et prédominance de la Médecine. Ils n'obtinrent que peu de gain : serment des prévôts et redevance.

ACADÉMIE DE CHIRURGIE : 1731. — En 1731, les chirurgiens établirent leur Académie de Chirurgie approuvée en 1748 par le Roy, cependant qu'en 1743, une Déclaration Royale restituait aux chirurgiens tous les droits enlevés en 1660. Dès ce moment, les barbiers-barbants-étuvistes n'auront plus aucun droit d'exercer la chirurgie sauf ceux qui, la pratiquant conjointement avec l'art du rasoir et des cuves chaudes continueraient ce cumul jusqu'à leur trépas. Aussi, il n'y aura plus que des chirurgiens et des médecins pour se livrer à l'art de guérir, Dieu aidant ! Les chirurgiens devront être maître ès-arts. Nouvelle rébellion de la Médecine, mais défaite cruelle.

SUPPRESSION DES CONGRÉGATIONS LAIQUES 1792. — Le décret du 18 août 1792 comprit implicitement la Faculté de Médecine et l'Académie de Chirurgie dans la suppression des congrégations laïques et anéantit l'enseignement des 2 arts, rétablit en 1794 avec l'Ecole de Santé et en 1808, l'Université Impériale, composée de 5 Facultés, organisa celle de Médecine ; d'où réconciliation de St-Luc et des Saints Côme et Damien.

(*à suivre*).

ARCHIVES HISTORIQUES DE L'ART DENTAIRE

L'Archiviste : Georges DAGEN.

Le Gérant : R. BREUILLER — Les Impressions Scientifiques, Corbeil (S.-et-O.) — N° au C.O.L. 31.1584
1945. — Dépôt légal : 1945-3 — N° d'ordre : Imp. 13 — Edit. 13

BULLETIN DU CONSEIL NATIONAL
DES CHIRURGIENS-DENTISTES

publié par le

CONSEIL NATIONAL DES CHIRURGIENS-DENTISTES
60, boulevard de la Tour-Maubourg, PARIS (VIIe)
Téléphone : INV. 07-77.

Bureau ouvert tous les jours : de 9 h. à 11 h.
et de 14 h. 30 à 17 h. 30 (sauf le samedi après-midi)

Ce Bulletin est envoyé à tous les Chirurgiens-dentistes, Dentistes assimilés en règle de leur cotisation professionnelle. Il est également envoyé à tous les Stomatologistes ayant participé aux frais de notre service de répartition.

ABONNEMENTS :

Les personnes et collectivités auxquelles l'envoi de ce Bulletin n'est pas fait par le Conseil National des Chirurgiens-Dentistes peuvent s'abonner aux

Editions R. LÉPINE

39, Rue d'Amsterdam, PARIS (VIIIe)

Téléphone : TRInité 39-07

Compte Chèques Postaux : Paris 712-04

Prix de l'Abonnement annuel :

France et Colonies.................. 500 francs

Etranger. .... 700 francs

Prix du Numéro (variable).

CHANGEMENTS D'ADRESSES

Les bénéficiaires du service gratuit du Bulletin doivent obligatoirement faire leurs changements d'adresses auprès de leur Conseil départemental.

MM. LES ABONNÉS sont priés de faire connaître tous les changements d'adresses, pour le service du Bulletin, aux Editions R. LÉPINE, 39, rue d'Amsterdam, PARIS-VIII, en joignant 2 francs en timbres-poste.

PÉRIODICITÉ : 6 à 12 numéros par an.

BULLETIN OFFICIEL DU CONSEIL NATIONAL
DE L'ORDRE DES CHIRURGIENS-DENTISTES

*« Que l'Ordre né de tous
soit une sauvegarde pour tous »*

DERNIÈRE HEURE

LOI N° 51-443 DU 19 AVRIL 1951 MODIFIANT L'ORDONNANCE N° 45-2184 DU 24 SEPTEMBRE 1945 RELATIVE A L'EXERCICE ET A L'ORGANISATION DES PROFESSIONS DE MÉDECIN, CHIRURGIEN-DENTISTE ET DE SAGE-FEMME (« J. O. » du 20 Avril 1951.)

L'Assemblée Nationale et le Conseil de la République ont délibéré,

L'Assemblée Nationale a adopté,

Le Président de la République promulgue la loi dont la teneur suit :

Art. 1er. — L'article 23 de l'Ordonnance n° 45-2184 du 24 Septembre 1945 est modifié ainsi qu'il suit :

« Art. 23. — Les décisions du Conseil départemental rendues sur les demandes d'inscription au tableau peuvent être frappées d'appel devant le Conseil régional, par le médecin demandeur s'il s'agit d'un refus d'inscription, par le conseil national s'il s'agit d'une décision d'inscription. Le silence gardé pendant deux mois, à compter de la demande, par le Conseil départemental, constitue une décision implicite de rejet susceptible d'appel.

« Les décisions du Conseil régional en matière d'inscription au tableau sont notifiées sans délai au Président du Conseil départemental, qui les notifie lui-même dans les dix jours au médecin qui en a été l'objet. Elles sont également notifiées sans délai au Préfet du département, au Procureur de la République et au Conseil National de l'Ordre. Elles peuvent être frappées d'appel devant la section disciplinaire du Conseil National par le médecin intéressé, le conseil départemental ou le conseil national.

« Le délai d'appel, tant devant le Conseil régional que devant la section disciplinaire du Conseil national est de trente jours, à compter, soit de la notification de la décision expresse frappée d'appel, soit de l'expiration du délai de deux mois constituant décision implicite de rejet du Conseil départemental. »

Art. 2. — Il est intercalé, entre les articles 27 et 28 de l'Ordonnance n° 45-2184 du 24 Septembre 1945, un article 27 bis ainsi rédigé :

« Art. 27 bis. — Dans le cas de démission individuelle de membres d'un Conseil départemental, et si le nombre des membres suppléants ne permet pas leur remplacement, il sera fait appel aux praticiens ayant obtenu, lors de l'élection dudit Conseil, le plus grand nombre de voix après les élus.

« Si, pour quelque cause que ce soit, un conseil départemental ne peut se réunir dans les trois mois qui suivent l'élection, il sera procédé au remplacement des membres titulaires défaillants par les membres suppléants d'abord, ensuite par ceux des praticiens ayant obtenu, lors de l'élection dudit Conseil, le plus grand nombre de voix après les élus, et ce, jusqu'à ce que le Conseil soit au complet.

« Si cette impossibilité se produit plus de trois mois après l'élection du Conseil départemental, le préfet, sur proposition du Conseil national de l'Ordre intéressé, nommera une délégation de trois à cinq membres, suivant l'importance numérique du Conseil défaillant. Cette délégation assurera les fonctions dudit Conseil jusqu'à l'élection d'un nouveau Conseil. »

Art. 3. — L'article 28 de l'Ordonnance n° 45-2184 du 24 Septembre 1945 est remplacé par les dispositions suivantes :

« Art. 28. — L'Assemblée générale appelée à élire les Conseils départementaux de l'Ordre ou à procéder au remplacement des membres desdits Conseils dont le mandat vient à expiration, est convoquée par les soins des Présidents des Conseils départementaux de l'Ordre en exercice et, en cas d'empêchement, par les soins du Conseil National de l'Ordre, les frais restant à la charge du Conseil départemental intéressé.

« Une convocation individuelle est adressée, à cet effet, à tous les praticiens du département exerçant à poste fixe et inscrits au tableau de l'Ordre, au moins deux mois avant la date fixée pour les élections. »

Art. 4. — L'article 29 de l'Ordonnance n° 45-2184 du 24 Septembre 1945 est complété ainsi qu'il suit :

« La décision du Conseil régional peut être frappée d'appel devant la section disciplinaire du Conseil National dans le délai de trente jours. »

Art. 5. — L'article 33 de l'Ordonnance n° 45-2184 du 24 Septembre 1945 est modifié ainsi qu'il suit :

« Art. 33. — Un conseil régional des médecins est institué pour chaque région sanitaire. Il exerce, au sein de l'Ordre des médecins, la compétence disciplinaire en première instance.

« Le Conseil régional est composé de neuf membres titulaires et neuf membres suppléants élus par les Conseils départementaux parmi les personnes de nationalité française, âgées de trente ans au moins et remplissant les conditions exigées pour l'exercice de la médecine. Chaque Conseil départemental élit au moins un membre, les sièges restants étant répartis entre les départements par le Conseil National de l'Ordre, compte tenu du nombre des médecins de chaque département. Les membres du Conseil régional sont élus pour neuf ans et renouvelables par tiers tous les trois ans. Le tirage au sort du prochain tiers sortant a lieu dès que le nouveau Conseil est constitué. Les membres sortants sont rééligibles.

« Les membres du Conseil régional élisent parmi eux leur Président, les fonctions de Président d'un Conseil départemental et du Conseil régional et celles de Secrétaire général, s'il en existe, ne pouvant être cumulées.

« Dans la région sanitaire de Paris, le Conseil régional compte un délégué du Conseil départemental de Seine-et-Marne, deux délégués du Conseil départemental de Seine-et-Oise et six délégués du Conseil départemental de la Seine.

« Sont adjoints au Conseil avec voix consultative :

« Un conseiller juridique qui peut être, au gré du Conseil, soit un magistrat honoraire désigné par le premier président de la Cour d'appel, soit un président honoraire de Conseil de Préfecture ou un conseiller de préfecture honoraire, désigné par le Président du Conseil de Préfecture interdépartemental, soit un avocat inscrit au barreau ;

Le directeur départemental de la santé, représentant le Ministre de la Santé Publique et de la Population ;

« Un professeur de la Faculté ou, à défaut, de l'Ecole de médecine de la région, désigné par le Ministre de l'Education Nationale ;

« Le Médecin conseil général des Assurances Sociales, représentant le Ministre du Travail et de la Sécurité Sociale, pour les affaires relevant de l'application des lois sur la Sécurité Sociale.

« Un renouvellement général des conseils régionaux aura lieu à une date fixée par arrêté du Ministre de la Santé Publique et de la Population dans les six mois de la promulgation de la présente loi. Les conseils régionaux actuellement en fonction le resteront jusqu'à la constitution des nouveaux Conseils. »

Art. 6. — L'article 38 de l'Ordonnance n° 45-2184 du 24 Septembre 1945 est modifié ainsi qu'il suit :

« Art. 38. — Les décisions du Conseil régional doivent être motivées. A l'exception de celles relatives aux inscriptions aux tableaux de l'Ordre qui sont notifiées dans les formes prévues par l'article 23 ci-dessus, elles sont notifiées sans délai au Président du Conseil départemental, qui les notifie lui-même dans les dix jours au médecin qui en a été l'objet. Elles sont également notifiées dans les dix jours au Directeur départemental de la santé, au Procureur de la République, au Conseil National de l'Ordre et au Ministre de la Santé Publique et de la Population. Si des syndicats de médecins sont intervenus dans la procédure, elles leur sont notifiées dans le même délai. »

Art. 7. — L'article 44 de l'ordonnance n° 45-2184 du 24 Septembre 1945 est modifié ainsi qu'il suit :

« Art. 44. — La section disciplinaire du Conseil national est saisie des appels des décisions des Conseils régionaux en matière disciplinaire, d'élections au Conseil de l'Ordre, d'inscription au tableau et de suspension temporaire du droit d'exercer prévue par l'article 65 ci-dessous.

« L'appel est formé par une déclaration au Secrétariat du Conseil national. Cette déclaration doit être faite par le Ministre, le Préfet, le Procureur de la République, le Directeur départemental de la Santé, le Conseil départemental de l'Ordre intéressé ou le Syndicat des médecins, ou par le médecin intéressé, dans les trente jours de la notification.

« L:appel a un effet suspensif sauf en matière d'inscription au tableau. L'arrêté d'appel doit être rendu dans les deux mois.

« Les décisions rendues par la section disciplinaire du Conseil national ne sont susceptibles de recours que devant le Conseil d'Etat, dans les conditions de droit commun. »

Art. 8. — Le premier alinéa de l'article 52 de l'Ordonnance n° 45-2184 du 24 Septembre 1945 est complété par la disposition suivante :

« Toutefois, dans la région sanitaire de Paris, le Conseil régional de l'Ordre des Chirurgiens-Dentistes compte deux délégués du département de Seine-et-Marne et deux délégués du département de Seine-et-Oise. Il est complété par des délégués du département de la Seine. »

Le deuxième alinéa dudit article est ainsi modifié :

« Le Conseil régional de l'Ordre des Chirurgiens-Dentistes est composé de neuf délégués des Conseils départementaux, élus dans les conditions fixées à l'article 33 pour les Conseils régionaux des médecins. »

Art. 9. — Le dernier alinéa de l'article 53 de l'Ordonnance n° 45-2184 du 24 Septembre 1945 est modifié ainsi qu'il suit :

« Le Conseil a, en ce qui concerne l'Ordre des Chirurgiens-Dentistes, les mêmes attributions générales que le Conseil national de l'Ordre des Médecins vis-à-vis des médecins. Le Conseil national de l'Ordre des Chirurgiens-Dentistes élit, dans son sein, tous les deux ans après renouvellement, quatre membres qui constituent une section disciplinaire, dont la présidence est assurée par le Conseiller d'Etat, président de la section disciplinaire du Conseil National de l'Ordre des Médecins ou par son suppléant. La désignation des membres de la première section disciplinaire de l'Ordre des Chirurgiens-Dentistes aura lieu dès la promulgation de la présente loi ; les membres sortants sont rééligibles. »

Art. 10. — Il est intercalé entre les articles 63 et 64 de l'Ordonnance n° 45-2184 du 24 Septembre 1945 un article 63 bis ainsi rédigé :

« Art. 63 bis. — Tout Conseil départemental, régional ou national de l'Ordre qui, sans motif valable, n'a pas siégé durant trois séances consécutives peut, sur proposition du Conseil intéressé, être déclaré démissionnaire par le Conseil national. »

Art. 11. — L'article 65 de l'Ordonnance n° 45-2184 du 24 Septembre 1945 est modifié ainsi qu'il suit :

« Art. 65. — Dans le cas d'infirmité ou d'état pathologique rendant dangereux l'exercice de la profession, le Conseil régional peut prononcer la suspension temporaire du droit d'exercer. Celle-ci, qui est prononcée pour une période déterminée, pourra, s'il y a lieu, être renouvelée. Elle ne peut être prononcée que sur un rapport motivé adressé au Conseil régional, établi, après examen, dans un délai de deux mois à compter du choix du troisième expert, par trois médecins experts spécialisés, désignés l'un par l'intéressé ou sa famille, le second par le Conseil départemental et le troisième par les deux premiers. En cas de carence de l'intéressé ou de sa famille, la désignation du premier expert sera faite, à la demande du Conseil régional, par le Président du Tribunal de première instance. »

La présente loi sera exécutée comme loi de l'Etat.

Fait à Paris, le 19 Avril 1951.

Vincent AURIOL.

Par le Président de la République :

Le Président du Conseil des Ministres, Ministre de l'Intérieur,
Henri QUEUILLE.

Le Garde des Sceaux, Ministre de la Justice,
René MAYER.

Le Ministre des affaires étrangères,
SCHUMAN.

Le Ministre de l'Education Nationale,
Pierre-Olivier LAPIE.

Le Ministre de la France d'Outre-Mer,
François MITTERAND.

Le Ministre du Travail et de la Sécurité Sociale,
Paul BACON.

Le Ministre de la Santé Publique et de la Population,
Pierre SCHNEITER.

ORDRE NATIONAL
DES CHIRURGIENS-DENTISTES

LES PRÉSIDENTS
DU CONSEIL NATIONAL DE L'ORDRE
DEPUIS 1945

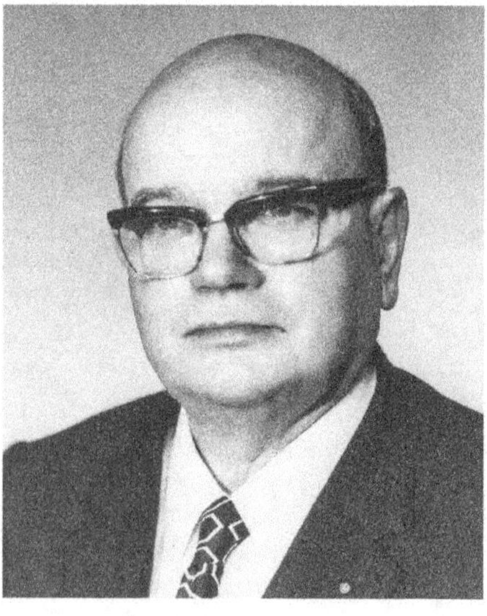

Dr Jean MARANDAS
Président
1945 - 1946

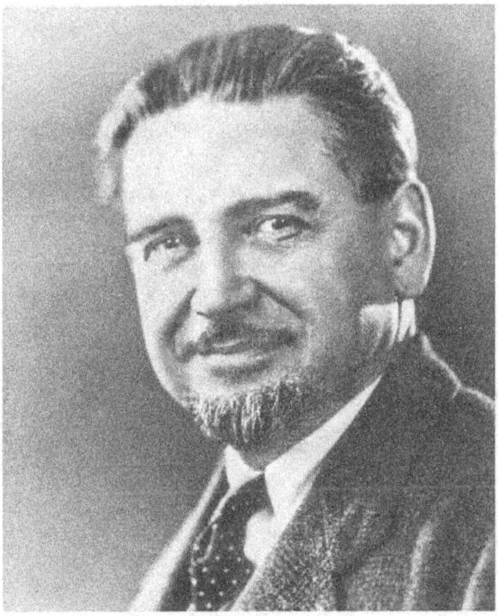

Dr Charles HULIN
Président
1946 - 1948

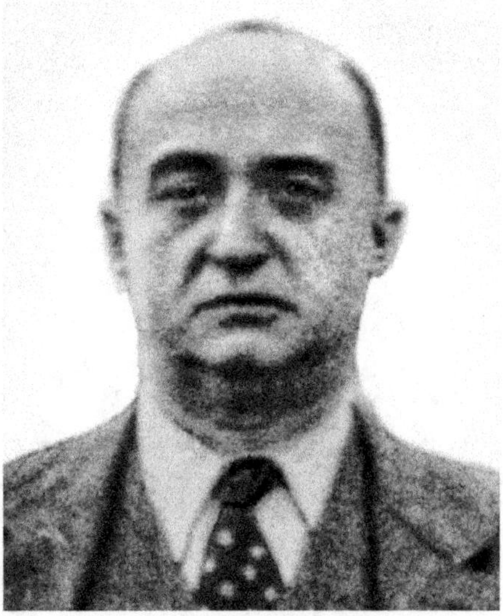

Dr Gaston ETAVARD
Président
1948 - 1952

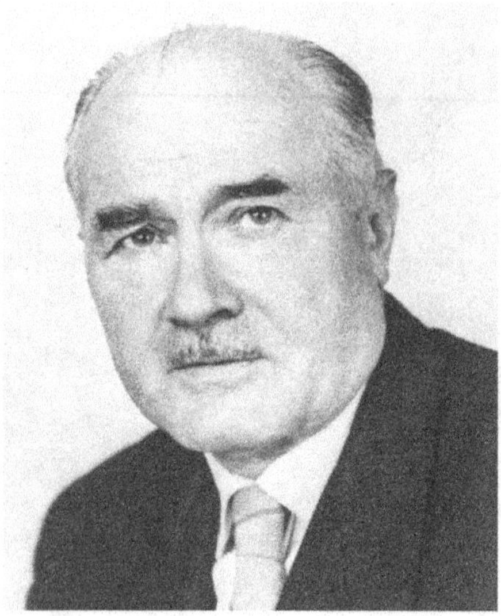

Dr Maurice PICHENEZ
Président
1952 - 1969

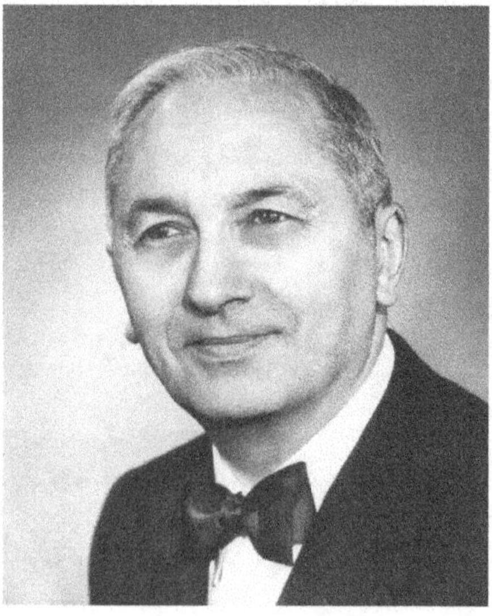

Dr Aurèle ROCHAIS
Président
1969 - 1977

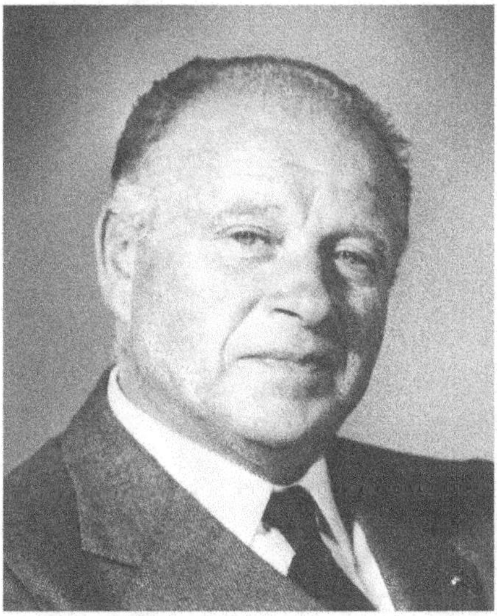

Dr René BECK
Président
1977 - 1985

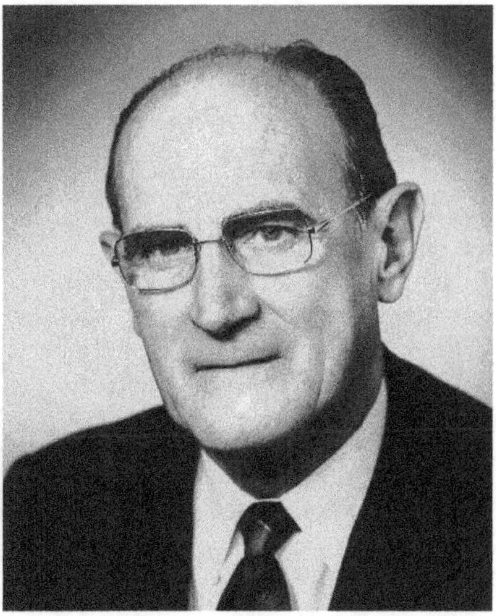

Dr Jacques LERAYS
Président
1985 - 1989

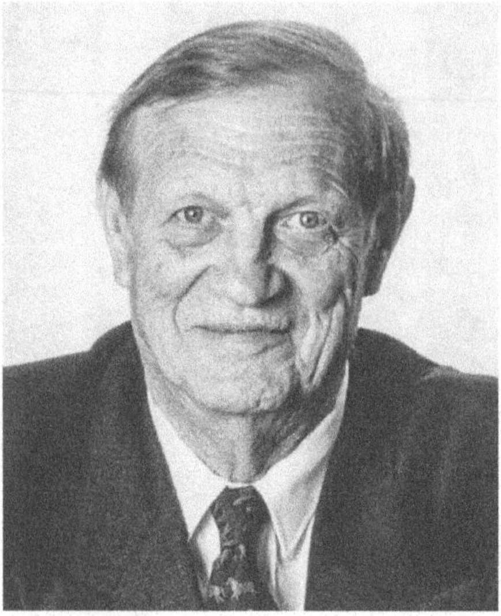

Dr Eugène SAINT-EVE
Président
1989 - 1995

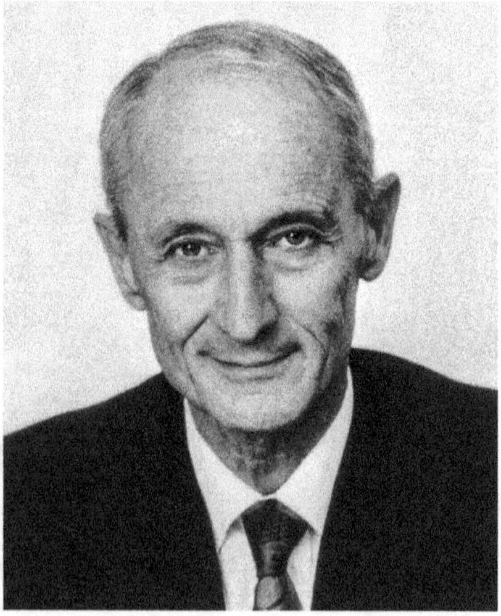

Dr Gabriel OESTREICHER
Président
1995 - 1997

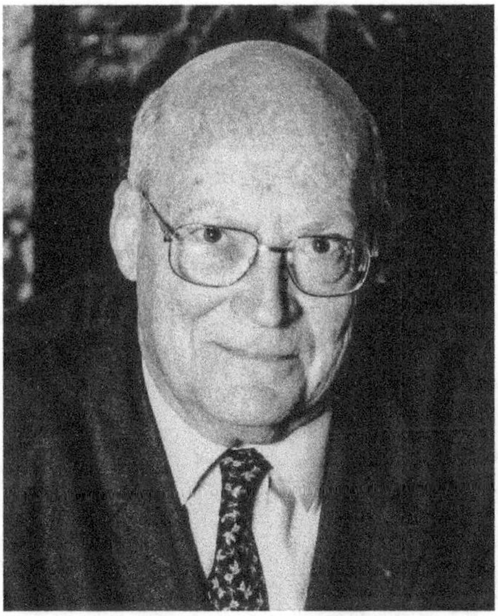

Dr André ROBERT
Président
1997 - 2003

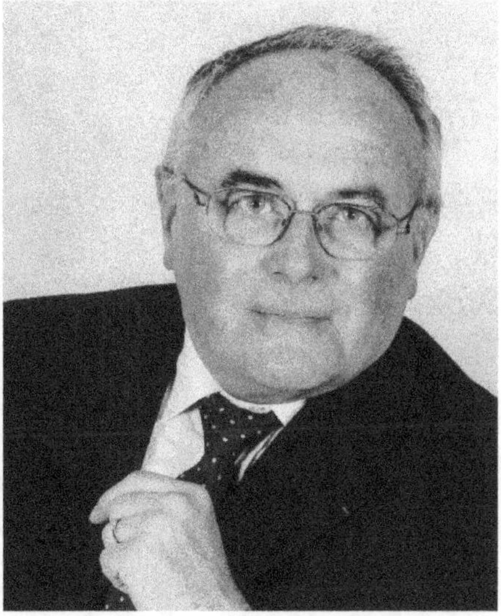

Dr Pierre-Yves MAHÉ
Président
2003 - 2007

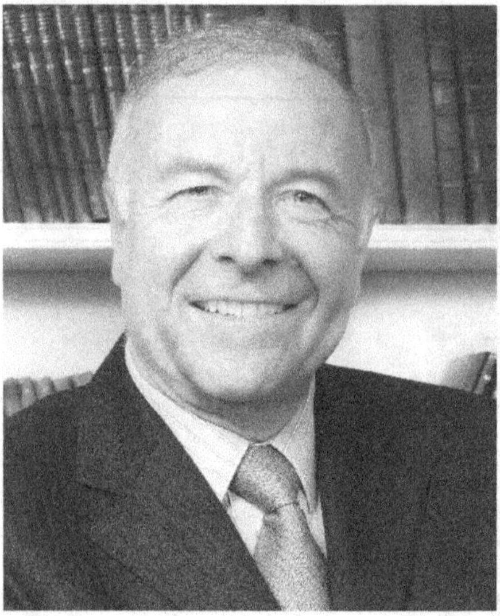

Dr Christian COUZINOU
Président
2007 - 2015

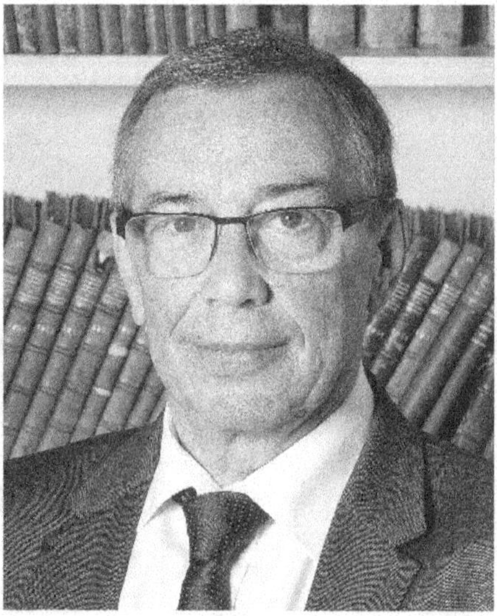

Dr Gilbert BOUTEILLE
Président
2015 - 2018

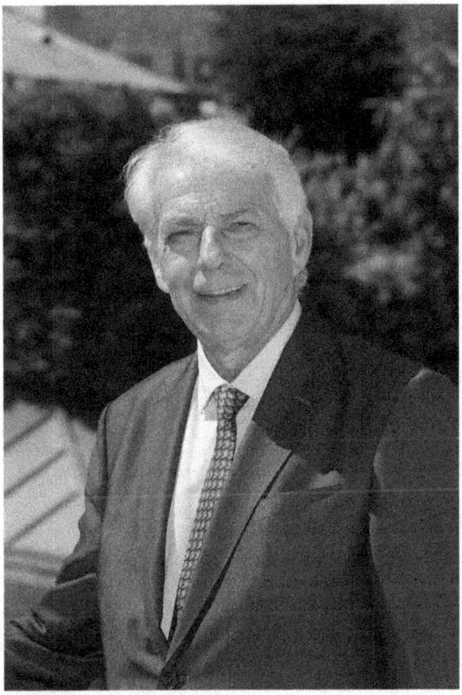

Dr Serge FOURNIER
Président
2018 - 2021

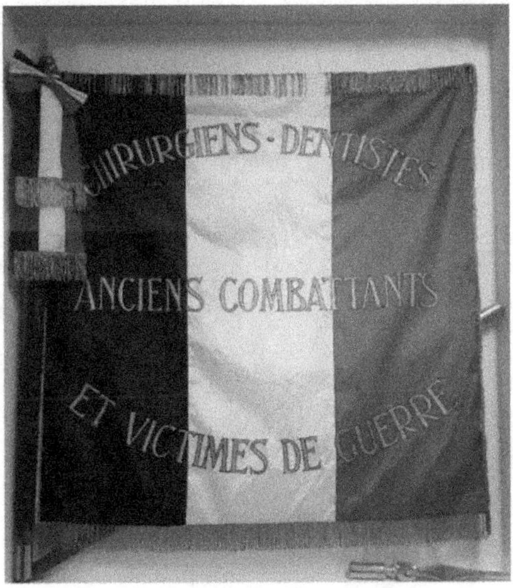

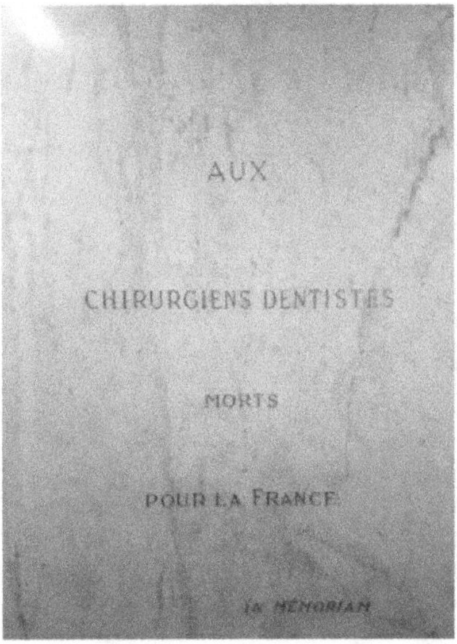

« Personne n'ose chercher la vérité.
Ceux qui cependant la cherchent n'osent la trouver.
Ceux qui cependant la trouvent n'osent pas la dire.
Ceux qui la disent ne sont pas écoutés. »

Alfred SAUVY (1898-1990)
Économiste, sociologue et professeur au Collège de France,
In *Historique de l'Ordre national des médecins français*,
Ordre national des médecins.

Préambule

1945-2020, 75 ans de vie de l'Ordre des chirurgiens-dentistes

1945. Depuis cette date symbolique de la création du Conseil de l'Ordre des Chirurgiens-dentistes, 75 ans se sont écoulés.
Notre choix de marquer cette date anniversaire de l'institution ordinale par un livre historique confirme notre volonté de faire perdurer l'héritage de nos prédécesseurs ordinaux, mais aussi celui laissé par tous les chirurgiens-dentistes.
L'évolution considérable de la profession durant cette période, au profit de la santé publique, a toujours été accompagnée par le Conseil de l'Ordre, notamment dans l'évolution de la capacité professionnelle et des conditions d'exercices.
À l'heure où notre institution est engagée aux côtés des chirurgiens-dentistes et avec les autres professions de santé, pour combattre cette épidémie mondialisée inattendue, notre pensée s'attarde sur la création de notre institution par de grands dentistes résistants sous l'instigation du Général de Gaulle, elle-même née sur les décombres de la dernière guerre mondiale.
Surprenant, ce recueil foisonne d'éléments factuels qui réfutent certaines idées reçues largement colportées au fil du temps.
Pour analyser ces faits historiques, le choix de l'historien et confrère Xavier Riaud s'est naturellement imposé au vu de ses nombreux ouvrages publiés. Les services juridiques et communications du Conseil national de l'Ordre ont participé également pour fournir et affiner les éléments marquants de cette époque.
L'Ordre n'est ni une association ni un syndicat.
Il est un organisme privé, chargé par le législateur d'une mission de service public incluant la promotion de la santé et de la qualité des soins. Il représente tous les chirurgiens-dentistes, quels que soient leurs fonctions ou leurs modes d'exercices, et ses membres assurent seuls le financement de l'institution.

Nous sommes tous des acteurs du temps qui passe et notre mission est de poursuivre le chemin pour pérenniser la place de notre profession au sein de notre société.

Pour le Conseil national de l'Ordre des Chirurgiens-dentistes,

Dr Serge Fournier
Président

Dr Dominique Chave
Secrétaire Générale

Dr Steve Toupenay
Secrétaire Général

AVANT-PROPOS

La Seconde Guerre mondiale s'achève. La France est libérée en 1945. Plus de 60 millions de personnes sont mortes dans le monde, soit plus de 2,5 % de la population mondiale.
La France est détruite. Il faut reconstruire les bâtiments certes, mais il faut également réformer le pays afin qu'il soit capable d'accueillir et d'aider les victimes de la guerre, les résistants emprisonnés qui ont survécu, les internés libérés et les déportés rescapés de retour qui ne sont plus que l'ombre d'eux-mêmes, les prisonniers de guerre revenant dans leur pays, les Français partis en Allemagne dans le cadre du S. T. O. (le Service de travail obligatoire), mais aussi les expatriés, les déracinés qui ont tout perdu en Europe de l'Est et qui ont vu dans la France une terre d'accueil qui leur semble appropriée.

Le Conseil de la Résistance entreprendra pour partie de grands travaux, le général de Gaulle les parachèvera. Ce sera la Sécurité sociale instaurée pour apporter une couverture médico-sociale aux victimes de la guerre, ce sera un système de pensions pour accompagner les invalides et victimes de guerre notamment.

Nous nous attarderons aussi sur le contexte historique. Une décision politique n'étant jamais prise au hasard, il convient d'en cerner les raisons contextuelles afin de mieux en appréhender le contenu justement. Qu'on soit d'accord ou non, il est indispensable de comprendre le pourquoi d'une décision prise en 1945 avec un regard 1945 et non avec celui d'un regard 2020 qui n'est bien sûr pas adapté ici.

Pour nous, chirurgiens-dentistes, ce sera la création, par l'ordonnance du 24 septembre 1945 édictée par le général de Gaulle, du Conseil national de l'Ordre. Une nouvelle institution, une mission nouvelle, des objectifs véritables de Santé publique et une orientation nouvelle. Nouvelle par rapport à quoi ?
La question de la section dentaire du Conseil supérieur de l'Ordre des médecins fondée par le maréchal Pétain en 1941, qui est une autre institution totalement différente de celle qui nous intéresse aujourd'hui, avec une autre mission, un autre fondateur et d'autres objectifs, dont on ne peut même pas

dire qu'elle en fut le laboratoire, ou un embryon, comme nous le démontrerons, sera évidemment débattue et devra être clôturée définitivement à l'issue de cette étude.
Pardonnez-nous[1] une certaine redondance, mais pourquoi cela ? Il n'est plus possible en effet que la confusion entre les deux organismes entretenue délibérément depuis des années perdure ainsi. La page des rumeurs intentionnellement véhiculées doit être définitivement tournée. Nous nous y emploierons clairement et sans équivoque, sans compromission ni flagornerie, faits et textes de loi à l'appui, comme nous l'avons toujours fait pendant vingt années de travaux historiens. Ce sujet est abordé dans les trois bulletins de l'Ordre qui sont réédités aujourd'hui. Nous serons sans concession envers ces ragots qui salissent une des plus importantes institutions de notre profession. Ils ne sont plus acceptables. Nous le ferons avec toute la transparence possible.

Comme vous pourrez le constater devant l'abondance des extraits du Journal officiel de la République française publiés avec l'aimable autorisation de la Bibliothèque nationale de France, tout a été bien pensé par le législateur. Rien n'a été laissé au hasard.

De plus, l'hommage aux « Martyrs de la profession » rendu dans les deux premiers bulletins sera davantage détaillé afin que la seule évocation des noms cités de ces héros devienne des vies, des hommes et des femmes toujours pérennes dans l'histoire de notre profession, cela afin que personne ne les oublie jamais. Si nous avons essayé d'être le plus exhaustif possible, il est bien évident que beaucoup d'hommes et de femmes, exécutés sommairement par les nazis, ont disparu sans laisser de trace.

Nous commenterons et essaierons modestement d'apporter des réponses, ou à défaut des éclaircissements, à tout ce qui a été soulevé et abordé dans ces trois bulletins, les trois premiers de la nouvelle instance professionnelle née en 1945 : le Conseil national de l'Ordre des Chirurgiens-dentistes.

À quelle fin cette réédition ? Si 2020 voit les 75 ans de la fin de la Seconde Guerre mondiale et de la libération des camps de concentration, notre but premier est de fêter un autre anniversaire : celui des 75 ans de cette noble institution. Mais, c'est aussi de commémorer 75 années d'existence, de labeur et d'abnégation au service des chirurgiens-dentistes, et de la Santé française.

Nous avons été contacté en juin 2019 pour venir rencontrer des responsables du Conseil national de l'Ordre à Paris. Ce fut chose faite le 29 août. Au

[1] Nous de majesté employé par choix, préférentiellement au vu de l'importance de cette réédition et par respect envers ceux qui nous l'ont demandée.

cours de l'entrevue qui s'est déroulée à son siège, proposition nous fut faite de rédiger un ouvrage commémoratif pour fêter l'anniversaire de l'institution, pour honorer ses 75 ans.
En premier lieu, nous avons été très honoré d'avoir été sollicité. Au-delà de toutes considérations, nous avons décidé d'accepter. Nous ne revenons jamais sur un engagement pris. Nous reconnaissons que la perspective d'une recherche aussi intéressante nous avait réellement interpellé.

La difficulté pour un historien est de rester accessible au tout public, mais c'est aussi d'obtenir un regard bienveillant et amical de ses pairs. Alors, nous ne savons pas si nous y sommes parvenus, mais, partant de ce principe, il était difficile de refuser pareille proposition. Toutefois, en acceptant de nous engager, nous reconnaissons qu'un lourd défi nous a été posé et que nous nous devons de donner le meilleur de nous-même pour relever le gant avec toute la dignité requise.

Toutefois, l'entreprise s'est révélée ardue et chaque page parcourue nous en a révélé l'ampleur, ainsi que l'importance du message que nous devions transmettre aux futures générations de praticiens.

Sur un projet de cette envergure, l'angle d'attaque est toujours primordial. Si l'idée est honnête, alors les pièces s'agencent les unes, les autres comme un immense puzzle et le livre germe dans votre esprit, page après page. L'écriture qui en découle est d'une fluidité limpide et rapide surtout. Dans le cas présent, la concrétisation de ce projet pour un tel événement se doit d'être consensuelle, universelle et historique bien sûr. Si elle peut faire preuve d'originalité, c'est encore mieux.
Notre idée se doit aussi d'être accessible au tout public pour diffuser une connaissance commune, tout en restant suffisamment pointue pour que les principaux concernés ne se sentent pas délaissés et tout en ne blessant personne. C'est pourquoi nous avons demandé de l'aide dans nos investigations auprès de chercheurs de divers horizons : avocat, chercheur en histoire du droit médical, confrère rescapé de la Seconde Guerre mondiale et historien. C'est pourquoi nous avons aussi souhaité que notre travail soit relu par des personnes extérieures compétentes, car chaque mot a compté. Sur un sujet de cette importance, il convenait d'être très vigilant. Nous avons été amené à réécrire des passages entiers de ce livre à plusieurs reprises.
Cette idée, évoquée précédemment, peut apporter des précisions également sur des aspects obscurs peu connus ou demeurant confus, tout en précisant le contexte où a grandi notre science au crépuscule de la Seconde Guerre mondiale, mais aussi ses nouveaux devoirs et prérogatives.

Il a donc fallu dessiner un projet qui suive cette ligne directrice et qui soit accepté, soumettre une perception des choses, une sensibilité qui agrée à tout le monde, mettre en place l'accompagnement d'un éditeur de renom à la

hauteur de l'événement. Et puis, il a fallu, il a fallu… que nous nous mettions au travail tout simplement. En voici le fruit. Mais, trêve de bavardages ! Nous vous souhaitons une bonne lecture…
Et un bon anniversaire au Conseil national de l'Ordre des Chirurgiens-dentistes bien évidemment !

Docteur Xavier Riaud

Docteur en chirurgie dentaire

Docteur en épistémologie, histoire des sciences et des techniques

Lauréat et membre titulaire de l'Académie nationale de chirurgie dentaire

Membre libre de l'Académie nationale de chirurgie

La couverture

Sur la couverture des bulletins, trois éléments sont objectivables :

- l'image dans un cartouche de sainte Apolline ;
- le nom et l'adresse de l'éditeur médical René Lépine ;
- l'adresse du Conseil de l'Ordre qui n'est pas celle que nous connaissons actuellement.

1/ Sainte Apolline
L'image de sainte Apolline, patronne des dentistes et de ceux qui ont mal aux dents, est la première visible. Elle est présentée dans un cartouche avec la devise latine *« Dentibus cruciata dentibus cruciatis medeatur Appollonia »* (*« Qu'Apolline martyrisée en ses dents soit secourable à ceux que leurs dents torturent »*)[2].
1945 : la fin de la guerre a sonné.
On retrouve la sainte sur la couverture des numéros d'août et septembre 1945. Le cartouche disparaît sur la couverture des bulletins numéros 1, 2, 3, 4, 5 de février à juin 1946. Il est remplacé par trois traits horizontaux.
L'Ordre des chirurgiens-dentistes vient de voir le jour dans l'immédiat après-guerre. À une époque controversée où le rôle des uns et des autres n'a pas toujours été évident, cette nouvelle institution affiche son attachement à sa sainte patronne en la faisant apparaître sur la couverture de ces bulletins. Mais, elle disparaît en 1946, probablement pour se démarquer de la section dentaire qui la faisait apparaître également sur la couverture de ses bulletins (imprimés par le même éditeur).
Après l'armistice de 1940, pour la France trahie et envahie, la droite maurassienne y voit une certaine analogie avec les souffrances de la Vierge Marie. Charles Maurras, essayiste antisémite et xénophobe, et membre de l'Académie française, soutien actif du régime de Vichy dès 1940, considère d'ailleurs que le maréchal Pétain est l'envoyé de la Sainte Vierge[3]. Quoi de plus naturel dès lors que la section dentaire fondée par Pétain lui-même s'est

---

[2] Trioulaire Apolline, *Sainte Apolline, sainte patronne des dentistes et de ceux qui ont mal aux dents*, L'Harmattan (éd.), Coll. Médecine à travers les siècles, Paris, 2014, pp. 156-157.
Des passages ont été tirés du livre de la Dr Apolline Trioulaire avec son aimable autorisation.
[3] Fédida Jean-Marc, *L'Affaire Maurras*, L'Âge d'Homme (éd.), Collection Rue Férou, Lausanne, 2015.

approprié l'image de sainte Apolline ! Ce choix est avant tout une justification politique d'accord avec l'autorité du moment. Quoi de plus naturel également que la nouvelle institution fondée par De Gaulle décide de s'en affranchir !

Sainte Apolline est parfois aussi appelée Apolonie, Apollone, Apollonia ou encore Polonia. L'étymologie du prénom « Apolline » provient bien évidemment d'Apollon, dieu de la beauté, des arts et des soins.
Selon le martyrologe d'Adon, Apolline est fêtée tous les 9 février. Adon, évêque de Vienne (800-875), publie vers 855, le plus volumineux des martyrologes médiévaux. Mais, malheureusement, Adon y place les fêtes au hasard, invente des détails, confond des homonymes et multiplie les affirmations arbitraires. Malgré tout, son martyrologe connaît un grand succès, parce qu'il répond aux besoins des lecteurs en comblant un vide sur la question. Adon ne se cache pas d'ailleurs d'avoir choisi au hasard ses dates références. Pourquoi celle-ci justement ? La grande historienne de l'art dentaire anglaise, Lilian Lindsay, auteur de *The Sun, the Toothdrawer and the Saint*[4], a pressenti une confusion entre le christianisme et la mythologie. La fête de sainte Apolline a été positionnée par Adon le 9 février, soit deux jours plus tard que celle de la naissance d'Apollon, qui est le 7 février. Son anniversaire, à cette époque de l'année, est nommé l'Apollonie[5]. S'agit-il d'une simple coïncidence ?
Revenons à l'histoire véritable de sainte Apolline. En 1630, le prêtre jésuite Jean Bolland (1596-1665) est nommé pour étudier les documents et manuscrits rassemblés par le défunt Frère Héribert Rosweyde qui souhaitait écrire des biographies sur les vies des saints de toutes les époques, et de toutes les nations. Bolland décide d'élargir les recherches menées déjà et de dresser un dossier aussi complet que possible sur chaque martyr du calendrier romain avec l'aide de Godefroid Henskens (1601-1681), et de Daniel van Papenbroeck (1628-1714), en répertoriant les informations que l'on peut juger les plus véritables, mais aussi les récits à nuancer. Ce travail considérable les a amenés à sillonner toute l'Europe à la recherche de documents dans chaque couvent, abbaye, lieu de culte. Il les a conduits aussi à correspondre avec tous les érudits susceptibles de les aider. C'est à partir de cette correspondance et des rencontres effectuées qu'a été fondée la société des Bollandistes. Godefroid Henskens a été chargé de s'occuper des saints de février. Jean Bolland est mort avant d'avoir terminé le mois de mars des *Acta Sanctorum* (Acte des saints).
Ce livre sera interdit bien plus tard par l'inquisition de Tolède, son ton étant jugé trop moderne, trop ironique. À partir de 1876, les adeptes du prêtre Jean Bolland, les Bollandistes, réactualisent les *Acta Sanctorum* qui sont réécrits

---

[4] Lindsay Lilian, « The Sun, the Toothdrawer and the Saint », in *Proceedings of The Royal Society of Medicine*, Londres, 1933, pp. 1377-1388.
[5] Trioulaire Apolline, *Sainte Apolline,...*, op. cit., 2014, pp. 23-34.

de 1898 à 1901. Cela aboutit à la publication de la *Bibliotheca Hagiographica Latina*. C'est le plus grand des catalogues répertoriant les textes latins sur la vie des saints. Il a été mis à jour en 1911 et en 1986. Il est toujours actualisé de nos jours[6].

Selon les *Acta Sanctorum* donc, la version la plus fidèle du déroulement des faits serait présentée dans l'ouvrage *Histoires ecclésiastiques* de l'historien Eusèbe de Césarée, rédigé au cours du IVe siècle apr. J.-C. Eusèbe de Césarée est un écrivain et un théologien, ordonné évêque en 313 apr. J.-C. Son récit est de manière générale souvent précis et rationnel, mais parfois peu objectif, Eusèbe de Césarée se proclamant propagandiste, et apologiste du christianisme. Néanmoins, les citations des lettres en font la version la plus véritable du martyr de sainte Apolline.

Un violent soulèvement du peuple a eu lieu une année avant la publication des édits de Dèce[7]. *« Ce ne fut pas à partir de l'édit impérial que la persécution commença chez nous, mais elle le précéda d'une année entière[8]. »* La persécution s'est donc déroulée en 249 apr. J.-C., à Alexandrie.

Sous l'instigation d'un prophète, le peuple s'est emparé d'abord d'un vieillard nommé Métras, qui a été frappé comme il ne prononçait pas une parole impie. Ses yeux ont été crevés et il a été ensuite lapidé. Il est également fait mention d'une femme du nom de Cointa, qui a été traînée par les pieds dans la ville, puis tuée à coups de pierre pour avoir refusé d'adorer les idoles. La ville d'Alexandrie est ensuite le terrain d'une révolte : *« Ensuite, tous d'un commun accord se précipitèrent sur les maisons des fidèles, et tombant chacun sur ceux qu'ils connaissaient, ils les emmenèrent, les volèrent et les pillèrent. Les objets les plus précieux de leurs trésors ont été dérobés, les objets sans grande valeur et ceux qui étaient faits en bois ont été jetés et brûlés sur les chemins, de manière à donner le spectacle d'une ville prise par les ennemis. Les frères se sont détournés, s'enfuirent et ont supporté avec joie le pillage de leurs biens, comme ceux à qui Paul a rendu hommage. Et je ne sais si quelqu'un, sauf peut-être un qui est tombé entre leurs mains, a jusqu'à présent renié le Seigneur[9]. »*

Puis, c'est le tour d'Apolline : *« Ils se saisirent aussi d'Apolline, qui était une vierge âgée et très admirable. Après avoir fait sauter toutes ses dents en frappant ses mâchoires, ils construisirent un bûcher devant la ville et menacèrent de la brûler si elle ne prononçait pas avec eux les formules de l'impiété. Elle s'excusa brièvement, puis, s'étant un peu reculée, elle s'élança vivement dans le feu et fut consumée[10]. »*

---

[6] Trioulaire Apolline, *Sainte Apolline,...*, op. cit., 2014, pp. 23-34.

[7] En 249, Dèce, empereur romain, ordonne à tous ses sujets d'effectuer un sacrifice solennel aux dieux. Effectué entre 249 et 250, il sera bref, mais particulièrement violent.

[8] De Césarée Eusèbe. *Histoires ecclésiastiques,* Trad. de Bardy Gustave, Paris, 1955, p. 145.

[9] De Césarée Eusèbe. *Histoires...*, op. cit., 1955, p. 145.

[10] De Césarée Eusèbe. *Histoires...*, op. cit., 1955, p. 145.

Une dernière victime de cette révolte populaire est identifiée dans le récit d'Eusèbe de Césarée, Sérapion, qui a été désarticulé, puis défenestré. Bède (672-735 apr. J.-C.), moine anglo-saxon, fait le même récit du massacre de la sainte, selon les *Acta Sanctorum*[11].

L'histoire commence à se déformer, par touches légères. Le récit d'*Histoires ecclésiastiques* a été repris dans de nombreux ouvrages dans sa quasi-intégralité, mais quelques petites imprécisions, changements dans les faits, sont apparues au fur et à mesure des traductions. De nombreuses versions se succèdent les unes aux autres qui changent progressivement la perception de sainte Apolline qui demeure le seul martyr conservé dans les mémoires, au détriment des autres qui disparaissent progressivement. La superstition prenant le pas sur la véracité historique, l'aspect extraordinaire des mutilations subies et du geste final de la sainte est amplifiée pour ne conserver finalement que son image[12].

L'ouvrage *Les petits Bollandistes*[13] de Monseigneur Guérin (1876) reprend et diffuse le récit d'Eusèbe de Césarée. Mgr Guérin (1830-1908) était camérier du pape Pie IX et son ouvrage est rédigé d'après les écrits des Bollandistes. Mgr Guérin commence son récit par les mots suivants : *« La raison et la foi s'accordent à nous faire penser que les saints qui ont plus particulièrement souffert en quelque partie de leur corps ont aussi une compassion particulière pour ceux qui souffrent de la même manière. Sainte Apolline est invoquée par ceux qui souffrent des dents, parce qu'elle-même eut les dents brisées et qu'elle en souffrit beaucoup*[14]. »

Toutes les versions suivantes retrouvées dans des bréviaires, martyrologes et autres ouvrages religieux livrent une description enjolivée et s'accordent sur la beauté, la jeunesse de la sainte, et ses origines nobles, voire même royales. On est loin de la situation de départ d'une vieille fille s'étant consacrée à Dieu, tout au long de sa vie. De même, en est-il du récit du martyre en lui-même.

Nous ne donnerons que la version authentifiée du martyre de la sainte.

Face à un martyre très ancien, les sources d'erreurs occasionnées au cours de la transmission du récit d'origine se multiplient avec le nombre d'intermédiaires et de traductions. Selon Hippolyte Delahaye, *« chacun d'eux a compris le récit d'une certaine façon et le répète à sa manière* [15]. »

Sainte Apolline n'a pas eu de date de canonisation officielle. Elle a reçu un culte spontané et immédiat. Elle a rejoint officiellement le panthéon des saints chrétiens en 1634, *« après vérification que son culte ne présentait rien de contraire à la foi »*[16]. Effectivement, son geste a suscité de nombreuses

---

[11] Bollandus Joannes, Henschenius Godefridus. *Acta Sanctorum*. Februarii Tomus Secundus. Bruxelles, 1963, p. 278.

[12] Trioulaire Apolline, *Sainte Apolline,...*, op. cit., 2014, pp. 23-34.

[13] Guérin Paul. *Les petits Bollandistes, vie des saints*. 2e tome. Paris, 1876, pp. 403-406.

[14] Guérin Paul, *Les petits...*, op. cit., 1876, pp. 403-406.

[15] Delehaye Hippolyte, *Les légendes hagiographiques*, Bruxelles, 1906, p. 15.

[16] Trioulaire Apolline, *Sainte Apolline,...*, op. cit., 2014, p. 42.

controverses. Mais, inspiré par l'Esprit saint et dans l'ignorance que l'Église n'approuve pas le suicide, dans sa globalité, il lui a été pardonné[17].

2/ Les Éditions René Lépine

Il y a très peu de données sur cet éditeur médical. Basées au 39, rue d'Amsterdam dans le VIIIe arrondissement de Paris, ces éditions sont exclusivement consacrées à la médecine. Elles s'occupent de toutes les disciplines. Revues ou livres, les premières publications connues apparaissent en 1922. Il s'agit d'une revue, *L'année médicale pratique : revue annuelle des acquisitions cliniques et thérapeutiques* dont le dernier numéro est enregistré en 1956. La *Revue de gérontologie d'expression française* sera sa dernière publication connue en 1976, avec 22 volumes[18].
Cet éditeur publie les bulletins de la section dentaire du Conseil national de l'Ordre des médecins à partir de 1943, jusqu'à sa suppression effective, car cette institution est jugée définitivement illégale (par l'ordonnance du 18 octobre 1943 édictée par le Gouvernement provisoire de la République d'Alger, confirmée par l'ordonnance du 24 septembre 1945 signée par le général de Gaulle[19]). Le même éditeur poursuit la publication du bulletin du nouveau Conseil de l'Ordre, mis en place provisoirement par le Conseil national de la Résistance, toute l'année 1945 et continue son office à la création du Conseil national de l'Ordre des chirurgiens-dentistes à partir du 24 septembre 1945. Il publie les bulletins de cette dernière institution jusqu'en 1956. À partir de 1957, l'Ordre devient son propre éditeur et publie lui-même son bulletin. C'est encore le cas aujourd'hui.

3/ L'adresse du Conseil de l'Ordre

Le Conseil national de la Résistance met en place une nouvelle institution, la Commission des Praticiens de l'Art dentaire dite « Conseil national des chirurgiens-dentistes », qui siège comme locataire au 60, boulevard de la Tour-Maubourg, dans le VIIe arrondissement de Paris. Cette institution est provisoire.
Mise en demeure de quitter ces locaux par le Conseil supérieur de l'Ordre des médecins qui souhaite les récupérer, la nouvelle institution cherche à acheter cette fois un nouveau foyer pour y regrouper en une maison dentaire tous les services administratifs dévolus à notre profession (professionnels, solidarité, entraide, retraite) [20]. Une réunion de tous ses membres a lieu le 17 juin 1945 pour faire le point sur cette question. Il est convenu que le coût de

---

[17] Trioulaire Apolline, *Sainte Apolline,...*, op. cit., 2014, p. 42.

[18] Bibliothèque interuniversitaire de Santé (BIUS), communication personnelle, Paris, 2020.

[19] Nous y reviendrons. Le Conseil de l'Ordre des médecins a été créé par Pétain en 1940, et la section dentaire a été créée, quant à elle, toujours par Pétain en 1941. Les deux ont été jugés *« contraires à la légalité républicaine et ne pouvant être maintenus »* (texte paru dans l'ordonnance du 24/09/1945 signée Charles de Gaulle et parue au Journal officiel).

[20] Marandas Jacques, *L'Ordre des chirurgiens-dentistes*, Thèse Doct. Sc. Odont., Paris, 1973, p. 91.

cet achat ne doit pas dépasser 12 millions de francs et doit faire l'objet d'un emprunt à long terme avec un taux d'intérêt faible.
Un architecte est présent : M. Roehrich. Il a avec lui les plans d'un bâtiment situé à l'angle de la rue Mérimée et de la rue Émile Menier.
Le trésorier M. Guilleux précise les disponibilités financières qui s'élèvent à 4 300 000 francs de l'époque[21]. L'origine de cet argent provient, pour partie, d'une idée du président Marandas. Il constate que les Allemands, la Croix-Rouge et l'armée française disposent d'un stock considérable de dents prothétiques. Ce matériau est indispensable à l'exercice des dentistes et la pénurie est bien réelle. Jean Marandas décide donc de racheter tous les stocks au prix de gros et de les revendre au prix du marché. Avec l'aide de son bureau, ils obtiennent les autorisations officielles, affrètent des camions et parviennent à stocker l'ensemble. Répartis en lots identiques, ils fournissent ainsi les confrères qui en font la demande. Les bénéfices réalisés sont conséquents et contribuent à acheter les nouveaux bâtiments[22].
Ce n'est malgré tout pas assez pour acquérir ces nouveaux murs dont le coût se monte à 6 500 000 francs. Il faut envisager la souscription d'un prêt auprès de l'UNRRA (United Nation Relief and Rehabilitation Administration).
L'Administration des Nations unies pour le secours et la reconstruction (UNRRA) est un organisme fondé en 1943, qui devient partie intégrante des Nations Unies en 1945 et qui cesse toute opération en 1947. Il est chargé d'entreprendre la reconstruction de l'Europe à la fin de la Seconde Guerre mondiale. À l'origine, il est prévu un plan d'aide de 3,5 milliards de dollars qui est vite jugé insuffisant. En 1947, le plan Marshall lui succède. Cet organisme a consacré, à sa mission de secours et de reconstruction, plus d'un milliard de dollars et fourni aux populations sinistrées par la guerre plus de 20 millions de tonnes de produits de première nécessité (nourriture, vêtements, médicaments...). Les États-Unis ont pris à leur charge les deux tiers du coût de cette aide d'urgence.
Le 24 septembre 1945, dans l'ordonnance n°45-2184 signée de la main même du général de Gaulle, le Conseil national de l'Ordre des Chirurgiens-dentistes est proclamé et vient officiellement d'être créé[23].
La maison du 22, rue Émile Menier appartient à Mme Louise Goudemant, née à Saint-Amand dans le nord en 1889, veuve en premières noces de M. Marcel Hubert et en secondes noces de M. Yves Dumont, tutrice de deux enfants mineurs. La promesse de vente de cette bâtisse est signée par le

---

[21] 1 franc 1945 = 200 euro environ aujourd'hui (www.cgb.fr). Le cours est variable. Voir pp. 8-9 du bulletin de mai-juin-juillet 1945 : cette équivalence monétaire est à transposer sur la grille des tarifs et des actes référencés sur ces deux pages, reproduits comme ils étaient pratiqués en 1945.
[22] Marandas Jacques, *L'Ordre des chirurgiens-dentistes*, Thèse Doct. Sc. Odont., Paris, 1973, p. 92. Voir aussi bulletin du Conseil national des chirurgiens-dentistes n° 1-2-3 de mai-juin-juillet 1945, p. 16.
[23] Nous y reviendrons plus en détail.

président Jean Marandas[24], premier président du Conseil national des chirurgiens-dentistes, le 16 mars 1946. Un acompte de 1 500 000 francs est laissé à Mme Goudemant, avec l'obligation d'acquérir cet hôtel particulier de 375 m^2 avant le 25 mai 1946 sous peine de perdre l'acompte préalablement donné[25]. Le 17 mars 1946, Chactas Hulin prend la suite de Jean Marandas et est élu président du nouveau Conseil national de l'Ordre des Chirurgiens-dentistes[26]. Chactas Hulin et Jean Marandas ont toujours eu beaucoup d'estime l'un pour l'autre et sont devenus des amis. L'acquisition a bien lieu le 2 mai 1946. L'acte notarié est signé dans l'étude du notaire maître Paul Rech à Chatou, dans la Seine-et-Oise, en présence de maître Robineau, notaire à Paris. La vendeuse, Mme Louise Gondemant, est également présente. Elle a hérité de l'hôtel à la mort de son mari, M. Yves Dumont. La première acquisition de la parcelle concernée recensée dans l'acte notarié fait état d'une vente en 1817. C'est le nouveau président de l'Ordre, Chactas Hulin, qui signe l'acte[27]. Les 5 000 000 francs restant dus sont versés à Mme veuve Dumont. Le Conseil national de l'Ordre devient immédiatement propriétaire du bâtiment situé au 22, rue Émile Menier, dans le XVIe arrondissement.
Plus tard, en 1961, le Conseil de l'Ordre louera une partie de ses locaux à la Caisse autonome de retraite des Chirurgiens-dentistes[28]. Son adresse administrative sera 8, rue Mérimée, dans le 16e arrondissement également.

Le 3 juillet 1911, Louis Armand Dumont, ingénieur des arts et manufactures, industriel également, acquiert un terrain vierge de tout bâtiment auprès des frères Menier, les industriels qui ont fait fortune dans le chocolat et qui laisseront leur nom à la rue. C'est Louis Dumont, en son nom propre, qui entreprend la construction de l'hôtel particulier toujours debout de nos jours. Louis Dumont décède le 13 décembre 1931. Il laisse derrière lui une veuve Mme Louise Goudemant, sans profession, deux enfants conçus avec elle et une fille d'un premier mariage, qui héritent de la maison[29].

---

[24] Jean Marandas est élu président le 10 mars 1945 (14 suffrages exprimés dont 9 pour Jean Marandas, vote à bulletins secrets).
[25] Conseil national de l'Ordre des Chirurgiens-dentistes, communication personnelle, doc. AL 03783 (promesse de vente), Paris, 2020.
L'hôtel particulier comprend deux étages, un rez-de-chaussée et un sous-sol. Un troisième étage est référencé avec terrasses.
[26] 9 suffrages exprimés, 7 pour Chactas Hulin (vote à bulletins secrets).
[27] Conseil national de l'Ordre des Chirurgiens-dentistes, communication personnelle, doc. KZ 87100 (acte notarié), Paris, 2020.
[28] Conseil national de l'Ordre des Chirurgiens-dentistes, communication personnelle, doc. CC 15931, Paris, 2020.
[29] Conseil national de l'Ordre des Chirurgiens-dentistes, communication personnelle, doc. KZ 87100 (acte notarié), Paris, 2020.
Avec tous mes remerciements à Maître Nicolas Bretécher, notaire à Saint-Herblain (44), qui en a fait la lecture à notre demande.

Selon une rumeur dont la provenance nous est inconnue, il a été dit que le bâtiment rue Émile Menier aurait abrité en des temps lointains une maison close. Le *Guide rose des étrangers dans Paris*, dont la première parution a eu lieu en 1869 et qui recense tous les lieux de plaisir, et de massage de la capitale, affirme, quant à lui, qu'il n'y a que deux lieux référencés dans le XVIe arrondissement en 1934 : l'un est rue du Bois-de-Boulogne et le second, rue Georges-Bizet, ce qui d'évidence exclut totalement celui qui nous intéresse, ainsi que la rue Mérimée. *The Pretty Women of Paris* (1883) est un annuaire anglais édité par la Préfecture de Police de Paris pour les Anglais visitant la capitale, avec le même objectif que le *Guide rose* français. Avant la rue Émile Menier[30] créée en 1899, la parcelle vierge de bâtiment faisait partie d'un large terrain rue Spontini, où il n'y a pas eu plus de maison close.

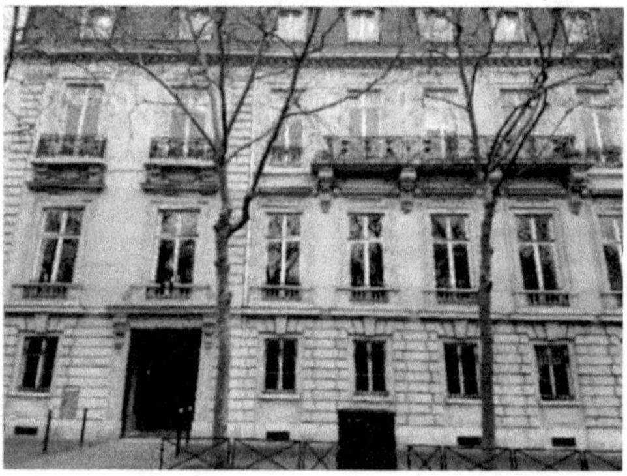

Anciens locaux du Conseil national des chirurgiens- dentistes ;
60, boulevard de la Tour-Maubourg, 75007 Paris[31].

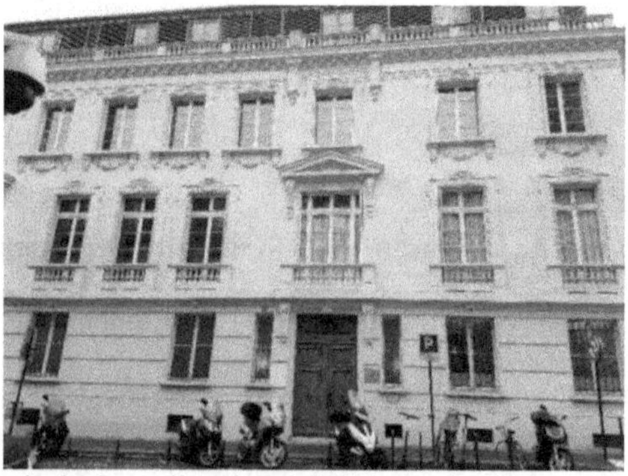

Locaux actuels du Conseil national de l'Ordre des Chirurgiens-dentistes ;
22, rue Émile Menier, 75016 Paris[32].

[30] La rue Émile Menier prend ce nom, en 1899. C'est le célèbre chocolatier Émile Menier qui l'a créée en personne. Elle est débaptisée en 1900 par arrêté préfectoral et prend le nom de rue Pomereu. En 1909, elle reprend le nom de rue Émile Menier et l'a conservé depuis.
[31] Riaud Xavier, collection privée, Nantes, 2020.

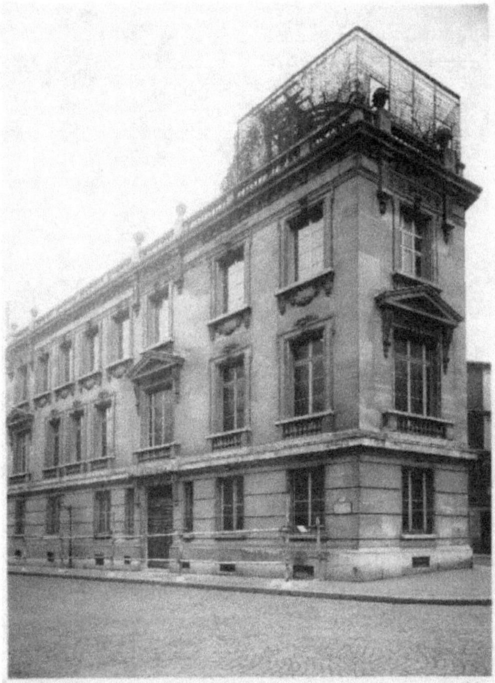

Bâtiment vu de l'extérieur juste après la guerre[33].

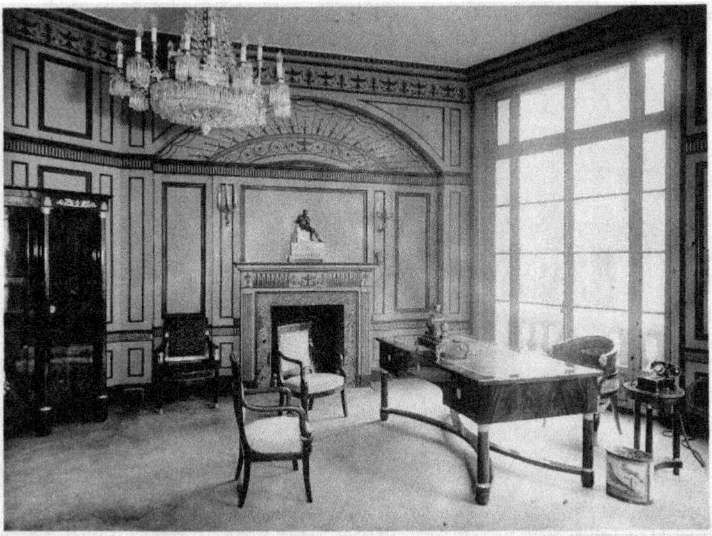

Bureau du président juste après la guerre[34].

---

[32] Riaud Xavier, collection privée, Nantes, 2020.
[33] Conseil national de l'Ordre des chirurgiens-dentistes, communication personnelle, Paris, 2020.
[34] Conseil national de l'Ordre des chirurgiens-dentistes, communication personnelle, Paris, 2020.

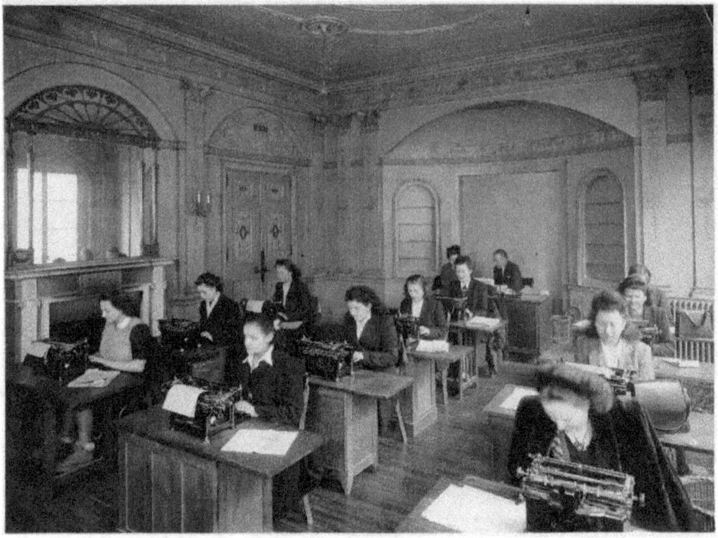

Salle du conseil – salle des secrétaires à l'installation de l'Ordre dans ses nouveaux locaux[35].

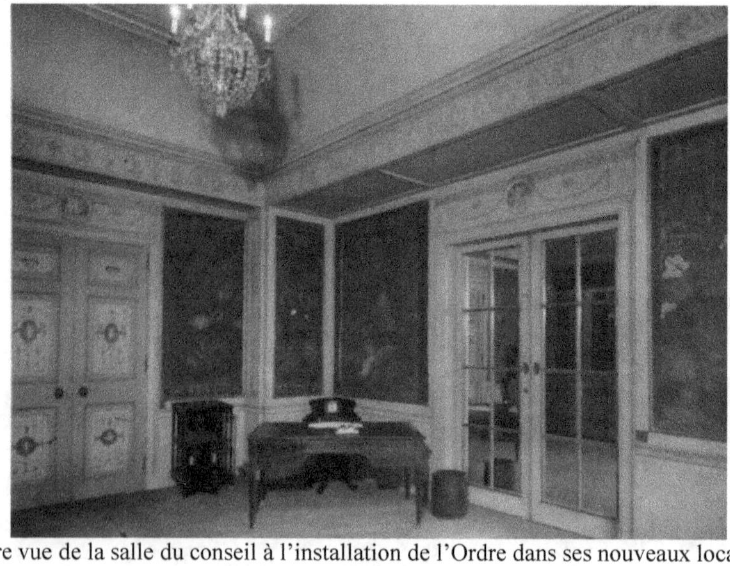

Autre vue de la salle du conseil à l'installation de l'Ordre dans ses nouveaux locaux[36].

[35] Conseil national de l'Ordre des chirurgiens-dentistes, communication personnelle, Paris, 2020.

[36] Conseil national de l'Ordre des chirurgiens-dentistes, communication personnelle, Paris, 2020.

L'ORDONNANCE DU 24 SEPTEMBRE 1945

Relations Pétain-de Gaulle

Pour comprendre l'ordonnance du 24 septembre 1945 signée par le général de Gaulle lui-même, il faut avant tout comprendre la personnalité de l'homme et la nature de ses rapports avec le maréchal Pétain, car leurs conséquences ont eu un retentissement considérable pour tous les chirurgiens-dentistes notamment. Il faut également et indéniablement s'imprégner du contexte historique de 1945 pour mieux en cerner les enjeux.

Sa personnalité tout d'abord. Toutes les actions du Général, bonnes ou mauvaises, ont toujours été guidées par l'amour de son pays. Quand l'intérêt de la Nation était en jeu, il s'est toujours montré intraitable. Amour et dévotion pour sa patrie dans une rigueur toute militaire.
« Toute ma vie, je me suis fait une certaine idée de la France. Le sentiment me l'inspire aussi bien que la raison. Ce qu'il y a, en moi, d'affectif imagine naturellement la France, telle la princesse des contes ou la madone aux fresques des murs, comme vouée à une destinée éminente et exceptionnelle[37]*. »*
Ses relations avec Pétain ensuite. Elles sont bien résumées dans le livre de Frédéric Salat-Baroux[38] (2010). *« La première rencontre des deux hommes date de 1912. Le colonel Pétain est alors à deux ans de la retraite, commande le 33e Régiment d'Arras et est placardisé en raison de ses idées, qui s'opposent à celles de l'état-major de l'époque. Le lieutenant Charles de Gaulle rejoint ce régiment, frais émoulu de Saint-Cyr. Pétain devine immédiatement les immenses qualités de ce jeune homme, des qualités intellectuelles et des qualités de chef. De Gaulle, lui, admire le soldat, même si, dès le début, il n'est pas d'accord avec la doctrine défensive de Pétain. De Gaulle est alors plutôt un disciple des théories de Foch, qui pense qu'avec la volonté, on peut tout renverser. Pourtant, un lien très fort naît dès cette première rencontre. Dans les années 20, Pétain cherche à entrer à l'Académie française. Il fait venir Charles de Gaulle à son cabinet pour rédiger le livre qu'il projette. De Gaulle devient ainsi le collaborateur préféré du Maréchal et sa plume. Mais, leurs rapports sont dissymétriques. De Gaulle s'éloigne de Pétain. Les deux hommes sont en désaccord sur la façon de préparer l'armée française à la guerre*[39]*. (...). Pendant l'entre-deux-guerres, Pétain incarne la figure du soldat républicain, alors que*

---

[37] De Gaulle Charles, *Mémoires*, Plon (éd.), 1954.

[38] Salat-Baroux Frédéric, *De Gaulle-Pétain*, Robert Laffont (éd.), 2010.
En 1918, Pétain dit de Charles de Gaulle : *« Le capitaine de Gaulle, réputé pour sa haute valeur intellectuelle et morale [...]. Est tombé dans la mêlée. Officier hors pair à tous égards. »*

[39] De Gaulle partage les idées du général allemand Guderian qui prône la guerre éclair. Les tanks ouvrent le chemin suivi immédiatement des fantassins, l'ensemble accompagné d'un appui aérien. Pétain, vice-président du Conseil supérieur de la Guerre de 1920 à 1931, est resté sur l'immobilisme des guerres de tranchées. Le territoire français doit être protégé derrière des fortifications « infranchissables » (ligne Maginot).

Charles de Gaulle vient d'un milieu beaucoup plus conservateur. Comment et pourquoi les rôles se sont-ils inversés ? Cela s'explique par le climat des années 30. Chez Pétain, le facteur psychologique remonte à 1918. Il est le vainqueur de Verdun en 1916. Il a sauvé l'armée française au moment des mutineries de 1917. Et, en 1918, au moment de la grande offensive allemande, il craque. Il est pris d'un pessimisme qui confine au défaitisme. C'est Foch, et pas lui, qui est alors choisi comme généralissime des armées alliées. Pour Pétain, c'est une frustration. De là, date une ambition personnelle qu'il n'aura de cesse d'assouvir[40]*. Autre problème, son passage comme ministre de la Guerre du cabinet Doumergue. Il commence alors à côtoyer des personnalités très hostiles à la République. C'est le moment aussi où il fait sa première rencontre avec Laval. Quand Herriot renverse le gouvernement Doumergue, cela achève de convaincre Pétain que la République n'est pas le régime qui convient à la France (...). La grande différence entre Pétain et De Gaulle en 1940, c'est que Pétain considère qu'il s'agit de la troisième manche de la guerre qui oppose la France à l'Allemagne depuis 1870. De Gaulle, comme Churchill, sait que l'adversaire n'est pas une Allemagne nationaliste, mais qu'elle porte un ordre nazi dont le but est d'abattre les démocraties. Pour lui, il n'est pas possible de discuter avec cette Allemagne, et tout ce qui conduit à entrer dans une logique de compromis et de temporisation ne peut conduire qu'à une catastrophe. Pour lui, la seule attitude possible est celle d'une opposition radicale*[41]*. »*
« Dès lors, tout oppose les deux hommes qui vont se retrouver face à face dans le dernier gouvernement Paul Reynaud. Alors que les caractères les plus trempés s'effondrent, l'un et l'autre vont passer à l'acte les 17[42] *et 18*[43] *juin 1940. Ils incarnent deux attitudes face à la défaite : le choix de l'armistice et de la collaboration pour l'un, la poursuite de la guerre et la résistance pour l'autre. La radio, vecteur capital de la confrontation idéologique, prend une place inédite jusque-là dans la vie politique. (...) Le choix du général de Gaulle d'assumer la continuité républicaine et de faire sienne la vision progressiste et sociale du Conseil national de la Résistance, s'oppose à celui de Pétain de mettre en place un régime autoritaire et contre-révolutionnaire*[44]*. »*

---

[40] Pour de Gaulle, qui a travaillé au cabinet de Pétain de 1925 à 1927, le Maréchal est devenu en quelques années un représentant du dogmatisme stratégique qu'il dénonçait auparavant, en même temps que grandissait chez lui *« une ambition sénile de tout et un désintérêt sénile de tout... »*
[41] Salat-Baroux Frédéric, *De Gaulle...*, op. cit., 2010.
[42] Pétain, au cours d'une émission radiophonique, appelle les Français à cesser les combats contre les Allemands. Le 22 juin 1940, il signe la capitulation du pays à Rethondes et prend la tête du gouvernement de Vichy.
[43] Appel radiophonique de De Gaulle aux Français, depuis Londres, à poursuivre la lutte contre l'envahisseur. De Gaulle sera condamné à mort par contumace par Vichy, le 2 août 1940.
[44] Salat-Baroux Frédéric, *De Gaulle...*, op. cit., 2010.

Si de Gaulle choisit de refuser tout compromis avec les nazis qu'il juge criminels[45], Pétain, lui, choisit de s'associer à eux. En effet, il estime que les nazis[46] sont les plus à même de protéger les Français du bolchévisme de Staline[47] qui gagne toute l'Europe et a gangréné la France elle-même. Les communistes et les sympathisants y sont effectivement légion. Les communistes ne s'y sont pas trompés et s'engagent en résistance bien avant l'invasion de l'URSS par les Allemands, le 22 juin 1941.
L'un a eu raison, l'autre pas.

Pourtant, à l'issue de la Première Guerre mondiale, ces deux hommes s'entendent autour d'une même idée.
Entre les civils et les militaires, la France a perdu 1 700 000 hommes sur une population totale de 39,6 millions d'individus. 500 000 hommes environ meurent après la guerre des suites de leurs blessures. L'épidémie de grippe espagnole fait 200 000 victimes. 4 266 000 hommes (6 millions et demi pour d'autres) sont revenus blessés du front. Beaucoup ne peuvent pas reprendre une activité normale et sont pensionnés de l'État[48].
En France, 20 % des soldats âgés de 19 à 27 ans en 1914 ont été tués. Les soldats morts de la Première Guerre mondiale ont laissé 3 millions de veuves et 6 millions d'orphelins.
L'économie du pays est tenue par les femmes essentiellement, les champs sont cultivés par les femmes, les entreprises et industries sont opérationnelles grâce à la main-d'œuvre féminine. La population active sur laquelle repose la reconstruction du pays est vieillissante. Ceci est accompagné d'une dénatalité très importante. Ce déficit considérable de naissance a été évalué à 1,6 million de naissances qui n'ont pu voir le jour[49]. Il est à la base d'un véritable déclin démographique. Le taux de natalité ne reviendra à un taux équivalent à celui d'avant-guerre qu'en 1950[50].
Confrontés à un bilan aussi lourd, les deux hommes sont convaincus que la France ne peut pas faire face à un deuxième conflit de cette ampleur. De Gaulle fait le constat de l'affaiblissement de la France, mais estime pour

---

[45] Les crimes des nazis sont déjà connus : ouverture du premier camp de concentration en 1933 (Dachau), purge de la S. A. par Hitler en 1934 (nuit des Longs Couteaux), pogrom contre les juifs en 1938 (nuit de Cristal). Churchill dispose des photos des trains partant pour les camps d'extermination et est informé de ce qu'il s'y passe dès 1942-1943.
[46] Hitler, à son accession au pouvoir en 1933, fait interdire tous les partis politiques non nazis (dont le communisme) en Allemagne. Les communistes allemands sont emprisonnés dans le premier camp de concentration ouvert cette année-là : Dachau.
[47] Lors de la signature du pacte germano-soviétique en 1939, Staline interdit aux communistes français d'entrer en Résistance après l'invasion de leur territoire par les Allemands en 1940. De fait, beaucoup collaborent avec l'Occupant jusqu'à négocier une reparution de *L'Humanité* avec lui, journal qui avait été interdit en 1939 par le gouvernement Daladier, alors que sa ligne de presse venait d'approuver le pacte signé par les Russes avec les nazis.
[48] fr.wikipedia.org, *« Pertes humaines de la Première Guerre mondiale »*, 2019.
[49] www.cndp.fr, *« Le bilan de la Première Guerre mondiale »*, 2000.
[50] Le « baby boom » commence, timidement certes, en 1943, en plein conflit mondial.

autant qu'elle doit se préparer à l'inévitable déclenchement d'un second conflit contre l'Allemagne, dans lequel la France devra tenir son rang. C'est pourquoi il insiste, tout au long des années 30, sur l'urgence d'une réforme de l'appareil militaire, et la constitution d'une « armée de métier » motorisée, capable de compenser, par la puissance que constitue l'arme mécanique, le déficit numérique de l'armée française et de porter rapidement la guerre au cœur du territoire allemand, en soutenant les alliés européens de l'Est qui forment une alliance de revers contre le Reich. Pétain, quant à lui, s'oppose à l'entrée en guerre de la France suite à l'invasion de la Pologne, au regard de l'impréparation de l'armée française, mais surtout de la catastrophe que constituerait, selon lui, l'implication de la France dans un nouveau conflit mondial.

Si ce n'est pas le cas, la France est irrémédiablement condamnée à disparaître.

De Gaulle, dans ses *Mémoires*, affirme : « *Je pouvais voir la France, qu'une natalité déficiente, de creuses idéologies et la négligence des pouvoirs avaient privée d'une partie des moyens nécessaires à sa défense, tirer d'elle-même un incroyable effort, suppléer par des sacrifices sans mesure à tout ce qui lui manquait et terminer l'épreuve dans la victoire (mais), épuisée de pertes et de ruines, bouleversée dans sa structure sociale et son équilibre moral, reprendre d'un pas vacillant sa marche vers son destin, alors que le régime, oubliant Clemenceau, rejetait la grandeur et retournait à la confusion* [51]. »

Pétain à Baudouin, secrétaire du Comité de la guerre, le 25 mai 1940 : « *Je suis partisan de ne plus poursuivre la lutte à outrance ; c'est facile et stupide de dire qu'on luttera jusqu'au dernier homme, c'est criminel aussi étant donné nos pertes de l'autre guerre et notre faible natalité ; et puis qu'est-ce que ça veut dire ? On le dit et on ne le fait pas, il faut sauver une partie de l'armée, car sans une armée groupée autour de quelques chefs pour maintenir l'ordre, une vraie paix ne sera pas possible et la reconstruction de la France n'aura pas de point de départ* [52]. »

Pétain, comme de Gaulle, fait le constat que la France sort considérablement affaiblie de la Première Guerre mondiale. La reconstruction de l'appareil industriel et militaire est lente. Mais, le problème principal réside dans la démographie stable depuis le XIXe siècle. À la veille de la Seconde Guerre mondiale, la population française ne compte toujours que 40 millions d'habitants, tandis que la population allemande s'élève à près de 70 millions. C'est notamment pour cela que de Gaulle militera pour une armée de métier afin de limiter les pertes en population civile.

Si les deux militaires sont d'accord sur l'idée de départ, les moyens pour y parvenir divergeront. Comme nous l'avons dit déjà, l'un a eu raison dans le choix de ses associations et l'autre, pas.

---

[51] De Gaulle Charles, *Mémoires de guerre*, Plon (éd.), Paris, vol. 1, 1954.

[52] « Sur le Comité de guerre du 25 mai », in Marc Ferro, *Pétain*, Fayard (éd.), 1987, p. 34.

À son arrivée au ministère de la Guerre en mai 1940, Pétain, qui, certes, considère déjà la guerre comme perdue par la France, est atterré par l'ampleur de l'impréparation de l'armée française, ce qui achève, si besoin était, de le convaincre de l'inéluctabilité de l'armistice.
L'objectif de Pétain est d'arrêter les hostilités, pour tirer au mieux la leçon de 1918. *« Trop peu d'enfants, trop peu d'armes, trop peu d'alliés, voilà les causes de notre défaite. »* [il faut] *« Limiter la souffrance des Français »*, dit-il dans son discours du 20 juin 1940. Pétain est persuadé que la France restera seule dans la guerre. À William Bullitt, ambassadeur américain, le 4 juin 1940, il dit : *« [Les] Anglais ne font rien, ne nous soutiennent pas ; les Anglais veulent que les Français se battent jusqu'à la dernière goutte de leur sang. (...). »*
De Gaulle, quant à lui, parti en Angleterre, est convaincu qu'il s'agit : *« d'une guerre mondiale dans laquelle l'opportunité de vaincre l'Allemagne se présentera. »* À ceux qui viennent le voir à Londres, de Gaulle prédit, dès 1940, *« la défaite du IIIe Reich. »* Pour lui, l'entrée en guerre des États-Unis et de l'URSS n'est qu'une question de temps. À noter que Pétain perçoit, lui aussi, rapidement après l'été 1940, qu'Hitler se tournera bientôt contre l'URSS. Il n'en demeure pas moins persuadé que la victoire reviendra à l'Allemagne qui a déjà vaincu la Russie en 1917. Il convient donc, pour Pétain, de marchander avec l'Allemagne, un soutien non militaire de la France, et la sécurité assurée par Vichy sur les arrières du Reich ainsi que le contrôle des colonies, contre une amélioration du sort des Français et un assouplissement de la ligne de démarcation. Ceci jette les bases de la politique de collaboration, fondée sur un espoir vain dès le départ...
Ainsi, l'objectif de De Gaulle n'est pas purement militaire : il faut maintenir la France dans la guerre pour qu'elle puisse s'asseoir dans le camp des vainqueurs après la victoire.
Les deux hommes attendent l'entrée en guerre des États-Unis. Mais, pour Pétain, celle-ci risque de n'intervenir que très tardivement. Il s'agit avant cela de préserver le sang français et d'effectuer un redressement national. Son modèle : la Prusse en 1806. Vaincue par Napoléon, elle a profité de sa défaite pour se réformer de l'intérieur, puis battre la France, des années plus tard, lorsque les événements ont tourné contre Napoléon. Et également : 1918. Il estime en effet que la France n'a pas su profiter de sa victoire et que c'est l'Allemagne qui a gagné la paix. En effet, en 1918, Pétain est partisan de poursuivre l'offensive jusque sur le sol allemand pour leur imposer une capitulation[53]. Pétain prévoit dès lors, comme Georges Clemenceau, que les conditions trop favorables du traité de Versailles, et le sentiment, erroné, que les armées allemandes sont restées invaincues en 1918, conduiront à un retour rapide de la puissance et de la menace allemandes.

---

[53] Avec tous mes remerciements à M. Vincent Lhomeau, professeur d'histoire spécialisé dans l'histoire du général de Gaulle et de l'immédiat après-guerre.

La fin de la Seconde Guerre mondiale est connue de tous. De Gaulle, qui s'est imposé comme chef de la Résistance unie et a débarqué en France en août 1944, est acclamé sur les Champs-Élysées par la foule parisienne le 25 août. Dans le discours qu'il prononce alors, il affirme avec une mauvaise foi calculée : *« Paris libéré ! Libéré par lui-même, libéré par son peuple, avec le concours des armées de la France, avec l'appui et le concours de la France tout entière, de la France qui se bat* [54]*»*. C'est qu'il s'agit, en faisant mine de s'adresser au peuple français, de rappeler aux Alliés, et aux Américains en particulier, qui lui ont si longtemps préféré Pétain, et projetaient encore récemment de diviser la France considérée, par eux, comme vaincue, en zones d'occupation (comme ce sera le cas en Allemagne après le 8 mai 1945), que la France entend rester souveraine, dans la mesure où « la France qui se bat », - c'est-à-dire la Résistance - est, selon lui, « la vraie France, la seule France », la « France éternelle », par opposition à Vichy, dont la défaite ne saurait incarner la défaite de la France.
Installé au ministère de la Guerre, rue Saint-Dominique dans le VIIe arrondissement, de Gaulle dirige le Gouvernement provisoire de la République française. À ceux des résistants qui demandent au Général de rétablir la République, de Gaulle oppose un refus catégorique le 25 août en prononçant des mots là encore lourds de sens. *« La République n'a jamais cessé d'être. La France Libre, la France Combattante, le Comité français de libération nationale, l'ont, tour à tour, incorporée. Vichy fut toujours et demeure nul et non avenu. Moi-même suis le président du Gouvernement de la République. Pourquoi irais-je la proclamer*[55] *? »*
De fait, il devient un interlocuteur incontournable pour les Alliés qui comptent sur le renfort des troupes françaises pour terminer la guerre. Ultime tour de force du Général : les Français reçoivent la capitulation allemande aux côtés des Alliés et terminent la guerre en vainqueurs
Les Allemands ont capitulé sans condition. « Sauveur » du pays ou, tout du moins, de sa place aux côtés des puissances victorieuses, le Général est un des grands vainqueurs de ce conflit. Il est un héros pour nos concitoyens libérés.
Pétain, quant à lui, a collaboré activement avec les Allemands. Le 15 août 1945, devant la Haute Cour de justice, Pétain est reconnu coupable d'intelligence avec l'ennemi et de haute trahison. Condamné à mort, il est frappé de dégradation nationale et ses biens lui sont confisqués.
La Haute Cour a donc prononcé une sentence d'indignité nationale, mais, compte tenu de son grand âge, a souhaité qu'il finisse ses jours en prison. Bien sûr, à travers cette condamnation, c'est aussi tout le régime de Vichy qui est sanctionné : ses hommes, ses institutions, ses idées. Au-delà de cette condamnation judiciaire, c'est *l'illégalité de l'ensemble qui est aussi reconnu.*

---

[54] De Gaulle Charles, Discours du 25 août 1944 à l'Hôtel de Ville de Paris.

[55] De Gaulle Charles, *Mémoires de guerre – L'Unité : 1942-1944*, Plon (éd.), Paris, t. II, 1956 ; cf. rééd. Le Livre de Poche (Historique), 1963, pp. 374-375.

Les chiffres des victimes de la Seconde Guerre mondiale sont édifiants : 50 à 60 millions de morts, 18 millions de militaires tués, 45 millions de civils disparus. En France, 238 000 militaires sont morts et 330 000 civils également. Pour résumer, après la Première Guerre mondiale qui a vu la France s'affaiblir considérablement, notre pays a subi à nouveau des pertes très importantes. Nouveau coup porté aux forces vives du pays, c'est certain. Cela impactera énormément certains choix gouvernementaux.
À la fin de la guerre, le Général décide d'ouvrir des enquêtes sur la collaboration. L'épuration légale ne se résume pas à un service d'enquête parisien. Elle s'exerce de façon relativement massive et systématique sur l'ensemble du territoire français via les cours de justice départementales, mises en place dès 1944 avec la libération du territoire. Ces cours, bien qu'elles aient pratiqué l'essentiel de leur activité de 1944 à 1946, ne sont supprimées qu'en 1949, par la loi du 29 juillet, soit 3 ans après le départ du général de Gaulle. Les cours de justice traitent ainsi plus de 300 000 dossiers dont les 2/3 classés sans suite. Les jugements prononcés révèlent une certaine clémence puisque sur les 6 700 peines de mort prononcées, moins de 800 sont effectivement appliquées. Pour de Gaulle et les Résistants, qui ont prévu l'épuration dès 1943, soit avant la libération du territoire, il s'agit avant tout d'exclure les anciens collaborateurs du service de l'État, de l'administration et des milieux d'influence (journalisme, art, intellectuels, etc.), tout en mettant fin à l'amorce de guerre civile déclenchée par l'épuration sauvage. La volonté d'épurer et de punir est réelle, mais la peine d'indignité nationale est inventée et privilégiée, car il faut épargner les forces vives dont le pays a besoin pour se reconstruire. De Gaulle se trouve vite face à un constat édifiant : toute la société est concernée et a été touchée par ce fléau, ceci à tous ses échelons.
Il est confronté à un choix cornélien : soit il fait condamner tout le monde, retarde les réformes indispensables et la reconstruction du pays, voire se heurte à une guerre civile, soit il décide de faire essentiellement des exemples emblématiques et de se montrer plus indulgent avec les autres, les anonymes, afin de favoriser la reconstruction de son pays. C'est ce dernier choix que le Général décide de faire.

Par la suite, le plan Marshall, plan d'aide américain, est mis en place en 1947. Pour le mettre en œuvre, le pays a besoin de bras et de compétences[56]. Successivement, trois amnisties sont décrétées par Vincent Auriol (1947-1954), président de la République qui succède à Charles de Gaulle :

- 16 août 1947 ;
- 5 janvier 1951 ;
- 6 août 1953.

[56] Rouquet François, *Une épuration ordinaire (1944-1949), Petits et grands collaborateurs de l'administration française*, CNRS (éd.), 2011.

Il faut reconstruire… Tout se met en place.

À la libération du pays, de Gaulle a ainsi assuré la transition au sein du territoire français en veillant au bon fonctionnement de l'ensemble, l'épuration en l'assainissant de ceux impliqués dans les péchés du régime de Vichy et la rédemption afin de faciliter sa reconstruction.

Pourquoi un Ordre ?

Si l'Ordre des avocats est l'embryon des ordres médicaux, il sera évoqué sommairement à des fins d'information.

« L'Ordre des avocats est le premier ordre professionnel en France[57]*. Il sert bien souvent d'élément de comparaison aux autres organisations. Son influence se fait sentir quand sont élaborés les différents projets d'un Ordre des médecins. En témoigne l'Étude sur la création d'un Ordre des médecins analogue à l'Ordre des avocats, publiée par le Dr Hippolyte Sénac en 1886. En réalité, il n'y a pas un, mais « des Ordres » des avocats. Ceci est rendu possible, car la profession est organisée en barreaux depuis l'Ancien Régime*[58]*. Le barreau, initialement la barre de fer ou de bois séparant l'audience des avocats et derrière laquelle ils plaident, désigne par la suite l'ensemble des avocats attachés à un tribunal de grande instance (T.G.I.). Soulignons que le mot « Ordre » est fréquemment employé au singulier pour englober sous un seul terme les différents Ordres nationaux. C'est donc le barreau qui élit le conseil de l'Ordre qui, à son tour, élit à sa tête un bâtonnier*[59]*. Il est ainsi appelé parce qu'il portait, à l'origine, le bâton à l'effigie du saint patron de la profession, saint Nicolas ou saint Yves. »*

(…) *« Certains aiment à le faire remonter au Bas-Empire romain et à l'empereur Justinien Ier (483-565), mais c'est indiscutablement sous le règne de Louis XIV que s'affirment, de façon claire, l'institution de l'Ordre des avocats et le rôle du bâtonnier. »*

(…) *« Le mot français « ordre » est issu du latin « ordo » qui a comme signification « rang, rangée, distribution régulière ». » « On est tenté de penser que l'usage du terme « ordre » pour désigner une assemblée professionnelle, en premier lieu celle des avocats, a pu être emprunté aux ordres de chevalerie du XIVe siècle, ces derniers découlant eux-mêmes des ordres militaires et religieux qui sont apparus, et ont connu un développement rapide lors des croisades. »*

(…) *« C'est probablement à partir du XIVe siècle, par des influences dont on ne peut dégager avec exactitude une prépondérance, que la communauté des avocats est évoquée par le terme « ordo », ordre. Ajoutons, cette fois avec*

---

[57] Chapitre reproduit avec l'aimable autorisation du Dr Maxime Cournault.
Cournault Maxime, *Un ordre pour les chirurgiens-dentistes en France : 24 septembre 1945*, L'Harmattan (éd.), Collection Médecine à travers les siècles, Paris, 2018, pp. 67-84.

[58] CNRTL, Centre national des ressources textuelles et lexicales, *Étymologie de barreau* [en ligne]. [cité le 7 juill. 2016]. Disponible sur http://www.cnrtl.fr/etymologie/barreau.

[59] L'article 15, alinéas 2 et 4 de la loi n° 71-1130 du 31 décembre 1971 portant réforme de certaines professions judiciaires et juridiques énonce que : *« chaque barreau est administré par un conseil de l'Ordre élu pour trois ans. (…) Il est présidé par un bâtonnier élu pour deux ans dans les mêmes conditions »*.

certitude, que le mot devient couramment employé aux XVIe et XVIIe siècles, car l'institution s'établit véritablement lors du règne du Roi-Soleil[60]. »

(…) « *L'année 1661 voit la publication du premier règlement, ainsi que la première réunion du conseil de discipline de l'Ordre. Un arrêt du 17 juillet 1693 confirme le bâtonnier comme chef de l'Ordre*[61]. »

(…) « *Si le décret du 14 décembre 1810 symbolise la naissance de l'Ordre dans sa forme moderne, l'ordonnance d'août 1830 marque véritablement le rétablissement de ses prérogatives et de son lustre d'antan. Ordres et bâtonniers vont prendre une importance croissante, apportant au barreau prestige, puissance et influence. Cela se ressent dès 1845, quand commence à poindre la question d'une organisation des professions médicales.* »

***

« *La première entreprise législative concrète visant à instaurer une organisation ordinale pour les médecins, même si le terme d'« ordre » n'est pas encore celui employé, date de 1847. Le texte présenté fait partie du Projet de loi sur l'enseignement et l'exercice de la médecine et de la pharmacie, porté par le comte de Salvandy. Ce projet contient également les premières dispositions pour réglementer la profession de dentiste, après la Révolution. Salvandy se base sur les travaux d'un congrès de médecins pour son élaboration. Durant les deux premières semaines du mois de novembre 1845, se déroule à l'hôtel de ville de Paris, salle Saint-Jean, le congrès médical de France. L'événement est d'une ampleur inédite. Il rassemble deux mille médecins, sur les vingt mille environ que compte le pays, provinciaux et parisiens, mais aussi des officiers de santé, des pharmaciens et des vétérinaires*[62]. *Une dizaine de commissions doivent se pencher sur les différentes problématiques que rencontrent les médecins au milieu de ce siècle. Sont ainsi évoqués leur rémunération, la médicalisation des campagnes, leur considération sociale et l'avenir des officiers de santé*[63].
La commission numéro 9 est chargée des questions d'exercice illégal de la médecine, des médecins étrangers, de la limitation du nombre des médecins et des conseils de discipline. Sur ce dernier point, la question posée est la suivante : « Quels seraient les avantages, quels seraient les inconvénients

[60] Chapitre reproduit avec l'aimable autorisation du Dr Maxime Cournault.
Cournault Maxime, *Un ordre pour les chirurgiens-dentistes en France : 24 septembre 1945*, L'Harmattan (éd.), Collection Médecine à travers les siècles, Paris, 2018, pp. 67-84.
[61] Sur B., Sur P. O., *Une histoire des avocats en France.*, Dalloz (éd.), Paris, 2014, p. 81.
[62] Bourquelot L., « Le congrès médical de France : défense d'une profession libérale sous la Monarchie de Juillet », in *Annales de Bretagne et des pays de l'Ouest.* 1979 ; 86 (2) : 301-312.
[63] Chapitre reproduit avec l'aimable autorisation du Dr Maxime Cournault.
Cournault Maxime, *Un ordre pour les chirurgiens-dentistes en France : 24 septembre 1945*, L'Harmattan (éd.), Collection Médecine à travers les siècles, Paris, 2018, pp. 67-84.

des conseils de discipline ? Quelle organisation, quelles attributions leur donner[64] *? ». La commission numéro 9, par la voie du Dr Cerise, son rapporteur, répond en proposant la création d'un collège médical, par arrondissement (département), avec à sa tête un conseil médical. Elle appelle de ses vœux « l'institution de conseils médicaux servant d'intermédiaire entre le corps médical et la société, entre le corps médical et chacun de ses membres, ayant à la fois des fonctions de protection et de moralisation*[65] *». L'idée est très semblable à celle d'une « institution ordinale médicale » même si, au terme « conseil de l'Ordre », on préfère celui de « conseil médical ». Le fait que les questions d'exercice illégal et de conseils de discipline soient traitées par la même commission n'est pas fortuit. La principale motivation à la création des conseils médicaux est bien la lutte contre l'exercice illégal de la médecine.*
Il s'agit également de mettre un terme à ce que le Dr Cerise appelle « le charlatanisme légal ». Il vise ici directement des médecins. Le travail de la commission numéro 9 se concrétise par cette motion, adoptée par le Congrès :

« - Un collège médical sera créé dans chaque arrondissement et comprendra tous les médecins domiciliés dans l'arrondissement.
- Chaque collège médical d'arrondissement élira tous les ans, à la majorité absolue des suffrages, un conseil médical.
- Le conseil aura pour mission, d'une part de soutenir les droits du Corps médical et de ses membres, d'autre part de maintenir la dignité professionnelle.
- Le conseil aura le pouvoir de prononcer (...) cinq ordres de peines disciplinaires. Parmi ces peines, la radiation temporaire ou absolue « du tableau du collège[66] *».*
- Les collèges médicaux seront chargés de signaler aux procureurs du roi les individus qui exercent illégalement la médecine et d'en presser la poursuite. »
Le ministre Salvandy reprend les travaux des commissions du congrès médical pour élaborer son projet de loi[67]*. Mais, le texte présenté à la Chambre des Pairs modifie quelque peu le rôle des conseils médicaux. Ils sont traités dans les articles 47 et 48. Le ministre, voyant en eux un contre-pouvoir incontrôlable, du moins hors de son contrôle, réduit drastiquement leurs prérogatives. Leur pouvoir disciplinaire est, par exemple, supprimé.*

[64] Cibrie P., *L'Ordre des médecins*, Laboratoires Midy, Paris, 1935, p. 18.
[65] Journal officiel du congrès médical en séance du 10 novembre 1845. Dans *La Lancette française, Gazette des hôpitaux civils et militaires*. 15 novembre 1845 ; Tome VII (137) : 549-551.
[66] Cibrie P., *L'Ordre…*, op. cit., 1935. p. 19.
[67] Chapitre reproduit avec l'aimable autorisation du Dr Maxime Cournault.
Cournault Maxime, *Un ordre pour les chirurgiens-dentistes en France : 24 septembre 1945*, L'Harmattan (éd.), Collection Médecine à travers les siècles, Paris, 2018, pp. 67-84.

Salvandy déclare à la Chambre : « Plus tard, on pourra arriver à donner aux conseils plus d'extensions ». Une manière de faire taire les dernières revendications[68]*. Il a déjà défendu cette position, dans le discours d'exposé des motifs du projet de loi en février 1847, en comparant l'Ordre des avocats « rassemblé dans quelques centres de population et de lumière », qui n'exerce « que sous les yeux et sous l'autorité d'un pouvoir plus grand, plus fort, plus auguste. Le tribunal » à des conseils médicaux qui « seraient forcément livrés à eux-mêmes » et auraient à juger des faits qui « ne se passent pas à la clarté du jour : ils sont obscurs, incertains, contestés, difficiles à établir »*[69]*. Faute d'argument concret, on notera le recours à de remarquables figures de style au service de la rhétorique comme l'antithèse et la répétition. Les médecins vont d'ailleurs qualifier le projet de politique et lui reprocher de chercher à enchaîner une profession, jugée de grande influence sur la société. Les conseils ont encore la charge de dresser la liste des praticiens autorisés à exercer la médecine dans le département, mais il n'est plus fait mention de maintien de la dignité professionnelle. Nommés par le ministre de l'Instruction publique et non plus élus, les conseils médicaux deviennent des exécutants dociles, outils statistiques, plus au service de l'administration qu'à celui de la profession. On est bien loin des vœux formulés par le congrès de 1845. Mais, ce texte sur lequel les médecins font part de leurs critiques et de leur déception ne sera jamais mis en œuvre. Voté par la Chambre des Pairs au palais du Luxembourg en juin 1847, la Révolution de février 1848 en empêche le vote par la chambre des députés et reporte à une date inconnue la création des conseils de médecins. Si les conseils médicaux sont considérés comme les ébauches des Ordres médicaux, c'est l'esprit souhaité par le congrès de novembre 1845 et non celui de la loi jamais promulguée de Salvandy qui s'en approche le plus. Même avortés, ce texte et son élaboration auront eu comme conséquences de renforcer une posture forte, qui marquera les discussions futures. L'organisation de la profession doit être voulue par ses membres et mise en place par eux. Entre 1847 et 1935, le projet d'un Ordre des médecins est au centre de nombreuses réflexions. Des syndicats médicaux, nouvellement créés, à l'Académie de médecine, en passant par les avocats, tous vont se positionner sur cette question devenue incontournable*[70].

---

68 *La Gazette médicale de Paris : journal de médecine et des sciences accessoires*. - 1847, série 3, n° 02 p. 548 [en ligne]. [cité le 9 juillet 2016]. Disponible sur http://www.biusante.parisdescartes.fr/histoire/medica/resultats/?p=550&cote=90182x1847x02&do=page.

69 Salvandy N. A., *Projet de loi sur l'enseignement et l'exercice de la médecine et de la pharmacie, avec l'exposé des motifs*, Masson (éd.), Paris, 1847, p. 23.

70 Chapitre reproduit avec l'aimable autorisation du Dr Maxime Cournault.
Cournault Maxime, *Un ordre pour les chirurgiens-dentistes en France : 24 septembre 1945*, L'Harmattan (éd.), Collection Médecine à travers les siècles, Paris, 2018, pp. 67-84.

Suite aux vœux formulés par le congrès de 1845, les publications se multiplient, souvent favorables, parfois critiques. Revenons, sans être exhaustif, sur quelques annonces qui mettent en lumière l'engagement et l'intérêt que suscite le sujet.

25 novembre 1895 : L'Union des syndicats médicaux, réunie en assemblée générale, se prononce à l'unanimité en faveur de la création d'un « Ordre »[71].
1898 : le ministre de l'Intérieur Louis Barthou (1862-1934) expose, aux représentants de l'Union des syndicats médicaux, une proposition de loi visant à créer un conseil de l'Ordre des médecins.
24 juin 1923 : Le professeur de médecine de Bordeaux Henri Verger évoque, pour la première fois, lors d'une conférence, une base législative de l'Ordre. »
Le 7 mars 1928, le Parlement étudie un projet d'ordre médical déposé par le député Couteaux. Le projet reste sans suite.
« 1929 : le ministre du Travail Louis Loucheur (1872-1931) expose au conseil des ministres un projet de loi sur l'Ordre des médecins. L'idée est reçue, de la part du gouvernement, avec une complète approbation[72].
Juin 1929 : L'Assemblée générale de la Confédération des syndicats médicaux français (la Confédération des syndicats médicaux français naît de la fusion, en 1928, de l'Union des syndicats médicaux de France et de la Fédération nationale des syndicats médicaux) se déclare partisane de la création d'un Ordre des médecins[73]*. Elle établit un texte de 10 articles dont le premier énonce : « Les médecins exerçants sur le territoire français forment, dans le département où ils résident, un Ordre des médecins ». Et le quatrième de dire : « Nul ne peut exercer la médecine s'il ne figure au tableau de l'Ordre »*[74]*. Ce projet comporte également un « règlement de déontologie ».*
9 avril 1929 : Le professeur de médecine Victor Balthazard (1872-1950) propose, dans son exposé devant l'Académie de médecine, que celle-ci adopte le vœu « de soumettre aussi rapidement que possible, au vote du Parlement, la création de l'Ordre des Médecins, chargé de faire respecter le code de déontologie ».
11 juin 1929 : L'Académie de médecine se déclare pour la création de Chambres médicales régionales dont le rôle serait de prévenir et réprimer les défaillances individuelles, et insiste surtout sur la nécessaire promotion de la déontologie médicale. En 1929, la vénérable assemblée est donc d'accord sur le principe de la création d'un Ordre. Le fervent exposé que lui

[71] Pouillard J., *L'Ordre des médecins*, Glyphe (éd.), Paris, 2011, p. 32.
[72] Cibrie P., *L'Ordre...*, op. cit., 1935. pp. 38-39.
[73] Chapitre reproduit avec l'aimable autorisation du Dr Maxime Cournault.
Cournault Maxime, *Un ordre pour les chirurgiens-dentistes en France : 24 septembre 1945*, L'Harmattan (éd.), Collection Médecine à travers les siècles, Paris, 2018, pp. 67-84.
[74] Cibrie P., *L'Ordre...*, op. cit., 1935. pp. 38-39.

a présenté, le 9 avril, le professeur Victor Balthazard, alors président de la Confédération des syndicats médicaux français, a eu une importance non négligeable dans cette prise de position. Il deviendra d'ailleurs président de l'Académie de médecine en 1943.
1930 : Julien Bonnecase, professeur à la Faculté de droit de l'université de Bordeaux, publie le livre Pour un Conseil de l'Ordre des médecins.
10 février 1930 : La Société de médecine légale adopte le principe de la création d'un Ordre des médecins à l'unanimité, moins une abstention, et discute, avec force conviction, le texte présenté par Félix Liouville (1859-1947), avocat à la Cour et ancien député. Ce texte, qui prend le nom de « Projet Liouville », modifie la loi du 30 novembre 1892. Il en complète les articles 1 et 16, et y ajoute un titre VII intitulé « Ordre des médecins ». Ainsi, à l'article 1 de la loi de 1892 qui énonce : « Nul ne peut exercer la médecine en France s'il n'est muni d'un diplôme de docteur en médecine (...) », on ajoute : « Et s'il n'est inscrit à l'un des Ordres des médecins ». Le terme d'« Ordre » est définitivement préféré au terme de « collège »[75]*. La question de la juridiction d'appel traitée dans l'article 40 aboutit à des débats particulièrement animés. Pour cause, l'assemblée discutant du projet est composée de médecins, mais également d'avocats*[76]*.*
C'est en 1884, près d'un siècle après leur interdiction, qu'une loi rétablit officiellement les syndicats. Pour les professions médicales, il faut attendre 1892 et la grande loi de Paul Brouardel sur l'exercice de la médecine. L'article 13 stipule que : « les médecins, chirurgiens-dentistes et sages-femmes jouiront du droit de se constituer en associations syndicales, dans les conditions de la loi du 21 mars 1884, pour la défense de leurs intérêts professionnels.» Il leur reconnaît une existence légale[77]*.*

Cette liberté retrouvée, l'émulation au sein des syndicats va croissante, tout comme le champ de leurs réflexions. Ainsi, quand émerge l'idée d'un Ordre des médecins, deux positions se dégagent[78]*.*

D'un côté, on soutient qu'il n'y a nul besoin d'un Ordre. Il suffit d'en confier les prérogatives aux syndicats, tout en rendant l'inscription à ces

---

[75] Cibrie P., *L'Ordre*..., op. cit., 1935. p. 54.
[76] Chapitre reproduit avec l'aimable autorisation du Dr Maxime Cournault.
Cournault Maxime, *Un ordre pour les chirurgiens-dentistes en France : 24 septembre 1945*, L'Harmattan (éd.), Collection Médecine à travers les siècles, Paris, 2018, pp. 67-84.
[77] Rivière H. F., Hélie F., Pont P. J., Weiss A., *Codes français et lois usuelles*, Librairie générale de Droit et de Jurisprudence, Paris, 1913, p. 806.
[78] Chapitre reproduit avec l'aimable autorisation du Dr Maxime Cournault.
Cournault Maxime, *Un ordre pour les chirurgiens-dentistes en France : 24 septembre 1945*, L'Harmattan (éd.), Collection Médecine à travers les siècles, Paris, 2018, pp. 67-84.

derniers obligatoire ou en étendant l'autorité de leurs conseils de famille à l'exercice entier de la médecine[79].

De l'autre, on milite pour la création d'un Ordre universel, obligatoire, à côté duquel les syndicats demeureraient avec pour mission centrale la défense de la profession, là où l'Ordre aurait, lui, principalement un rôle disciplinaire.

En effet, si les syndicats ont obtenu des succès dans la défense des intérêts des médecins - économiques par exemple -, les résultats ont été bien plus décevants en ce qui concerne la gestion des abus, incorrections et autres mauvais comportements. Face à la détermination du ministre du Travail et des Pouvoirs publics à voir aboutir la création d'un Ordre des médecins, les syndicats adaptent rapidement leurs positions afin de rester étroitement associés au projet, invoquant une nouvelle fois que : « Un Ordre établi sans nous l'eût été sans doute contre nous[80] *».*

Ils se joignent donc à son élaboration, avec l'approbation du ministre. La toute jeune Confédération des syndicats médicaux français, née, on le rappelle, de la fusion, en 1928, de l'Union des syndicats médicaux et de la Fédération nationale des syndicats médicaux, déclare en décembre 1929 : « Nous, syndicalistes, aurions préféré certainement voir s'instituer le syndicat obligatoire et transformer simplement nos conseils de famille en chambres disciplinaires appelées à connaître des litiges ou des fautes professionnelles. » « L'évolution des idées en France ne paraît pas suffisamment avancée pour permettre cette réalisation et l'esprit individualiste du médecin est encore un obstacle difficile à vaincre. Cette force légale, qui eût été donnée, dans cette hypothèse, aux syndicats médicaux, eût singulièrement facilité la tâche à laquelle on semble devoir s'atteler maintenant, et qui est la réalisation de l'Ordre des médecins. »

Les lois du 5 avril 1928 et du 30 avril 1930, dites « lois sur les assurances sociales », instaurent, pour les salariés titulaires d'un contrat de travail, une assurance couvrant les risques maladie, maternité, invalidité, vieillesse et décès[81]*. Ces lois sont à l'origine de la protection sociale en France, ancêtre de la sécurité sociale que nous connaissons. Suite à ces lois, des conventions sont passées entre les caisses d'assurances et les syndicats. Les syndicats obtiennent la compétence de traiter les litiges entre leurs adhérents et les caisses d'assurances sociales, et de réprimer les abus. Ce sera au sein de*

---

[79] Rinuy, « Les conseils de famille. », in *La Presse médicale*, 25 novembre 1931. p. 94. http://www.biusante.parisdescartes.fr/histoire/medica/resultats/index.php?p=1741&cote=100000x1931xartorig&do=page.

[80] Cibrie P., *L'Ordre…*, op. cit., 1935, p. 38.

[81] Chapitre reproduit avec l'aimable autorisation du Dr Maxime Cournault. Cournault Maxime, *Un ordre pour les chirurgiens-dentistes en France : 24 septembre 1945*, L'Harmattan (éd.), Collection Médecine à travers les siècles, Paris, 2018, pp. 67-84.

« conseils de famille » que seront étudiées ces affaires. Ils s'articulent en trois juridictions : des conseils de famille départementaux, puis un conseil de famille national et, en dernier degré, une commission arbitrale du contrôle technique[82]*. Les conseils de famille ont une dimension sociale, par le contrôle de l'activité des médecins. Ce contrôle leur est confié en application de l'article 7 de la loi du 30 avril 1930, dans le cas où il existe une convention entre les caisses d'assurances et les syndicats. Ils ont également une dimension morale, par la possibilité de prononcer des sanctions contre les praticiens affiliés, en cas de duperie, mésusage des assurances sociales, mais aussi en cas de conflits entre confrères. Les pénalités prononcées par les conseils peuvent aller de l'avertissement au blâme, jusqu'à l'interdiction temporaire d'exercer. Ils sont, en résumé, les garants d'une certaine « moralisation » de la profession. En revanche, et le problème est de taille, ils deviennent inopérants dès que le médecin n'appartient pas au syndicat*[83]*. Démunis face aux praticiens non syndiqués, les conseils de famille ne peuvent offrir, en définitive, une solution satisfaisante au problème central de la discipline professionnelle. Les syndicats, en pleine renaissance, grâce notamment à l'autorité de leurs conseils de famille, ont pu, un instant, être envisagés comme une alternative à la création d'un nouvel organe de gestion de la profession. Ceux-ci souffrent pourtant de ne pas disposer de moyens pour contraindre les praticiens à l'adhésion, ni même à la simple observation de règles communes. Enfin, le projet de confier les missions de l'Ordre aux syndicats existants ne remporte pas l'adhésion d'une majorité de médecins et de dirigeants politiques. Il est donc logiquement écarté.*

Le 22 février 1933, Paul Boudin, docteur en droit, publie, dans le Concours médical n°8 bis, une critique sur le projet d'Ordre des médecins, que vient d'adopter la Chambre des députés[84]*. Il en souligne point par point les imprécisions. Au centre des désaccords, une nouvelle fois la juridiction d'appel. Boudin, et plus généralement les avocats, souhaitent qu'elle se tienne devant une Cour d'appel, juridiction de droit commun*[85]*, c'est-à-dire devant des magistrats. Ils s'opposent aux médecins qui entendent faire partie du jury d'appel, au sein d'une commission supérieure d'appel, ce qui en ferait une juridiction spéciale. Le principal argument avancé est la lourde sanction d'interdiction définitive d'exercer la médecine qui pèserait sur l'accusé. Prononcée, par exemple, en cas de récidive de fautes mineures ou par un jury de praticiens à l'objectivité discutable, animés par des inimitiés personnelles, elle aurait des conséquences fort préjudiciables pour le*

[82] Cibrie P., *L'Ordre*..., op. cit., 1935, p. 107.

[83] Pincemin J., Laugier A., « Les médecins. », in *Revue française de science politique*, 1959 ; 9 (4) : 881-900.

[84] Chapitre reproduit avec l'aimable autorisation du Dr Maxime Cournault.
Cournault Maxime, *Un ordre pour les chirurgiens-dentistes en France : 24 septembre 1945*, L'Harmattan (éd.), Collection Médecine à travers les siècles, Paris, 2018, pp. 67-84.

[85] Cibrie P., *L'Ordre*..., op. cit., 1935, pp. 61, 87.

concerné. Les médecins acceptent difficilement l'idée d'une telle ingérence et se considèrent seuls compétents pour juger de ce qui relève de la médecine. Ils défendent farouchement leur place dans le jury d'appel, ce qui leur vaut d'être comparés, par leurs opposants, aux corporations de l'Ancien Régime. La IIIe République, surnommée la République des avocats, ne fait pas mentir son surnom au cours des débats sur la création d'un Ordre des médecins. Parmi les parlementaires qui expriment leur désapprobation, voire leur opposition, on retrouve bien souvent des avocats. Ceux-ci craignent principalement la possibilité que deux degrés de juridiction soient composés de médecins, moins compétents à traiter des affaires de droit. Il est amusant de noter que cette même question de l'appel titillait déjà la sensibilité du barreau, cent ans avant que l'Ordre des médecins ne relance la discussion. Syndicats médicaux, puis Académie de médecine et Société de médecine légale ont donc développé et adopté le projet de la création d'un Ordre des médecins. C'est maintenant au tour des parlementaires de se pencher concrètement sur le sujet. Dès janvier 1932, la commission d'hygiène de la Chambre des députés est chargée d'étudier les propositions jointes des députés Xavier Vallat[86] *(1891-1972) et François Lefebvre (1871-1956). Le rapporteur désigné est le député de la Manche Joseph Lecacheux (1880-1952), médecin de profession. C'est sur le texte de Félix Liouville, adopté par la Société de médecine légale, que se base principalement le travail de la commission. La commission d'hygiène propose un projet de loi à la Chambre des députés, qui le vote le 9 décembre 1932, sans discussion, en séance publique. Le Dr Félix Gadaud (1875-1973), médecin lui aussi, en devient le rapporteur devant la commission sénatoriale*[87]*. Le texte présenté aux sénateurs est très semblable dans la forme à celui que Liouville défend en février 1930 devant la Société de médecine légale. On retrouve la modification des articles 1 et 16 de la loi de 1892, et l'ajout d'un titre VII « Ordre des médecins ». Nous sommes en 1933. L'abondance des discussions accompagnant les articles traitant des condamnations et des juridictions, ainsi que la précision et le soin apportés à leur rédaction indiquent que le projet d'un Ordre, dans les années 1930, est bel et bien motivé par la volonté des médecins de moraliser leur profession, et de garantir son honneur. Plus qu'un accompagnateur bienveillant, l'Ordre fait véritablement figure de garant de la morale*[88]*. Le Dr Félix Gadaud, en séance publique, au palais du Luxembourg, devant les sénateurs, le 25 janvier 1934, résume bien cet état d'esprit. Il déclare :*

---

[86] Xavier Vallat, député de l'Ardèche de 1919 à 1924 et de 1928 à 1940, devient, par la suite, secrétaire général dans le gouvernement de Vichy, puis est nommé à la tête du Commissariat général aux questions juives en 1941. Le projet de l'Ordre se trouve dès lors lié à un personnage associé à l'antisémitisme et au régime de Vichy.

[87] Cibrie P., *L'Ordre*..., op. cit., 1935, p. 65.

[88] Chapitre reproduit avec l'aimable autorisation du Dr Maxime Cournault.
Cournault Maxime, *Un ordre pour les chirurgiens-dentistes en France : 24 septembre 1945*, L'Harmattan (éd.), Collection Médecine à travers les siècles, Paris, 2018, pp. 67-84.

« L'ordre professionnel est une institution qui permet légalement aux membres inscrits à son tableau de définir les règles morales de la profession, d'en maintenir le respect et de sanctionner au besoin par des mesures disciplinaires les manquements à ces règles. »

Le 14 février 1935, le Sénat adopte à son tour le texte après modification et le renvoie au Palais Bourbon. Décembre 1935, le Dr Lecacheux s'en fait une nouvelle fois le rapporteur devant la Chambre des députés. Le vote tant attendu n'aura pas lieu... La question d'un Ordre étendu aux professions médicales encadrées par la loi Brouardel est évoquée par Paul Boudin, mais rapidement écartée. La proposition de Boudin a pourtant l'avantage de créer une cohérence entre les soignants ayant déjà en commun la législation de 1892. Il propose de continuer à respecter ce bloc professionnel, en rendant tous ces praticiens justiciables de la même juridiction disciplinaire. Les médecins, eux, ne montrent que peu d'enthousiasme pour ce qu'ils qualifient d'« Ordre des sanitaires ». L'idée est simplement remise à plus tard, à l'instigation de l'Ordre des médecins, dont on jugera si l'expérience concluante peut être élargie aux autres branches de la médecine[89]*. Priorité à l'Ordre des médecins donc. Au vu des échanges animés que celui-ci suscite déjà, ne pas compliquer son élaboration semble justifié. Fruit de plus de 5 ans de réflexions et de débats, voté par les deux Chambres du Parlement, le projet ne sera jamais adopté définitivement.*

*Crises économiques et sociales, montée du fascisme en Europe, victoire du Front populaire aux élections législatives de 1936... L'agitation et les changements que connaît la France des années 1930 s'avèrent peu propices à l'aboutissement d'un projet comme celui précédemment détaillé. De plus, la machine législative, notablement encombrée, est tout aussi défavorable à une issue rapide. Par exemple, le bicamérisme de la III*e *République entraîne double discussion du texte, plusieurs allers-retours entre le Palais Bourbon et le palais du Luxembourg et, dans le cas qui nous intéresse, une étude par deux commissions sénatoriales. Enfin, le renouvellement des députés tous les quatre ans condamne un texte de loi non finalisé à être réétudié, faisant perdre un temps considérable et reportant d'autant son aboutissement. Il est indéniable que le projet d'un Ordre des médecins, pourtant bien avancé, a souffert de tous ces revers. Tant et si bien que, quand éclate la guerre quatre ans plus tard, on ne peut que constater que la loi n'est toujours pas votée... Élaboré, abouti, mais oublié, le texte de 1935 a pourtant une importance historique et symbolique. Il permet de nuancer la création effective de l'Ordre cinq ans plus tard, dans des temps autrement troublés. L'Ordre des médecins ne peut donc pas être considéré comme une création originale du*

[89] Cibrie P., *L'Ordre...*, op. cit., 1935, pp. 96, 104.

régime de Vichy ni comme une entière progéniture du gouvernement de Pétain. Le projet de 1935 en est l'éclatant témoin[90]. »

Le gouvernement Daladier s'y intéresse de nouveau en juillet 1939. Le texte du Sénat de 1934 est repris. Un décret est adopté en conseil au Sénat le 28 juillet 1939, mais il est abandonné. La guerre est déclarée.

[90] Chapitre reproduit avec l'aimable autorisation du Dr Maxime Cournault.
Cournault Maxime, *Un ordre pour les chirurgiens-dentistes en France : 24 septembre 1945*, L'Harmattan (éd.), Collection Médecine à travers les siècles, Paris, 2018, pp. 67-84.

La section dentaire en quelques dates

L'ordonnance du 24 septembre 1945 signée par le général de Gaulle, fondatrice du Conseil national de l'Ordre des chirurgiens-dentistes, stipule : *« La question* (des Ordres) *faillit aboutir au Parlement entre 1935 et 1936. Toutefois, lors du début des hostilités, elle n'était pas réglée. L'autorité de fait de Vichy s'arrogea le droit de la résoudre, mais les textes successifs qui créèrent les ordres, sont contraires à la légalité républicaine et ne peuvent être maintenus. »*

La section dentaire du Conseil supérieur de l'Ordre des médecins a donc été jugée illégale par le gouvernement d'après-guerre et le législateur. Légitimement, par conséquent, elle a donc été supprimée par eux[91].

Nous nous limiterons par conséquent à aborder cette délicate question à travers l'énoncé de quelques dates seulement, en nous efforçant de rester strictement factuel.

3 septembre 1939 : La France déclare la guerre à l'Allemagne.

10 mai 1940 : Bataille de France.

22 juin 1940 : Le maréchal Pétain signe l'armistice de Rethondes avec Adolf Hitler. Les Allemands sont vainqueurs.

10 juillet 1940 : Le régime de Vichy assure le gouvernement de la France. Philippe Pétain le dirige.

7 octobre 1940 : Le Conseil supérieur de l'Ordre des médecins est institué par Pétain.

Le professeur René Leriche, célèbre chirurgien et titulaire de la chaire de médecine expérimentale au Collège de France de 1937 à 1950, en prend la présidence. Sous son égide, l'institution appuie l'instauration d'un *numerus clausus*[92], renforce l'emprise de l'État sur la profession médicale et participe à l'exclusion des Juifs du monde médical et à leur interdiction d'exercer ordonnées par Pétain lui-même[93].

En désaccord avec le régime de Vichy, Leriche finit par démissionner le 28 décembre 1942.

Rappelons la *Solution finale* approuvée par les Allemands le 20 janvier 1942 dont découle la rafle du Vel' d'Hiv du 16-17 juillet 1942. 76 000 juifs français perdront la vie dans les camps de concentration nazis.

17 novembre 1941 : Loi du 17 novembre 1941 signée par Philippe Pétain et publiée dans le Journal officiel de la République française du 6 décembre 1941. La section dentaire du Conseil supérieur de l'Ordre des médecins est créée. Les syndicats dentaires sont dissous. L'article 20 transfère les biens des syndicats à la section dentaire. Les membres de la section dentaire

---

[91] Nous y reviendrons plus en détail dans un prochain chapitre.

[92] À ne pas confondre avec le *numerus clausus* plus récent de la première année de médecine qui n'a rien à voir.

[93] Cournault Maxime, *Un ordre pour les chirurgiens-dentistes en France : 24 septembre 1945*, L'Harmattan (éd.), Collection Médecine à travers les siècles, Paris, 2018, pp. 84-94.

refuseront unanimement d'utiliser ces biens et les feront mettre sous séquestre en 1943. Hulin les restituera en personne aux syndicats concernés en 1946.
19 décembre 1941 : Décret du 19 décembre 1941 signé par Philippe Pétain et publié dans le Journal officiel de la République française du 26 décembre 1941. Les membres du bureau de la section dentaire sont nommés par Pétain. Pas élus. La présidence est attribuée au Dr Chactas Hulin[94] de Paris.

La nouvelle institution se trouve confrontée aux choix antisémites du régime de Vichy et doit en appliquer les textes. La section dentaire est à Paris et le gouvernement de Pétain, à Vichy. En zone libre donc, sous la ligne de démarcation. Cela aura bien sûr une incidence véritable sur les communications.
« La France est alors divisée en 2 zones qui communiquent difficilement. Le secrétariat de la section dentaire de Paris ne dispose pas de privilège et ne correspond avec la zone libre qu'avec des cartes spéciales, à écriture découverte[95]. »
Autre problème. Les stomatologues veulent absorber la chirurgie dentaire et se l'approprier. Les proches conseillers de Pétain pour le dentaire sont tous stomatologues. Aucun dentiste. Les dentistes de Paris n'auront jamais autorité. Ils n'auront pas plus leur mot à dire sur les décisions prises à Vichy et devront les appliquer sans discuter. Hulin sera la voix de l'autonomie de la chirurgie dentaire et sera profondément haï par les médecins pour cela.
Une véritable lutte d'influence prédominera les échanges entre les deux professions. Les stomatologues font entendre un point de vue très ferme et inflexible, *« sans possibilité d'action compensatrice des chirurgiens-dentistes qui ont souhaité ardemment un équilibre entre les deux professions, mais ne l'ont jamais obtenu[96]. »*
Loi du 3 octobre 1940, art. 4 : *« L'accès et l'exercice des professions libérales, des professions libres (...) sont permis aux juifs, à moins que des règlements d'administration publique n'aient fixé pour eux une proportion déterminée. Dans ce cas, les mêmes règlements détermineront les conditions dans lesquelles aura lieu l'élimination des juifs en surnombre[97] ».*
Loi du 2 juin 1941, art. 4 : *« Les Juifs ne peuvent exercer une profession libérale (...) que dans les limites et les conditions qui seront fixées par décrets en Conseil d'État[98]. »*

---

[94] Nous y reviendrons plus en détail dans un prochain chapitre.
[95] Marandas Jacques, *L'Ordre des chirurgiens-dentistes*, Thèse Doct. Sc. Odont., Paris, 1973, p. 43.
[96] Marandas Jacques, *L'Ordre des chirurgiens-dentistes*, Thèse Doct. Sc. Odont., Paris, 1973, p. 43.
[97] Loi du 3 octobre 1940 publiée au Journal officiel de la République française du 18 octobre 1940, p. 5323.
[98] Loi du 2 juin 1941 publiée au Journal officiel de la République française du 14 juin 1941, p. 2475.

De ces lois découle le *numerus clausus*[99] réclamé par des médecins et des étudiants dès les années 1930 pour endiguer le flux des praticiens étrangers sur le sol français[100].

- Décret du 11 août 1941 publié au Journal officiel de la République française du 6 septembre 1941, p. 3787, qui rend le *numérus clausus* obligatoire pour les médecins.

Il est limité à 2 % de médecins juifs qui peuvent s'inscrire au tableau de l'Ordre.

- Décret du 5 juin 1942 publié au Journal officiel de la République française du 11 juin 1942, p. 2037, qui rend le *numerus clausus* obligatoire pour les chirurgiens-dentistes.

Il est limité à 2 % de chirurgiens-dentistes juifs qui peuvent s'inscrire également. Quant aux étudiants, le *numerus clausus* est de 3 %.
Ainsi, l'Ordre des médecins et sa section dentaire, tous deux fondés par Pétain, se doivent de recenser tous les praticiens juifs et de les exclure de la profession médicale. Quelques-uns sont autorisés toutefois à poursuivre, mais selon un ratio très strict.

Avril 1943 : Parution du premier bulletin de la section dentaire. Dans ce bulletin, est diffusé un code de déontologie dentaire applicable pour la première fois à tous les membres de la profession[101]. Chactas Hulin en est le principal auteur[102]. Dans un éditorial retentissant, Hulin rapporte tous les incidents et toutes les manœuvres des médecins-stomatologistes, dont Béliard, membre de la section dentaire, contre le statut légal professionnel des chirurgiens-dentistes afin d'en minimiser les attributions. Rappelons que la section dentaire est à Paris et que les conseillers techniques du régime de Vichy sont des médecins-stomatologistes très péremptoires. Hulin fait la promesse de ne jamais faillir à la mission qui lui a été confiée.

18 octobre 1943 : Décret du 18 octobre 1943 portant suppression de l'Ordre des médecins publié dans le Journal officiel de la République française paru à Alger, du 21/10/1943, p. 212. Ce décret est signé par le général de Gaulle et le général Giraud. Le Conseil supérieur de l'Ordre des médecins fondé par Pétain est jugé illégal et officiellement supprimé[103].

---

99 À ne pas confondre avec le *numerus clausus* plus récent de la première année de médecine qui n'a rien à voir.
100 Cournault Maxime, *Un ordre pour les chirurgiens-dentistes en France : 24 septembre 1945*, L'Harmattan (éd.), Collection Médecine à travers les siècles, Paris, 2018, pp. 84-94.
101 Cournault Maxime, *Un ordre pour les chirurgiens-dentistes en France : 24 septembre 1945*, L'Harmattan (éd.), Collection Médecine à travers les siècles, Paris, 2018, p. 117.
102 Marandas Jacques, *L'Ordre des chirurgiens-dentistes*, Thèse Doct. Sc. Odont., Paris, 1973, p. 65.
103 Nous y reviendrons plus en détail dans un prochain chapitre.

9 août 1944 : Ordonnance[104] du Gouvernement provisoire de la République française, art. 2, publiée dans le Journal officiel de la République française du 10 août 1944, p. 688 : *« Sont en conséquence, nuls et de nul effet tous les actes constitutionnels, législatifs ou réglementaires, ainsi que les arrêtés pris pour leur exécution, sous quelque dénomination que ce soit, promulgués sur le territoire continental postérieurement au 16 juin 1940 et jusqu'au rétablissement du Gouvernement provisoire de la République française. »*
Dans cette ordonnance, le Gouvernement provisoire de la République française refuse de reconnaître le régime de Vichy et tous ses actes. Il réfute même jusqu'à son existence.
20 août 1944 : Fin du régime de Vichy avec le départ de Pétain pour l'Allemagne.
24 septembre 1945 : Ordonnance signée par le général de Gaulle créant le Conseil national de l'Ordre des Chirurgiens-dentistes. Dans ce texte fondateur, un rappel est fait à propos de l'illégalité et de la suppression de cette section dentaire, comme nous l'avons déjà signalé.

La section dentaire du Conseil supérieur de l'Ordre des Médecins fondée par le maréchal Pétain en 1941, considérée illégale, a été supprimée de fait par le législateur. Au lendemain de la Seconde Guerre mondiale, elle n'existe plus. Dès lors, en aucun cas, elle ne peut être assimilée à un laboratoire ou à un embryon de la structure qui lui a succédé : le Conseil national de l'Ordre des Chirurgiens-dentistes.
Il ne s'agit pas non plus d'une renaissance sous quelque forme que ce soit. Si la première institution est morte en 1944, la seconde est bien née en 1945 de façon nouvelle et indépendante.
Les deux institutions sont clairement différentes et le législateur y a veillé.

[104] Ordonnance relative au rétablissement de la légalité républicaine sur le territoire continental.

La Libération

Le 23 août 1944, *« un groupe de confrères résistants fait irruption dans les locaux de la section départementale de l'Ordre au 174, rue de Rivoli, pour en prendre possession au nom de la Résistance*[105]*. »*
Peu après, les mêmes entreprennent la même démarche 60, bd de la Tour-Maubourg. Ces dentistes appartiennent au Comité national des chirurgiens-dentistes français (CNCDF). Mais, cette action restera avant tout exclusivement symbolique. Aucune violence n'a été déplorée.
Le 25 août 1944, le professeur Milliez, missionné par le Pr Vallery-Radot, chef de cabinet du ministre de la Santé M. Billoux du tout nouveau gouvernement de libération, demande à Jean Marandas, responsable du Service de santé de la Résistance, de former un comité regroupant des personnalités de la profession appartenant à la Résistance[106].
De nombreuses réunions voient les représentants du Comité national des chirurgiens-dentistes français et du Service de santé de la Résistance s'entendre autour d'une ligne directrice commune pour l'avenir de la profession. D'un commun accord, ils vont œuvrer ensemble pour que les membres des autres mouvements de la Résistance les rejoignent : ceux de la Libération Vengeance (CLV), Libération-Nord, Mouvement de Libération nationale (MLN).
En octobre 1944, le Comité dentaire départemental de Libération (CDDL), résultante de l'association de tous ces dentistes, voit le jour. Il est composé de 15 membres provenant des différents mouvements de Résistance proportionnellement à l'importance de chacun (7 CNCDF ; 2 SSR dont Marandas ; 2 Libération-Nord ; 2 CLV ; 2 MLN ; M. Sennac, issu du CNCDF, en prend la présidence.
Les anciens locaux de la section dentaire ayant été à sa suppression officielle mis sous séquestre par l'administration des Domaines, ce comité se réunit au 23, quai d'Orsay, local prêté par le Front national de lutte pour la libération et l'indépendance de la France[107]. Il a pour objectif, défini par le ministère de la Santé, d'assurer la continuité professionnelle *« tant sur le plan administratif que sur le plan matériel*[108] *»*. Le 30 octobre 1944, le Conseil dentaire départemental de la Seine, premier d'entre tous, mais à caractère provisoire, est créé. M. Sennac en demeure le président. M. Marandas fait également partie du conseil.

---

[105] Marandas Jacques, *L'Ordre des chirurgiens-dentistes*, Thèse Doct. Sc. Odont., Paris, 1973, p. 78.
[106] Marandas Jacques, *L'Ordre des chirurgiens-dentistes*, Thèse Doct. Sc. Odont., Paris, 1973, p. 82.
[107] Le Front national de lutte pour la libération et l'indépendance de la France est un mouvement de Résistance intérieure française créé par le Parti communiste français en mai 1941.
[108] Marandas Jacques, *L'Ordre des chirurgiens-dentistes*, Thèse Doct. Sc. Odont., Paris, 1973, p. 80.

Cinq commissions sont mises en place aussitôt :

- une commission d'entraide confraternelle qui assiste les confrères sinistrés, déportés, prisonniers, interdits ;
- une commission d'approvisionnement qui a en charge le problème des fournitures en dents minérales, en or, etc. ;
- une commission d'affaires judiciaires et de juridiction professionnelle ;
- une commission fiscale ;
- une commission d'assurances sociales.

Le 17 novembre 1944, le Conseil départemental fait paraître sa première circulaire à des fins d'informations confraternelles.
L'Ordonnance du 11 décembre 1944 reconnaît *« l'existence et l'autorité des organismes provisoires ayant reçu la charge de la profession*[109]*. »*
Cette ordonnance annonce aussi la création future d'un nouvel ordre : le Conseil national de l'Ordre des chirurgiens-dentistes décrété par l'Ordonnance signée par le général de Gaulle le 24 septembre 1945. Cette dernière ordonnance est capitale, car elle affranchit les dentistes de leur ancienne tutelle médicale et prononce leur autonomie tant désirée.
Le 3 février 1945, le Conseil national des chirurgiens-dentistes est approuvé par arrêté ministériel. Jean Marandas en est élu le président dans son assemblée générale du 10-11 mars 1945.
Les rôles de la nouvelle institution et de son président sont multiples :

- *« rester en rapport avec le ministère de la Guerre à propos de la mobilisation des chirurgiens-dentistes ;*
- *régler avec les ministères des Prisonniers, des Finances et de la Santé la question des soins donnés aux prisonniers de retour d'Allemagne. L'Ordonnance du 27 mai 1945 instituait une aide médicale temporaire en faveur des prisonniers et rapatriés, aide qui leur donnait la possibilité de recevoir des soins gratuits et de se faire poser des prothèses gratuitement auprès du praticien de leur choix ; le praticien se faisait rembourser ses honoraires par les services de Santé de la Préfecture, sur la base du tarif national amputé de 20 %, l'aide temporaire était prévue pour une période de 9 mois ;*
- *obtenir du ministre de l'Éducation nationale certaines compensations pour les étudiants partis relever un praticien en Allemagne ;*
- *défendre les intérêts des confrères sinistrés devant le ministère de la Reconstruction ;*
- *obtenir une amélioration constante des approvisionnements encore très précaires auprès de la production industrielle ;*

---

[109] Marandas Jacques, *L'Ordre des chirurgiens-dentistes*, Thèse Doct. Sc. Odont., Paris, 1973, pp. 80-81.

- *surveiller l'élaboration par les ministères de la Santé et de la Justice, de la nouvelle réglementation professionnelle afin qu'elle soit conforme aux vœux de la profession et aux besoins de la Santé publique*[110]. »

Le 1er mai 1945 paraît le nouveau bulletin de l'Ordre. Dedans, figure un nouveau tarif minimum applicable à toute la profession.

[110] Marandas Jacques, *L'Ordre des chirurgiens-dentistes*, Thèse Doct. Sc. Odont., Paris, 1973, pp. 85-87.

-82-

Comité Dentaire Départemental de la Libération
et
Conseil Dentaire Départemental de la Seine

174, rue de Rivoli, PARIS (1er)
Tél. : OPERA 49-73

CIRCULAIRE N° 1

Paris, le 17 Novembre 1944.

Monsieur et cher Confrère,

Le Conseil Dentaire Départemental de la Seine, constitué le 3 octobre 1944 et comprenant cinq mouvements de la Résistance, seul organisme autorisé par le Gouvernement, a l'honneur de porter à votre connaissance — par un sentiment d'honnêteté et de scrupule — tous les faits et gestes qui se sont déroulés dans la profession depuis l'insurrection jusqu'à ce jour.

Le 23 août 1944, le Comité National des Chirurgiens-Dentistes Français (C. N. C. D. F.), émanation du Comité National des Médecins Français (C. N. M. F.) adhérents au Front National (F. N.) alors représenté par quatre délégués directeurs, et accompagné de quelques membres responsables d'arrondissements de Paris, a pénétré amiablement dans les locaux du Conseil Départemental de l'Ordre des Chirurgiens-Dentistes, 174, rue de Rivoli, afin d'en effectuer l'occupation au nom de la Résistance.

Il est bon de rappeler que le Conseil de l'Ordre a été dissous par la loi promulguée le 18 octobre 1943 à Alger et mise en vigueur, en France, par l'ordonnance gouvernementale promulguée le 4 août 1944.

Après réunion du bureau dans le local, l'ordre du jour suivant fut rédigé :

« LA PROFESSION DENTAIRE SE LIBÈRE. »

« *Le 23 août 1944, à 10 heures 45, au 174 de la rue de Rivoli, encore sillonnée par les tanks de la répression, il a été pris possession, au nom de la Résistance, des locaux, du matériel et des archives du Conseil départemental de l'Ordre des Chirurgiens-Dentistes. Cette première opération de libération de la profession, des contraintes qui lui avaient été imposées par les collaborateurs de Vichy était réalisée par une délégation mandatée du Comité National des Chirurgiens-Dentistes Français, c'est-à-dire de la Section Dentaire du Comité National des Médecins Français adhérant au Front National, en la présence d'un responsable de la défunte organisation.*

« *La nouvelle organisation dentaire départementale assurera la gestion des intérêts professionnels et, par un conseil de famille, la défense morale de la profession, laquelle commencera par une indispensable épuration.*

« *Ces mesures conservatoires étant prises, le devoir impérieux des chirurgiens dentistes est d'être au service de la Résistance et de ses autorités responsables, c'est-à-dire :*

« *Le Gouvernement Provisoire de la République ;*
« *Le Conseil National de la Résistance.*
« *Le Comité Parisien de la Libération.*

« *Au combat pour la Liberté et pour la France.* »

***

C'est par cet ordre du jour et par le mandat susnommé que le C. N. C. D. F. officialisa sa présence dans les locaux de la rue de Rivoli.

Dans les jours qui suivirent, le secrétaire général du C. N. C. D. F. fut délégué pour se rendre au Conseil

Pour nos lecteurs non accoutumés aux nouvelles abréviations, nous en rappelons ci-dessous la signification :

G. P. R. F.	Gouvernement Provisoire de la République Française.	C. L. V.	Ceux de la Libération Vengeance.
C. N. R.	Conseil National de la Résistance.	M. L. N.	Mouvement de Libération Nationale.
C. M. R.	Comité Médical de la Résistance.	C. M. D. L.	Comité Médical Départemental de Libération.
F. N.	Front National.	C. D. D. L.	Comité Dentaire Départemental de Libération.
C. N. M. F.	Comité National des Médecins Français.	C. D. D. S.	Conseil Dentaire Départemental de la Seine.
C. N. C. D. F. ...	Comité National des Chirurgiens-Dentistes Français.	C. P. L.	Comité Parisien de la Libération.
S. S. R.	Service de Santé de la Résistance.	F. F. I.	Forces Françaises de l'Intérieur.
		C. F. L. N.	Comité Français de Libération Nationale Alger).

[111]

[111] Marandas Jacques, *L'Ordre des chirurgiens-dentistes*, Thèse Doct. Sc. Odont., Paris, 1973, p. 82.

National de l'Ordre, avenue de Latour-Maubourg, pour y effectuer la même opération que celle qui avait été faite rue de Rivoli. Mais là, le geste ne fut que symbolique, car cet organisme, en plus des tâches journalières, effectuait des versements d'urgence, en espèces, aux sinistrés. Il était plus opportun, en effet, pour les confrères sinistrés et victimes des répressions nazi-vichyssoises, de laisser fonctionner cet organisme (sous notre contrôle), avec le même service administratif, précédemment en place.

Au cours des réunions de Bureaux qui se tinrent presque journellement, le C. N. C. D. F. créa des commissions de travail de différentes natures et compatibles avec l'actualité :

— Affaires judiciaires,
— Assurances sociales,
— Questions fiscales,
— Défense passive.

Le C. N. C. D. F. proposa alors au Ministère une liste d'épuration et les membres la composant rédigèrent l'appel suivant à la profession :

« Pour aider la Commission départementale
« de Reconstitution (Commission d'Epuration). »

« *En même temps que l'intérêt national, l'intérêt et l'honneur de notre profession exigent qu'elle s'épure elle-même de ses traîtres et de ses collaborateurs. Chaque dentiste patriote et, en particulier, chaque responsable du C. N. C. D. F., doit donc se considérer comme tenu de nous fournir toutes indications utiles à l'action de la justice et à l'établissement de la sécurité de l'Etat.*

« *Il est précisé que cet appel n'est pas un appel à la délation anonyme, mais à l'épuration de la profession par ses éléments Résistants, conformément aux directives du C. N. R. et du Gouvernement Provisoire de la République Française.*

« *Bien entendu, le cas de tous les suspects qui nous seront signalés sera, préalablement à toute mesure, instruit par les autorités compétentes et les présumés coupables auront, en toute liberté — en conformité avec les lois de la République — la possibilité de se défendre, cette possibilité qui était refusée, pendant l'occupation, à nos camarades arrêtés, déportés, massacrés par Vichy et les Allemands* ».

Mais la tâche la plus importante à laquelle le C. N. C. D. F. s'est particulièrement attaché est la Commission dite « d'entraide aux Sinistrés », victimes de la guerre et de l'occupation nazi vichyssoise :

— prisonniers de guerre,
— sinistrés,
— travailleurs déportés,
— déportés politiques et israélites.

Une permanence fut établie, à l'effet de recevoir tous nos confrères sinistrés. Sur les conseils du C. N. C. D. F., ils constituèrent un dossier notant l'évaluation des dommages subis par eux, afin, le cas échéant, de leur faire toucher une indemnité tout au moins égale à l'estimation portée dans leurs déclarations.

Des secours d'urgence furent distribués normalement par l'organisme qui effectuait cette tâche avant l'insurrection (Conseil National de l'Ordre des Chirurgiens-Dentistes, 60, boulevard de Latour-Maubourg).

C'est alors que le C. N. C. D. F. eut des contacts avec des confrères ayant appartenu à des mouvements de Résistance en tant que « politiques » ou « combattants », car il n'existait pas d'autre mouvement de Résistance dentaire que celui constitué au sein du C. N. M. F., c'est-à-dire le C. N. C. D. F.

***

De son côté, le S. S. R. (Service de Santé de la Résistance), en la personne de M. Marandas, fut chargé, dès le 25 août 1944, par le chef de Cabinet du Ministre, de constituer un Comité groupant des personnalités professionnelles et des membres de la Résistance. C'est ainsi que, les 26 et 27 août 1944, il y eut échange de vues entre le C. N. C. D. F. et le S. S. R.

Les décisions ministérielles, lentes à se révéler, les pourparlers avec les mouvements de Résistance n'aboutissant pas, les choses en restèrent là plusieurs jours.

Le C. N. C. D. F. décida alors d'élargir le Comité créé par lui exclusivement avec des confrères de la Résistance en proposant, entre autres, deux sièges au S. S. R., M. Gabriel se joignit donc à M. Marandas.

***

Le 28 août 1944, deux représentants du C. L. V. (« Ceux de la Libération Vengeance »), MM. Angot et Germain, se présentèrent au 174, rue de Rivoli, dans l'intention de connaître ce qui s'était passé et rencontrèrent le C. N. C. D. F. en la personne de M. Sennac, secrétaire général de ce mouvement.

Au cours de visites successives, qui eurent lieu jusqu'au 9 septembre, ces deux délégués échangèrent des points de vue sur l'organisation future de la profession.

Pendant cette période, le C. L. V. avait eu des contacts avec le Ministère de la Santé Publique afin de se faire connaître officiellement et pouvoir prendre une part active à l'élaboration future du statut de la profession. A cette occasion, le C. L. V. (Angot, Germain, le sous-lieutenant Leduc et le capitaine Verstraete), fut mis en rapport avec les deux représentants du S. S. R. (Service de Santé de la Résistance).

***

Le 10 septembre, le chirurgien-dentiste Moreau, lieutenant F. F. I. du M. L. N. (Mouvement de Libération Nationale), au nom de son mouvement, vint s'entretenir avec le C. N. C. D. F. sur l'opportunité d'incorporer également le M. L. N. dans ce bureau élargi, en gestation.

***

Pour la clarté de notre exposé, nous vous indiquons que le C. N. R. (Conseil National de la Résistance) s'appuie sur le C. M. R. (Comité Médical de la Résistance) qui est un organisme de coordination médicale à l'échelle nationale, comme le C. M. D. L. (Comité Médical Départemental de libération) l'est à l'échelle départementale.

C'est ainsi que, le 1er octobre 1944, le C. N. C. D. F. fut invité à une réunion de bureau du C. M. D. L. qui lui conseilla, à l'image de sa propre organisation, de créer un C. D. D. L. (Comité Dentaire Départemental de Libération). Ce Comité éventuel devait s'augmenter des mouvements de Résistance, en comprenant également le mouvement « Libération-Nord » ; c'est ainsi que le nom de notre confrère Lemaréchal fut prononcé par un membre du C. M. D. L.

[112]

[112] Marandas Jacques, *L'Ordre des chirurgiens-dentistes*, Thèse Doct. Sc. Odont., Paris, 1973, p. 82.

Chactas Hulin (1888-1977)

Jacques Marandas, le frère de Jean Marandas, haut résistant et ancien président du Conseil national des chirurgiens-dentistes, organisme transitoire entre la section dentaire créée par Pétain en 1941, supprimée par De Gaulle en 1943 et le nouveau Conseil de l'Ordre créé par le même De Gaulle en 1945, dit de Chactas Hulin : *« Il faut reconnaître que nous avons eu en cette période importante et difficile de notre histoire professionnelle, des représentants dignes des plus grands éloges ; représentants qui ont su en dépit d'innombrables difficultés, venant de tous côtés et de tous horizons, lutter pied à pied pour préserver l'essentiel et gagner tout ce qui pouvait être gagné. Parmi ceux-ci, il n'est que justice de réserver une place particulière, la première, au Dr Hulin. (...) Entre 1941 et 1948, pendant six ans, il a été à la tête de notre profession qu'il incarna littéralement, et que le grand souci de sa vie a été et demeure, la promotion, l'élévation scientifique et morale de l'art dentaire*[113]. »

Qui était Chactas Hulin ? Premier président de la nouvelle institution ordinale, il laisse derrière lui l'image d'un dentiste polyvalent au parcours scientifique riche et dense. Mais, pour la période d'Occupation, il laisse aussi malheureusement une image particulièrement trouble. Il convient d'apporter quelques éclaircissements qui nous semblent essentiels.
Chactas Hulin est né à Reims le 18 décembre 1888. Il vient d'une famille pauvre. Ses parents ne s'entendent pas. Il quitte Reims à 5 ans. C'est à Saint-Émilion qu'il obtient son certificat d'études primaires. Ses parents se séparent. Il se rend seul à Paris à l'âge de 14 ans et trouve une place de commis chez un pâtissier à Enghien-les-Bains qui lui assure le gîte et le couvert. Il remporte un prix de pâtisserie et se promet avec l'argent gagné d'acheter des livres de médecine, car son rêve secret est de devenir médecin. Il poursuit l'apprentissage des métiers de cuisine en 1905, évoluant en tant que commis-rôtisseur en 1906. Il travaille une saison à l'hôtel Savoy de Londres. Cette année-là, il se marie. Alors qu'il se trouve à Lyon, un professeur de botanique, surpris de son érudition, lui conseille de préparer l'examen d'herboriste. Le 29 avril 1911, il prépare et obtient le diplôme d'herboriste de première classe de la Faculté de médecine et de pharmacie de Lyon. De retour à Paris, il achète une petite herboristerie qu'il fait tenir par sa femme à qui il demande de passer le même diplôme que lui. Alors, commis-saucier à l'hôtel Astoria de Paris, il s'inscrit à l'École de kinésithérapie, et massothérapie de Paris. En 1912, il obtient son diplôme. C'est en fréquentant cette école qu'il fait une rencontre déterminante en 1911, celle d'un mécanicien en prothèse dentaire dans un cabinet dentaire de l'Opéra, un certain M. Chazal qui terminait alors ses études dentaires. Un

[113] Marandas Jacques, *L'Ordre des chirurgiens-dentistes*, Thèse Doct. Sc. Odont., Paris, 1973, p. 38.

pacte est aussitôt conclu entre les deux hommes. Hulin lui enseigne la kinésithérapie parce que Chazal devient aveugle, ce dernier lui transmet les secrets de la prothèse dentaire[114]. Devant l'habileté de cet élève, son professeur le pousse à entreprendre des études dentaires. Hulin quitte son poste de commis-saucier. En 1915, Hulin prépare le Brevet de l'enseignement primaire supérieur qu'il reçoit le 13 octobre[115]. Il obtient son diplôme de chirurgien-dentiste de la Faculté de médecine de Paris, en juillet 1921. Il poursuit inlassablement ses études. Il manifeste vite un appétit insatiable pour la connaissance et fait preuve d'opiniâtreté dans ses recherches. En 1922, il est contacté par le Pr Gosset, chirurgien renommé de la Salpêtrière, qui souhaite le voir prendre la tête d'un service de recherches et de soins. Il y demeure jusqu'en 1949. Le Pr Gosset sera aussi le président du jury lors de la soutenance de sa thèse de doctorat en médecine.

Chactas Hulin a été président de la Société d'hygiène dentaire (1922-1924), chevalier de la Légion d'honneur (1931), docteur *honoris causa* en chirurgie dentaire de la Faculté de Beyrouth (1932), chevalier de l'Ordre de la Santé (1935), officier de l'Ordre de la Santé (1938). Il a 72 publications scientifiques à son actif, réparties de 1918 à 1969 dont son livre *Les parodontoses pyorrhéiques* de 739 pages qui paraît en 1941 et devient sa thèse de doctorat en médecine[116].

Il obtient son baccalauréat[117] en 1935, puis son doctorat en médecine, le 18 juillet 1941, qui est soutenu à la Faculté de médecine de Paris également[118]. Sa thèse est présentée, approuvée et publiée. Il reçoit le Prix Claude Martin de l'Académie nationale de Médecine en 1937. Le prix est doté de 800 frs. Elle aurait aussi été félicitée par l'Académie des Sciences et l'Institut de France.

Par le décret du 19 décembre 1941[119], le Dr Chactas Hulin de Paris est nommé, par le Dr Huard, secrétaire d'État à la Santé du régime de Vichy, président de la section dentaire du Conseil supérieur de l'Ordre des médecins (SDCSOM).

« À ma profession qui m'avait tout donné, il était normal qu'à mon tour, je lui donne tout ce qu'il était en mon pouvoir de lui donner. »

Dans ce même décret, d'autres dentistes en sont également nommés membres. La discorde est prédominante parmi les membres. Viallier et

---

[114] Cournault Maxime, *Un ordre pour les chirurgiens-dentistes en France : 24 septembre 1945*, L'Harmattan (éd.), Collection Médecine à travers les siècles, Paris, 2018, pp. 109-110.

[115] Roucoules L., « L'Académie de Chirurgie Dentaire a décidé d'honorer d'une médaille l'un de ses membres les plus éminents. Elle a choisi le Professeur Chactas Hulin », in *Bull. Acad. Chir. Dent.*, 1975-1976 ; 21(21).

[116] Marandas Jacques, *L'Ordre des chirurgiens-dentistes*, Thèse Doct. Sc. Odont., Paris, 1973, pp. 39-41.

[117] C'est à partir de 1938 que le baccalauréat devient obligatoire pour devenir chirurgien-dentiste. *« Les dentistes ne sont plus des auxiliaires médicaux »* (www.lescdf.fr, *« Histoire des CDF (et de la CNSD) »*, 2018).

[118] Held A. J., « Chactas Hulin (1888-1977) », in *Bull. Hist. Dent.*, 1993 ; 41(2) : 73-75.

[119] Décret du 19 décembre 1941 publié au Journal officiel du 26 décembre 1941, p. 5550.

Dubreuil ne franchiront jamais la ligne de démarcation et ne viendront jamais. Billoret, président fondateur de la CNSD, en désaccord avec les idées autonomistes de Hulin, quitte la section dentaire rapidement. Béliard, stomatologue, veut l'absorption des dentistes par les médecins. L'essentiel du travail repose donc sur Rachet et Hulin, deux dentistes.
En 1942, Hulin œuvre dans le choix des représentants désignés des sections dentaires départementales. Le résultat est celui escompté.
La section dentaire siège au 60, bd de la Tour-Maubourg. Les locaux sont exigus. Aucun secrétariat, aucun meuble, pas de papier, pas d'argent. Alors que la section dentaire a le droit de s'approprier les biens des syndicats dissous (1 500 000 francs[120]), les dirigeants de la section dentaire s'y refusent et demandent le blocage des avoirs par le Conseil supérieur qu'ils obtiennent le 10 février 1943. La survie de la section dentaire aurait reposé essentiellement sur les dons des confrères[121].
Se battant pour l'autonomie des chirurgiens-dentistes, Hulin se fait détester des médecins qui ne supportent pas ses revendications incessantes et se désintéressent dès lors de toute la profession. Anticipant les lois, Hulin adresse rapport sur rapport au secrétaire d'État à la Santé pour obtenir ladite autonomie[122].
Lors de la séance solennelle du 28 novembre 1942 pour la commémoration du cinquantenaire du titre de chirurgien-dentiste, soucieux de l'indépendance de la profession, Hulin prononce un discours retentissant et milite ouvertement pour un doctorat en chirurgie dentaire[123]. Sa proposition restera lettre morte jusqu'en 1971. Il se bat contre le monopole qu'essaient d'obtenir les stomatologues. Une vraie lutte intestine entre les deux corporations voit le jour sous sa présidence avant et après l'armistice[124].
Hulin doit se battre pied à pied avec les pouvoirs publics pour que la profession ne soit jamais lésée, mais, avec subtilité, pour ne pas se faire remarquer des Allemands au risque de voir tous ses efforts ruinés.
Hulin conçoit, seul, le premier Tableau de l'Ordre, est à l'origine de nominations nombreuses de confrères intégrés dans les conseils régionaux de l'Ordre des médecins et de la création de multiples commissions d'études composées des praticiens les plus qualifiés.

---

[120] Bulletin du Conseil national des chirurgiens-dentistes n° 1-2-3 de mai-juin-juillet 1945, p. 15.
[121] Marandas Jacques, *L'Ordre des chirurgiens-dentistes*, Thèse Doct. Sc. Odont., Paris, 1973, p. 46.
[122] Marandas Jacques, *L'Ordre des chirurgiens-dentistes*, Thèse Doct. Sc. Odont., Paris, 1973, pp. 46-47.
[123] Participant à la réforme des études dentaires entre 1943 et 1944, Hulin rédige un rapport de 133 pages intitulé *Projet de réforme des études dentaires dans le cadre de Facultés dentaires autonomes dirigées par la profession organisée, ou dans le cadre d'Écoles dentaires nationales*. Ce rapport reste sans suite… jusqu'en 1971.
[124] Held A. J., « Chactas Hulin (1888-1977) », in *Bull. Hist. Dent.*, 1993 ; 41(2) : 73-75.

Pendant la guerre, Hulin visite Ernst Stück, le Reichszahnärzteführer[125], à Berlin, pour discuter de différentes choses : le coût des dépenses dentaires des Français partis en Allemagne pour le Travail obligatoire ; le coût des dépenses dentaires des soldats allemands en France soignés par des dentistes français selon une liste préétablie entre les deux pays.
Le 11 juin 1943, il écrit d'ailleurs à l'ambassadeur d'Allemagne pour éviter aux étudiants en dentaire et aux chirurgiens-dentistes les servitudes du S. T. O. L'intervention de Hulin auprès des pouvoirs publics a permis, grâce à la solidarité confraternelle, de préserver les cabinets dentaires des prisonniers de guerre. Cette même entraide a permis de verser des pensions aux confrères sinistrés, aux veuves et aux orphelins. Après 1943, il facilite la relève des dentistes prisonniers de guerre par des étudiants en dentaire, ce qui a permis aux premiers de rentrer chez eux[126].
Pendant l'Occupation, selon Held (1993), Hulin aurait protégé et sauvé de nombreuses vies juives de la déportation. Selon Marandas (1973), afin de protéger les confrères étrangers et israélites pouvant être touchés par le Service de Travail Obligatoire, Hulin *« a fabriqué de toutes pièces un faux Tableau de l'Ordre qui « résista » à l'examen de la police allemande, lors d'une visite de celle-ci dans les locaux de la Section dentaire en 1944*[127]*. »*
En 1944, suite à une dénonciation à la Milice et à la Gestapo pour franc-maçonnerie et comme ancien maire communiste de Croissy-sur-Seine de 1935 à 1939, Chactas Hulin est arrêté et retenu 24 heures dans les locaux de la Gestapo qui en profite pour vérifier les dossiers de la section dentaire. La dissimulation des faux papiers et le camouflage des dossiers ont été si performants que rien n'est retenu contre Hulin. Il est relâché[128]. La Milice surveillera Hulin jusqu'à la fin de la guerre. Il devra quitter son domicile jusqu'à la libération. Les réunions de la section dentaire ne se tiendront plus dans les locaux de la Tour-Maubourg, mais dans des salles dissimulées de cafés de Paris.
Une autre dénonciation arrive à un commissariat de quartier de Paris, peu après. Hulin aurait un dépôt d'armes, ce qui est puni de mort par les nazis. Dans le même temps, à son cabinet dentaire, arrive une caisse d'armes et de munitions françaises et allemandes. Il prévient aussitôt le même commissariat qui a reçu la dénonciation. Des agents du commissariat sont venus chercher la caisse pour la Résistance[129].

---

[125] Chef des dentistes allemands placé directement sous l'autorité du médecin en chef Ernst-Robert Grawitz, lui-même placé directement sous l'autorité de Hitler.
[126] Marandas Jacques, *L'Ordre des chirurgiens-dentistes*, Thèse Doct. Sc. Odont., Paris, 1973, pp. 69-70.
[127] Marandas Jacques, *L'Ordre des chirurgiens-dentistes*, Thèse Doct. Sc. Odont., Paris, 1973, p. 69.
[128] Marandas Jacques, *L'Ordre des chirurgiens-dentistes*, Thèse Doct. Sc. Odont., Paris, 1973, p. 75.
[129] Marandas Jacques, *L'Ordre des chirurgiens-dentistes*, Thèse Doct. Sc. Odont., Paris, 1973, p. 76.

Le 24 août 1944, Paris est libéré.
À la fin de la guerre, des charges d'explosifs ont été mises dans son bureau et des coups de fusil ont été tirés sur ses fenêtres. À la suite de ces épisodes, il a vécu caché plusieurs jours chez un voisin[130].
Pour son rôle pendant la Seconde Guerre mondiale, il sera inquiété par la justice comme collaborateur supposé. Nous y reviendrons plus loin.
En 1946, il est élu président du Conseil national de l'Ordre des Chirurgiens-dentistes. Il remet son cheval de bataille à l'ordre du jour, à savoir la création d'un doctorat en chirurgie dentaire. Suite à la séance du 12 mai 1946, Hulin émet aussi des vœux d'unité confraternelle et de *« bonne entente mutuelle »* entre l'Ordre, les syndicats et les divers organismes médicaux.
Cette année-là, il s'occupe de la restitution des biens des syndicats qui ont été entièrement préservés puisqu'ils ont été reversés à la Caisse de Solidarité.
Il reprend aussi ses recherches sur les maladies parodontales et enchaîne les publications qui font de lui un spécialiste reconnu mondialement. Il s'intéresse aussi à la formation de la salive, à sa composition biochimique et à ses interactions possibles avec les maladies parodontales. La régénération osseuse dans ce type de pathologie gagne aussi ses faveurs. D'un esprit vivace, doué d'une mémoire exceptionnelle, d'une curiosité en permanence insatisfaite, sa fidélité en amitié est véritable. Extrêmement tenace, il n'abandonne aucune des idées qui lui sont chères tant que celles-ci ne sont pas acceptées de tous[131].
L'article 66 de l'ordonnance du 24 septembre 1945 prévoit un code de déontologie propre aux chirurgiens-dentistes. Ce code sera son dernier combat. Composé de 70 articles, Hulin le défendra jusque devant le Conseil d'État. Il est promulgué le 3 janvier 1948.
En 1948, Hulin décide de quitter ses fonctions. Il cesse son exercice et quitte la Salpêtrière. Sa mission est remplie. En 1948, pour services rendus, il est fait officier de la Légion d'honneur et en 1951, il est élevé au grade de commandeur de l'Ordre de la Santé publique. Le Conseil national le nomme Président honoraire du Conseil national[132].
Il quitte Paris et gagne Sarlat (24), en 1955, où il exerce en tant que praticien libéral. Là, il se met en quête d'archéologie et fonde un musée entièrement consacré aux vestiges préhistoriques.
Hulin est aussi un épicurien qui fonde l'Hostellerie de France à Saint-Émilion (33) qui devient une table de renom.
En 1967, il prend sa retraite à Périgueux[133].

---

[130] Held A. J., « Chactas Hulin (1888-1977) », in *Bull. Hist. Dent.*, 1993 ; 41(2) : 73-75.
[131] Held A. J., « Chactas Hulin (1888-1977) », in *Bull. Hist. Dent.*, 1993 ; 41(2) : 73-75.
[132] Marandas Jacques, *L'Ordre des chirurgiens-dentistes*, Thèse Doct. Sc. Odont., Paris, 1973, pp. 101-102.
[133] Roucoules L., « L'Académie de Chirurgie Dentaire a décidé d'honorer d'une médaille l'un de ses membres les plus éminents. Elle a choisi le Professeur Chactas Hulin », in *Bull. Acad. Chir. Dent.*, 1975-1976 ; 21(21).

Avant sa mort, en novembre 1975, Hulin est honoré par une médaille de l'Académie nationale de chirurgie dentaire[134]. Il avait participé à la création de l'Académie (1957) et en était membre depuis longtemps.
Il est mort à Périgueux le 10 juin 1977. Il a été maire de Bayac-Dordogne (24) de 1925 à 1926. Il a été aussi maire de Croissy-sur-Seine (78) du 18 mai 1935 au 8 mars 1939 (Obédience : SFIO[135]).

. Quelques publications :

Hulin Ch., « Étude expérimentale sur quelques effets généraux de l'infection dentaire » (Communication à la Société d'odontologie de Paris, 3 mai 1921), in *L'Odontologie*, 1922 ; 60 : 24-35.

Housset P. & al. (Hulin collaborateur), Le traitement des canaux (canal, canalicules et périapex). Rapport présenté au congrès de l'Association française pour l'avancement des sciences (= AFAS, Bordeaux, 1923), Imprimerie Mellotée, Châteauroux, 1924, 110 p.

Hulin Ch., « Essai sur l'étiologie de la pyorrhée » (Communication au congrès de l'AFAS à Liège, 1924), in *L'Odontologie*, 1924 ; 62 : 868-871.

Hulin Ch., « Étude d'anatomie pathologique et de pathogénie dans la pyorrhée alvéolaire », in *La Presse dentaire*, 1925, 49 p.

Hulin Ch., « Les radiations totales du radium dans le traitement de la pyorrhée alvéolaire » (Communication à la Société d'odontologie de Paris, 1er juin 1926), in *L'Odontologie*, 1926 ; 64 : 521-526.

Hulin Ch., « Indice de désinfection des 4os par une méthode chimique » (Communication au congrès de Lyon, 1926), in *L'Odontologie*, 1926 ; 64 : 706-710.

Hulin Ch., « En marge de la pyorrhée alvéolaire », in *L'Odontologie*, 1929.

Hulin Ch., « Deux cas de chirurgie buccale », in *L'Odontologie*, 1930 ; 68 : 871-876.

Hulin Ch., « Importance de la dissociation et de l'équilibre ionique en biologie », in *L'Odontologie*, 1930, 19 p.

Hulin Ch., « Recherches sur la pyorrhée alvéolaire. Études chimico-physiques sur le milieu buccal. Études d'anatomie pathologique des lésions pyorrhéiques. Études expérimentales de pathogénie pyorrhéiques. Thérapeutique anti-pyorrhéique locale et générale », in *La Semaine dentaire*, 1930.

Hulin Ch., « Autour d'une thérapeutique anti-pyorrhéique », in *La Semaine dentaire*, 1932.

Hulin Ch., « Systématique des formes cliniques des paradentoses et thérapeutique médico-chirurgicale de certaines de leurs formes », in *L'Odontologie*, 1934 ; 72 : 385-408.

Hulin Ch., « La gingivo-fibrose profonde et son complément ostéogénétique dans le traitement des paradentoses pyorrhéiques (Communication à la Société d'Odontologie le 8 janvier 1935), in *L'Odontologie*, 1935, 33 p.

---

[134] Held A. J., « Chactas Hulin (1888-1977) », in *Bull. Hist. Dent.*, 1993 ; 41(2) : 73-75.

[135] Section française de l'Internationale ouvrière.

Hulin Ch., *Les parodontoses pyorrhéiques*, R. Foulon (éd.), Paris, 1941, 739 p.
Hulin Ch., « De la nomenclature odontostomatologique en rapport avec les parodontoses », in *L'Odontologie*, 1949 ; 87 : 611-628.
Préface du livre Rouah S & Fontaine R., *La profession dentaire devant la loi*, Information dentaire (éd.), Paris, 1949, 221 p.
Hulin Ch., « Étude expérimentale d'un fragment osseux », in *Revue française d'odonto-stomatologie*, 1957 ; 8.

. Quelques brevets déposés :
1/ Améliorations pour ustensiles en soie ou crochets, tels que des brosses, etc. (n° FR663482A ; publié le 21/08/1929) ;
2/ Un kit médical pour le soin des gencives (n° FR667393A ; publié le 16/10/1929) ;
3/ Améliorations des fours pour cuire la porcelaine, la céramique, etc. pour prothèse dentaire et autres applications (n° FR669351A ; publié le 15/11/1929).
4/ Dispositif pour tordre des instruments chirurgicaux imprégnés d'un liquide antiseptique ou d'un lubrifiant, en particulier un outil dentaire (n° FR686703A ; publié le 30/07/1930) ;
5/ Un dentifrice et son processus de fabrication (n° FR721271A ; publié le 01/03/1932) ;
6/ Un appareil d'oxygénothérapie (n° FR863412A ; publié le 01/04/1941).

***

Selon le Dr Henri Morgenstern, Hulin aurait appliqué trop scrupuleusement les directives du régime de Vichy. Morgenstern a découvert de nombreux documents signés par ce dernier, et ses collaborateurs, ayant autorisé ou facilité l'élimination de chirurgiens-dentistes juifs de la profession médicale, sans oublier la récupération de leurs biens par les autorités compétentes confraternelles sous Pétain, à savoir la section dentaire créée par le Maréchal en 1941 et présidée par Hulin pour mémoire. Morgenstern a regroupé l'essentiel d'entre eux dans un livre publié à compte d'auteur en 1997-1998, à la Librairie Touzot à Paris. C'est un travail de 801 pages entièrement instruit à charge sur tous les acteurs qui auraient été impliqués dans la spoliation des dentistes juifs en France[136].
Cependant, la compréhension de nombreux éléments non cités par Morgenstern offre une vision plus globale que celle présentée initialement, ce qui nous amène à demeurer circonspect :
. Morgenstern[137] souligne, dans un article paru sur le site Internet de la Société française d'histoire de l'art dentaire (SFHAD), que les membres de

[136] Morgenstern Henri, *La spoliation des dentistes juifs en France (1940-1945)*, Jean Touzot (éd.), Paris, 1997-1998 (publié à compte d'auteur).
[137] Des membres de sa famille sont hélas morts à Auschwitz comme environ 4 millions d'autres personnes. Ses travaux sur le sujet sont souvent empreints d'une grande amertume, ce

la section dentaire n'ont pas été élus démocratiquement, mais ont été nommés personnellement et sur décret par Pétain, ce qui peut être perçu comme une promotion. Mais, quelqu'un qui déplaît peut être démis de ses fonctions tout aussi vite. Hélas, cette décision peut s'accompagner également d'autres mesures quant au devenir de cette personne (et de sa famille), ce qui implique qu'il ne faut surtout pas déplaire au Maréchal[138]. Le seul choix de Hulin était en définitive de refuser le poste proposé.

. À partir de 1940, Pétain, dans l'espoir de garder à la France une partie de sa souveraineté, collabore activement avec l'occupant. Concernant la population juive, il décide de prendre les devants sur les Allemands. *« Dans l'article 1er de la loi du 17 novembre 1940, Pétain affirme : « éliminer toute l'influence juive dans l'économie nationale. » Ce texte est suivi du dessaisissement des Juifs de leurs biens entre juin et novembre 1940, de leur dépossession entre novembre 1940 et 1941, et de la confiscation-spoliation de leurs biens entre avril et septembre 1941 »*[139].

. Le régime de Vichy, comme se plaît à le rappeler de Gaulle, n'a pas aboli la République dont les lois ont continué à s'appliquer en théorie. Il n'en demeure pas moins que Pétain a constitué un gouvernement à la politique dure, autoritaire et qui n'appréciait guère la contestation. Pour toutes ces raisons, ne pas obéir aux consignes édictées conduisait inexorablement à des sanctions sévères pouvant aller jusqu'à l'emprisonnement. Ici, une réflexion s'impose. Les Résistants qui commettent des actes d'espionnage, de sabotage ou des assassinats risquent leur vie et la déportation (leurs proches ont souvent connu pareil sort). De même, les Juifs, en zone occupée d'abord, puis sur l'ensemble du territoire après l'invasion de la zone libre (novembre 1942). Il en va ainsi des militaires également qui refusent d'obéir – De Gaulle est condamné à mort par contumace. Mais, que risque un membre de l'administration de Vichy, comme Hulin, qui manifesterait son désaccord avec la politique menée ? Une radiation prononcée par le Conseil de l'Ordre probablement, ce qui le conduirait à la perte de son droit d'exercer en tant que dentiste. Guère plus. Si le pouvoir politique est désormais accaparé par Pétain, les lois de la République s'appliquent toujours, nous venons de le rappeler.

Une question se pose dès lors. Lorsque Hulin se bat pour l'autonomie de la chirurgie dentaire et son affranchissement de l'autorité des médecins, des stomatologistes notamment - rappelons que ceux qui dirigent alors la chirurgie dentaire en France sont des stomatologistes proches de Pétain -, ne

---

qui le conduit parfois à ne pas prendre en considération des éléments d'ensemble déterminants.

[138] Morgenstern Henri, « L'action de la section dentaire du Conseil de l'Ordre des médecins et du Commissariat général aux questions juives (CGQJ) dans la spoliation des dentistes juifs de France », in *Actes de la SFHAD*, Saint-Malo, 12-13/06/1998, www.biusante.parisdescartes.fr.

[139] Morgenstern Henri, « L'action de la section dentaire du Conseil de l'Ordre des médecins et du Commissariat général aux questions juives (CGQJ) dans la spoliation des dentistes juifs de France », in *Actes de la SFHAD*, Saint-Malo, 12-13/06/1998, www.biusante.parisdescartes.fr.

marque-t-il pas ainsi sa désapprobation ouverte sur les lois édictées par le régime de Vichy, plus particulièrement sur celles affectant la chirurgie dentaire et ses confrères dont Hulin est censé avoir la charge ?
Selon Marandas (1973) et Held (1993), Hulin aurait sauvé des vies juives. Si tel a bien été le cas, bien qu'il soit dans l'administration de Vichy, il encourrait les mêmes sanctions que les Résistants… Et il en avait pleinement conscience au moment où il les aidait, si c'est effectivement le cas.

Autrement dit, le nommé en poste n'a pas vraiment le choix. Il doit œuvrer dans le sens qui lui a été commandé et obéir à sa hiérarchie sans discuter, sous peine de s'exposer à des remontrances, voire à des sanctions.
Selon Marandas (1973) et Held (1993), nous l'avons déjà mentionné, Hulin aurait protégé et sauvé de nombreuses vies juives de la déportation. Marandas[140] et Held avancent-ils des témoignages, des documents écrits ? Hulin, a-t-il sauvé les apparences devant les autorités pétainistes en signant des documents coupables pour mieux sauver et protéger des innocents en cachette ? Nombreuses ont été les personnes qui ont agi de la sorte pendant l'Occupation[141].
Si on se réfère aux éléments précédents, Hulin aurait-il risqué sa vie et celle de ses proches ? Sa carrière, oui, très probablement. Mais, en truquant le Tableau de l'Ordre pour y dissimuler des confrères juifs, Hulin n'a pas engagé que sa seule carrière, il a aussi risqué sa vie. Et il le savait.
Alors, nous ne cherchons toujours pas à minimiser les responsabilités des uns ou des autres, mais il est évident que les apparences sont beaucoup plus complexes qu'elles en ont l'air et ne peuvent se résumer à la seule signature d'un document.
De fait, poussons plus loin l'analyse si vous le voulez bien. Qu'est-ce qui demeure ? Les documents de Henri Morgenstern. Bien évidemment.
Combien ont servi véritablement à incriminer judiciairement Chactas Hulin ? En 1945 et après ?
En effet, si l'on se réfère aux bulletins présentement réédités, tous les éléments attestent, ou vont vers, les faits avancés par Marandas (1973) et Held (1993). On peut dire sans peine qu'il demeure autre chose : à savoir des jugements sans appel lors de procédures judiciaires intentées contre le Dr Chactas Hulin.
1/ On sait, nous l'avons vu auparavant, que de Gaulle a demandé aux commissions d'épuration d'être très sévères avec les collaborateurs sous Vichy et de les éliminer des milieux intellectuels notamment pour mieux les remplacer par des Résistants qui sont placés directement sous son autorité.

---

[140] Hormis le témoignage de Chactas Hulin lui-même bien évidemment.
[141] Sommairement, ce sera l'axe de défense de Pierre Laval et de son gouvernement devant les tribunaux, qui ne les sauvera pas d'ailleurs du couperet du bourreau : *« On a sacrifié quelques vies* (environ 76 000) *pour sauver toutes les autres. »* Responsables de leurs actes, les juges leur ont opposé qu'ils ont toujours eu le choix.

Dans le bulletin n° 1-2-3 de mai-juin-juillet 1945 du tout nouveau Conseil national de l'Ordre des Chirurgiens-dentistes, que lit-on en page 7 ?
Cette page porte le titre : « *La conclusion d'une enquête en faveur du Dr Hulin* ». En 1944, comme toute personne ayant occupé un poste officiel, Chactas Hulin a eu l'obligation de s'expliquer sur sa conduite durant l'Occupation. Il a donc été entendu par la commission d'enquête du Comité dentaire de Libération[142]. Dans cette page apparaît une lettre du président de la Commission d'enquête pour l'Épuration du 7 mai 1945, un dénommé Moreau[143]. Dedans, il est clairement stipulé que la procédure engagée pour fait de collaboration, dans le respect de l'ordonnance du ministre de la Santé du 18 janvier 1945 sur l'épuration des professions médicales et paramédicales, contre le Dr Hulin est classée sans aucune suite (décision unanime de surcroît)[144]. Le dentiste est même félicité et remercié « *pour son action au service de la profession et des confrères victimes des lois d'exception* » (donc les Juifs bien évidemment). Comment des Résistants s'adresseraient-ils de la sorte à un haut collaborateur ? Nous avouons avoir du mal à l'imaginer.
2/ Dans le bulletin n° 4-5 d'août-septembre 1945 (pp. 34-35), confirmé dans le bulletin n° 6-7-8-9 d'octobre 1945 à janvier 1946 (pp. 60-61), une plainte a été déposée contre le Dr Chactas Hulin par 25 praticiens (18 stomatologistes et 7 dentistes), hommes et femmes, docteurs et non-docteurs, devant la section d'épuration du Conseil régional des médecins de la région de Paris, réunie à la Première Chambre de la Cour d'appel qui siège au Palais de Justice de Paris[145]. Comme deux d'entre eux l'admettent dans le bulletin n° 6-7-8-9, le résultat de la délibération de mai 1945 ne les a pas satisfaits. Ils souhaitent « *une enquête sur l'activité du Dr Chactas Hulin et de ses amis pendant l'Occupation allemande* ». Chactas Hulin se fait représenter par son avocat cette fois-ci. Le verdict tombe le 15 novembre 1945. Il est publié le 16 du même mois. Acquittement. Hulin est acquitté. Aucune suite ne sera donnée à cette plainte là encore.

---

[142] Marandas Jacques, *L'Ordre des chirurgiens-dentistes*, Thèse Doct. Sc. Odont., Paris, 1973, p 96.

[143] Un Moreau Georges de Paris figure dans le bureau du nouveau Conseil national des chirurgiens-dentistes, à la fin 1944 – début 1945. S'agit-il du même ou bien d'un homonyme (bulletin n° 1-2-3 de mai-juin-juillet 1945, p. 4) ? Rappelons que cette institution provisoire est essentiellement composée d'anciens Résistants. Si l'on se réfère au bulletin n° 6-7-8-9 d'octobre 1945 à janvier 1946, pp. 60-61, il semble bien qu'il s'agisse de cet homme.

[144] Les sanctions prévues par cette ordonnance du 18 janvier 1945 pour fait de collaboration sont conséquentes. Des médecins, dentistes, sages-femmes ont été frappés d'indignité nationale (19 dentistes exactement). Certains ont été condamnés à une interdiction d'exercice pouvant aller jusqu'à trois ans moins un jour (voir le texte de loi complet à la fin du chapitre).

[145] Voir p. 62 le texte de loi expliquant la procédure engagée contre le Dr Hulin. Il ne s'agit plus de fournir des explications ici, mais d'une véritable procédure engagée contre lui assortie d'une possible sanction judiciaire. Le Dr Hulin sera relaxé.

3/ Le 17 mars 1946, Chactas Hulin prend la suite de Jean Marandas et est élu président du Conseil national de l'Ordre des Chirurgiens-dentistes[146]. Jean Marandas, l'ancien président, est un héros de guerre, résistant de la première heure. Jean Marandas a de plus beaucoup d'estime pour Hulin et nourrit même de l'amitié pour lui. Marandas saluera d'ailleurs, à sa prise de fonction, le travail effectué par Hulin et son équipe. Hulin en fera de même en 1947.
Là encore, nous imaginons mal le voir voter pour Chactas Hulin ou lui laisser seulement la place sans rien dire, si les actes de ce dernier avaient laissé planer le moindre doute[147]. Enfin, entre 1944 et 1947, Hulin conserve d'excellents contacts avec tous les nouveaux membres du bureau de l'Ordre qui n'hésitent pas à le solliciter pour des avis.
Hulin est élu sans aucun vote contre, presque à l'unanimité.

Tous ces derniers éléments nous laissent à penser que la vérité proposée par Henri Morgenstern n'est pas aussi simple qu'il y paraît.
En conclusion, la vision d'ensemble rend l'approche générale beaucoup plus ardue, plus complexe qu'on le veut bien. Les documents existent cependant et laissent planer une zone d'ombre sur Chactas Hulin. C'est indéniable. Toutefois, aucun d'entre eux n'a jamais été utilisé en justice ni reconnu par elle. Aucune des familles juives, pour celles qui ont survécu, qui auraient été spoliées par Hulin, n'a engagé de poursuites contre le dentiste. En fin de compte, Henri Morgenstern est, à ce jour, le seul à avoir porté des accusations contre Chactas Hulin, depuis son acquittement en 1945.
De plus, une unanimité judiciaire et ordinale s'est faite indiscutablement autour de Chactas Hulin aboutissant à une relaxe définitive et à une élection triomphale.
Chacun est bien sûr libre de son jugement, mais il convient de rester circonspect et prudent dans le cas présent.

---

[146] 9 suffrages exprimés, 7 pour Chactas Hulin (vote à bulletins secrets).

[147] Marandas Jacques, *L'Ordre des chirurgiens-dentistes*, Thèse Doct. Sc. Odont., Paris, 1973. Au contraire, Jacques Marandas, le frère de Jean, ne tarit pas d'éloges sur Hulin. Jean et Chactas sont devenus des amis intimes.

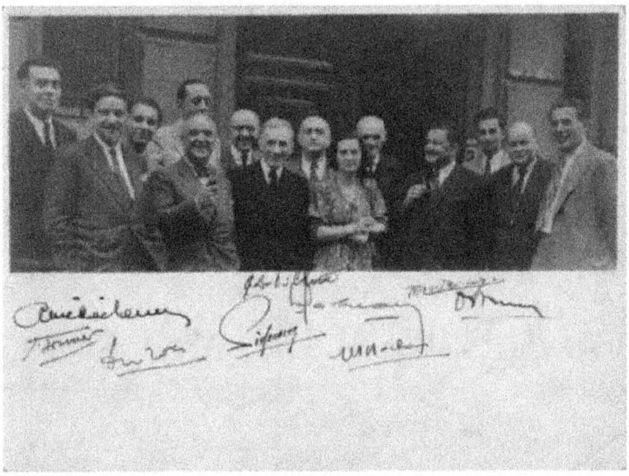

Membres du Conseil national de l'Ordre des Chirurgiens-dentistes.
(Chactas Hulin est le deuxième en partant de la gauche)[148].

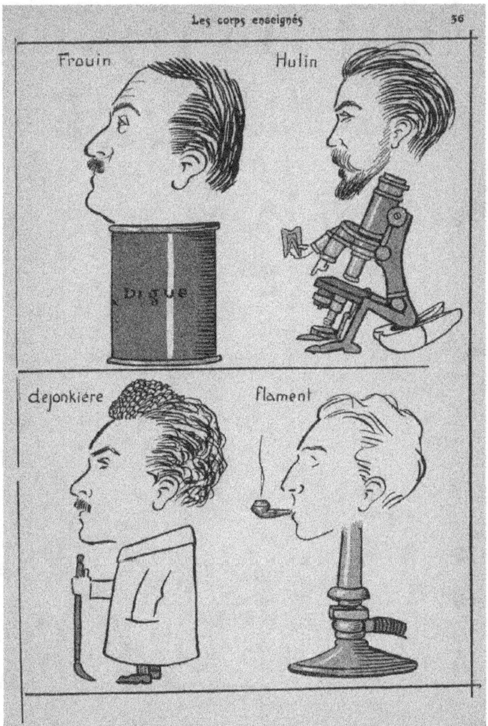

Caricature de Chactas Hulin en haut à droite[149].

[148] Conseil national de l'Ordre des chirurgiens-dentistes, communication personnelle, Paris, 2020.

[149] Fernagut André, *Les corps enseignants de l'école dentaire de Paris*, Le François (éd.), Paris, 1920 ; Bibliothèque interuniversitaire de Santé, Paris, 2020.

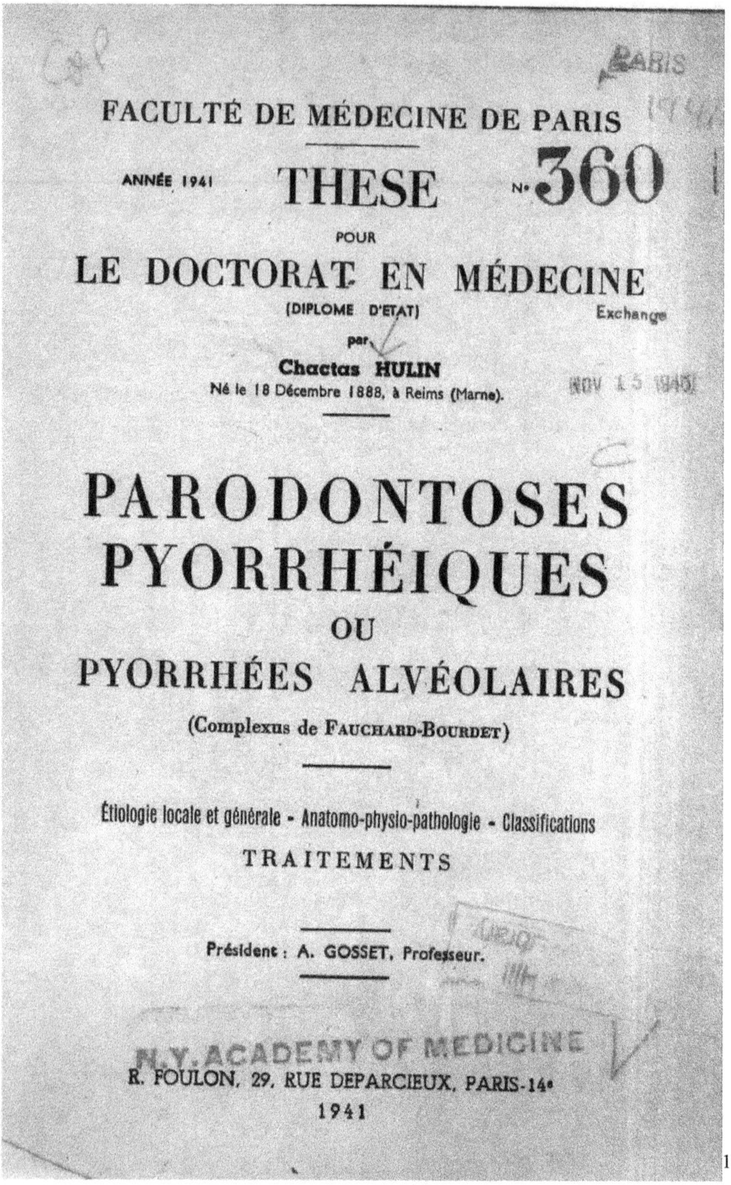
FACULTÉ DE MÉDECINE DE PARIS

ANNÉE 1941 THESE N° 360

POUR

LE DOCTORAT EN MÉDECINE

(DIPLOME D'ETAT)

par

Chactas HULIN

Né le 18 Décembre 1888, à Reims (Marne).

PARODONTOSES PYORRHÉIQUES OU PYORRHÉES ALVÉOLAIRES

(Complexus de Fauchard-Bourdet)

Étiologie locale et générale - Anatomo-physio-pathologie - Classifications

TRAITEMENTS

Président : A. GOSSET, Professeur.

R. FOULON, 29, RUE DEPARCIEUX, PARIS-14e

1941

[150]

[150] Bibliothèque interuniversitaire de Santé, Paris, 2020.

l'ordonn. du 18 nov. 1944 instituant une Haute Cour de justice; — Le comité juridique entendu,

Ordonne :

Art. 1er. L'art. 7, 3e alin., de l'ordonn. du 18 nov. 1941 instituant une Haute Cour de justice est complété ainsi qu'il suit :

« Toutefois, l'inculpation de personnes non désignées par réquisitoire du procureur général, la délivrance de mandats de dépôt ou d'arrêt, la liberté provisoire le non-lieu et la mise en accusation sont décidés par la commission à la majorité des voix. En cas de partage, la voix du président est prépondérante. La commission ne peut délibérer valablement qu'autant que trois des magistrats et quatre des personnes nommés par l'Assemblée consultative provisoire sont présents. En cas d'urgence, le président de la commission peut décerner seul les mandats de dépôt ou d'arrêt. »

2. L'art. 7 précité est complété ainsi qu'il suit :

« Sur avis conforme de la commission d'instruction ou en cas d'urgence du président de celle-ci, le ministère public peut requérir du président du tribunal civil la mise sous séquestre des biens des personnes inculpées. La gestion de ces biens est confiée à l'administration de l'enregistrement, des domaines et du timbre, suivant les règles de procédure et dans les formes et conditions prévues par les textes en vigueur. »

3. L'art. 8 de l'ordonn. du 18 nov. 1944 instituant une Haute Cour de justice est complété ainsi qu'il suit :

« Toutefois, nonobstant les dispositions de l'art. 304 du code d'instruction criminelle, il ne pourra être délivré copie des pièces présentant un caractère secret. »

4. La présente ordonnance sera publiée au *J. off.* de la République française et exécutée comme loi.

18 janvier 1945. — Guerre. — Médecine. — Dentisterie. — Sages-femmes. — Ordonnance relative à l'épuration des médecins, dentistes et sages-femmes (*J. off.* 19 janv. 1945, p. 260)

Le gouvernement provisoire de la République française, — Sur le rapport du ministre de la santé publique; — Vu l'ordonn. du 3 juin 1493 portant institution du Comité français de la libération nationale, ensemble les ordonn. des 3 juin et 4 sept. 1944; — Vu l'ordonn. du 26 juin 1944 relative à la répression des faits de collaboration, ensemble l'ordonn. du 14 sept. 1944; — Vu l'ordonn. du 27 juin 1944 relative à l'épuration administrative, ensemble l'ordonn. du 25 oct. 1944; — Vu l'ordonn. du 26 août 1944 instituant l'indignité nationale; — Vu l'ordonn. du 11 déc. 1944 créant des organismes transitoires de gestion pour les professions médicales et paramédicales; — Le comité juridique entendu,

Ordonne :

Art. 1er. Sans préjudice de l'application des mesures prévues par l'ordonn. du 26 juin 1944 relative à la répression des faits de prises contre les médecins, dentistes ou sages-femmes prévenus d'avoir déployé depuis juin 1940 une activité antinationale sous quelque forme que ce soit.

2. Le conseil régional des médecins, institué par l'ordonn. du 11 déc. 1944, élit en son sein une section d'épuration composée de 50 p. 100 de ses membres présidée par un magistrat désigné par le président de la cour d'appel dans le ressort de laquelle se trouve le chef-lieu de la région.

Cette section d'épuration aura à connaître des cas mentionnés à l'art. 1er.

Pour les cas concernant les praticiens de l'art dentaire et les sages-femmes, la section d'épuration comprendra deux médecins et deux chirurgiens dentistes ou deux sages-femmes.

3. La section d'épuration peut infliger une admonestation, un blâme ou prononcer une suspension provisoire du droit d'exercer pour trois mois au maximum.

Elle peut proposer au ministre intéressé les sanctions suivantes :

Suspension temporaire pour une durée supérieure à trois mois et inférieure à trois ans.

Exclusion temporaire des fonctions universitaires hospitalières ou administratives pour une durée inférieure à trois ans.

L'exclusion temporaire des fonctions universitaires hospitalières ou administratives pour une durée égale ou supérieure à trois ans, l'exclusion définitive desdites fonctions ainsi que l'interdiction définitive du droit d'exercer ne pourront être proposées par la section d'épuration ni prononcées par le ministre qu'en cas de condamnation définitive pour les faits visés à l'art. 1er de la présente ordonnance.

4. Les dossiers des intéressés présentés à la section d'épuration quatre mois après la publication de la présente ordonnance ne seront plus recevables.

5. La présente ordonnance sera publiée au *J. off.* de la République française et exécutée comme loi.

18 janvier 1945. — Travail. — Salaires. — Guerre. — Ordonnance relative à la prorogation des dispositions des lois des 8 janv. et 20 mai 1944 relatives à l'indemnisation des pertes de salaires résultant des circonstances consécutives à l'état de guerre (*J. off.* 19 janv. 1945, p. 258; *rectificatif J. off.* 20 janv. 1945, p. 278).

Le gouvernement provisoire de la République française, — Sur le rapport du ministre des finances, du ministre de la production industrielle, du ministre du travail et de la sécurité sociale et du ministre de l'économie nationale; — Vu l'ordonn. du 3 juin 1943 portant institution du Comité français de la libération nationale, ensemble les ordonn. des 3 juin et 4 sept. 1944; — Vu l'ordonn. du 3 oct. 1944 relative à l'indemnisation des pertes de salaires résultant de la cessation du travail pendant l'insurrection nationale ou de circonstances consécutives à l'état de guerre, validant les lois des 8 janv. et 20 mai 1944 relatives à l'indemnisation des pertes de salaires résultant de circonstances consécutives à l'état de guerre; — Vu les ordonn. des 20 oct. et 2 déc.

Ordonnance relative à l'épuration des médecins, dentistes et sages-femmes (Journal officiel de la République française du 19 janvier 1945, p. 260 >> avec l'aimable autorisation de la BNF). Voici le texte de loi (encadré) qui a légitimé la première démarche contre le Dr Chactas Hulin devant la Commission d'enquête pour l'Épuration, puis la plainte devant la section d'épuration du Conseil régional des médecins de la région de Paris.

Trois textes de loi

En page 16 du bulletin n° 1-2-3 de mai-juin-juillet 1945 du tout nouveau Conseil national des Chirurgiens-dentistes, que peut-on constater ?
Un bilan comptable annuel (ou pour l'année en cours) est délivré, avec le classique exposé des Recettes-Dépenses, comme toute association ou institution qui se respecte, ce qui est pratiqué encore de nos jours chaque année.
La première fois que nous l'avons lu, notre émoi a été réel. *« Les recettes de l'ex-administration nationale pour l'année 1944 sont de 5 000 000 frs. »* Une institution naissante, donc le Conseil national des chirurgiens-dentistes, disposerait de 5 000 000 frs à son démarrage ? Comment est-ce possible ? Rappelons qu'un franc 1945 vaut actuellement 200,00 euros. Ceci représente donc une somme absolument colossale. D'où provient-elle ?
Depuis cette époque, toutes les rumeurs ont circulé concernant cet argent ? La provenance même effraie encore l'institution contemporaine. On s'en doute, l'*« ex-administration nationale »* n'est autre que la section dentaire du Conseil supérieur de l'Ordre des médecins fondée par Pétain en 1941. Si l'on se fie aux apparences, il s'agirait d'un argent vraisemblablement illicite et volé pour l'essentiel aux dentistes juifs qui auraient été ainsi « spoliés ». Longtemps, deux acteurs seulement ont été pressentis dans cette transmission financière « discutable » : l'ancienne section et le nouveau conseil, comme si la première avait donné ses biens au second.
En fait, **tout cela est absolument faux**. Cela ne s'est pas déroulé ainsi. En effet, un acteur primordial dans cette passation de pouvoir a été oublié. Un acteur fondamental s'est effacé avec le temps, qui a eu un rôle essentiel et qui englobe seul toute la responsabilité d'un acte juridique parfaitement légal. Cet acteur n'est autre que *le général Charles de Gaulle*.
D'évidence, nous sommes donc sur une triangulaire de protagonistes : le nouveau président de la République, l'ancienne section dentaire jugée illégale et le nouveau Conseil de l'Ordre légalement institué.

Et ce fameux acte juridique légal que nous laissons entrevoir porte un nom en droit : une dévolution[151].
Contrairement à ce qui a pu être dit par le passé, il ne s'agit pas *« d'un tour de passe-passe juridique*[152] *»*, mais d'une notion de droit fondamentale, indiscutable et indiscutée par « tous les notaires et avocats français » depuis cette guerre.

[151] Le premier à avoir employé ce terme juridique dans nos recherches quand nous n'en étions qu'au stade des hypothèses et alors que nous lui faisions part de nos interrogations est Maître Thierry Roulette, avocat au barreau de Paris. Son propos a alors été sans équivoque.
[152] Morgenstern Henri, « L'action de la section dentaire du Conseil de l'Ordre des médecins et du Commissariat général aux questions juives (CGQJ) dans la spoliation des dentistes juifs de France », in *Actes de la SFHAD*, Saint-Malo, 12-13/06/1998, www.biusante.parisdescartes.fr.

De quoi s'agit-il ? Sommairement, cela concerne étroitement un acte de succession. Un organisme est jugé illégal (insolvable, criminel, etc.). Ses avoirs sont transmis par voie juridique ensuite à l'institution qui lui succède ou qui reste en place.

Trois textes de loi ont été signés par Charles de Gaulle en personne. Ils sont tous parus au Journal officiel. Le premier a rendu les Ordres médicaux fondés par Pétain illégaux et les a supprimés en mettant leurs biens sous séquestre entre les mains d'un Procureur de la République (Décret du 18 octobre 1943 portant suppression de l'Ordre des médecins) ; le second a attribué les biens encore sous séquestre aux institutions recréées par le Conseil national de la Résistance et le Comité national de la libération (Ordonnance du 16 octobre 1944 relative à la restitution par l'administration des domaines de certains biens mis sous séquestre) ; le troisième a rebâti des institutions pérennes avec une autre mission clairement édictée en confirmant l'illégalité des premières, celles du régime de Vichy (Ordonnance du 24 septembre 1945 relative à la création des Ordres médicaux). Autrement dit, l'argent que de Gaulle a attribué au nouveau Conseil de l'Ordre est un argent qui appartient à son gouvernement au moment où il lui donne. Il s'agit par conséquent, sans aucun doute possible, d'un argent gouvernemental, donc légal. En outre, ces trois textes, s'ils expliquent ces mécanismes financiers clairement, démontrent de manière indiscutable qu'on ne peut ni confondre ni assimiler la section dentaire de Pétain au Conseil de l'Ordre fondé par Charles de Gaulle. Nous l'avons déjà souligné, il n'y a aucune erreur possible : la première n'a jamais été le laboratoire de l'autre ni son embryon. Ce sont bien deux institutions différentes : l'une, la section dentaire de Pétain, est morte définitivement et est réfutée dans tous ses principes et dans toutes ses valeurs ; l'autre, le Conseil de l'Ordre de De Gaulle, vient de naître et les valeurs qu'il se doit de porter sont bien différentes et présentées à tous dans le Journal officiel.
Ce que nous nous étions limité à évoquer précédemment va prendre forme avec les textes officiels qui arrivent. Voici le détail des opérations juridiques mises en place, car il nous a fallu chercher longuement dans les Journaux officiels de l'époque pour en dénouer tous les rouages institués par le gouvernement de libération.

1/ Décret du 18 octobre 1943 portant suppression de l'Ordre des médecins[153].

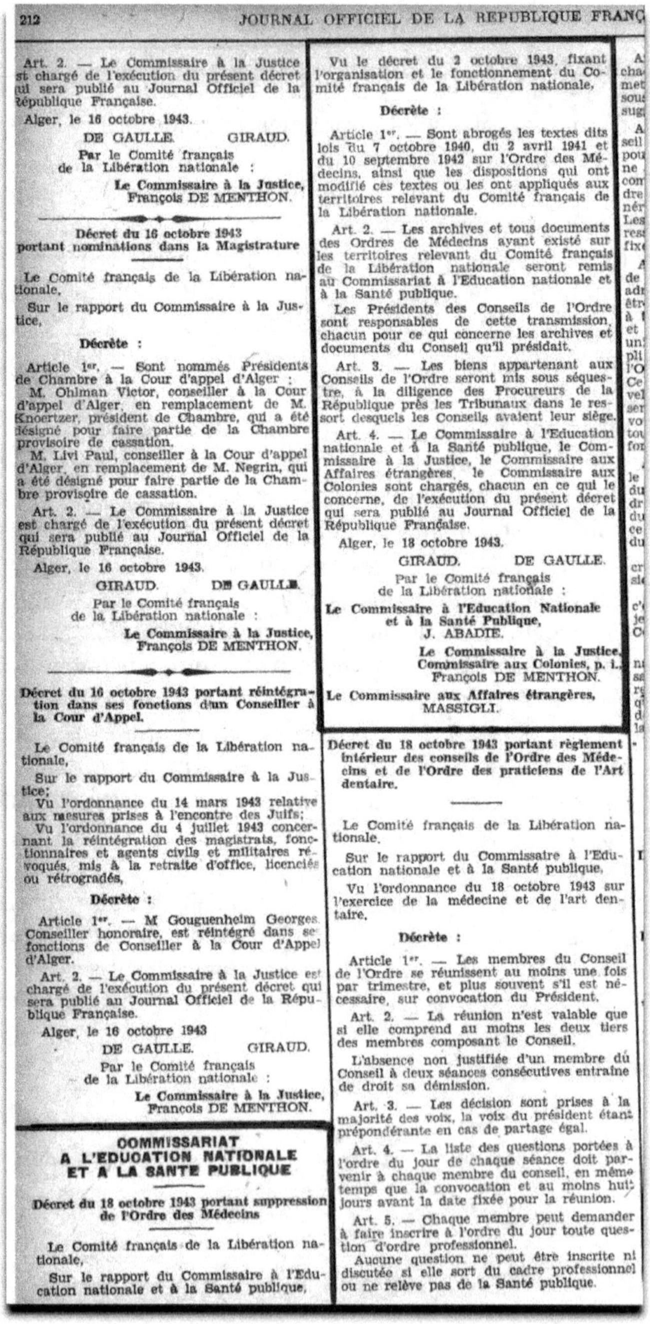

212 JOURNAL OFFICIEL DE LA REPUBLIQUE FRANÇ

Art. 2. — Le Commissaire à la Justice est chargé de l'exécution du présent décret qui sera publié au Journal Officiel de la République Française.

Alger, le 16 octobre 1943.

DE GAULLE. GIRAUD.

Par le Comité français de la Libération nationale :

Le Commissaire à la Justice,
François DE MENTHON.

Décret du 16 octobre 1943 portant nominations dans la Magistrature

Le Comité français de la Libération nationale,

Sur le rapport du Commissaire à la Justice,

Décrète :

Article 1er. — Sont nommés Présidents de Chambre à la Cour d'appel d'Alger :

M. Ohlman Victor, conseiller à la Cour d'appel d'Alger, en remplacement de M. Knoertzer, président de Chambre, qui a été désigné pour faire partie de la Chambre provisoire de cassation.

M. Livi Paul, conseiller à la Cour d'appel d'Alger, en remplacement de M. Negrin, qui a été désigné pour faire partie de la Chambre provisoire de cassation.

Art. 2. — Le Commissaire à la Justice est chargé de l'exécution du présent décret qui sera publié au Journal Officiel de la République Française.

Alger, le 16 octobre 1943.

GIRAUD. DE GAULLE.

Par le Comité français de la Libération nationale :

Le Commissaire à la Justice,
François DE MENTHON.

Décret du 16 octobre 1943 portant réintégration dans ses fonctions d'un Conseiller à la Cour d'Appel.

Le Comité français de la Libération nationale,

Sur le rapport du Commissaire à la Justice;

Vu l'ordonnance du 14 mars 1943 relative aux mesures prises à l'encontre des Juifs;

Vu l'ordonnance du 4 juillet 1943 concernant la réintégration des magistrats, fonctionnaires et agents civils et militaires révoqués, mis à la retraite d'office, licenciés ou rétrogradés,

Décrète :

Article 1er. — M Gouguenheim Georges, Conseiller honoraire, est réintégré dans ses fonctions de Conseiller à la Cour d'Appel d'Alger.

Art. 2. — Le Commissaire à la Justice est chargé de l'exécution du présent décret qui sera publié au Journal Officiel de la République Française.

Alger, le 16 octobre 1943

DE GAULLE. GIRAUD.

Par le Comité français de la Libération nationale :

Le Commissaire à la Justice,
Francois DE MENTHON.

COMMISSARIAT A L'EDUCATION NATIONALE ET A LA SANTE PUBLIQUE

Décret du 18 octobre 1943 portant suppression de l'Ordre des Médecins

Le Comité français de la Libération nationale,

Sur le rapport du Commissaire à l'Education nationale et à la Santé publique,

Vu le décret du 2 octobre 1943, fixant l'organisation et le fonctionnement du Comité français de la Libération nationale,

Décrète :

Article 1er. — Sont abrogés les textes dits lois du 7 octobre 1940, du 2 avril 1941 et du 10 septembre 1942 sur l'Ordre des Médecins, ainsi que les dispositions qui ont modifié ces textes ou les ont appliqués aux territoires relevant du Comité français de la Libération nationale.

Art. 2. — Les archives et tous documents des Ordres de Médecins ayant existé sur les territoires relevant du Comité français de la Libération nationale seront remis au Commissariat à l'Education nationale et à la Santé publique.

Les Présidents des Conseils de l'Ordre sont responsables de cette transmission, chacun pour ce qui concerne les archives et documents du Conseil qu'il présidait.

Art. 3. — Les biens appartenant aux Conseils de l'Ordre seront mis sous séquestre, à la diligence des Procureurs de la République près les Tribunaux dans le ressort desquels les Conseils avaient leur siège.

Art. 4. — Le Commissaire à l'Education nationale et à la Santé publique, le Commissaire à la Justice, le Commissaire aux Affaires étrangères, le Commissaire aux Colonies sont chargés, chacun en ce qui le concerne, de l'exécution du présent décret qui sera publié au Journal Officiel de la République Française.

Alger, le 18 octobre 1943.

GIRAUD. DE GAULLE.

Par le Comité français de la Libération nationale :

Le Commissaire à l'Education Nationale et à la Santé Publique,
J. ABADIE.

Le Commissaire à la Justice, Commissaire aux Colonies, p. i.,
François DE MENTHON.

Le Commissaire aux Affaires étrangères,
MASSIGLI.

Décret du 18 octobre 1943 portant règlement intérieur des conseils de l'Ordre des Médecins et de l'Ordre des praticiens de l'Art dentaire.

Le Comité français de la Libération nationale,

Sur le rapport du Commissaire à l'Education nationale et à la Santé publique,

Vu l'ordonnance du 18 octobre 1943 sur l'exercice de la médecine et de l'art dentaire,

Décrète :

Article 1er. — Les membres du Conseil de l'Ordre se réunissent au moins une fois par trimestre, et plus souvent s'il est nécessaire, sur convocation du Président.

Art. 2. — La réunion n'est valable que si elle comprend au moins les deux tiers des membres composant le Conseil.

L'absence non justifiée d'un membre du Conseil à deux séances consécutives entraîne de droit sa démission.

Art. 3. — Les décision sont prises à la majorité des voix, la voix du président étant prépondérante en cas de partage égal.

Art. 4. — La liste des questions portées à l'ordre du jour de chaque séance doit parvenir à chaque membre du conseil, en même temps que la convocation et au moins huit jours avant la date fixée pour la réunion.

Art. 5. — Chaque membre peut demander à faire inscrire à l'ordre du jour toute question d'ordre professionnel.

Aucune question ne peut être inscrite ni discutée si elle sort du cadre professionnel ou ne relève pas de la Santé publique.

[153] Journal officiel de la République française, publié à Alger, du 21/10/1943, p. 212 (avec l'aimable autorisation de la BNF).

Une précision historique essentielle s'impose. Nous sommes en 1943. Le régime de Vichy gouverne le territoire français et collabore activement avec l'occupant. L'Allemagne nazie domine encore l'Europe. Dès lors, comment le texte cité en page précédente a-t-il pu voir le jour ?
Le Comité français de Libération nationale (CFLN) résulte de la fusion du Comité national français de Londres dirigé par le général de Gaulle, chef de la France libre, avec le Commandement en chef français civil et militaire d'Alger dirigé par le général Giraud, ceci afin d'organiser et d'unifier toutes les forces françaises dans le but ultime de libérer le territoire français. Il succède à la France libre à partir du 3 juin 1943. Les Allemands vont perdre la guerre. C'est une question de temps. L'histoire est en marche. Il convient d'offrir aux Alliés une autorité unifiée de libération, souveraine et représentative des intérêts du peuple français. Les négociations d'après-guerre n'en seront que plus aisées. Le CFLN a considéré *« illégitime, nul et non avenu »* le régime de Vichy qui s'achève le 20 août 1944, par l'exil du maréchal Pétain pour l'Allemagne. Le CFLN gouverne pendant un an une partie du territoire de l'Empire colonial français jusqu'au 3 juin 1944, date où il prend un nouveau nom : le Gouvernement provisoire de la République française (GPRF). Son objectif est principalement d'affirmer, nous venons de le préciser, sa souveraineté sur l'ensemble du territoire français. Ce dernier sera progressivement libéré après le débarquement de Normandie du 6 juin 1944.
Le texte de loi du 18 octobre 1943, cité à la page précédente, est paru dans le Journal officiel de la République française, publié à Alger de 1943 (46 numéros) à 1944 (112 numéros). Le GPRF dirige l'ensemble du territoire pendant deux années et prend fin le 27 octobre 1946 avec l'avènement de la IVe République. *Il déclare nulles et non advenues toutes les décisions du régime de Vichy (ordonnance du 9 août 1944).* Le GRPF le considère comme une parenthèse illégale dans le fonctionnement de l'État. Cinq présidents dirigent le GRPF. De Gaulle est le premier, de janvier 1944 à janvier 1946. Il démissionne le 20 janvier 1946 en profond désaccord avec le projet de constitution proposé et avec ses ministres communistes. Gouin prend la suite de janvier à juin 1946, puis Bidault, de juin à novembre 1946. Vincent Auriol est élu le 16 janvier 1947 et devient par conséquent le premier président de la IVe République. Léon Blum assure la transition de juin 1946 à janvier 1947. Le CFLN instaure le droit de vote des femmes le 21 avril 1944, confirmé par l'ordonnance du 5 octobre 1944 édictée par le GRPF. Ce dernier met en place la sécurité sociale qui voit le jour suite aux ordonnances des 4 et 19 octobre 1945, et les allocations familiales (loi du 22 août 1946). L'ordonnance du 2 février 1945 sur l'enfance délinquante est aussi ratifiée par le GRPF.
Ce décret du 18 octobre 1943 est essentiel. Il supprime le Conseil de l'Ordre des médecins fondé par Pétain, mais aussi, il place tous ses biens sous séquestre entre les mains des procureurs de la République. *La section*

dentaire est donc supprimée de fait et ses biens sont saisis par le gouvernement.

2/ Ordonnance du 16 octobre 1944 relative à la restitution par l'administration des domaines de certains biens mis sous séquestre[154].

17 Octobre 1944 JOUR

lois des 20 novembre 1940, 11 mars, 24 avril et 16 août 1941, 13 juin 1942 et 28 mai 1943;

28° Loi du 22 juillet 1941 sur les entreprises, biens et valeurs appartenant aux Juifs, modifiée et complétée par les lois des 17 novembre 1941, 25 et 27 juin 1943;

29° Loi du 11 juillet 1941 relative à la dissolution des groupements et associations dont les agissements se seront révélés contraires à l'intérêt général du pays;

30° Loi du 13 décembre 1941 étendant aux colonies des Antilles et de la Réunion les dispositions de la loi du 11 juillet 1941 relative à la dissolution de groupements et associations dont les agissements se seront révélés contraires à l'intérêt général du pays;

31° Loi du 14 septembre 1943 relative à l'organisation de la profession de sage-femme;

32° Loi du 4 octobre 1941 sur l'organisation sociale des professions et décret du 30 mars 1942 pris pour son exécution.

Art. 2. — La restitution est effectuée aux anciens propriétaires ou à leurs ayants droit, s'ils possèdent la capacité civile nécessaire pour en accepter la remise et, dans le cas contraire, aux personnes physiques ou morales qui seraient habilitées à cet effet par la législation en vigueur.

Elle sera constatée par un procès-verbal de remise établi contradictoirement entre les parties intéressées.

Une copie de ce procès-verbal sera jointe aux comptes de séquestre, de gestion, d'administration provisoire ou des liquidations lors de leur présentation à l'approbation de l'autorité compétente.

Les opérations de restitution auront lieu sans frais.

Art. 3. — La présente ordonnance sera publiée au *Journal officiel* de la République française et exécutée comme loi.

Fait à Paris, le 16 octobre 1944.

C. DE GAULLE.

Par le Gouvernement provisoire de la République française:

Le garde des sceaux, ministre de la justice,
FRANÇOIS DE MENTHON.

Le ministre des finances,
AIMÉ LEPERCQ.

Le ministre de l'intérieur,
A. TIXIER.

JOURNAL OFFICIEL DE LA REPUBLIQUE FRANÇAISE — 17 Octobre 1944

Ordonnance du 14 octobre 1944 portant dérogation aux articles 553 et 554 du code d'instruction criminelle et 5 de l'ordonnance du 26 juin 1944 relative à la répression des faits de collaboration.

Le Gouvernement provisoire de la République française,

Sur le rapport du garde des sceaux, ministre de la justice, et du ministre de la guerre,

Vu l'ordonnance du 3 juin 1943 portant institution du Comité français de la libération nationale, ensemble les ordonnances des 3 juin et 4 septembre 1944;

Vu l'ordonnance du 26 juin 1944 relative à la répression des faits de collaboration, ensemble l'ordonnance du 14 septembre 1944;

Vu les articles 553 et 554 du code d'instruction criminelle;

Le comité juridique entendu,

Ordonne:

Art. 1er. — Jusqu'à l'établissement des cours de justice instituées par l'ordonnance du 26 juin 1944, relative à la répression des faits de collaboration, les crimes et délits contre la sûreté extérieure de l'Etat pourront, par dérogation aux articles 553 et 554 du code d'instruction criminelle et 5 de l'ordonnance susvisée du 26 juin 1944, être poursuivis et jugés par les juridictions de droit commun.

Toutefois, conformément aux dispositions des lois sur l'état de siège, les juridictions de droit commun devront se dessaisir au profit des juridictions militaires quand l'autorité militaire revendiquera pendant la même période la poursuite de ces crimes et délits.

Art. 2. — La présente ordonnance sera publiée au *Journal officiel* de la République française et exécutée comme loi.

Fait à Paris, le 14 octobre 1944.

C. DE GAULLE.

Par le Gouvernement provisoire de la République française:

Le garde des sceaux, ministre de la justice,
FRANÇOIS DE MENTHON.

Le ministre de la guerre,
A. DIETHELM.

Le ministre de la marine,
LOUIS JACQUINOT.

Ordonnance du 16 octobre 1944 relative à la restitution par l'administration des domaines de certains biens mis sous séquestre.

Le Gouvernement provisoire de la République française,

Sur le rapport du garde des sceaux, ministre de la justice, des ministres de l'intérieur et des finances,

Vu l'ordonnance du 3 juin 1943 portant institution du Comité français de la libération nationale, ensemble les ordonnances des 3 juin et 4 septembre 1944;

Le comité juridique entendu,

Ordonne:

Art. 1er. — L'administration des domaines est autorisée à restituer les biens encore détenus par elle et dont le séquestre, la gestion, l'administration provisoire ou la liquidation lui ont été confiés par application des actes dits:

1° Loi du 23 juillet 1940 relative à la déchéance de la nationalité à l'égard des Français qui ont quitté la France, modifiée par les lois des 20 octobre, 6 et 28 février 1941;

2° Loi du 10 septembre 1940, modifiée par la loi du 17 octobre 1942, relative à la déchéance de la nationalité à l'égard des Français qui ont quitté les territoires d'outre-mer;

3° Loi du 8 mars 1941 relative à la déchéance de la nationalité à l'égard des Français qui se rendent dans une zone dissidente;

4° Loi du 7 octobre 1940 instituant l'ordre des médecins;

5° Loi du 6 juillet 1943 relative aux associations professionnelles de fonctionnaires civils, agents et ouvriers des administrations publiques relevant du secrétariat d'Etat chargé des colonies et autres que ceux de l'administration centrale et des services annexes;

6° Loi du 31 décembre 1940 instituant l'ordre des architectes et réglementant le titre de la profession d'architecte;

7° Loi du 11 septembre 1941 relative à l'exercice de la pharmacie;

8° Loi du 31 juillet 1942 modifiant et complétant la loi du 11 septembre 1941 relative à l'exercice de la pharmacie;

9° Loi du 17 novembre 1941 organisant l'exercice de la profession dentaire;

10° Loi du 18 février 1942 relative à l'institution d'un ordre des vétérinaires;

11° Loi du 22 juin 1944 modifiant la loi du 18 février 1942 relative à l'institution d'un ordre des vétérinaires;

12° Loi du 3 avril 1942 relative à l'introduction des statuts de l'ordre des experts-comptables et des comptables agréés;

13° Loi du 16 juin 1944 instituant l'ordre corporatif des géomètres experts;

14° Loi du 29 octobre 1940 portant création d'une association nationale et d'une fédération des œuvres scolaires et postscolaires de l'enseignement public;

15° Loi du 17 avril 1942 complétant la loi du 20 octobre 1940 portant création d'une association des œuvres scolaires et postscolaires de l'enseignement public;

16° Loi du 3 août 1943 complétant les lois des 20 octobre et 17 avril 1942 portant création d'une association nationale des œuvres scolaires et postscolaires de l'enseignement public et d'une fédération des œuvres de l'enseignement public;

17° Loi du 11 août 1941 portant dissolution des associations « Les Equipes françaises » et « L'Amicale de France »;

18° Loi du 14 mars 1944 portant dissolution de l'association « Les Anciens des chantiers de la jeunesse »;

19° Loi du 29 août 1940 portant création de la Légion française des anciens combattants;

20° Loi du 21 août 1941 portant mise sous séquestre des biens des associations dissoutes;

21° Loi du 16 septembre 1941 rendant applicable aux territoires relevant du secrétariat d'Etat aux colonies les dispositions de la loi du 21 août 1941;

22° Loi du 18 novembre 1941 modifiant la loi du 29 août 1940 portant création de la Légion française des combattants;

23° Loi du 24 septembre 1943 modifiant la loi du 29 août 1940;

24° Loi du 23 août 1943 modifiant l'article 4 de la loi du 4 octobre 1940 relative au Secours national;

25° Loi du 16 août 1940 concernant l'organisation provisoire de la production industrielle;

26° Loi du 11 février 1943 abrogeant l'article 16 de la loi du 26 juillet 1925 sur l'organisation et le fonctionnement des chambres des métiers;

27° Loi du 13 août 1940 sur les sociétés secrètes, modifiée et complétée par les

[154] Journal officiel de la République française du 17/10/1944, pp. 411-412 (avec l'aimable autorisation de la BNF).

« Art. 1er – L'administration des domaines est autorisée à restituer les biens encore détenus par elle et dont le séquestre, la gestion, l'administration provisoire ou la liquidation lui ont été confiés par application des actes dits :
(...) 9e Loi du 17 novembre 1941 organisant l'exercice de la profession dentaire ; (...)

Art. 2 – La restitution est effectuée aux anciens propriétaires, ou à leurs ayants droit (...) et, dans le cas contraire, aux personnes physiques ou morales qui seraient habilitées à cet effet par la législation en vigueur[155]. *»*

(...) dans le cas contraire, aux personnes physiques ou morales...
L'Ordre est considéré comme une personne morale suffisante aux yeux de la loi... Son président en est le représentant physique. En 1944, le Conseil national des chirurgiens-dentistes, institution de transition, est présidé par Jean Marandas.

3/ Ordonnance n°45-2184 du 24 septembre 1945 relative à l'exercice et à l'organisation des professions de médecin, de chirurgien-dentiste et de sage-femme[156].

[155] Journal officiel de la République française du 17/10/1944, pp. 411-412 (avec l'aimable autorisation de la BNF).
[156] Journal officiel de la République française du 28/09/1945, p. 6083 (avec l'aimable autorisation de la BNF).

du Bas-Rhin et de la Moselle sous les réserves suivantes:

Les sanctions susceptibles d'être prises entre les agents et employés desdits organismes sont prononcées soit d'office, soit sur requête motivée émanant de toute personne intéressée, par le comité directeur des institutions d'assurances invalidité-vieillesse, d'assurance-maladie et d'assurance-accidents.

A défaut de décision de ces comités ou sur appel formé contre une décision de ceux-ci, dans les conditions fixées à l'article 4, 2°, de l'ordonnance du 12 novembre 1944.

Art. 5. — Les dispositions de l'article 6 de l'ordonnance susvisée du 12 novembre 1944 sont applicables en ce qui concerne les conseils ou commissions institués pour l'application des assurances sociales en Alsace et en Lorraine.

Art. 6. — La présente ordonnance sera publiée au *Journal officiel* de la République française et exécutée comme loi.

Fait à Paris, le 11 septembre 1945.

C. DE GAULLE.

Par le Gouvernement provisoire de la République française:

Le ministre du travail et de la sécurité sociale,

ALEXANDRE PARODI.

Le ministre du travail et de la sécurité sociale, garde des sceaux, ministre de la justice, par intérim,

ALEXANDRE PARODI.

Le ministre de l'intérieur,

A. TIXIER.

Ordonnance n° 45-2184 du 24 septembre 1945 relative à l'exercice et à l'organisation des professions de médecin, de chirurgien dentiste et de sage-femme.

EXPOSE DES MOTIFS

Les professions de médecin, de chirurgien dentiste et de sage-femme ont été jusqu'à présent réglées par la loi de 1892. Cette loi véritable code de ces professions ne répond plus aux circonstances présentes. Dans le domaine législatif de nouveaux textes sont intervenus (loi du 21 avril 1933, loi du 26 juillet 1935). Dans le domaine des faits la profession a évolué. Le développement dans les lois sociales et du syndicalisme médical a mis au premier plan des préoccupations la création d'ordres professionnels. Les syndicats, organes de défense professionnelle, ont été amenés à créer, sous forme de « Conseils de famille » de véritables juridictions en matière déontologique, s'appliquant aux syndiqués et s'étendant, dans certains cas, anomalie juridique, aux non syndiqués. Dans ces conditions apparaissait nettement la nécessité de mettre au point un organisme, l'ordre, chargé des questions de discipline et de déontologie.

La question faillit aboutir au Parlement entre 1935 et 1936. Toutefois, lors du début des hostilités, elle n'était pas réglée. L'autorité de fait de Vichy s'arrogea alors le droit de la résoudre, mais les textes successifs qui créèrent les ordres, sont contraires à la légalité républicaine et ne peuvent être maintenus. Notamment en ce qui concerne la suppression des syndicats qui aboutissait d'ailleurs à une très fâcheuse confusion: ce n'est pas au même organisme qu'il convient de défendre les intérêts professionnels et d'assurer la discipline de la profession.

Dès Alger, le Gouvernement provisoire de la République française s'est préoccupé de résoudre la question et une ordonnance du 18 octobre 1943 annulait les dispositions de l'autorité de fait tout en maintenant le principe de l'ordre et en séparant son activité de celle des syndicats. Cette ordonnance n'a pas été rendue applicable à la métropole, le Gouvernement se réservant de procéder à une nouvelle consultation des organismes intéressés après la libération.

Le nouveau texte tient compte de l'opinion des représentants qualifiés des trois professions et sera le nouveau code qui, avec l'ordonnance du 15 décembre 1944 rétablissant les syndicats, remplacera la loi de 1892.

Les ordres créés auront la charge de maintenir la discipline et l'honorabilité de chacune des trois professions. Une ordonnance complètera bientôt ce texte, précisant les modalités, leur fonctionnement en matière de litiges créés par l'application de la loi sur les assurances sociales.

Les ordres auront aussi à défendre l'indépendance de la profession. Le but des articles 67 à 69 est d'éviter que des tiers non qualifiés cherchent à s'immiscer dans l'exercice de la médecine ou de l'art dentaire, en facilitant par leurs capitaux ou leur matériel l'exercice de la profession. Il n'est ni dans leur esprit, ni dans leur lettre de s'opposer au fonctionnement normal d'installations créées par des sociétés mutualistes (cabinets dentaires notamment) dans des buts non lucratifs et sans immixtion dans la vie professionnelle du praticien.

Le Gouvernement provisoire de la République française,

Sur le rapport du garde des sceaux, ministre de la justice, du ministre des affaires étrangères, du ministre de l'intérieur, du ministre de l'éducation nationale, du ministre des colonies, du ministre de la santé publique et du ministre du travail et de la sécurité sociale,

Vu l'ordonnance du 3 juin 1943 portant institution du Comité français de la libération nationale, ensemble les ordonnances des 3 juin et 4 septembre 1944;

Vu l'ordonnance du 9 août 1944 portant rétablissement de la légalité républicaine sur le territoire continental;

Vu la loi du 30 novembre 1892 sur l'exercice de la médecine, ensemble les textes qui l'ont complétée ou modifiée;

Vu l'urgence constatée par le président du Gouvernement;

Le conseil d'Etat (commission permanente) entendu,

Ordonne:

TITRE Ier

DE L'EXERCICE DE LA PROFESSION DE MÉDECIN, DE CHIRURGIEN DENTISTE ET DE SAGE-FEMME

CHAPITRE Ier. — *Des conditions d'exercice de la profession de médecin, de chirurgien dentiste et de sage-femme.*

Art. 1er. — Nul ne peut exercer la profession de médecin, de chirurgien dentiste ou de sage-femme en France s'il n'est:

1° Muni du diplôme français d'Etat de docteur en médecine, de chirurgien dentiste ou de sage-femme ou bénéficiaire des dispositions transitoires de la loi du 30 novembre 1892 ou des dispositions spéciales aux praticiens alsaciens et lorrains (arrêté du 24 septembre 1919, loi du 13 juillet 1921, loi du 10 août 1924, décret du 5 juillet 1922 ratifié par la loi du 13 décembre 1922, loi du 31 décembre 1924, loi du 8 août 1927) ou aux praticiens sarrois (lois des 26 juillet 1935 et 27 juillet 1937);

2° Citoyen ou sujet français ou ressortissant d'un pays placé sous le protectorat de la France;

3° Inscrit à un tableau de l'ordre des médecins, à un tableau de l'ordre des chirurgiens dentistes ou à un tableau de l'ordre des sages-femmes.

Toutefois, cette troisième condition ne s'applique pas aux docteurs en médecine et aux chirurgiens dentistes appartenant au cadre actif du service de santé des armées de terre, de mer ou de l'air et aux médecins et chirurgiens dentistes fonctionnaires n'ayant pas de clientèle privée.

Art. 2. — Par dérogation aux dispositions des paragraphes 1er et 2 de l'article précédent et sous réserve des dispositions transitoires prévues à l'article 70 ci-après, les médecins et chirurgiens dentistes étrangers exerçant légalement leur profession en France à la date du 3 septembre 1939 et les sages-femmes étrangères exerçant légalement leur profession en France à la date de la présente ordonnance, sont autorisés à continuer la pratique de leur art.

Art. 3. — Un règlement d'administration publique fixera les conditions dans lesquelles:

1° Les étudiants de nationalité étrangère pourront s'inscrire aux facultés et écoles de médecine en vue de l'obtention du diplôme d'Etat;

2° Les titulaires d'un diplôme étranger de docteur en médecine, de chirurgien dentiste ou de sage-femme, ou d'un diplôme français d'université, pourront postuler le diplôme d'Etat;

3° Afin de tenir compte de la durée légale du service militaire, le délai au terme duquel les étrangers, naturalisés sans avoir accompli leur service militaire, peuvent être autorisés à exercer leur art.

Art. 4. — Les chirurgiens dentistes ne peuvent prescrire que les médicaments figurant sur une liste fixée par arrêté du ministre de la santé publique, pris après avis de l'académie de médecine.

Les sages-femmes ne peuvent employer que les instruments dont la liste est fixée par leur code de déontologie. En cas d'accouchement dystocique ou de suite de couches pathologiques, elles doivent faire appeler un docteur en médecine.

Elles ne peuvent prescrire que les médicaments figurant sur une liste fixée par un arrêté du ministre de la santé publique pris après avis de l'académie de médecine.

Les sages-femmes sont autorisées à pratiquer les vaccinations et revaccinations antivarioliques.

Art. 5. — Les internes français des hôpitaux et hospices des villes de facultés et écoles de médecine, nommés au concours et munis de seize inscriptions validées et les étudiants en médecine français ayant vingt inscriptions validées peuvent être autorisés à exercer la médecine en temps d'épidémie ou à titre de remplaçants de docteur en médecine.

Cette autorisation, délivrée par le préfet après avis favorable du conseil départemental de l'ordre, est limitée à trois mois; elle est renouvelable dans les mêmes conditions.

Lorsque les besoins de la santé publique l'exigent, le ministre de la santé publique peut, par arrêté, abaisser jusqu'à seize pour une partie ou la totalité des étudiants en médecine, le nombre des inscriptions nécessaires pour pouvoir bénéficier des dispositions du présent article. L'arrêté fixe le délai pendant lequel il est applicable.

Art. 6. — Les docteurs en médecine, les chirurgiens dentistes et les sages-femmes sont tenus, dans le mois qui suit leur établissement, de faire enregistrer sans frais leur titre à la préfecture ou sous-préfecture et au greffe du tribunal civil de leur arrondissement. Le changement oblige à un nouvel enregistrement du diplôme dans les mêmes conditions.

Il en est de même pour les praticiens qui, ayant interrompu depuis deux ans

6088 JOURNAL OFFICIEL DE LA REPUBLIQUE FRANÇAISE 28 Septembre 1945

mes sera préparé par le conseil national de l'ordre intéressé et soumis au conseil d'Etat pour être édicté sous la forme d'un règlement d'administration publique.

Art. 67. — Les médecins, les chirurgiens-dentistes, les personnes qui demandent leur inscription au tableau de l'ordre des médecins ou des chirurgiens-dentistes, devront communiquer au conseil de l'ordre intéressé les contrats ayant pour objet l'exercice de leur profession et, s'il ne sont pas propriétaires de leur matériel et du local dans lequel ils exercent ou exerceront leur profession, les contrats leur permettant l'usage du matériel et du local.

Seront également communiqués les contrats transmettant sous conditions résolutoires la propriété du matériel et du local.

Cette communication devra être faite pour les médecins et chirurgiens-dentistes dans les trente jours du contrat ou de la constitution des conseils départementaux prévus par la présente ordonnance.

Les personnes qui demandent leur inscription au tableau de l'ordre des médecins ou des chirurgiens-dentistes l'annexeront à leur requête. Elles communiqueront sans délai les contrats visés aux alinéas 1er et 2, qu'elles auraient passés après leur demande d'inscription, mais avant ladite inscription.

Tous les contrats dont la communication est exigée devront être passés par écrit. Le manquement à cette obligation constituera une faute disciplinaire, susceptible d'entraîner les sanctions prévues à l'article 36 ou de motiver le refus de l'inscription au tableau.

Art. 68. — L'absence de communication ou la communication mensongère exposera son auteur aux sanctions prévues à l'article 36. Le conseil de l'ordre pourra, d'autre part, refuser d'inscrire au tableau des candidats qui auront contracté des engagements incompatibles avec les règles de la profession ou susceptibles de priver le praticien de l'indépendance professionnelle nécessaire.

Art. 69. — Les médecins et chirurgiens-dentistes visés à l'alinéa 1er de l'article 67 pourront soumettre au conseil de l'ordre les projets des contrats visés aux alinéas 1er et 2 du même texte. Le conseil de l'ordre devra faire connaître ses observations dans le délai d'un mois.

Art. 70. — Les dispositions du chapitre 1er du titre Ier de la présente ordonnance ne portent pas atteinte aux dispositions transitoires contenues dans l'ordonnance n° 45-1748 du 6 août 1945 relative à l'exercice de la médecine par des médecins étrangers et dans l'ordonnance n° 45-1765 du 8 août 1945 relative à certaines conditions d'accès au diplôme d'Etat de docteur en médecine, chirurgien-dentiste et de pharmacien.

Art. 71. — La présente ordonnance est applicable à l'Algérie, qui sera considérée comme formant une région sanitaire.

Des décrets détermineront les conditions d'application de la présente ordonnance aux territoires relevant du ministère des colonies.

Art. 72. — Sont abrogées toutes dispositions contraires à la présente ordonnance et notamment:

La loi du 30 novembre 1892 modifiée, à l'exception des articles 8, 11, 12, 27, 31 et 32 de cette loi;

La loi du 26 juillet 1935 relative à l'exercice de la médecine et de l'art dentaire et à l'organisation des professions médicales et dentaires;

L'ordonnance du 19 mars 1944 frappant d'inéligibilité aux conseils et chambres des médecins et praticiens de l'art dentaire, les médecins et chirurgiens-dentistes ayant appartenu aux groupements antinationaux.

Est expressément constatée la nullité de l'acte dit loi du 15 novembre 1943 modifiant l'article 16 de la loi du 30 novembre 1892.

Toutefois, cette nullité ne porte pas atteinte aux effets résultant de l'application dudit acte, antérieure à la mise en vigueur de la présente ordonnance. Est abrogée à la date de l'élection des conseils nationaux de l'ordre, l'ordonnance du 11 décembre 1944, créant des organismes transitoires de gestion pour les professions médicales et para-médicales.

Art. 73. — La présente ordonnance sera publiée au *Journal officiel* de la République française et exécutée comme loi.

Fait à Paris, le 24 septembre 1945.

C. DE GAULLE.

Par le Gouvernement provisoire de la République française:

Le garde des sceaux, ministre de la justice,
PIERRE-HENRI TEITGEN.

Le ministre des travaux publics et transports, ministre des affaires étrangères par intérim,
RENÉ MAYER.

Le ministre du travail et de la sécurité sociale, ministre de l'intérieur par intérim,
ALEXANDRE PARODI.

Le ministre de l'éducation nationale,
RENÉ CAPITANT.

Le ministre des colonies,
P. GIACOBBI.

Le ministre du travail et de la sécurité sociale,
ALEXANDRE PARODI.

Le ministre de la santé publique,
FRANÇOIS BILLOUX.

Ordonnance n° 45-2185 du 27 septembre 1945 portant relèvement du prix limite au-dessus duquel les briquets en métal commun sont considérés comme briquets de luxe.

Le Gouvernement provisoire de la République française,

Sur le rapport du ministre des finances,

Vu l'ordonnance du 3 juin 1943 portant institution du Comité français de la libération nationale, ensemble les ordonnances des 3 juin et 4 septembre 1944;

Vu l'ordonnance du 31 mars 1945, ensemble le décret du même jour relatif à la taxe sur les transactions;

Vu le code des contributions indirectes;

Le conseil d'Etat entendu,

Ordonne:

Art. 1er. — Le prix limite de 125 F prévu au dernier alinéa de l'article 648 et au paragraphe B de l'article 649 du code des contributions indirectes est porté à 160 F.

Art. 2. — La présente ordonnance sera publiée au *Journal officiel* de la République française et exécutée comme loi.

Fait à Paris, le 27 septembre 1945.

C. DE GAULLE.

Par le Gouvernement provisoire de la République française:

Le ministre des finances,
R. PLEVEN.

Ordonnance n° 45-2186 du 27 septembre 1945 relative à l'attribution et à l'organisation des pouvoirs de police dans certaines communes de la Martinique.

EXPOSE DES MOTIFS

Sous le régime institué par l'autorité de fait se disant gouvernement de l'Etat français, le service de la police municipale était régi à la Martinique par un arrêté local pris en application de l'acte dit loi du 20 janvier 1941 sur l'administration municipale aux Antilles, à la Réunion et à la Guyane française qui organisait une police coloniale relevant directement du gouverneur.

Depuis le rétablissement de la légalité républicaine dans la colonie, l'acte dit loi du 20 janvier 1941 n'ayant pas été validé, la police est redevenue entièrement municipale, conformément aux dispositions de la loi du 5 avril 1884.

Il est apparu, toutefois, qu'il y aurait intérêt dans certaines communes importantes, à réorganiser la police; à la maintenir sous l'autorité du gouverneur, et enfin à confier à celui-ci une partie des pouvoirs de police attribués au maire par la loi du 5 avril 1884.

Le présent projet d'ordonnance tend à instituer à la Martinique une police d'Etat dans les communes comptant plus de 5.000 habitants. Le chef de la colonie, disposant ainsi d'une police organisée, se trouvera en mesure de veiller plus efficacement au maintien du bon ordre et de la tranquillité publique dans les centres importants de la Martinique.

Le Gouvernement provisoire de la République française,

Sur le rapport du ministre des colonies,

Vu l'ordonnance du 3 juin 1943 portant institution du Comité français de la libération nationale, ensemble les ordonnances des 3 juin et 4 septembre 1944;

Vu l'ordonnance organique du 9 février 1827, modifiée par celle du 22 août 1833;

Vu le sénatus-consulte du 3 mai 1854;

Vu la loi municipale du 5 avril 1884 et les textes qui l'ont modifiée;

Vu l'ordonnance du 10 juillet 1944;

Le conseil d'Etat entendu,

Ordonne:

Art. 1er. — Par extension de l'article 104 et sous réserve de l'application de l'article 105 de la loi du 5 avril 1884, le gouverneur de la Martinique exerce dans les communes comptant plus de 5.000 habitants les attributions dévolues au préfet de police dans les communes suburbaines de la Seine en vertu de l'arrêté du 3 brumaire an IX et de la loi du 10 juin 1853.

Art. 2. — Pour l'exercice de ces attributions, le gouverneur fixe, par arrêté soumis, s'il y a lieu, à l'approbation du ministre dans les conditions prévues au décret du 23 juillet 1937, l'organisation du service et le statut du personnel nécessaires.

Art. 3. — Les frais de police des communes visées à l'article 1er, sont inscrits en totalité au budget de la colonie.

Les mêmes communes remboursent à la colonie, conformément aux dispositions de l'article 136 de la loi du 5 avril 1884 une part de la dépense globale, fixée pour chacune d'elles, par arrêté du gouverneur et dont la quotité ne peut être inférieure au montant des dépenses ordinaires de police figurant actuellement au budget municipal.

Art. 4. — La présente ordonnance sera publiée au *Journal officiel* de la République française et exécutée comme loi.

Fait à Paris, le 27 septembre 1945.

C. DE GAULLE.

Par le Gouvernement provisoire de la République française:

Le ministre des colonies,
P. GIACOBBI.

[157]

157 Journal officiel de la République française du 28/09/1945, p. 6088 (avec l'aimable autorisation de la BNF).

L'ordonnance du 24 septembre 1945 est annoncée dans ses grandes lignes dans le bulletin n° 1-2-3 de mai-juin-juillet 1945 (p. 10). Elle est ensuite citée et reproduite dans son intégralité dans le bulletin n°4-5 d'août et de septembre 1945 (pp. 36-59). Après lecture, le Conseil de l'Ordre émet des avis, voire des restrictions, quant à leurs contenus, qui lui semblent indispensables à débattre avec le gouvernement en place (bulletin n° 6-7-8-9 d'octobre 1945 à janvier 1946, pp. 57-59). Des rectificatifs sont proposés dès la page 61. Cette ordonnance sera modifiée par une autre du 19 avril 1951 signée par le président de la République Vincent Auriol. Elle fait évoluer ses statuts, les modes d'appels (bulletin n° 6-7-8-9 d'octobre 1945 à janvier 1946, à la fin, en addendum de dernière minute).
Cette ordonnance est le troisième texte de loi, prépondérant pour notre profession, signée par Charles de Gaulle lui-même. Si elle rappelle l'illégalité des institutions créées par Pétain[158], en toute première page, ainsi que leur suppression, elle a aussi pour objectif de créer les Ordres médicaux (celui des médecins, des chirurgiens-dentistes et des sages-femmes), d'en préciser l'organisation structurelle et les missions de Santé publique pour chacun.

---

[158] *« La question* (des Ordres) *faillit aboutir au Parlement entre 1935 et 1936. Toutefois, lors du début des hostilités, elle n'était pas réglée. L'autorité de fait de Vichy s'arrogea le droit de la résoudre, mais les textes successifs qui créèrent les ordres, sont contraires à la légalité républicaine et ne peuvent être maintenus. »*

Note relative à la dévolution du patrimoine des syndicats médico-dentaires et des ordres médicaux de 1940 à 1944

par François Bouyer[159] & Xavier Riaud.

Arrivé à ce point de nos recherches et abordant des notions juridiques complexes, il nous a semblé indispensable de demander conseil à un avocat présentement plus à même de répondre à nos interrogations sur la dévolution[160] notamment. Nous lui avons communiqué nos documents historiques à des fins d'analyse et demandé d'en faire un commentaire qui soit accessible au profane que nous sommes.

Aux termes d'une loi instituant l'ordre des médecins, signée le 7 octobre et publiée le 26 octobre 1940, l'État français[161], créant un Conseil de l'Ordre des médecins, a supprimé les syndicats de médecins (article 17) :
« Les médecins n'auront pas le droit de se grouper en associations syndicales régies par le livre III du Code du travail. Les syndicats des médecins existant à ce jour sont déclarés dissous. Leur patrimoine sera dévolu aux organismes de coopération, de mutualité, d'assistance ou de retraite qui seront créés dans chaque département par les conseils de l'ordre, après avis du conseil supérieur, au bénéfice des médecins et de leur famille. Ces biens seront placés sous séquestre à la requête du ministère public, par ordonnance du président du tribunal civil du ressort. Ils seront liquidés sans frais dans un délai de deux mois et transférés au conseil départemental de l'ordre ».

Par une loi du 17 novembre 1941 organisant l'exercice de la profession dentaire, l'État français a créé auprès du Conseil supérieur de l'Ordre des médecins une section dentaire du Conseil supérieur de l'ordre.
Sur le modèle de ce qui avait été prévu pour les médecins, cette loi précise :
- En son article 19 : *« Les praticiens de la section dentaire n'auront pas le droit de se grouper en associations syndicales régies par le livre III du Code du travail. »*
- En son article 20 : *« Les syndicats dentaires[162] existant à ce jour sont déclarés dissous et ne pourront être reconstitués sous quelque forme que ce soit. Le patrimoine des syndicats départementaux ou régionaux sera dévolu*

[159] Avocat inscrit au barreau de Nantes.
[160] Définition du Dictionnaire Larousse : *« Transfert, transmission d'un bien, d'un droit, qui se fait d'une personne à une autre. (Se dit particulièrement en parlant de la transmission successorale.) »*
[161] Alors dirigé par le maréchal Pétain.
[162] En 1935 est créé le premier syndicat dentaire qui résulte de la fusion de plusieurs associations : la Confédération nationale des syndicats dentaires (CNSD). Roger Renault en sera le secrétaire général jusqu'en 1940, année de sa dissolution sur ordre du Régime de Vichy. Son président Billoret intègre la section dentaire en 1941 (www.lescdf.fr, *« Histoire des CDF (et de la CNSD) »*, 2018).

aux organismes de coopération, de mutualité, d'assistance ou de retraite qui seront créés dans chaque département par la section dentaire en accord avec son conseil de l'ordre, au bénéfice des praticiens de l'art dentaire et de leur famille. Ces biens seront placés sous séquestre à la requête du ministère public, par ordonnance du président du tribunal civil du ressort. Ils seront liquidés dans un délai de trois mois et transférés au conseil départemental ou au conseil supérieur de l'ordre, pour être gérés par la section dentaire adjointe à l'un ou à l'autre de ces conseils, en accord avec ces conseils ».

Il ressort de ces textes que le patrimoine des syndicats de médecins, comme celui des syndicats dentaires, a été dévolu aux organismes professionnels des médecins. À cet égard, les sections dentaires ne semblaient pas disposer d'un patrimoine propre puisqu'elles ne détenaient qu'un simple pouvoir de gestion d'une partie du patrimoine des conseils départementaux ou du conseil supérieur de l'ordre des médecins.

Par décret du 18 octobre 1943 portant suppression de l'Ordre des médecins, le Comité français de la Libération nationale a notamment :
- abrogé *« les textes dits lois du 7 octobre 1940, du 2 avril 1941 et du 10 septembre 1942 sur l'Ordre des Médecins ainsi que les dispositions qui ont modifié ces textes ou les ont appliqués aux territoires relevant du Comité français de la Libération nationale »* (article 1er),
- décidé que *« les biens appartenant aux Conseils de l'Ordre seraient mis sous séquestre à la diligence des Procureurs de la République près les Tribunaux dans le ressort desquels les Conseils avaient leur siège »* (article 3).

Au terme d'un décret du 25 janvier 1944 complétant le décret du 18 octobre 1943 portant suppression de l'Ordre des médecins, le Comité français de la Libération nationale a décrété :
« Les syndicats des médecins reconstitués pourront, dans un délai de six mois à compter de la mise sous séquestre prescrite par l'article 3 du décret du 18 octobre 1943, prélever dans les biens mis sous séquestre, ceux qui, leur appartenant, avaient été transférés aux conseils de l'ordre des médecins en application de l'acte dit « loi du 7 octobre 1940 ».
Ce prélèvement sera effectué sans frais.
Les biens existant encore en nature seront restitués sous réserve du droit, pour les syndicats, de réclamer des dommages-intérêts à raison de leurs détériorations éventuelles. Pour les biens qui ne se retrouveront pas en nature, le prélèvement sera de leur valeur appréciée au jour de la mise sous séquestre susvisée. Le surplus des biens placés sous séquestre sera transféré aux nouveaux conseils départementaux de l'ordre des médecins institué par l'ordonnance du 18 octobre 1943 ».

Une ordonnance du Gouvernement provisoire de la République française du 16 octobre 1944, relative à la restitution par l'administration des domaines de certains biens mis sous séquestre, a ensuite autorisé l'administration des domaines :

- *« à restituer les biens encore détenus par elle et dont le séquestre, la gestion, l'administration provisoire ou la liquidation lui ont été confiés par [...] 4° loi du 7 octobre 1940 instituant l'ordre des médecins [...] 9° loi du 17 novembre 1941 organisant l'exercice de la profession dentaire »* (article 1er),
- précisant que *« la restitution est effectuée aux anciens propriétaires ou à leurs ayants droit, s'ils possèdent la capacité civile nécessaire pour en accepter la remise et dans le cas contraire, aux personnes physiques ou morales qui seraient habilitées à cet effet par la législation en vigueur »* (article 2).

La question ici posée est celle du sort réservé au patrimoine de l'Ordre des médecins dont une partie était gérée par sa section dentaire.
Ce patrimoine était notamment constitué de celui des syndicats dissous, qui avait été dévolu à l'Ordre créé par l'État français.
La dévolution désigne dans son acception générique le passage d'un droit d'un bien ou d'un ensemble de biens composant un patrimoine dans un ou dans plusieurs autres patrimoines.
Il s'agit d'un transfert de propriété.
À titre d'exemple, la dévolution successorale, probablement la plus connue, organise le transfert du patrimoine du défunt à ses héritiers (articles 731 et suivants du Code civil).
Dans un autre domaine, le principe de la dévolution universelle du patrimoine régit l'opération de fusion-absorption en droit des sociétés.
La dévolution peut également être celle du patrimoine d'une association.
En pareille matière, la loi du 1er juillet 1901 prévoit en son article 9 :
« En cas de dissolution volontaire, statutaire ou prononcée par justice, les biens de l'association seront dévolus conformément aux statuts ou, à défaut de disposition statutaire, suivant les règles déterminées par l'assemblée générale ».
Selon la jurisprudence, l'expression « dévolution » ici employée ne désigne pas une opération juridique particulière, mais la transmission d'un bien ou d'un droit, qui se fait d'une personne à une autre et qui peut se réaliser, soit à titre gratuit, soit à titre onéreux (*Cass. 1re civ., 11 déc. 1973, n° 72-13.853*).

Lorsque les lois de l'État français ayant créé l'Ordre des médecins, puis la section dentaire ont été abrogées, s'est naturellement posée la question du sort à réserver au patrimoine de ces organismes réputés n'avoir jamais existé juridiquement bien qu'ayant été reconnus de fait.
Le Comité français de la Libération nationale a décidé de restituer aux syndicats reconstitués la teneur de leur patrimoine à la date de leur

dissolution. Le Comité français de la Libération nationale a donc annulé les effets de la dévolution décidée par l'État français (1940).
Sur ce point, la restitution mise en œuvre équivaut à une contre dévolution, destinée à remettre le patrimoine des syndicats dans son état antérieur à leur dissolution[163]. Après restitution aux syndicats, le Comité français de la Libération nationale a également décidé d'attribuer le surplus aux ordres nouvellement créés. Contrairement à ce qu'aurait par exemple été la dévolution du patrimoine d'une association, entité de droit privé à but non lucratif comme les ordres professionnels (*Sur la personne morale de droit privé : Tribunal des conflits, 13 février 1984, Cordier*), les instances dissoutes par le Comité français de la Libération nationale n'ont pas décidé de la dévolution du patrimoine constitué entre 1940 et 1943.
Il s'agit ainsi d'une dévolution partielle en faveur des nouveaux organismes professionnels, décidée par le pouvoir exécutif, indépendamment de tout texte d'origine légale ou statutaire prévoyant la manière dont une telle dévolution devait être effectuée.

[163] Journal officiel de la République française, publié à Alger, du 29/01/1944, pp. 89-90.

COMMISSARIAT AUX AFFAIRES SOCIALES

Décret du 25 janvier 1944 complétant le décret du 18 octobre 1943 portant suppression de l'ordre des médecins.

Le Comité français de la libération nationale,

Sur le rapport du commissaire aux affaires sociales,

Vu le décret du 9 novembre 1943 portant création d'un commissariat aux affaires sociales;

Vu le décret du 18 octobre 1943 portant suppression de l'ordre des médecins;

Vu l'ordonnance du 18 octobre 1943 relative à l'exercice de la médecine et de l'art dentaire et à l'organisation des professions médicale et dentaire;

Vu le décret du 24 janvier 1944 chargeant le commissaire d'Etat aux commissions intercommissariales de l'intérim de la présidence du Comité français de la libération nationale,

Décrète:

Art. 1er. — Les syndicats des médecins reconstitués pourront, dans un délai de six mois à compter de la mise sous séquestre prescrite par l'article 3 du décret du 18 octobre 1943, prélever dans les biens, mis sous séquestre, ceux qui, leur appartenant, avaient été transférés aux conseils de l'ordre des médecins en application de l'acte dit « loi du 7 octobre 1940 ».

Ce prélèvement sera effectué sans frais. Les biens existant encore en nature seront restitués sous réserve du droit, pour les syndicats, de réclamer des dommages-intérêts à raison de leurs détériorations éventuelles. Pour les biens qui ne se retrouveront pas en nature, le prélèvement sera de leur valeur appréciée au jour de la mise sous séquestre susvisée.

Le surplus des biens placés sous séquestre sera transféré aux nouveaux conseils départementaux de l'ordre des médecins institué par l'ordonnance du 18 octobre 1943.

Art. 2. — Au cas où des biens appartenant aux syndicats des médecins auraient été transférés par les conseils de l'ordre à des organismes de coopération, de mutualité, d'assistance ou de retraite en vertu de l'acte dit « arrêté du 22 mars 1941 », le syndicat dessaisi pourra exiger: soit la restitution en nature des biens dont il s'agit, sans préjudice de tous les dédommagements pour les détériorations que ces biens auraient pu subir [164]

[164] Journal officiel de la République française, publié à Alger, du 29/01/1944, pp. 89-90 (avec l'aimable autorisation de la BNF) >> Décret du 25 janvier 1944.

90 JOUR

dans l'intervalle; soit une indemnité représentative de la valeur de ces biens appréciée au jour de la mise sous séquestre.

Art. 3. — Le commissaire aux affaires sociales, le commissaire à la justice, le commissaire aux affaires étrangères, le commissaire aux colonies sont chargés, chacun en ce qui le concerne, de l'exécution du présent décret qui sera publié au *Journal officiel* de la République française.

Alger, le 25 janvier 1944.

Le commissaire d'Etat chargé de l'intérim de la présidence du Comité,
HENRI QUEUILLE.

Par le Comité français de la libération nationale :

Le commissaire aux affaires sociales,
A. TIXIER.

Le commissaire à la justice,
FRANÇOIS DE MENTHON.

Le commissaire aux affaires étrangères,
MASSIGLI.

Le commissaire aux colonies,
R. PLÉVEN.

[165]

Ce décret du 25 janvier 1944 concerne les médecins pour l'essentiel. Il est complété par une ordonnance du 15 décembre 1944 paru au Journal officiel de la République française du 17 décembre 1944 (pp. 1932-1933) qui rétablit l'ensemble des syndicats médicaux (médecins, dentistes et pharmaciens) et qui impose la restitution de tous les biens détenus par lesdits syndicats avant la guerre. Il est même prévu un dédommagement si l'argent a déjà été utilisé.

[165] Journal officiel de la République française, publié à Alger, du 29/01/1944, pp. 89-90 (avec l'aimable autorisation de la BNF) >> Décret du 25 janvier 1944.

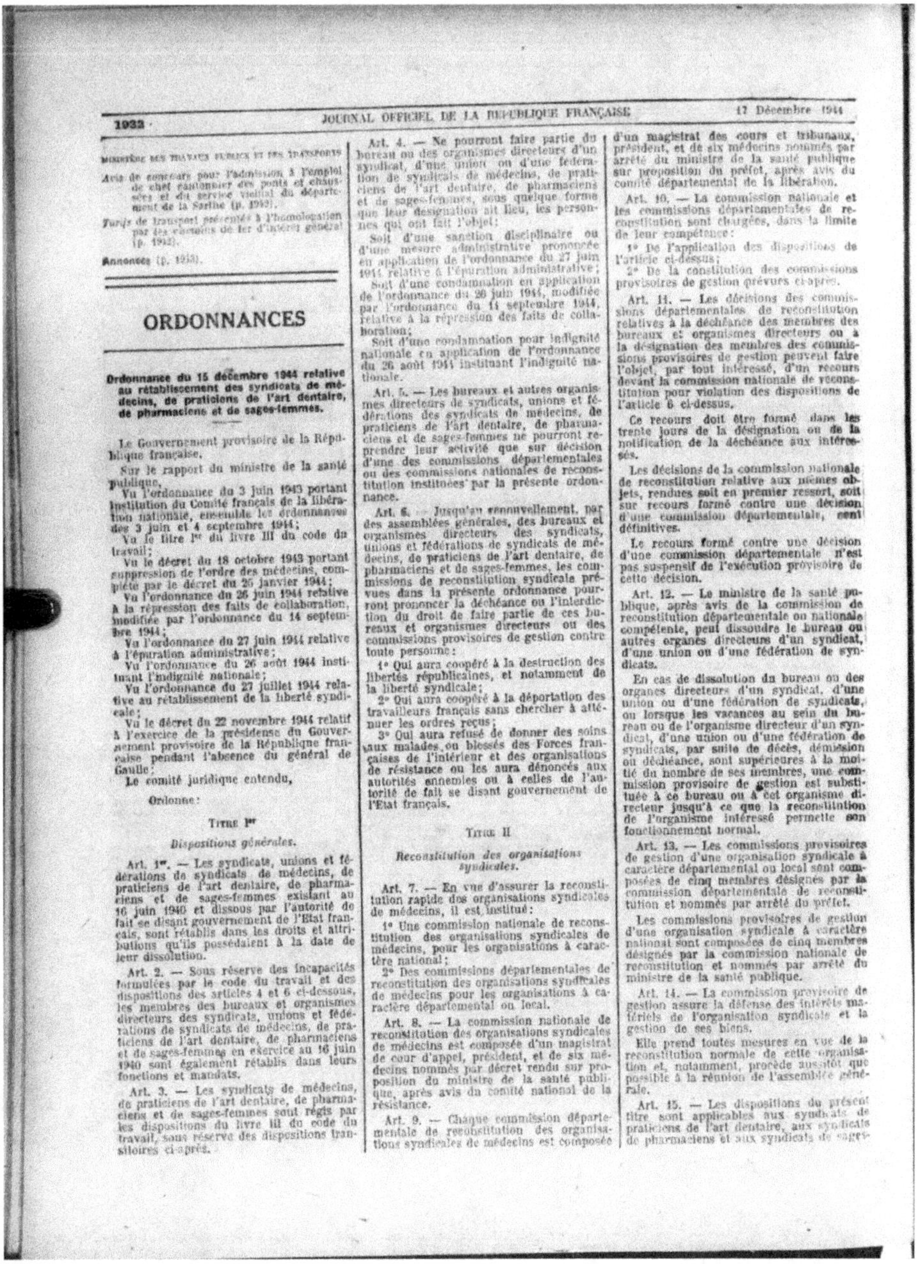

1932 JOURNAL OFFICIEL DE LA RÉPUBLIQUE FRANÇAISE 17 Décembre 1944

MINISTÈRE DES TRAVAUX PUBLICS ET DES TRANSPORTS

Avis de concours pour l'admission à l'emploi de chef cantonnier des ponts et chaussées et du service vicinal du département de la Sarthe (p. 1942).

Tarifs de transport présentés à l'homologation par les réseaux de fer d'intérêt général (p. 1942).

Annonces (p. 1953).

ORDONNANCES

Ordonnance du 15 décembre 1944 relative au rétablissement des syndicats de médecins, de praticiens de l'art dentaire, de pharmaciens et de sages-femmes.

Le Gouvernement provisoire de la République française,

Sur le rapport du ministre de la santé publique,

Vu l'ordonnance du 3 juin 1943 portant institution du Comité français de la libération nationale, ensemble les ordonnances des 3 juin et 4 septembre 1944;

Vu le titre Ier du livre III du code du travail;

Vu le décret du 18 octobre 1943 portant suppression de l'ordre des médecins, complété par le décret du 26 janvier 1944;

Vu l'ordonnance du 26 juin 1944 relative à la répression des faits de collaboration, modifiée par l'ordonnance du 14 septembre 1944;

Vu l'ordonnance du 27 juin 1944 relative à l'épuration administrative;

Vu l'ordonnance du 26 août 1944 instituant l'indignité nationale;

Vu l'ordonnance du 27 juillet 1944 relative au rétablissement de la liberté syndicale;

Vu le décret du 22 novembre 1944 relatif à l'exercice de la présidence du Gouvernement provisoire de la République française pendant l'absence du général de Gaulle;

Le comité juridique entendu,

Ordonne:

TITRE Ier

Dispositions générales.

Art. 1er. — Les syndicats, unions et fédérations de syndicats de médecins, de praticiens de l'art dentaire, de pharmaciens et de sages-femmes existant au 16 juin 1940 et dissous par l'autorité de fait se disant gouvernement de l'Etat français, sont rétablis dans les droits et attributions qu'ils possédaient à la date de leur dissolution.

Art. 2. — Sous réserve des incapacités formulées par le code du travail et des dispositions des articles 4 et 6 ci-dessous, les membres des bureaux et organismes directeurs des syndicats, unions et fédérations de syndicats de médecins, de praticiens de l'art dentaire, de pharmaciens et de sages-femmes en exercice au 16 juin 1940 sont également rétablis dans leurs fonctions et mandats.

Art. 3. — Les syndicats de médecins, de praticiens de l'art dentaire, de pharmaciens et de sages-femmes sont régis par les dispositions du livre III du code du travail, sous réserve des dispositions transitoires ci-après.

Art. 4. — Ne pourront faire partie du bureau ou des organismes directeurs d'un syndicat, d'une union ou d'une fédération de syndicats de médecins, de praticiens de l'art dentaire, de pharmaciens et de sages-femmes, sous quelque forme que leur désignation ait lieu, les personnes qui ont fait l'objet:

Soit d'une sanction disciplinaire ou d'une mesure administrative prononcée en application de l'ordonnance du 27 juin 1944 relative à l'épuration administrative;

Soit d'une condamnation en application de l'ordonnance du 26 juin 1944, modifiée par l'ordonnance du 14 septembre 1944, relative à la répression des faits de collaboration;

Soit d'une condamnation pour indignité nationale en application de l'ordonnance du 26 août 1944 instituant l'indignité nationale.

Art. 5. — Les bureaux et autres organismes directeurs de syndicats, unions et fédérations des syndicats de médecins, de praticiens de l'art dentaire, de pharmaciens et de sages-femmes ne pourront reprendre leur activité que sur décision d'une des commissions départementales ou des commissions nationales de reconstitution instituées par la présente ordonnance.

Art. 6. — Jusqu'au renouvellement, par des assemblées générales, des bureaux et organismes directeurs des syndicats, unions et fédérations de syndicats de médecins, de praticiens de l'art dentaire, de pharmaciens et de sages-femmes, les commissions de reconstitution syndicale prévues dans la présente ordonnance pourront prononcer la déchéance ou l'interdiction du droit de faire partie de ces bureaux et organismes directeurs ou des commissions provisoires de gestion contre toute personne:

1° Qui aura coopéré à la destruction des libertés républicaines, et notamment de la liberté syndicale;

2° Qui aura coopéré à la déportation des travailleurs français sans chercher à atténuer les ordres reçus;

3° Qui aura refusé de donner des soins aux malades ou blessés des Forces françaises de l'intérieur et des organisations de résistance ou les aura dénoncés aux autorités ennemies ou à celles de l'autorité de fait se disant gouvernement de l'Etat français.

TITRE II

Reconstitution des organisations syndicales.

Art. 7. — En vue d'assurer la reconstitution rapide des organisations syndicales de médecins, il est institué:

1° Une commission nationale de reconstitution des organisations syndicales de médecins, pour les organisations à caractère national;

2° Des commissions départementales de reconstitution des organisations syndicales de médecins pour les organisations à caractère départemental ou local.

Art. 8. — La commission nationale de reconstitution des organisations syndicales de médecins est composée d'un magistrat de cour d'appel, président, et de six médecins nommés par décret rendu sur proposition du ministre de la santé publique, après avis du comité national de la résistance.

Art. 9. — Chaque commission départementale de reconstitution des organisations syndicales de médecins est composée d'un magistrat des cours et tribunaux, président, et de six médecins nommés par arrêté du ministre de la santé publique sur proposition du préfet, après avis du comité départemental de la libération.

Art. 10. — La commission nationale et les commissions départementales de reconstitution sont chargées, dans la limite de leur compétence:

1° De l'application des dispositions de l'article ci-dessus;

2° De la constitution des commissions provisoires de gestion prévues ci-après.

Art. 11. — Les décisions des commissions départementales de reconstitution relatives à la déchéance des membres des bureaux et organismes directeurs ou à la désignation des membres des commissions provisoires de gestion peuvent faire l'objet, par tout intéressé, d'un recours devant la commission nationale de reconstitution pour violation des dispositions de l'article 6 ci-dessus.

Ce recours doit être formé dans les trente jours de la désignation ou de la notification de la déchéance aux intéressés.

Les décisions de la commission nationale de reconstitution relative aux mêmes objets, rendues soit en premier ressort, soit sur recours formé contre une décision d'une commission départementale, sont définitives.

Le recours formé contre une décision d'une commission départementale n'est pas suspensif de l'exécution provisoire de cette décision.

Art. 12. — Le ministre de la santé publique, après avis de la commission de reconstitution départementale ou nationale compétente, peut dissoudre le bureau ou autres organes directeurs d'un syndicat, d'une union ou d'une fédération de syndicats.

En cas de dissolution du bureau ou des organes directeurs d'un syndicat, d'une union ou d'une fédération de syndicats, ou lorsque les vacances au sein du bureau ou de l'organisme directeur d'un syndicat, d'une union ou d'une fédération de syndicats, par suite de décès, démission ou déchéance, sont supérieures à la moitié du nombre de ses membres, une commission provisoire de gestion est substituée à ce bureau ou à cet organisme directeur jusqu'à ce que la reconstitution de l'organisme intéressé permette son fonctionnement normal.

Art. 13. — Les commissions provisoires de gestion d'une organisation syndicale à caractère départemental ou local sont composées de cinq membres désignés par la commission départementale de reconstitution et nommés par arrêté du préfet.

Les commissions provisoires de gestion d'une organisation syndicale à caractère national sont composées de cinq membres désignés par la commission nationale de reconstitution et nommés par arrêté du ministre de la santé publique.

Art. 14. — La commission provisoire de gestion assure la défense des intérêts matériels de l'organisation syndicale et la gestion de ses biens.

Elle prend toutes mesures en vue de la reconstitution normale de cette organisation et, notamment, procède aussitôt que possible à la réunion de l'assemblée générale.

Art. 15. — Les dispositions du présent titre sont applicables aux syndicats de praticiens de l'art dentaire, aux syndicats de pharmaciens et aux syndicats de sages-

[166]

[166] Journal officiel de la République française du 17/12/1944, pp. 1932-1933 (avec l'aimable autorisation de la BNF) >> Ordonnance du 15/12/1944 relative au rétablissement de syndicats de médecins, de praticiens de l'art dentaire, de pharmaciens et de sages-femmes.

17 Décembre 1944 JOURNAL OFFICIEL DE LA REPUBLIQUE FRANÇAISE 1933

femmes, sous réserve des modifications suivantes:

1° En ce qui concerne les praticiens de l'art dentaire:

Les commissions nationale et départementales de reconstitution sont composées d'un magistrat des cours et tribunaux, président, et de six praticiens de l'art dentaire.

Les commissions provisoires de gestion sont composées de trois praticiens de l'art dentaire;

2° En ce qui concerne les pharmaciens;

Les commissions nationale et départementales de reconstitution sont composées d'un magistrat des cours et tribunaux, président, et de six pharmaciens.

Les commissions provisoires de gestion sont composées de trois pharmaciens;

3° En ce qui concerne les sages-femmes:

Les commissions nationale et départementales de reconstitution sont composées d'un magistrat des cours et tribunaux, président, et de six sages-femmes.

Les commissions provisoires de gestion sont composées de six sages-femmes.

TITRE III

Dispositions diverses.

Art. 16. — Les biens qui appartenaient avant leur dissolution aux syndicats, union ou fédération des syndicats de médecins leur seront rendus selon les modalités prévues par le décret du 25 janvier 1941, complétant le décret du 18 octobre 1943 portant suppression de l'ordre des médecins.

Art. 17. — Les biens qui appartenaient avant leur dissolution aux syndicats de pharmaciens, de praticiens de l'art dentaire et de sages-femmes leur seront restitués, dans un délai de six mois à dater de la publication de la présente ordonnance, sans préjudice des actions qu'ils pourront diriger contre toutes personnes et organismes responsables des pertes ou des dégradations subies par lesdits biens, suivant des modalités qui seront fixées par décret.

Art. 18. — Toute sanction au titre de la présente ordonnance ne sera prononcée qu'après qu'il aura été donné connaissance à l'intéressé des faits qui lui sont reprochés et que ses explications auront été recueillies soit verbalement, soit par écrit.

Art. 19. — Sera punie d'une amende de 1.000 à 10.000 fr. et d'un emprisonnement de six jours à cinq ans, ou de l'une de ces deux peines seulement, toute personne qui, en violation d'une décision de déchéance devenue définitive prononcée contre elle par une commission de reconstitution ou prise en exécution des dispositions de l'article 4, continuerait de participer à l'activité d'un bureau ou d'un organisme directeur d'une organisation syndicale de médecins, de praticiens de l'art dentaire, de pharmaciens et de sages-femmes.

Art. 20. — Toute personne appelée à déposer comme témoin devant une commission est tenue de déférer à la citation qui lui est signifiée par un huissier ou par un agent de la force publique, à la requête du président de la commission.

Le défaut de comparution sans excuse légitime sera puni dans les conditions prévues à l'article 80 du code d'instruction criminelle.

Art. 21. — Les modalités d'application de la présente ordonnance seront fixées par décret.

Art. 22. — Sont dispensés de tous droits de timbre, d'enregistrement, d'hypothèque, greffe, les actes et écrits de toute nature passés ou rédigés en exécution de la présente ordonnance.

Les honoraires des notaires et des greffiers et les salaires des conservateurs des hypothèques seront réduits de moitié.

Art. 23. — La présente ordonnance sera publiée au *Journal officiel* de la République française et exécutée comme loi.

Fait à Paris, le 15 décembre 1944.

JULES JEANNENEY.

Par le Gouvernement provisoire de la République française:

Le ministre de la santé publique,

FRANÇOIS BILLOUX.

Le ministre des finances,

R. PLÉVEN.

Le garde des sceaux, ministre de la justice,

FRANÇOIS DE MENTHON.

Le ministre du travail et de la sécurité sociale,

ALEXANDRE PARODI.

DÉCRETS, ARRÊTÉS & CIRCULAIRES

MINISTÈRE DE LA JUSTICE

Magistrature et administration centrale.

Le garde des sceaux, ministre de la justice,

Vu l'ordonnance du 29 septembre 1944 tendant à permettre de procéder à des nominations, à titre provisoire, et à des délégations pour assurer le service de l'administration centrale du ministère de la justice et des diverses juridictions,

Arrête:

Art. 1er. — Sont nommés, à titre provisoire:

Vice-président au tribunal de première instance de la Seine, M. Mollinier, juge audit tribunal, en remplacement de M. Prive, qui a été nommé, à titre provisoire, président de chambre à la cour d'appel de Colmar (chambre de Metz).

Juge au tribunal de première instance de la Seine, sur sa demande, M. Raissac, substitut du procureur de la République, à titre provisoire, près ledit tribunal, en remplacement de M. Mollinier.

Substitut du procureur de la République près le tribunal de première instance de la Seine, M. Calengo, substitut adjoint du procureur de la République près ledit tribunal, en remplacement de M. Raissac.

Vice-président au tribunal de première instance de la Seine, M. Mesnard, juge audit tribunal, en remplacement de M. Leser, qui a été nommé, à titre provisoire, conseiller à la cour d'appel de Paris.

Juge adjoint au tribunal de première instance de la Seine, M. Lafon, juge de 1re classe au tribunal de première instance de Béziers, en remplacement de M. Rack, qui a été nommé, à titre provisoire, juge au tribunal de première instance de la Seine.

Juge de 3e classe au tribunal de première instance de Béziers, M. Fabre de Morlhon, juge suppléant rétribué du ressort de la cour d'appel de Montpellier, en remplacement de M. Lafon.

Président de chambre à la cour d'appel d'Amiens, M. Camus, conseiller à ladite cour, en remplacement de M. Lorgnier, qui est admis, sur sa demande, à faire valoir ses droits à la retraite et est nommé président de chambre honoraire à la cour d'appel d'Amiens.

Conseiller à la cour d'appel d'Amiens, M. Derre, président du tribunal de première instance de Péronne, en remplacement de M. Camus.

Président de chambre à la cour d'appel de Rouen, sur sa demande, M. Bazire, président de chambre à la cour d'appel de Bordeaux, en remplacement de M. Bastide, qui a été suspendu de ses fonctions.

Président de chambre à la cour d'appel de Toulouse, M. Brissaud, vice-président au tribunal de première instance de la Seine, en remplacement de M. Moulenq, qui a été suspendu de ses fonctions.

Vice-président au tribunal de première instance de la Seine, M. Briand, juge audit tribunal, en remplacement de M. Brissaud.

Conseiller à la cour d'appel d'Agen, sur sa demande, M. Lore, conseiller à la cour d'appel de Montpellier, en remplacement de M. Serin.

Conseiller à la cour d'appel de Montpellier, sur sa demande, M. Serin, conseiller à la cour d'appel d'Agen, en remplacement de M. Lore.

Conseiller à la cour d'appel de Douai, M. Maugain, substitut du procureur de la République près le tribunal de première instance de Béthune, en remplacement de M. Onfroy, qui a été admis à faire valoir ses droits à la retraite.

Substitut du procureur de la République près le tribunal de première instance de Béthune, M. Vis, substitut du procureur de la République de 2e classe près le tribunal de première instance de Boulogne, en remplacement de M. Maugain.

Substitut du procureur de la République de 3e classe près le tribunal de première instance de Boulogne, M. Patteyn, juge suppléant rétribué du ressort de la cour d'appel de Douai, en remplacement de M. Vis.

Conseiller à la cour d'appel de Nancy, M. Rosambert (Jean-André), avocat, docteur en droit (loi du 28 avril 1919, art. 18, § 1er, 7°), en remplacement de M. Marx, qui a été suspendu de ses fonctions.

Président du tribunal de première instance de Tours, M. Rocher, avocat général près la cour d'appel d'Orléans, à titre provisoire, non installé, en remplacement de M. Lefort, qui a été nommé, à titre provisoire, premier président de la cour d'appel de Montpellier.

Président du tribunal de première instance de Périgueux, M. Boissarie, vice-président audit tribunal, en remplacement de M. Gibert, qui a été suspendu de ses fonctions.

Vice-président au tribunal de première instance de Périgueux, M. Legorju, juge de 2e classe au tribunal de première instance de Nontron, en remplacement de M. Boissarie.

Président du tribunal de première instance de Roanne, M. Mouillard, président du tribunal de première instance de Guéret, en remplacement de M. Martin, qui a été suspendu de ses fonctions.

Président du tribunal de première instance de Guéret, M. Devaud, juge au tribunal de première instance de Limoges, en remplacement de M. Mouillard.

Juge au tribunal de première instance de Limoges, M. Caillaud, juge de 2e classe au tribunal de première instance de Bourganeuf, en remplacement de M. Devaud.

Président du tribunal de première instance de Saint-Quentin, M. Delassault, président du tribunal de première instance de Soissons, en remplacement de M. Rocher, qui a été nommé, à titre provisoire, avocat général près la cour d'appel d'Orléans.

Président du tribunal de première instance de Sarlat, M. Calmejane-Coursé, juge de 2e classe au tribunal de première instance de Gourdon, en remplacement de M. Reynal, qui a été suspendu de ses fonctions.

Juge au tribunal de première instance de Clermont-Ferrand, M. Brunel, juge d'instruction de 2e classe au tribunal de première

167

[167] Journal officiel de la République française du 17/12/1944, pp. 1932-1933 (avec l'aimable autorisation de la BNF) >> Ordonnance du 15/12/1944 relative au rétablissement de syndicats de médecins, de praticiens de l'art dentaire, de pharmaciens et de sages-femmes.

Le principe même de cette dévolution est confirmé dans le bulletin n° 6-7-8-9 d'octobre 1945 à janvier 1946 (p. 62).
Tous les biens (fonds, archives, mobiliers, matériel, locaux) ayant appartenu aux sections dentaires des conseils départementaux de l'Ordre des médecins ont été remis aux « organismes transitoires de gestion » (= conseils départementaux des praticiens de la profession dentaire) selon l'ordonnance du 11 décembre 1944. Ces organismes transitoires ont à leur tour transmis l'ensemble de leur patrimoine aux conseils départementaux de l'Ordre des chirurgiens-dentistes nouvellement élus selon l'ordonnance du 24 septembre 1945 qui a créé les Ordres médicaux. Ce transfert de biens s'est fait dans le respect de l'arrêté du ministère de la Population du 19 janvier 1946[168].

Comme nous pouvons le constater, tout a été prévu par le législateur. Rien n'a été laissé de côté et rien n'a été fait au hasard. Suppression – transition – succession : section dentaire supprimée (décret 18 octobre 1943) – Organismes ordinaux de transition (ordonnance du 11 décembre 1944) – Création du Conseil national de l'Ordre des chirurgiens-dentistes (ordonnance du 24 septembre 1945). À chaque fois, la transmission des biens a été assurée pour que l'institution en place soit pourvue (arrêté du ministère de la Population du 19 janvier 1946). À chaque transmission, un texte de loi.

---

[168] Journal officiel de la République française du 24/01/1946, pp. 657-658.

Ordonnance créant des organismes transitoires de gestion pour les professions médicales et paramédicales[169] du 11 décembre 1944.

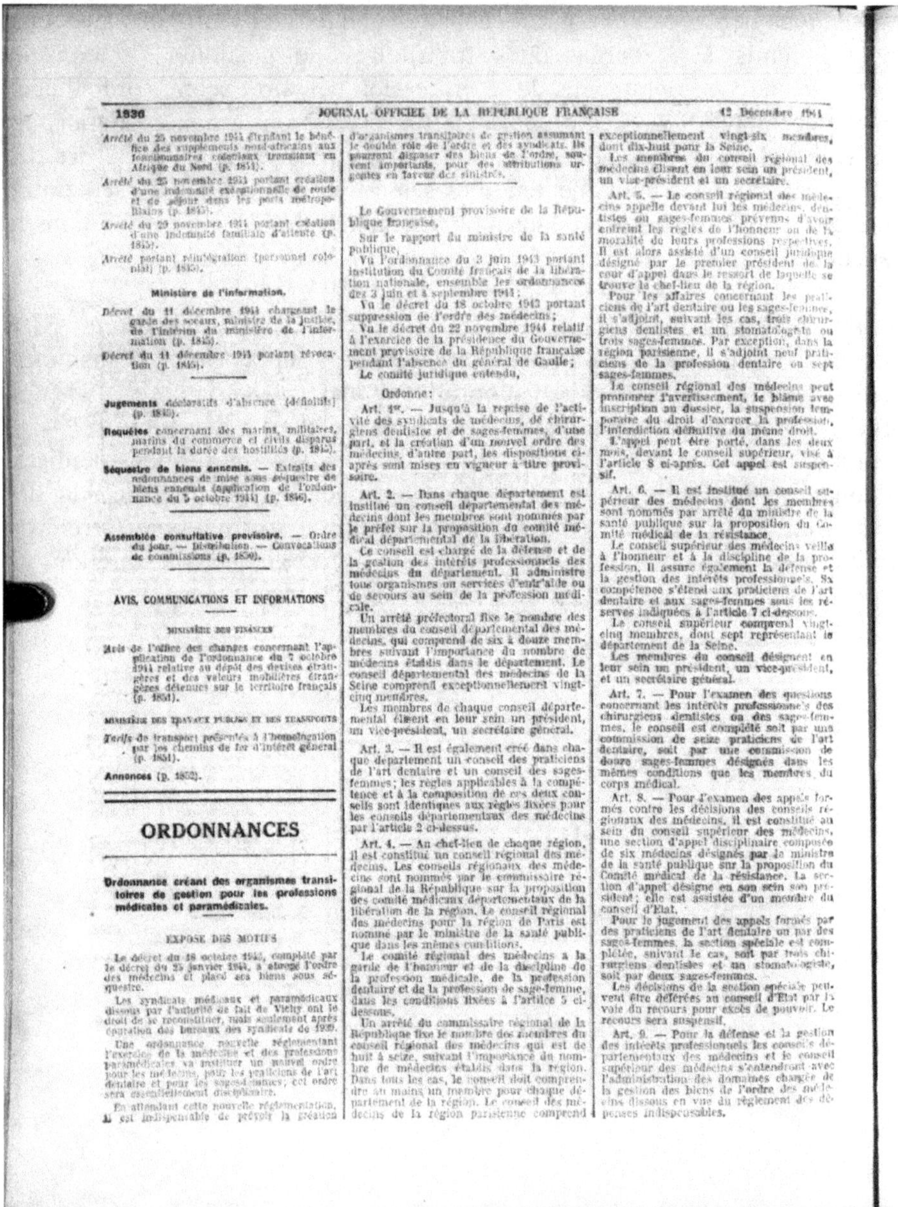

1836 JOURNAL OFFICIEL DE LA RÉPUBLIQUE FRANÇAISE 12 Décembre 1944

Arrêté du 25 novembre 1944 étendant le bénéfice des suppléments nord-africains aux fonctionnaires coloniaux transitant en Afrique du Nord (p. 1844).

Arrêté du 25 novembre 1944 portant création d'une indemnité exceptionnelle de route et de séjour dans les ports métropolitains (p. 1845).

Arrêté du 29 novembre 1944 portant création d'une indemnité familiale d'attente (p. 1845).

Arrêté portant réintégration (personnel colonial) (p. 1845).

Ministère de l'information.

Décret du 11 décembre 1944 chargeant le garde des sceaux, ministre de la justice, de l'intérim du ministère de l'information (p. 1845).

Décret du 11 décembre 1944 portant révocation (p. 1845).

Jugements déclaratifs d'absence (déficitifs) (p. 1845).

Requêtes concernant des marins, militaires, marins du commerce et civils disparus pendant la durée des hostilités (p. 1845).

Séquestre de biens ennemis. — Extraits des ordonnances de mise sous séquestre de biens ennemis (application de l'ordonnance du 5 octobre 1944) (p. 1846).

Assemblée consultative provisoire. — Ordre du jour. — Distribution. — Convocations de commissions (p. 1850).

AVIS, COMMUNICATIONS ET INFORMATIONS

MINISTÈRE DES FINANCES

Avis de l'office des changes concernant l'application de l'ordonnance du 7 octobre 1944 relative au dépôt des devises étrangères et des valeurs mobilières étrangères détenues sur le territoire français (p. 1851).

MINISTÈRE DES TRAVAUX PUBLICS ET DES TRANSPORTS

Tarifs de transport présentés à l'homologation par les chemins de fer d'intérêt général (p. 1851).

Annonces (p. 1852).

ORDONNANCES

Ordonnance créant des organismes transitoires de gestion pour les professions médicales et paramédicales.

EXPOSÉ DES MOTIFS

Le décret du 18 octobre 1943, complété par le décret du 25 janvier 1944, a abrogé l'ordre des médecins et placé ses biens sous séquestre.

Les syndicats médicaux et paramédicaux dissous par l'autorité de fait de Vichy ont le droit de se reconstituer, mais seulement après épuration des bureaux des syndicats de 1939.

Une ordonnance nouvelle réglementant l'exercice de la médecine et des professions paramédicales va instituer un nouvel ordre pour les médecins, pour les praticiens de l'art dentaire et pour les sages-femmes; cet ordre sera essentiellement disciplinaire.

En attendant cette nouvelle réglementation, il est indispensable de prévoir la création d'organismes transitoires de gestion assumant le double rôle de l'ordre et des syndicats. Ils pourront disposer des biens de l'ordre, souvent importants, pour des attributions urgentes en faveur des sinistrés.

Le Gouvernement provisoire de la République française,

Sur le rapport du ministre de la santé publique,

Vu l'ordonnance du 3 juin 1943 portant institution du Comité français de la libération nationale, ensemble les ordonnances des 3 juin et 4 septembre 1944;

Vu le décret du 18 octobre 1943 portant suppression de l'ordre des médecins;

Vu le décret du 22 novembre 1944 relatif à l'exercice de la présidence du Gouvernement provisoire de la République française pendant l'absence du général de Gaulle;

Le comité juridique entendu,

Ordonne:

Art. 1er. — Jusqu'à la reprise de l'activité des syndicats de médecins, de chirurgiens dentistes et de sages-femmes, d'une part, et la création d'un nouvel ordre des médecins, d'autre part, les dispositions ci-après sont mises en vigueur à titre provisoire.

Art. 2. — Dans chaque département est institué un conseil départemental des médecins dont les membres sont nommés par le préfet sur la proposition du comité médical départemental de la libération.

Ce conseil est chargé de la défense et de la gestion des intérêts professionnels des médecins du département. Il administre tous organismes ou services d'entr'aide ou de secours au sein de la profession médicale.

Un arrêté préfectoral fixe le nombre des membres du conseil départemental des médecins, qui comprend de six à douze membres suivant l'importance du nombre de médecins établis dans le département. Le conseil départemental des médecins de la Seine comprend exceptionnellement vingt-cinq membres.

Les membres de chaque conseil départemental élisent en leur sein un président, un vice-président, un secrétaire général.

Art. 3. — Il est également créé dans chaque département un conseil des praticiens de l'art dentaire et un conseil des sages-femmes; les règles applicables à la compétence et à la composition de ces deux conseils sont identiques aux règles fixées pour les conseils départementaux des médecins par l'article 2 ci-dessus.

Art. 4. — Au chef-lieu de chaque région, il est constitué un conseil régional des médecins. Les conseils régionaux des médecins sont nommés par le commissaire régional de la République sur la proposition des comités médicaux départementaux de la libération de la région. Le conseil régional des médecins pour la région de Paris est nommé par le ministre de la santé publique dans les mêmes conditions.

Le comité régional des médecins a la garde de l'honneur et de la discipline de la profession médicale, de la profession dentaire et de la profession de sage-femme, dans les conditions fixées à l'article 5 ci-dessous.

Un arrêté du commissaire régional de la République fixe le nombre des membres du conseil régional des médecins qui est de huit à seize, suivant l'importance du nombre de médecins établis dans la région. Dans tous les cas, le conseil doit comprendre au moins un membre pour chaque département de la région. Le conseil des médecins de la région parisienne comprend exceptionnellement vingt-six membres, dont dix-huit pour la Seine.

Les membres du conseil régional des médecins élisent en leur sein un président, un vice-président et un secrétaire.

Art. 5. — Le conseil régional des médecins appelle devant lui les médecins, dentistes ou sages-femmes prévenus d'avoir enfreint les règles de l'honneur ou de la moralité de leurs professions respectives. Il est alors assisté d'un conseil juridique désigné par le premier président de la cour d'appel dans le ressort de laquelle se trouve le chef-lieu de la région.

Pour les affaires concernant les praticiens de l'art dentaire ou les sages-femmes, il s'adjoint, suivant les cas, trois chirurgiens dentistes et un stomatologiste ou trois sages-femmes. Par exception, dans la région parisienne, il s'adjoint neuf praticiens de la profession dentaire ou sept sages-femmes.

Le conseil régional des médecins peut prononcer l'avertissement, le blâme avec inscription au dossier, la suspension temporaire du droit d'exercer la profession, l'interdiction définitive du même droit.

L'appel peut être porté, dans les deux mois, devant le conseil supérieur, visé à l'article 8 ci-après. Cet appel est suspensif.

Art. 6. — Il est institué un conseil supérieur des médecins dont les membres sont nommés par arrêté du ministre de la santé publique sur la proposition du Comité médical de la résistance.

Le conseil supérieur des médecins veille à l'honneur et à la discipline de la profession. Il assure également la défense et la gestion des intérêts professionnels. Sa compétence s'étend aux praticiens de l'art dentaire et aux sages-femmes sous les réserves indiquées à l'article 7 ci-dessous.

Le conseil supérieur comprend vingt-cinq membres, dont sept représentant le département de la Seine.

Les membres du conseil désignent en leur sein un président, un vice-président, et un secrétaire général.

Art. 7. — Pour l'examen des questions concernant les intérêts professionnels des chirurgiens dentistes ou des sages-femmes, le conseil est complété soit par une commission de seize praticiens de l'art dentaire, soit par une commission de douze sages-femmes désignés dans les mêmes conditions que les membres du corps médical.

Art. 8. — Pour l'examen des appels formés contre les décisions des conseils régionaux des médecins, il est constitué au sein du conseil supérieur des médecins, une section d'appel disciplinaire composée de six médecins désignés par le ministre de la santé publique sur la proposition du Comité médical de la résistance. La section d'appel désigne en son sein son président; elle est assistée d'un membre du conseil d'Etat.

Pour le jugement des appels formés par des praticiens de l'art dentaire ou par des sages-femmes, la section spéciale est complétée, suivant le cas, soit par trois chirurgiens dentistes et un stomatologiste, soit par deux sages-femmes.

Les décisions de la section spéciale peuvent être déférées au conseil d'Etat par la voie du recours pour excès de pouvoir. Le recours sera suspensif.

Art. 9. — Pour la défense et la gestion des intérêts professionnels les conseils départementaux des médecins et le conseil supérieur des médecins s'entendront avec l'administration des domaines chargée de la gestion des biens de l'ordre des médecins dissous en vue du règlement des dépenses indispensables.

[169] Journal officiel de la République française du 12/12/1944, pp.1836-1837 (avec l'aimable autorisation de la BNF).

12 Décembre 1944 JOURNAL OFFICIEL DE LA REPUBLIQUE FRANÇAISE 1837

Art. 10. — Le montant des cotisations à percevoir par les conseils départementaux est fixé par le conseil supérieur, lequel détermine également la répartition du produit de ces cotisations entre le conseil supérieur lui-même et les conseils départementaux.

Art. 11. — Le conseil supérieur des médecins, les deux commissions qui lui sont adjointes et les conseils départementaux sont dotés de la personnalité civile. Ils peuvent se porter partie civile devant les juridictions répressives.

Art. 12. — L'article 2 du décret du 18 octobre portant suppression de l'ordre des médecins est abrogé.

Les archives et tous documents de l'ordre des médecins seront confiés aux organismes visés par le présent décret.

Art. 13. — Les modalités d'application des précédentes dispositions seront fixées par arrêté du ministre de la santé publique de concert, s'il y a lieu, avec les autres départements intéressés.

Art. 14. — La présente ordonnance sera publiée au *Journal officiel* de la République française et exécutée comme loi.

Fait à Paris, le 11 décembre 1944.

JULES JEANNENEY.

Par le Gouvernement provisoire de la République française:

Le ministre de la santé publique,
FRANÇOIS BILLOUX.

Le garde des sceaux, ministre de la justice,
FRANÇOIS DE MENTHON.

Le ministre des finances,
R. PLEVEN.

Le ministre de l'intérieur,
A. TIXIER.

Ordonnance du 11 décembre 1944 modifiant certaines dispositions de l'ordonnance du 27 juin 1944 relative à l'épuration administrative sur le territoire de la France métropolitaine.

EXPOSE DES MOTIFS

Aux termes de l'ordonnance du 27 juin 1944, les fonctionnaires, agents, employés, ouvriers et membres des collectivités locales, départements, communes, établissements publics départementaux ou communaux et des services concédés de ces collectivités peuvent, au même titre que les fonctionnaires et agents de l'Etat, être l'objet de sanctions disciplinaires pour manquement au devoir national.

Celles-ci doivent faire l'objet d'un arrêté des ministres intéressés, alors que, dans le droit commun, des sanctions disciplinaires ou contractuelles à l'égard de ces agents ne peuvent, en règle générale, être prononcées, suivant le cas, que par le préfet, le maire, le président de la commission administrative de l'établissement public ou le concessionnaire du service de qui relève l'intéressé.

C'est intentionnellement que le législateur s'est écarté sur ce point des règles traditionnelles. Les faits réprimés par l'ordonnance du 27 juin 1944 ont porté préjudice beaucoup plus à la nation tout entière qu'à la collectivité locale dont relevait l'agent qui s'en est rendu coupable; il est donc normal qu'elles échappent à l'appréciation du représentant de cette collectivité et ne relèvent que du pouvoir central.

D'autre part, certaines des sanctions prévues par l'ordonnance, et notamment celles prévues aux paragraphes *f*, *g* et *h* de l'article 4 ne peuvent de toute évidence être infligées que par le ministre intéressé.

Enfin et surtout, certaines d'entre elles s'accompagnent de l'interdiction d'embauchage dans un emploi public quel qu'il soit. Il est évident que si un maire, et à plus forte raison un concessionnaire des services publics, est normalement qualifié pour prononcer une sanction qui n'a d'effet qu'à l'intérieur de la collectivité qu'il administre ou du service qu'il gère, il n'a aucune qualité pour infliger une peine dont les conséquences débordent le cadre de cette collectivité ou de ce service.

Toutefois, la procédure prévue pour l'application de l'ordonnance du 27 juin 1944 se heurte à de sérieuses difficultés. Le nombre des fonctionnaires et agents de toute nature des collectivités locales et de leurs services concédés atteint plusieurs centaines de mille. Bien que ce personnel ait eu dans son ensemble une attitude exemplaire, il est inévitable qu'un certain nombre de défaillances s'y soient produites. L'administration centrale risque donc d'être saisie d'un nombre important de dossiers qu'elle n'aura pas le loisir d'examiner avec la sérénité désirable.

L'ordonnance du 27 juin 1944 est intervenue à une époque où l'on pouvait difficilement espérer que la libération de la presque totalité du territoire métropolitain interviendrait aussi rapidement et où l'on pouvait supposer qu'il serait possible d'échelonner dans le temps l'examen des dossiers au fur et à mesure de la libération du territoire métropolitain.

Il apparaît, en ce qui concerne tout au moins le personnel des collectivités locales et de leurs services concédés, que des mesures de décentralisation doivent être prises afin d'alléger la procédure.

Au surplus, le personnel des services concédés et même des régies industrielles relève généralement de plusieurs ministères, dont les attributions sont définies par des textes parfois contradictoires. La nullité de certains d'entre eux qui émanent du soi-disant gouvernement de l'Etat français doit être expressément constatée.

Ce partage des attributions risque d'accentuer encore la lourdeur de la procédure. Or, il est indispensable que l'épuration administrative se fasse rapidement. Il est donc apparu désirable de déléguer aux autorités traditionnellement chargées de la tutelle des collectivités locales, préfets et sous-préfets, certains des pouvoirs de l'administration centrale. Représentants directs du pouvoir central dans les départements et les arrondissements, ces hauts fonctionnaires auront la possibilité d'apporter dans leurs décisions une unité de vues qui pourrait faire défaut aux représentants des collectivités locales.

D'autre part, ils auront la possibilité de s'entourer d'informations qui pourraient échapper à l'administration centrale et ils pourront notamment recueillir eux-mêmes les explications des intéressés.

C'est dans ce but que la présente ordonnance confie au sous-préfet le soin de prononcer à l'égard des fonctionnaires et agents des communes, des établissements publics communaux et des services concédés de ces collectivités les sanctions prévues aux paragraphes *a*, *b* et *c* de l'article 4 de l'ordonnance du 27 juin.

Les sanctions prévues aux paragraphes *d*, *e* et *i* seront de la compétence du préfet, qui aura également pouvoir pour prononcer les sanctions infligées aux fonctionnaires et agents des départements, des établissements publics communaux, des établissements publics départementaux et des services concédés des départements. Aucune disposition n'a été prévue en ce qui concerne le pouvoir de suspension, celui-ci pouvant normalement être délégué aux préfets dans les conditions prévues par le dernier alinéa de l'article 4 de l'ordonnance du 10 janvier 1944 portant division du territoire de la métropole en commissariats généraux de la République et création de commissariats généraux de la République.

Telles sont les dispositions qu'il convient d'apporter à l'ordonnance du 27 juin 1944 afin de faciliter l'exécution de celle-ci.

En confiant à l'autorité traditionnellement chargée de la tutelle des collectivités locales le soin d'assurer l'épuration administrative du personnel de ces dernières, le Gouvernement provisoire de la République a la conviction que cette épuration sera faite non seulement avec toute la rapidité et la fermeté indispensables, mais aussi avec l'impartialité, la largeur de vues et la conscience que comporte une pareille mission.

Le Gouvernement provisoire de la République française,

Sur le rapport des ministres de la justice, de l'intérieur et des travaux publics,

Vu l'ordonnance du 3 juin 1943 portant institution du Comité français de la libération nationale, ensemble les ordonnances des 3 juin et 4 septembre 1944;

Vu l'ordonnance du 27 juin 1944 relative à l'épuration administrative sur le territoire continental;

Vu l'ordonnance du 9 août 1944 relative au rétablissement de la légalité républicaine sur le territoire continental;

Ensemble l'ordonnance du 11 octobre 1944;

Vu le décret du 22 novembre 1944 relatif à l'exercice de la présidence du Gouvernement provisoire de la République française pendant l'absence du général de Gaulle;

Le comité juridique entendu,

Ordonne:

Art. 1er. — Le troisième alinéa de l'article 4 de l'ordonnance du 27 juin 1944 relative à l'épuration administrative sur le territoire de la France métropolitaine est remplacé par les dispositions suivantes :

« Les sanctions visées aux paragraphes suivants font l'objet de décrets rendus sur la proposition des ministres intéressés, dans le cas où les fonctionnaires ou agents publics sont nommés par décrets, ou, dans tous les autres cas, d'arrêtés motivés.

« Toutefois, lorsqu'il s'agit de fonctionnaires, agents, employés, ouvriers et membres des administrations de communes, d'établissements publics communaux ou intercommunaux et d'entreprises bénéficiant d'une concession ou d'un privilège de ces collectivités, les sanctions prévues aux paragraphes *b* et *c* ci-dessus peuvent être prononcées par le sous-préfet, et celles prévues aux paragraphes *d*, *e* et *i*, par le préfet.

« Lorsqu'il s'agit de fonctionnaires, agents, employés, ouvriers des administrations et membres de départements, d'établissements publics départementaux ou interdépartementaux et d'entreprises bénéficiant d'une concession ou d'un privilège de ces collectivités, les sanctions visées aux paragraphes *a*, *b*, *c*, *d*, *e* et *i* peuvent être l'objet d'un arrêté du préfet.

« Pour l'application des dispositions qui précèdent au personnel des établissements publics intercommunaux ou interdépartementaux, le sous-préfet ou le préfet compétent est celui du siège de l'établissement ».

Art. 2. — La présente ordonnance sera publiée au *Journal officiel* de la République française et exécutée comme loi.

Fait à Paris, le 11 décembre 1944.

JULES JEANNENEY.

Par le Gouvernement provisoire de la République française:

Le garde des sceaux, ministre de la justice,
FRANÇOIS DE MENTHON.

Le ministre de l'intérieur,
A. TIXIER.

Le ministre des finances,
R. PLEVEN.

Le ministre du travail et de la sécurité sociale,
ALEXANDRE PARODI.

Le ministre des travaux publics et des transports,
RENÉ MAYER.

Le ministre de la santé publique,
FRANÇOIS BILLOUX.

170

[170] Journal officiel de la République française du 12/12/1944, pp.1836-1837 (avec l'aimable autorisation de la BNF).

Arrêté du ministère de la Population du 19 janvier 1946 : attribution des biens appartenant aux organismes provisoires de gestion pour les professions médicales et paramédicales[171].

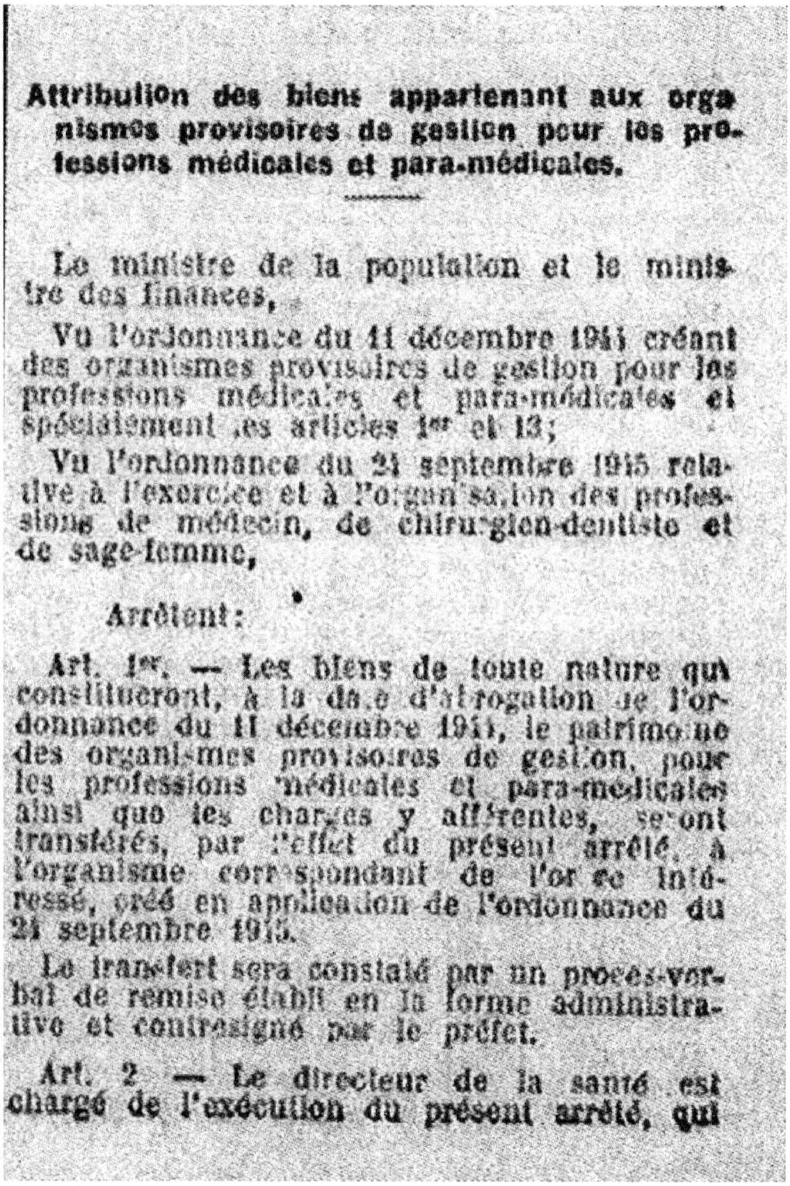

Attribution des biens appartenant aux organismes provisoires de gestion pour les professions médicales et para-médicales.

Le ministre de la population et le ministre des finances,

Vu l'ordonnance du 11 décembre 1944 créant des organismes provisoires de gestion pour les professions médicales et para-médicales et spécialement les articles 1er et 13;

Vu l'ordonnance du 24 septembre 1945 relative à l'exercice et à l'organisation des professions de médecin, de chirurgien-dentiste et de sage-femme,

Arrêtent:

Art. 1er. — Les biens de toute nature qui constitueront, à la date d'abrogation de l'ordonnance du 11 décembre 1944, le patrimoine des organismes provisoires de gestion, pour les professions médicales et para-médicales ainsi que les charges y afférentes, seront transférés, par l'effet du présent arrêté, à l'organisme correspondant de l'ordre intéressé, créé en application de l'ordonnance du 24 septembre 1945.

Le transfert sera constaté par un procès-verbal de remise établi en la forme administrative et contresigné par le préfet.

Art. 2 — Le directeur de la santé est chargé de l'exécution du présent arrêté, qui

[171] Journal officiel de la République française du 24/01/1946, pp. 657-658 (avec l'aimable autorisation de la BNF).

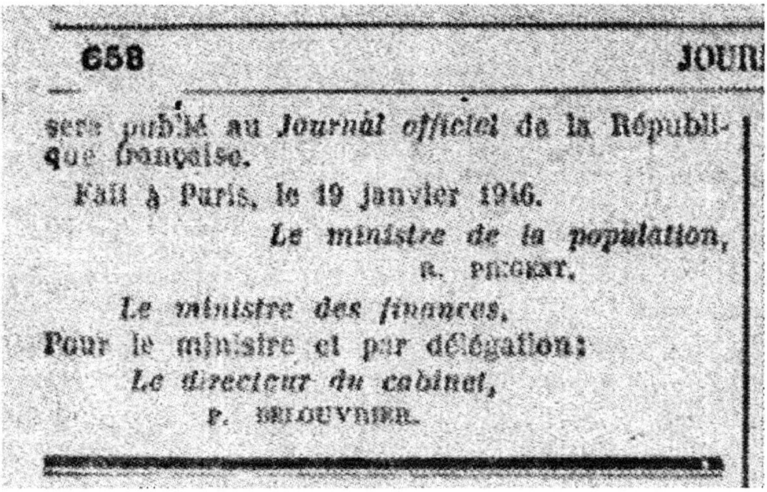
658 JOUR

sera publié au *Journal officiel* de la République française.

Fait à Paris, le 19 janvier 1946.

Le ministre de la population,
R. PRIGENT.

Le ministre des finances,
Pour le ministre et par délégation:
Le directeur du cabinet,
P. DELOUVRIER.

[172]

[172] Journal officiel de la République française du 24/01/1946, pp. 657-658 (avec l'aimable autorisation de la BNF).

Et après ?

Les Allemands capitulent sans condition le 8 mai 1945. Après leur libération, les rescapés des camps de concentration, les prisonniers des stalags ou encore les Français du Service de Travail Obligatoire retournent chez eux. S'il est possible d'estimer leur nombre, il est par contre beaucoup moins aisé de savoir s'ils ont recouvré les biens qui étaient les leurs avant leur captivité.

Si certains d'entre eux y sont parvenus, il est évident que cela ne s'est pas fait immédiatement, les tribunaux étant déjà très engorgés. Ces contraintes juridiques nouvelles, tant par les délais que les éléments de procédure, n'ont pas manqué de raviver des douleurs. Là encore, le nombre de ces personnes est difficile à quantifier.

Aussi, nous bornerons-nous à essayer de mettre en avant ce qui a pu être instauré par l'État et l'Ordre nouveau pour aider nos confrères anciens déportés ou prisonniers, de retour à la vie civile, à reprendre leur exercice.

Dans le bulletin n° 1-2-3 de mai-juin-juillet 1945, en p. 12, des négociations sont en cours avec le ministère de la Reconstruction pour allouer des indemnités basées sur les polices d'assurance, après examen des dossiers dûment complétés, pouvant être revalorisées en fonction de l'ancienneté. Ceux qui ont vu leurs cabinets détruits sont concernés, mais ceux qui en ont été dépouillés également.

L'ordonnance du 18 juillet 1945 paru dans le Journal officiel du 19 juillet 1945 (p. 4423) comporte 11 articles. Elle préserve les intérêts de tous les chirurgiens-dentistes, peu importe les raisons de leur éloignement et la durée, peu importe qu'ils aient été prisonniers, déportés ou mobilisés (Art. 1). Dans l'article 2, il est stipulé que l'intéressé peut demander, s'il exerçait dans une commune avant 1939 de moins de 5 praticiens, une circonscription s'étendant sur 20 km pour protéger son exercice. Ceci peut lui être accordé par le préfet ou les conseils départementaux de l'Ordre des médecins, des dentistes ou des sages-femmes. Après notification au praticien, il doit être affiché dans toutes les mairies. Pendant une durée ne dépassant pas deux années, aucun dentiste ne pourra s'installer dans cette circonscription de 20 km (Art. 3). En l'absence du demandeur, tous les praticiens qui se seraient installés dans cette circonscription auront un délai de trois mois pour déplacer leur cabinet en dehors (Art. 4). Si ces derniers ne respectent pas cette ordonnance, il est prévu des sanctions à leur encontre (Art. 8). Le seul recours du demandeur, si la décision du préfet ne lui est pas satisfaisante, est de porter l'affaire devant le ministre de la Santé (Art. 5). L'article 6 stipule que ces praticiens de retour auront la priorité sur les 5 années qui suivent pour tous les postes vacants avec une activité de clientèle, publics ou privés. Une liste de praticiens sera affichée à la mairie des villes concernées un mois après la publication de cette ordonnance (Art. 7).

L'ordonnance du 2 novembre 1945 parue dans le Journal officiel du 4 novembre 1945 (p. 7250) comporte 8 articles et est signée par le général de Gaulle. Elle autorise le Conseil national de l'Ordre des Chirurgiens-dentistes à instaurer une commission de reclassement et une caisse de solidarité pour aider tous les confrères anciens prisonniers, déportés et autres victimes de guerre. Dans cette commission, doit siéger impérativement un confrère ancien prisonnier, déporté ou réfugié, ou un membre du ministère des Prisonniers, déportés et réfugiés. Elle en fixe les statuts et les finances (dons, cotisations dont seront exonérés lesdits praticiens s'ils ne trouvent pas de travail avant le 1er janvier 1945). Le ministère des Finances lui alloue un prêt de 200 millions de francs avec un taux d'intérêt prédéterminé à rembourser selon des modalités qui seront fixées par le ministre des Finances lui-même et le ministre des Prisonniers, déportés et réfugiés. Grâce à cette somme, l'attribution de prêts aux confrères avec des taux également spécifiques est rendue possible et laissée à la libre appréciation de l'institution.

Les bulletins de 1946 en précisent l'organisation. Le président du Conseil national de l'Ordre en prend naturellement la direction. Le secrétariat et ses services administratifs siègent dans les mêmes locaux.
L'Ordre peut prêter jusqu'à 300 000 francs pour un cabinet dentaire et 400 000 francs si un laboratoire de prothèse lui est rattaché. Mais, il peut aussi porter secours financier aux ayants droit d'un dentiste ou à un dentiste évidemment. Ce secours se fait après examen et délivrance d'un avis de la commission. Il peut être unique et ne s'élève pas à plus de 10 000 francs par ayant droit ou bien il peut être permanent et est versé chaque trimestre aux ayants droit. À propos des dentistes concernés par ce secours, ils doivent être régulièrement inscrits au tableau de l'Ordre, avoir fait la demande d'une installation ou d'une réinstallation auprès d'un Conseil départemental de l'Ordre, avoir été anciens prisonniers de guerre ou anciens déportés. Dans le cas où la commission le permettrait, sont concernés aussi les dentistes *« démobilisés avant le 6 juin 1944, les internés en France pour motifs politiques ou militaires, les expulsés pour motifs politiques ou militaires, les interdits pour fait de Résistance ou pour motifs politiques ou raciaux... »*

RÉFORMES IMPACTANT L'ART DENTAIRE : CAUSES ET CONSÉQUENCES

Le service dentaire de l'armée française en 1940

Le 1er décembre 1892, la loi Brouardel est votée qui donne un statut au chirurgien-dentiste. Dès lors, ne peuvent exercer que les personnes ayant suivi des études appropriées qui sont délivrées au sein des Facultés de médecine[173]. C'est donc une profession balbutiante qui s'engage dans la guerre en 1914.
Le 26 février 1916, un service dentaire est créé dans l'infanterie de l'armée française pour la seule durée de la guerre. Celui de la Marine voit le jour le 1er mars de la même année. Au lendemain de la Grande Guerre, seule la Marine, ne disposant pas de structure d'accueil satisfaisante, décide de dissoudre son service dentaire. En 1934, un service dentaire de réserve y est mis en place de nouveau. Lieutenant en 1918, les dentistes peuvent y devenir capitaines avec la loi du 19 décembre 1934. Quelques mois plus tard, le même grade est attribué aux dentistes de l'armée de terre[174].
En 1925, les premiers officiers dentistes rentrés dans la vie civile se regroupent pour former l'Amicale des dentistes des armées de terre, de mer et de l'air de la région de Paris, lors du 3e Congrès de médecine et de pharmacie militaire. Ceci a été créé avec l'objectif de garder les liens tissés entre eux pendant la guerre et de s'entraider afin de reprendre une vie normale[175].
Une préparation militaire spéciale supérieure facultative (PMS) d'une durée de deux ans a été créée, permettant ainsi aux étudiants en chirurgie dentaire, une fois cette PMS obtenue, d'accomplir la dernière partie de leur service militaire en qualité de dentiste militaire de 2e classe, l'équivalent du grade de sous-lieutenant. Ceux-ci intègrent des cabinets dentaires de garnison, des centres d'édentés ou encore des services de prothèse maxillo-faciale. En 1927, ils sont seulement huit. Les étudiants n'ayant pas accompli leur PMS ne peuvent intégrer que le service des infirmiers[176].
Ces amicales ont demandé par la suite au ministre de la Guerre, la permission d'ouvrir une école de perfectionnement des chirurgiens-dentistes (EPOR). La Direction centrale du Service de santé des armées (DCSSA), se préoccupant de diversifier ses branches, a aussitôt accordé son soutien, ce qui a débouché à l'ouverture de la première EPOR. Cette école de perfectionnement a offert ses premiers services lors de cours mensuels à l'hôpital militaire Villemin en octobre 1926. L'exemple donné par Paris s'est

---

[173] Morgenstern Henri, *Les dentistes français au XIXe siècle*, L'Harmattan (éd.), Collection Médecine à travers les siècles, Paris, 2009.

[174] Riaud Xavier, *Première Guerre mondiale et stomatologie*, des praticiens d'exception, L'Harmattan (éd.), Collection Médecine à travers les siècles, Paris, 2009.

[175] Jamin Sophie, *Le chirurgien-dentiste français pendant la Seconde Guerre mondiale*, Thèse Doct. Chir. Dent., Rennes, 2011.

[176] Benmansour Alain (a), « Histoire du statut des chirurgiens-dentistes militaires français », in *Le Chirurgien-Dentiste de France*, n°1063/64, 2002, pp. 34-39 ; Benmansour Alain (b), « Histoire du statut des chirurgiens-dentistes militaires français », in *Le Chirurgien-Dentiste de France*, n°1065, 2002, pp. 52-56.

étendu à partir de 1931 et chaque région militaire a pu jouir de sa propre EPOR. De plus, intégrer cette école a vite compté pour l'avancement en grade[177].

Finalement, toutes ces amicales régionales se sont regroupées en une Fédération nationale des chirurgiens-dentistes de réserve, en 1933, présidée plus tard notamment par Pierre Budin qui est un des 11 présidents de cette fédération et qui a reçu la Légion d'honneur en 1920 pour son héroïsme sur le champ de bataille. Cette institution s'est consacrée vivement à l'amélioration du statut du dentiste. La DCSSA a organisé la formation des chirurgiens-dentistes afin de les préparer à toutes sortes de fonctions : anesthésiste, aide-chirurgien, radiologue, secouriste, etc. C'est le cas de Pierre Henry qui est mobilisé en 1940 et intègre l'équipe chirurgicale de l'hôpital d'Ancemont où il officie en tant qu'anesthésiste. Pendant la guerre, démobilisé, il exerce à Rennes[178].

C'est ainsi qu'au Val-de-Grâce, le médecin général Ginestet a formé des chirurgiens-dentistes aux spécialités de la chirurgie maxillo-faciale. Les dentistes ont été informés des diverses pratiques médicales répondant aux dégâts causés par des armes plus modernes engendrant des blessures plus complexes et plus nombreuses localisées au niveau maxillo-facial. Tout ce travail en collaboration avec la DCSSA a préparé l'intervention du corps des chirurgiens-dentistes en cas de futur conflit[179].

Le Service de santé des armées, comprenant le service de chirurgie dentaire, a remodelé son organisation suite aux bilans effectués à la fin de la Première Guerre mondiale. Il a décidé de mettre en place des structures médicales plus mobiles pouvant suivre un régiment ou une division, plus adaptées aux nouveaux schémas des guerres dites de mouvement. Ainsi, des groupes chirurgicaux mobiles, des hôpitaux avancés, des hôpitaux médicaux d'évacuation et divers services de santé ont fait leur apparition. Dans chacune de ces structures, une, voire plusieurs places, pour un dentiste a (ont) été pourvue(s).

La Loi du 1er avril 1923 prévoit ainsi, dans l'article 39, que les étudiants en chirurgie dentaire doivent accomplir leur service militaire dans le Service de santé comme infirmier s'ils n'ont pas fini leur cursus, ou en tant que chirurgien-dentiste 2e classe s'ils sont diplômés[180].

---

177 Konieczny Bruno, *Le chirurgien-dentiste dans le Service de Santé des Armées françaises durant les guerres modernes*, Thèse Doct. Chir. Dent., Nantes, 1992.

178 Jamin Sophie, *Le chirurgien-dentiste français pendant la Seconde Guerre mondiale*, Thèse Doct. Chir. Dent., Rennes, 2011.

179 Benmansour Alain (a), « Histoire du statut des chirurgiens-dentistes militaires français », in *Le Chirurgien-Dentiste de France*, n°1063/64, 2002, pp. 34-39 ; Benmansour Alain (b), « Histoire du statut des chirurgiens-dentistes militaires français », in *Le Chirurgien-Dentiste de France*, n°1065, 2002, pp. 52-56.

180 Jamin Sophie, *Le chirurgien-dentiste français pendant la Seconde Guerre mondiale*, Thèse Doct. Chir. Dent., Rennes, 2011.

La Seconde Guerre mondiale éclate le 3 septembre 1939. S'ensuit une mobilisation générale en France et les chirurgiens-dentistes de réserve sont appelés, pour la plupart en tant que lieutenant et orientés vers différentes zones stratégiques. Leur affectation se fait soit dans les formations sanitaires de divisions, soit dans les ambulances chirurgicales ou également dans les régiments placés à l'avant. Leur travail en ce début de conflit concerne peu le domaine dentaire. Ils sont davantage assistants pour des soins médicaux souvent spécialisés où leur aide est précieuse. Leur spécialité dentaire étant peu sollicitée, seulement quelques-uns peuvent exercer dans des cabinets dentaires de garnison ou d'hôpitaux. En effet, le Service de santé, avec la mobilisation, a créé un cabinet dentaire dans chaque chef-lieu de secteur et dans les garnisons les plus importantes. Ainsi, en première ligne, ils interviennent dans les postes de secours pour soigner les blessés, mais aussi dans les forts qui composent la ligne Maginot. En effet, la plupart d'entre eux ont été équipés d'un cabinet dentaire au sein de la fortification. En zone divisionnaire, ils collaborent avec des médecins et chirurgiens au sein des groupes chirurgicaux mobiles ou avancés qui sont très souvent débordés. Enfin, à l'arrière, ils sont employés par les centres spécialisés en chirurgie maxillo-faciale ou encore dans les services de radiologie. En ce début de guerre, les interventions immédiates et les premiers soins aux blessés sont les priorités et demandent beaucoup d'efforts. D'autant plus qu'aux militaires s'ajoutent les blessés civils, victimes des bombardements[181].

Pour ceux ayant pu suivre l'enseignement délivré dans les EPOR, les nouvelles affectations des chirurgiens-dentistes se font plus aisément dans les services chirurgicaux[182].

Soigner les pathologies bucco-dentaires des hommes de troupe afin de les soulager et qu'ils redeviennent très vite opérationnels est un objectif primordial. Un homme qui souffre se bat mal et constitue une menace pour ses camarades. De plus, une mauvaise dentition ne permet pas une bonne mastication, ce qui peut engendrer des maladies plus générales. Voir les militaires au sein même des troupes a permis également de délivrer des notions d'hygiène bucco-dentaire.
Dans le but de garder une trace écrite, une fiche schématique est établie pour chaque soldat et un journal est tenu quotidiennement par le chef de service du cabinet dentaire. Y sont inscrites toutes les consultations et interventions réalisées.
Des remises en état de la cavité buccale sont systématiquement effectuées avant toute opération militaire, avec un détartrage préliminaire obligatoire, première démarche d'hygiène. Des extractions sont faites en grand nombre.

---

[181] Jamin Sophie, *Le chirurgien-dentiste français pendant la Seconde Guerre mondiale*, Thèse Doct. Chir. Dent., Rennes, 2011.
[182] Konieczny Bruno, *Le chirurgien-dentiste dans le Service de Santé des Armées françaises durant les guerres modernes*, Thèse Doct. Chir. Dent., Nantes, 1992.

Toute attribution d'un appareil prothétique doit faire l'objet au préalable d'une demande auprès du directeur du Service de santé de la région par l'intermédiaire du stomatologiste principal pour autorisation. Les extractions devant être faites avant la réalisation d'un éventuel appareil ne le sont qu'une fois l'avis favorable délivré au chef de service du cabinet dentaire. Un mois et demi après, l'appareil peut être conçu. Si, au contraire, un refus motivé revient, seules, les extractions sont faites[183].
Dans chaque cabinet dentaire, le personnel est composé d'un chef de service, qui est souvent un médecin stomatologiste ou un chirurgien-dentiste militaire, et de chirurgiens-dentistes militaires pour l'assister selon les besoins décidés par le stomatologiste principal de la région. Ce chef de service est sous la direction du médecin-chef de la formation à laquelle il est rattaché comme le corps de troupe, l'infirmerie régimentaire, l'hôpital militaire, etc., tout en demeurant sous les ordres du stomatologiste principal[184].
En 1940, la formation continue est assurée par des revues comme *L'Odontologie* qui cesse sa parution entre juin/juillet 1944 et mars/avril 1945. En 1942, faute de publicité pour la promouvoir et à cause de la guerre, les publications s'espacent et s'amincissent au point de ne plus avoir de couverture[185].
Pendant la Seconde Guerre mondiale, après la capitulation des Français, le 22 juin 1940, signée à Rethondes, de nombreux chirurgiens-dentistes démobilisés sont rappelés pour soigner les blessés de la face. La chirurgie maxillo-faciale prend alors une place importante dans les soins médicaux et devient une spécialité à part entière, profitant des nouvelles techniques et des nouveaux matériaux apparus sur le marché. À côté des organisations secondaires qu'ont été les cabinets dentaires de garnison qui ont fonctionné dans les chefs-lieux de secteur et dans les garnisons les plus importantes, il a existé des services de stomatologie. Ils ont été mis en place dès le début de la guerre.
Il y a ainsi deux articulations différentes concernant ces structures à l'arrière :

1/ les services techniques interrégionaux

2/ les services techniques régionaux

1/ Le centre interrégional de chirurgie et de prothèse maxillo-faciales est indépendant du service régional, mais demeure sous les ordres du directeur du Service de santé de la région dont il dépend. Un chirurgien, chef de

---

183 Konieczny Bruno, *Le chirurgien-dentiste dans le Service de Santé des Armées françaises durant les guerres modernes*, Thèse Doct. Chir. Dent., Nantes, 1992.

184 Jamin Sophie, *Le chirurgien-dentiste français pendant la Seconde Guerre mondiale*, Thèse Doct. Chir. Dent., Rennes, 2011.

185 Benmansour Alain (a), « Histoire du statut des chirurgiens-dentistes militaires français », in *Le Chirurgien-Dentiste de France*, n°1063/64, 2002, pp. 34-39 ; Benmansour Alain (b), « Histoire du statut des chirurgiens-dentistes militaires français », in *Le Chirurgien-Dentiste de France*, n°1065, 2002, pp. 52-56.

service, y est à sa tête et dispose comme adjoint, d'un médecin stomatologiste qui, lui, est chef du service de prothèse maxillo-faciale. Ces deux professionnels ont pour équipe tous les spécialistes qui leur sont nécessaires pour la chirurgie et la prothèse : stomatologistes, chirurgiens-dentistes et techniciens en prothèse dentaire[186].
Dans ces centres interrégionaux, sont traités principalement les délabrements osseux des maxillaires, de la face et du cou grâce à cette formation mixte chirurgicale et stomatologique. Au contraire, les fractures plus simples des maxillaires, c'est-à-dire sans perte de substance, sont soignées dans les centres de stomatologie régionaux. De même, les édentés simples ne sont pas admis dans ces centres de chirurgie et de stomatologie. Il existe pour ces blessés des centres d'édentés où ils peuvent être appareillés. Chaque centre est bien spécialisé. Le tout est de bien orienter, et rapidement, les blessés.
2/ Dans une région, il n'existe qu'un seul service de stomatologie, voire plusieurs si la région est très étendue. Un seul centre de prothèse dentaire pour édentés travaille à la confection des appareils dentaires de tous les édentés venus dans les cabinets dentaires des garnisons de la région. Ces services de stomatologie et de prothèse dentaire régionaux comportent 50 à 100 lits sur 10 000 à 20 000 lits pour tout le milieu médical. Les affections odontotraumatologiques trop importantes pour être traitées dans les cabinets dentaires, les affections dentaires, les fractures simples des maxillaires et leur appareillage, et les extractions dites chirurgicales y sont opérées. L'appareillage prothétique simple des édentés y est effectué. La direction de ces centres régionaux est assurée par un stomatologiste principal de région. Il doit surveiller le centre de stomatologie et de prothèse dentaire, et les cabinets dentaires. Son effectif est le suivant :

- un technicien en prothèse dentaire capable de faire un appareil par jour, soit 30 appareils par mois ;
- un dentiste militaire capable de fournir du travail à 4 ou 5 techniciens.

Un officier s'occupe de la gestion du matériel comprenant l'entretien et les demandes. Il tient également un registre sur ce qui a été posé « en bouche », avec la description de l'appareil. Cela permet par la suite de justifier du prix de chaque appareil. Enfin, le directeur de région peut ainsi suivre l'activité du centre d'édentés grâce à un compte-rendu mensuel[187].
Depuis l'instruction sur l'aptitude au service militaire du 7 décembre 1938, pour les troupes métropolitaines, suivant un calcul donnant le coefficient de

---

[186] Benmansour Alain (a), « Histoire du statut des chirurgiens-dentistes militaires français », in *Le Chirurgien-Dentiste de France*, n°1063/64, 2002, pp. 34-39 ; Benmansour Alain (b), « Histoire du statut des chirurgiens-dentistes militaires français », in *Le Chirurgien-Dentiste de France*, n°1065, 2002, pp. 52-56.
[187] Konieczny Bruno, *Le chirurgien-dentiste dans le Service de Santé des Armées françaises durant les guerres modernes*, Thèse Doct. Chir. Dent., Nantes, 1992 ; Bourguignon Patrick, *La place du chirurgien-dentiste au sein des forces armées hier et aujourd'hui : rôle de la réserve et du réserviste*, Thèse Doct. Chir. Dent., Paris V, 2004.

mastication du militaire, en cas de déficience de l'état général du militaire attribuable à l'insuffisance de la denture, l'appareillage est rendu possible, mais seulement lorsque son coefficient de mastication est inférieur à 25%. Ainsi, tout homme, même complètement édenté, mais muni d'un appareil de prothèse complet, a pu être gardé dans le service[188].
Dans la phase maxillo-faciale d'urgence, le blessé doit être conduit à un centre maxillo-facial entre 2 et 10 jours après la blessure. Plus le traitement débute rapidement et plus les chances de succès sont importantes. La phase réparatrice, quant à elle, nécessite souvent des plasties cutanées (= greffes). L'immobilisation des bords osseux fracturés est indispensable pour leur réussite. La période moyenne de consolidation primaire des greffes est de 2 mois environ, mais c'est vers le 4e mois que les greffes reprennent une apparence d'os normal[189].
Le 11 novembre 1942, l'armée allemande envahit la zone libre, partie sud de la France. Le mois suivant, l'armée d'armistice est dissoute. Dès lors, le Service de santé de l'armée française n'existe plus. Le soutien médical a été confié pour toute la durée du conflit aux Britanniques et surtout aux Américains. Nombreux sont les dentistes démobilisés en 1940 qui entrent alors en Résistance, leurs cabinets dentaires servant de plaques tournantes pour l'échange d'informations. Beaucoup d'entre eux sont morts fusillés par la Gestapo (Pierre Audigé). D'autres ont été déportés et en sont revenus diminués (René Maheu). D'autres se sont engagés dans les Forces françaises libres (Maurice Prochasson).

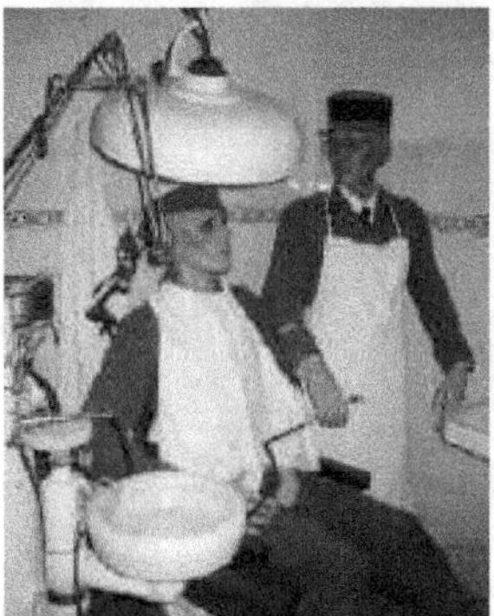

Cabinet dentaire du Fort Hackenberg – Ligne Maginot
(à 20 km de Thionville en Mozelle)[190].

[188] Konieczny Bruno, *Le chirurgien-dentiste dans le Service de Santé des Armées françaises durant les guerres modernes*, Thèse Doct. Chir. Dent., Nantes, 1992.
[189] Konieczny Bruno, *Le chirurgien-dentiste dans le Service de Santé des Armées françaises durant les guerres modernes*, Thèse Doct. Chir. Dent., Nantes, 1992.
[190] Association Amifort Gros Ouvrage Maginot du Hackenberg Veckring, communication personnelle, 2020. Avec l'aimable autorisation de son président, M. Claude Poesy.

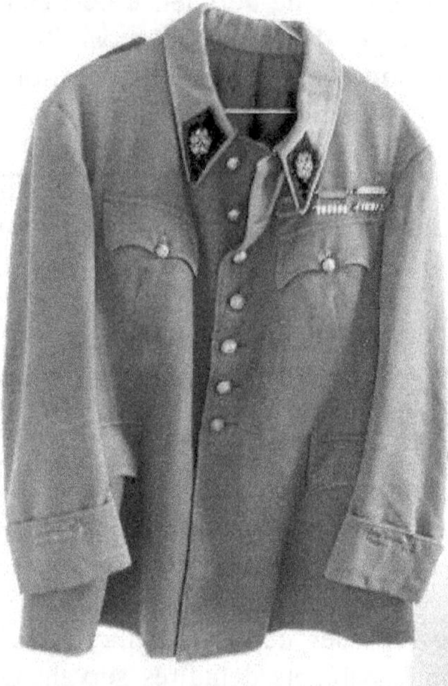

[191]

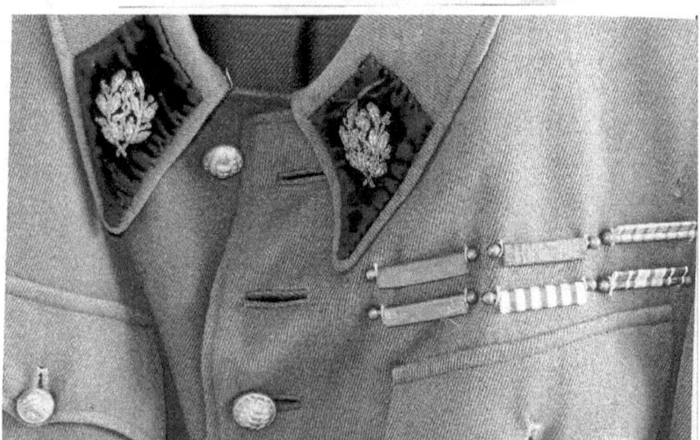

[191] Riaud Xavier, collection privée, Nantes, 2012.

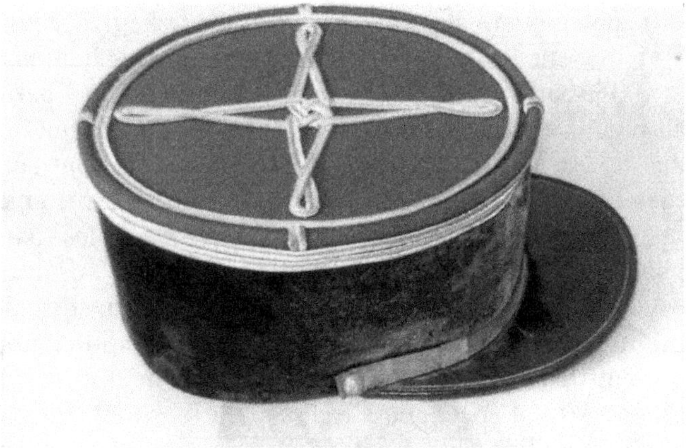

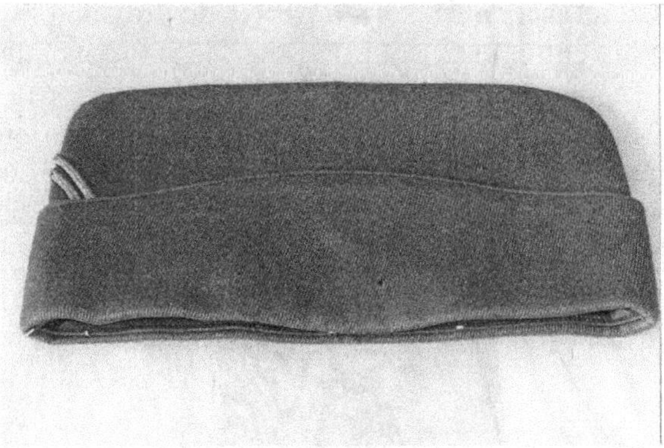

192

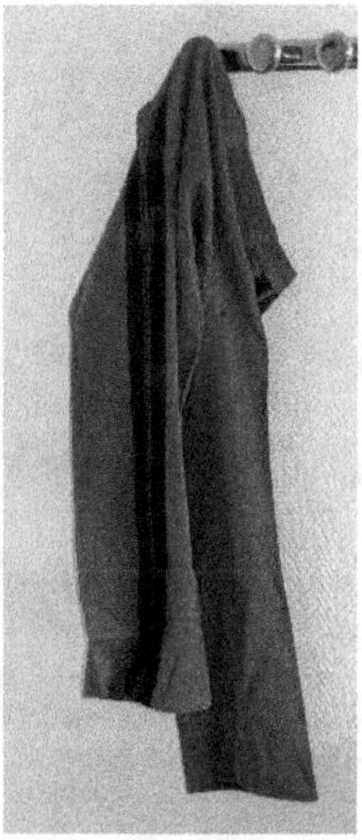

Uniforme complet de lieutenant dentiste (années 1940)[193].

[192] Riaud Xavier, collection privée, Nantes, 2012.
[193] Riaud Xavier, collection privée, Nantes, 2012.

Uniforme de lieutenant dentiste (velours violet sur le képi, sur les pointes de col, caducée visible sur les pointes de col et sur tous les boutons), fabriqué entre 1930 et 1935, porté en 1940, le calot kaki étant conçu à partir de 1930. Avant, il était bleu. Les galons sont sur le revers pendant la guerre 14/18. Ils sont au-dessus du revers à partir de 1934/1935. Ici, ils sont sur le revers. L'uniforme des officiers dentaires est identique à celui des troupes montées (décret de 1934). Ici, il est antérieur à 1934. Dans les barrettes de décorations, sont reconnaissables dans l'ordre, de gauche à droite, les rubans suivants : 1/ Chevalier de la Légion d'honneur, 2/ Croix de guerre 14-18 (sans citation), 3/ Croix du combattant (créée par la loi du 28 juin 1930), 4/ Impossible à identifier, mais, compte tenu de l'ordre de port des décorations officielles françaises, il peut être estimé qu'il s'agit de la médaille commémorative interalliée, dite « médaille de la victoire », créée par la loi du 20 juillet 1922 et accordée sous réserve de trois mois de présence, consécutifs ou non, entre le 2 août 1914 et le 11 novembre 1918, aux militaires ayant appartenu à des unités énumérées par l'instruction ministérielle du 7 octobre 1922, qui se porte avant la distinction n°5 qui suit, 5/ Médaille commémorative française de la Grande Guerre, 6/ Insigne des blessés[194]. Le pantalon présente une bande de commandement qui existe depuis 1830.

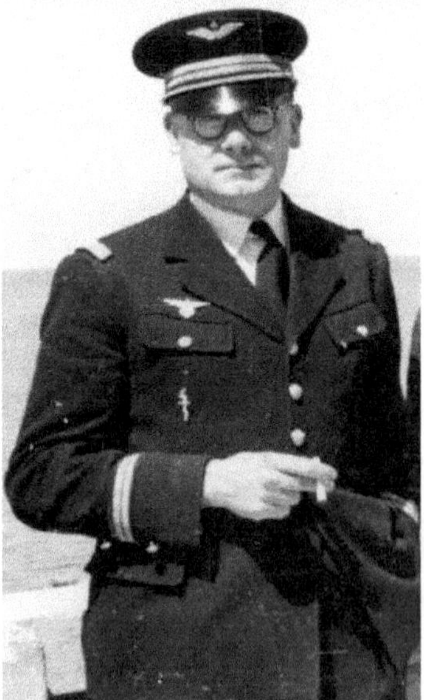

Maurice Prochasson[195].

[194] Riaud Xavier, collection privée, Nantes, 2012 ; Pauchard Jean-Michel, communication personnelle, 2020.

[195] Musée de l'Ordre de la Libération, communication personnelle, Paris, 2011.

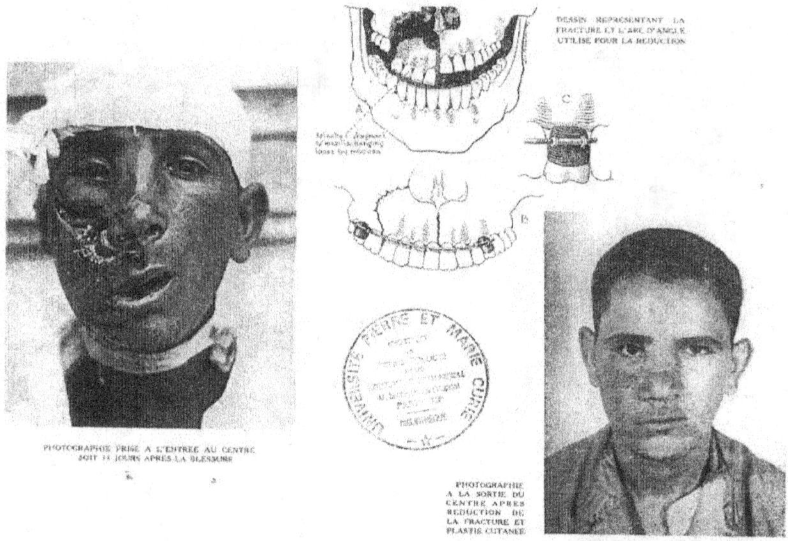

Blessé de la face à son arrivée (à gauche) et à son départ (à droite) du centre africain[196].

Des milliers de tonnes d'amalgames dentaires traversent l'Atlantique pour préparer le débarquement. Les dentistes français sont intégrés au service dentaire de l'armée américaine. C'est là qu'ils travaillent afin de préparer les bouches de milliers de soldats qui vont débarquer sur les plages normandes le 6 juin 1944. Une fois sur place, ces praticiens poursuivent leur exercice tout au long des avancées des armées alliées sur le territoire français.

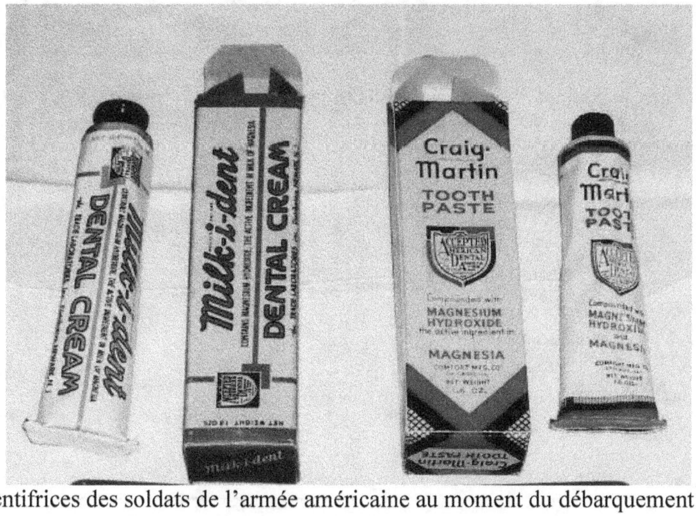

Dentifrices des soldats de l'armée américaine au moment du débarquement[197].

[196] Converse J., Péri M. & Roche G. K. T., *Blessés maxillo-faciaux : observations faites au centre au cours des campagnes 1942-1943.* Centre de chirurgie réparatrice et maxillo-faciale d'Afrique. Rapport au congrès interallié d'Alger, tomes I et II, 21 février 1944.

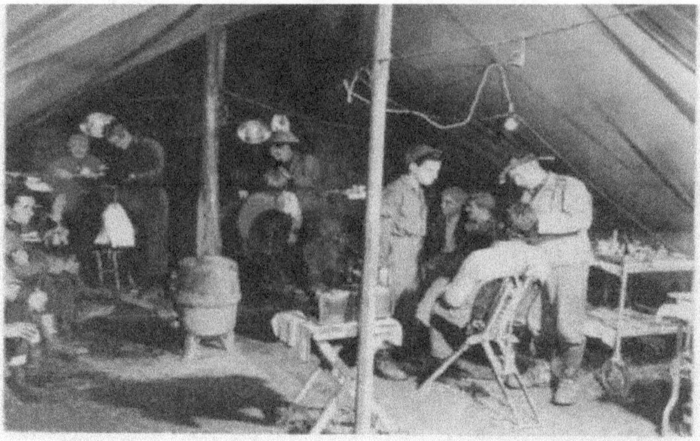

Figure 31. Dental Clinic, 9th Evacuation Hospital, France, 1944.

Clinique dentaire du 9e hôpital d'évacuation, France, 1944[198].

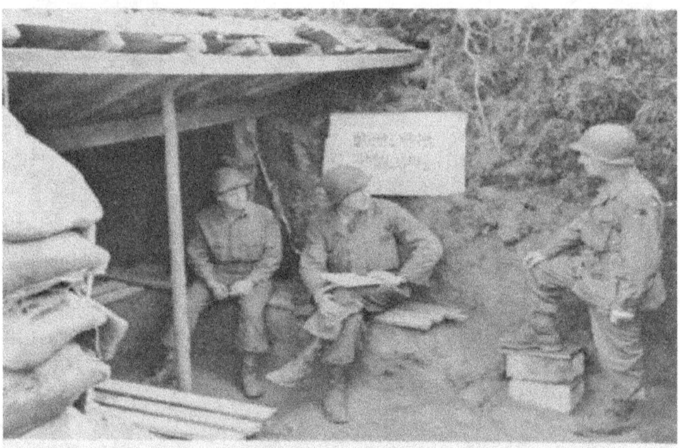

Waiting Room of Dental Clinic, 66th Infantry Division, France, 1945.

Salle d'attente de cabinet dentaire, 66e division d'infanterie américaine, France, 1944[199].

---

[197] Riaud Xavier, collection privée, Nantes, 2004.

[198] Jeffcott George, *US Army Dental Corps in WWII*, Office of the Surgeon General, Washington D. C., 1955 (Illustration dans le domaine public).

[199] Jeffcott George, *US Army Dental Corps in WWII*, Office of the Surgeon General, Washington D. C., 1955 (Illustration dans le domaine public).

Les dentistes français prisonniers de guerre

Le 10 mai 1940, une violente attaque allemande s'engage en Alsace. Le 14 juin 1940, les Allemands entrent à Paris. Le 22 juin, le maréchal Pétain signe l'armistice de Rethondes avec Hitler. De longs cortèges de prisonniers partent pour les Stalags ou les Oflags. Le régime carcéral, bien qu'y étant dur, n'a rien à voir avec celui des camps de concentration (KZ). En effet, la Convention de Genève signée en 1864, modifiée en 1906, puis en 1929, protège les malades et blessés militaires en temps de guerre. Ainsi, les prisonniers de guerre ont vécu dans de meilleures conditions alimentaires et sanitaires que leurs coreligionnaires des KZ, même si quelques interférences se sont produites entre les deux univers.

Le Dr René Billet a été prisonnier de 1940 à 1943, à côté de Dresde, dans l'Oflag IV D, puis, à côté de Muhlberg, dans le Stalag IV D[200].
« L'infirmerie était organisée dans une auberge de campagne, avec un médecin, un dentiste et 4 ou 5 infirmiers (chacun ayant sa chambre). La visite commençait à 8h30. L'hygiène était correcte (lavabos, douches, latrines). Il n'y avait pas trop de discipline ; les gardiens avaient plus peur des nazis que les prisonniers.
Le dentiste bénéficiait de tout le matériel récupéré dans les pays occupés par l'armée allemande. Ainsi, je disposais d'un tour à pied démontable, d'une boîte avec des instruments, des daviers à l'occasion. Un infirmier nettoyait les instruments. Chez le fournisseur allemand, on achetait du rockless', de l'amalgame, de l'arsénieux, du ciment. La note était donnée à l'infirmier qui faisait rembourser aux camarades, son montant. Les médicaments demandés à la Croix-Rouge arrivaient avec beaucoup de retard. Je dispensais des soins classiques : caries, extractions, mais, je ne rencontrais pas d'accident d'évolution de dent de sagesse sérieux. Un prothésiste me permettait la réalisation de couronnes, de prothèses amovibles. On mettait en place des dents en porcelaine qui cassaient. Ensuite, on a mis des dents en résine qui travaillaient beaucoup, mais résistaient mieux. Les anesthésies étaient faites avec de la stovaïne par injections locales. Les traitements canalaires étaient succincts : nettoyage de la chambre, des canaux, avec un tire-nerf, puis obturation avec une pâte au rockless'.
Les Allemands se faisaient soigner par les dentistes allemands. Un médecin allemand surveillait que tout allait bien et cherchait à surprendre les éventuels resquilleurs au travail. Je soulageais régulièrement des détenus de kommandos de campagne ou d'usine. »
Le Dr Touzeau a été prisonnier au camp d'Hohnstein, le Stalag IV A, en 1940. *« Les dentistes et les médecins étaient là pour soigner. S'ils*

[200] Billet René, communication personnelle, Nantes, 1995.

s'évadaient, ils étaient considérés comme des déserteurs qui, s'ils étaient repris, étaient punis comme tels[201].

Les patients avaient une hygiène buccale correcte. Ils pouvaient d'ailleurs se brosser les dents. Les conditions de travail étaient tout à fait satisfaisantes. Je travaillais dans un petit cabinet dentaire secondaire de campagne (existant avant-guerre), avec un simple fauteuil qu'on ne pouvait élever, un tour à pied, et un vieux scialytique. On avait une petite instrumentation convenable avec une boîte de fraises assorties, difficiles à renouveler, des meules et meulettes, une pièce à main et deux contre-angles. La stérilisation se faisait par ébullition. La pharmacopée se réduisait à l'utilisation d'arsénieux, d'un équivalent d'osomol ou de rockless' pour désinfecter, d'eugénol, d'oxyde de zinc, de bâtonnets de gutta-percha, de teinture d'iode, d'eau oxygénée, d'iodoforme, et d'alcool en quantité surveillée. Les obturations provisoires étaient à base d'oxyde de zinc-eugénol tandis que les définitives étaient à base d'amalgames d'argent ou de cuivre. Les ciments pierre étaient de bonne qualité. Nous utilisions des sulfamides et des colorants du type rubrazol. Un des dentistes polonais était en relation avec un dentiste en ville qui lui fit connaître les résines synthétiques « paladon ». Avant, il y avait la vulcanite qui servait à la conception d'appareils. À la fin, nous les faisions en paladon. Un mécanicien dentaire était attaché au cabinet que je partageais avec deux dentistes polonais. Le nombre de porte-empreintes était limité, mais on s'en sortait. Les empreintes étaient au plâtre. Les déportés des kommandos voisins venaient parfois - ils évitaient ainsi le travail -, escortés de deux sentinelles qui les ramenaient ensuite. Ils arrivaient quelquefois avec les lèvres tuméfiées, suite aux mauvais traitements qu'ils avaient subis, et des incisives – canines fracturées. Les patients demandaient les extractions que je faisais. Dans un cas, j'eus à tenter l'attache, par une contention, du bloc incisivo-canin. La dent se raffermit, mais sa solidité ne fut plus la même. Quant aux Allemands, ils se faisaient soigner par des dentistes allemands. Mais, certains ont dérogé à cette règle, jugeant qu'ils avaient tout sur place. Plutôt que de se faire soigner en ville, ils le faisaient au camp. Un jour, un dentiste français les reçut, les anesthésia les uns après les autres, puis, les reprenant dans l'ordre des anesthésies, il commença les extractions qui étaient nécessaires. Un capitaine passait par-là. Il s'étonna de voir des officiers allemands se faire soigner par un Français, d'autant plus qu'ils semblaient ne pas avoir mal. L'Allemand voulut être soigné comme ses collègues, sans anesthésie. Le Français acquiesça et l'officier ne cessa pas de crier.

Nous recevions 3 à 4 prisonniers par jour qui nous apportaient parfois des œufs ou des pommes de terre[202].

[201] Touzeau Gaston, communication personnelle, Nantes, 1995.

[202] Touzeau Gaston, communication personnelle, Nantes, 1995.

Je participais à la vie du camp à travers la rédaction de journaux. Je fis cadeau de tous les colis que je reçus aux autres prisonniers. Je fus relevé fin 1943. »

Proche de Spandau, le camp de Berlin-Falkensee regroupe des prisonniers de guerre français, des Italiens de l'armée de Badoglio, et des Slovaques déportés. Les Français qui travaillent à Berlin, sont traités convenablement et bénéficient de soins médicaux et dentaires aussi bons que possible. Dentiste sous-lieutenant, après avoir exercé son art dans trois camps successifs détruits par les bombardements alliés, le Dr Vin…R. *« dispose ici, d'un cabinet dentaire ouvert à la rentrée des kommandos, après 18h00, jusqu'à 22h00, où évoluent aussi un infirmier et un prothésiste dentaire. Les Italiens maltraités, mal nourris, n'ont pas accès à notre infirmerie. Quant aux Slovaques, ils sont réunis dans la zone concentrationnaire du camp et nous assistons, impuissants, à leur déchéance physique. En plusieurs mois, il ne m'est arrivé qu'une seule fois de donner des soins à un avocat de Bratislava qui avait un ostéophlegmon d'une canine supérieure. Douleur et tuméfaction ont décidé les gardiens à me l'amener à condition qu'il n'y ait pas d'autre séance. Le traitement s'est résumé à un drainage et à une résection apicale*[203]. »

Le Dr Hubert Duboc, médecin prisonnier de guerre au Stalag I A, se rappelle très bien de *« Jacques Tsherniak, dentiste à Paris, qui actionnait la pédale de son tour à pied pour pouvoir nettoyer les caries avec sa roulette. »* Il affirme également que *« le matériel utilisé était du matériel récupéré par l'armée allemande dans les pays qu'elle occupait*[204]. »

Il est bon de signaler que la relève des dentistes prisonniers de guerre en Allemagne, s'est faite aussi par des étudiants en dentaire, dont l'objectif a été double[205] : soigner les prisonniers alliés dans les camps en permettant aux confrères de retrouver leur foyer et d'échapper au S. T. O. Le 1er mars 1944, le groupement des chirurgiens-dentistes rapatriés[206] rappelle que *« la relève actuellement en cours est une relève spéciale, professionnelle, unité par unité, et qui n'entre absolument pas dans le cadre de la relève générale des prisonniers. Elle constitue un devoir confraternel absolu. Il s'agit de relever des confrères prisonniers depuis trois ans et demi, et qui se consacrent depuis lors à soigner des Français dans les camps. Le groupement fait appel à toute la profession pour que cette relève se fasse avec la compréhension et la bonne volonté qui s'imposent*[207]. »

---

[203] Obadia Yves, *Pratique dentaire dans les camps de concentration*, Thèse Doct. Chir. Dent., Lyon, 1975.

[204] Duboc Hubert, communication personnelle, 1995.

[205] Lorette André, « La relève des prisonniers de guerre en Allemagne », in *Trait d'union*, sans date.

[206] Revue *Le Siècle Dentaire*, « Manifeste des dentistes prisonniers rapatriés », mercredi 1er mars 1944, XVIIe année, n° 355, p. 6.

[207] Revue *Le Siècle Dentaire*, « Manifeste des dentistes prisonniers rapatriés », mercredi 1er mars 1944, XVIIe année, n° 355, p. 6.

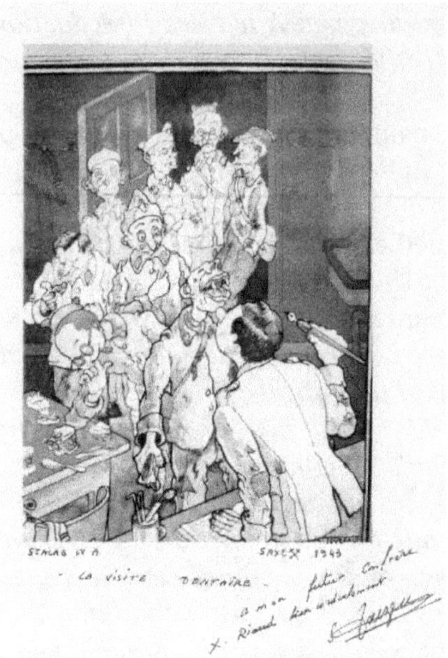

La visite dentaire[208].

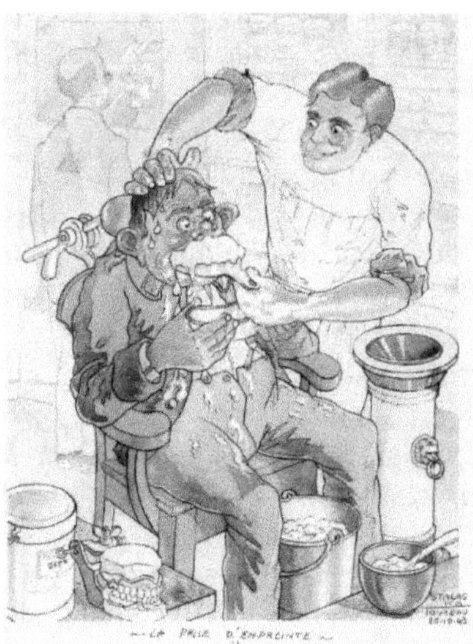

La prise d'empreintes[209].

[208] Touzeau Gaston, communication personnelle, Nantes, 1995.
[209] Touzeau Gaston, communication personnelle, Nantes, 1995.

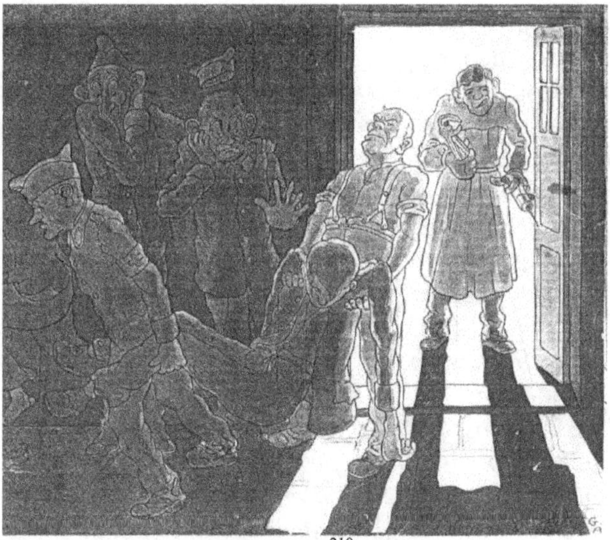

Au suivant[210]...

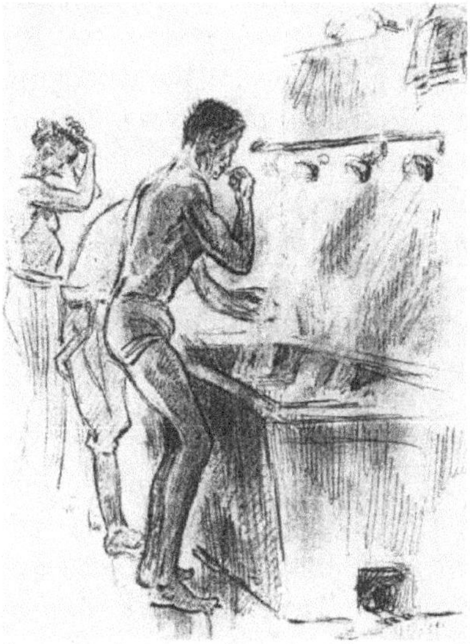

Hygiène buccale chez les prisonniers de guerre (P. G.)[211].

M. Léon Chasserieau, prisonnier de guerre (P. G.) au Stalag VI C à Neuz, kommando en banlieue de Düsseldorf, y a été envoyé pour se faire soigner les dents. Il ne s'y est rendu qu'une fois. On l'a assis dans une chaise. Un autre P. G. lui a enlevé deux dents avec une tenaille, sans anesthésie. *« Aussitôt après, je suis retourné dans mon kommando où j'ai repris le travail*[212]*. »*

[210] Touzeau Gaston, communication personnelle, Nantes, 1995.
[211] Billet René, communication personnelle, Nantes, 1995.
[212] Chasserieau Léon, communication personnelle, Nantes, 2003.

Témoignage anonyme d'un prisonnier de guerre employé à l'usine d'avions d'Alberstadt[213]. Des déportés venant d'un kommando de Buchenwald y travaillent également. *« Une voiture dentaire vient d'être attribuée à l'usine. Elle est montée sur des vérins, avec des tuyaux de caoutchouc pour l'eau et le gaz branchés sur les conduites de l'usine. Elle est reliée également par des câbles électriques à cette usine. En cas d'alarme, tout doit être remis en place (câbles et tuyaux), car la voiture part se planquer quelque part en forêt. Le dentiste est un jeune d'une trentaine d'années, aidé par une assistante. Ce dentiste est très soucieux de cette voiture. »*

« Le 21 juin 1940, je suis fait prisonnier. Le 5 août 1940, je pars à Saint-James près d'Avranches pour faire des récoltes et travailler à la campagne[214].

Avant mon départ là-bas, j'ai profité d'un dentiste d'Avranches qui venait chaque semaine, servir les clients de Saint-James. Comme j'avais de très mauvaises dents, on me conseilla d'en profiter. Il me soigna les moins mauvaises et m'enleva celles qui devaient l'être. Il s'était engagé à me faire des appareils dentaires. Il fallait attendre que les gencives soient suffisamment cicatrisées pour prendre les empreintes. Mon départ de Saint-James annula tout. »

Robert Guipouy est envoyé au Stalag IVB à Mülhberg, en 1940. En 1943, il travaille à Hettstedt[215]. *« Beaucoup de prisonniers ont des dents à soigner, mais cela ne peut être fait qu'en partie par les dentistes civils allemands. Pour pallier cette carence, un jeune dentiste français, qui n'avait pas encore complètement terminé ses études, avait été « parachuté » à l'infirmerie.*

Au début, ceux qui avaient mal aux dents hésitaient, mais la douleur l'emportant, ils allaient consulter ce jeune dentiste. Ce qui servait de cabinet au dentiste était séparé de notre salle par une cloison en planches plus ou moins bien jointes. C'est ainsi qu'en guise de distractions, nous pouvions regarder les grimaces de chaque patient.

Un jour, un prisonnier anglais, que nous n'avions jamais vu, est venu pour se faire extraire une dent. Dès que son tour est arrivé, il prend place dans le fauteuil. Le dentiste fait le nécessaire et essaie d'arracher la dent. Il tire avec précaution, mais comme la dent résiste, il tire de plus en plus fort jusqu'au moment où la dent se casse. Pour finir, le dentiste prend un marteau et un burin. Il tape sur la dent ce qui fait crier l'Anglais[216]. *L'opération dure plusieurs minutes, accompagnée des hurlements du patient. Enfin, la dent cède et l'Anglais sort de la pièce tout rouge.*

L'histoire fait le tour de la région et pendant plusieurs jours, le dentiste est resté au chômage forcé, aucun patient n'osant l'approcher. »

---

213 « *Souvenirs de la guerre en Lorraine* », in *http://www.anac-fr.com/2gm/2gm13.htm*, pp. 35, 36.

214 Pilet Nicolas, témoignage, http://perso.wanadoo.fr/aetius/kg/KGPilet02.htm.

215 Guipouy Robert, *Matricule 33280*, Éditions de l'imprimerie, Marmande, 1997, p. 97.

216 Guipouy Robert, *Matricule 33280*, Éditions de l'imprimerie, Marmande, 1997, p. 97.

Kriegsgefangenenpost
Correspondance des prisonniers de guerre
Antwort-Postkarte
Carte postale de réponse
An den Kriegsgefangenen
Au prisonnier

31-12-44 136

Stalag III B
Geprüft

Dentiste s/Lieutenant Georges MEYER

Gebührenfrei! Franc de port!

Absender:
Expéditeur:
Vor- und Zuname:
Nom et prénom
Ort:
Lieu
Bristol
Straße:
Rue
Kreis:
Département

Gefangenennummer:
No. du prisonnier
50.146
Lager-Bezeichnung:
Nom du camp
M.-Stammlager III B
256. A
Deutschland (Allemagne)

PASSED
P.W. 3154

Correspondance des prisonniers de guerre – Carte postale de réponse en date du 31/12/1944 au prisonnier français, le dentiste sous-lieutenant Georges Meyer[217].

[217] Aronis Henri, collection privée, Conflans-Sainte-Honorine, 2021 (avec l'aimable autorisation du Dr Henri Aronis).

La relève des dentistes français

Rien n'a jamais été écrit sur cette question. C'est un terrain inconnu à défricher complètement. Pourtant, nous allons essayer d'apporter modestement quelques éléments de réponses. Nous ne pouvons pas garantir l'exhaustivité de cette étude.

En accord avec la Convention de Genève, l'essentiel du personnel de santé est libéré par les Allemands en octobre 1940. Par celle-ci, ils sont considérés comme non-combattants, donc ils ne peuvent être retenus prisonniers, à l'exception du strict minimum pour assurer les soins aux combattants, à raison de 1 médecin pour 1 000 soldats[218].

« Les Français sont signataires de la première Convention de Genève signée en 1864 et de celle de 1929 modifiant les conditions de vie, et le traitement des prisonniers de guerre. Selon l'article 12 de cette dernière convention de Genève, les médecins ne peuvent être retenus en détention. L'alinéa 4 de l'article 14 subordonne ce principe à une réserve réduite à trois mots, « sauf accord contraire » lequel est soumis à l'autorisation pour les belligérants, de s'entendre pour retenir dans les camps, des personnes chargées des soins de leurs compatriotes[219]*. Dès novembre 1941, l'accord prévoit un médecin et quatre infirmiers pour mille hommes avec le remplacement des médecins nés avant le 12 janvier 1900. »*

Un certain nombre de médecins ayant été retenus, la plupart sont des médecins de réserve. À la captivité, s'est vite ajouté la perte de patientèle. Ces médecins se sont regroupés et, par l'entremise de l'un d'entre eux, le Dr Bour, ils se sont plaints[220]. En octobre 1942, Bour s'en émeut auprès du gouvernement et lui fait une demande officielle, celle d'une *« relève des médecins actuellement prisonniers. »* Pierre Laval se range à sa requête et défend dans un discours public, à Aurillac, ses arguments. *« Les médecins militaires devaient être avec l'armée prisonnière et les médecins captifs civils, couverts par la Croix-Rouge, devaient être remplacés. »*

Ayant combattu jusqu'à l'armistice de 1940, le Service de santé des Armées s'insurge. Pour lui, ces médecins de réserve sont devenus des militaires. Ils ne méritent pas de traitement de faveur par rapport aux médecins militaires. Une lutte politique s'engage alors entre le Service de santé, les médecins n'étant pas inscrits au Conseil de l'Ordre, et le gouvernement. Elle trouve son dénouement dans une série de compromis[221].

---

[218] Lefebvre Pierre & Camelin Aymé, « La relève des médecins prisonniers en Allemagne (1943-1944) », in *Revue Histoire des sciences médicales*, 1987 ; 21(2) : 51-55.

[219] Grangier René, « La relève des médecins dans les camps de prisonniers militaires en Allemagne pendant la Seconde Guerre mondiale », in *Revue Histoire des sciences médicales*, 2012 ; 46(3) : 287-294.

[220] Lefebvre Pierre & Camelin Aymé, « La relève des médecins prisonniers en Allemagne (1943-1944) », in *Revue Histoire des sciences médicales*, 1987 ; 21(2) : 51-55.

[221] Lefebvre Pierre & Camelin Aymé, « La relève des médecins prisonniers en Allemagne (1943-1944) », in *Revue Histoire des sciences médicales*, 1987 ; 21(2) : 51-55.

Le Pr Raymond Grasset, ministre de la Santé publique, décide de contacter Berlin et d'entamer des pourparlers avec les Allemands. Le 2 janvier 1943, Grasset obtient du gouvernement qu'il soit le seul négociateur français auprès des représentants nazis concernant la relève de tous les médecins, pharmaciens et dentistes retenus dans les Stalags. Le 5 janvier 1943, Grasset rencontre le ministre plénipotentiaire Schleier de l'ambassade d'Allemagne à Paris. Le 14 janvier, il a un entretien avec le General-Arzt (médecin général) Haubenreisser. Son argumentation est la suivante : *« Les médecins ne sont pas des combattants ; ils n'ont jamais eu les armes en main ; après deux ans et demi, il est équitable de les remplacer « tête » pour « tête ». »*
Le 5 février 1943, l'ambassade d'Allemagne annonce au gouvernement de Vichy que la « relève générale » est approuvée. L'information ne filtre pas dans un premier temps. Le 24 juin 1943, les Allemands décident que cette relève se fera camp par camp. Ils refusent dans le même temps que 150 médecins et étudiants israélites soient relevés.
Selon Grasset, ce sont 570 médecins qui ont été relevés[222]. En réalité, la relève a concerné 684 personnes toutes spécialités confondues[223].

Effectifs de la relève	**Médecins**	**Pharmaciens**	**Dentistes**	**Totaux**[224]
Armée de Terre	298	4		302
Élèves de l'École du Service de santé militaire de Lyon	64			64
Troupes coloniales	43			43
Marine	25			25
Élèves de l'École principale du Service de santé de la Marine de Bordeaux	20			20
Armée de l'Air	12			12
Civils requis	39	6	53	98
Civils volontaires	10	4	1	15
Étudiants requis	66		36	102
Étudiants volontaires	3			3
TOTAUX	580	14	90	684

Les premiers désignés pour les remplacer sont les médecins capitaines et lieutenants qui n'ont pas été faits prisonniers et qui demeurent « inoccupés », l'armée française ayant été dissoute en novembre 1940, ainsi que les étudiants de Lyon et de Bordeaux venant de soutenir leur thèse et nommés au grade de médecin lieutenant du corps civil de santé[225]. Reçus au Val-de-Grâce, ils reçoivent une formation sommaire qui dure 3 mois avant de partir

---

[222] Lefebvre Pierre & Camelin Aymé, « La relève des médecins prisonniers en Allemagne (1943-1944) », in *Revue Histoire des sciences médicales*, 1987 ; 21(2) : 51-55.
[223] Georges Pessereau, dans son livre *Prisonniers sans capture*, donne, en annexe, une liste de 617 médecins, 10 pharmaciens, 87 dentistes, 1 vétérinaire et 5 internes des hôpitaux partis dès 1942 (Pessereau G., *Prisonniers sans capture*, Hervas (éd.), Paris 1994).
[224] Jamin Sophie, *Le chirurgien-dentiste français pendant la Seconde Guerre mondiale*, Thèse Doct. Chir. Dent., Rennes, 2011.
[225] Jamin Sophie, *Le chirurgien-dentiste français pendant la Seconde Guerre mondiale*, Thèse Doct. Chir. Dent., Rennes, 2011.

en Allemagne remplacer le médecin qui a été désigné nominativement pour rentrer en France. Incompétents le plus souvent, des médecins prisonniers refuseront de partir et de quitter leurs patients. Insuffisamment pourvue, la relève voit partir à leur tour les étudiants de Lyon et de Bordeaux qui n'ont pas encore soutenu leur thèse. Les célibataires partent en premier[226].
Les autres suivent en fonction des besoins et le dernier départ a lieu le 9 août 1944. Rares sont les médecins et dentistes qui refusent de partir en Allemagne. Ils ne peuvent pas se permettre de refuser. C'est un impératif moral de solidarité auquel on ne peut se soustraire. De plus, la Gestapo n'hésite pas à faire peser des menaces de représailles sur les familles des réfractaires[227].
Les conditions dans lesquelles ils arrivent sont les mêmes que pour les précédents médecins qui viennent de partir. Cependant, les installations étant déjà opérationnelles, leur travail se révèle plus facile que pour leurs prédécesseurs. Pour autant, ils doivent supporter les combats et les bombardements qui se déroulent en Allemagne lors de l'invasion du territoire germanique par les troupes alliées. Ces hommes de la relève sont très bien accueillis par les prisonniers. Ils sont même parvenus à susciter le respect de leurs confrères allemands et de la population civile[228].
« Ceux qui sont partis eurent la joie de faire du bon travail, d'y réconforter les nôtres, de leur apporter un peu d'air de France et d'y résister dans des circonstances souvent tragiques ». Malheureusement, certains n'en sont jamais revenus. *« Ils ont accompli leur devoir parfois jusqu'à la mort, faisant l'admiration des nôtres, de tous nos alliés prisonniers et même de l'ennemi. Ils n'ont pas connu l'angoisse enivrante des grands combats et des dernières batailles. Ils ont connu la lutte obscure menée sans répit pour le triomphe du droit sur la barbarie. Patriotes silencieux et sans peur, ils surent offrir des leçons de bonté et d'humilité. »*
Les praticiens de la relève n'ont pas toujours été bien accueillis à leur retour en France. Pour avoir obéi à un ordre du régime de Vichy, nombreux sont ceux qui passent en commission d'épuration[229]. On leur a longtemps reproché d'avoir accepté.

[226] Lefebvre Pierre & Camelin Aymé, « La relève des médecins prisonniers en Allemagne (1943-1944) », in *Revue Histoire des sciences médicales*, 1987 ; 21(2) : 51-55.
[227] Lefebvre Pierre & Camelin Aymé, « La relève des médecins prisonniers en Allemagne (1943-1944) », in *Revue Histoire des sciences médicales*, 1987 ; 21(2) : 51-55.
[228] Lefebvre Pierre & Camelin Aymé, « La relève des médecins prisonniers en Allemagne (1943-1944) », in *Revue Histoire des sciences médicales*, 1987 ; 21(2) : 51-55.
[229] Lefebvre Pierre & Camelin Aymé, « La relève des médecins prisonniers en Allemagne (1943-1944) », in *Revue Histoire des sciences médicales*, 1987 ; 21(2) : 51-55.

Les dents des Résistants

Les problèmes dentaires des Résistants

Les Résistants ont beaucoup souffert des dents. Voici à cet effet le témoignage de deux dentistes résistants déportés. D'après le Dr Paul Le Caër, *« nombreuses furent les gingivites, les stomatites ulcéreuses, bien souvent en rapport avec des évolutions de dents de sagesse - compte tenu du jeune âge des maquisards -, des aphtes, des ulcérations non spécifiques, des trismus ou des luxations de la mandibule. La pathologie en l'absence d'hygiène et de soins s'étendait à la pulpite ou à l'abcès évoluant par tous les stades. Les fistules et ostéites résultaient du manque de traitement local et général.*

Pour les Résistants actifs, les soins n'étaient pas pensables, d'où de nombreuses édentations, pertes irréparables pour l'avenir dentaire. L'angoisse et l'anxiété de certains Résistants se traduisirent par des parafonctions autodestructrices entraînant des maladies des gencives, lésant le tissu de support des dents.

Pour les porteurs de prothèses, ce fut souvent un petit drame au moindre accident prothétique ou à la perte d'un pilier de bridge[230]*. »*

Ceci est confirmé par le Dr Henri Stroweis.

« Qu'il ait été maquisard ou résistant sans uniforme, sa pathologie buccale et dentaire a été semblable à celle des soldats d'une armée de campagne : nourriture mal équilibrée, manque d'hygiène, fatigue excessive, traumatisme, psychisme perturbé par des angoisses et par la peur.

Parmi les maquisards, beaucoup très jeunes, présentaient des accidents d'évolution de dents de sagesse qui, ne pouvant être traités correctement, revêtaient des formes graves. Pour tous les Résistants vivant dans la clandestinité, la difficulté de se faire soigner entraînait des complications réelles : caries pénétrantes, édentations, infections diverses.

Pour certains, cette vie en insécurité permanente donna naissance à des angoisses se traduisant par des tics, des parafonctions amenant des lésions du parodonte et des gingivopathies.

Pour les porteurs de prothèse, le moindre accident de leur appareillage, l'impossibilité de le faire réparer ou rectifier, fut souvent ressenti comme un drame tant sur le plan moral, par la création d'un sentiment de perte d'intégrité, que sur le plan physique : leurs difficultés de mastication aggravant leur état de malnutrition[231]*. »*

À cela s'ajoutent évidemment, après les arrestations par la Gestapo, les tortures de toutes sortes responsables de pathologies dentaires. Lors de leurs arrestations, tous ont subi un interrogatoire serré, très souvent émaillé de tortures diverses, subtilement mises au point par la Gestapo. Ainsi, la

---

[230] Le Caër Paul, *Pathologie buccale et dentaire pendant la Résistance, l'Internement et la Déportation*, Deauville, 1972, pp. 1-4, communication personnelle, 1995.

[231] Stroweis Henri, *Pathologie bucco-dentaire dans les camps de concentration allemands, 1944-1945*, Thèse Doct. Chir. Dent., Paris, 1973.

Gestapo de Rennes et celle de Paris ont une pratique courante et affectionnée parmi tant d'autres qui est *« le limage des dents jusqu'au nerf »* ou les extractions dentaires, bien sûr, sans anesthésie[232]. *« Beaucoup ont perdu jusqu'à la totalité de leurs dents en refusant de parler. Après la guerre, les prothèses ont été faites gratuitement. »*, comme le souligne le Dr Henri Mainguy, autre chirurgien-dentiste déporté[233]. Enfin, le Dr Stroweis précise : *« Les interrogatoires menés avec une extrême brutalité ont été la cause de nombreuses dents cassées, lèvres traumatisées, ulcérations labiales, jugales et linguales, fractures des maxillaires, luxation de l'articulation temporo-mandibulaire, etc*[234]. *»* La Gestapo parisienne n'a pas hésité à se servir des locaux de l'École dentaire de Paris pour mener ses interrogatoires, locaux qui ont servi également, après la guerre, lors de l'épuration[235].

Dentistes de la Résistance en cabinet

Un cabinet dentaire (ou médical) est un lieu propice aux échanges d'informations, de par les gens qui y vont et viennent. C'est un flot permanent de renseignements qui peut ainsi y être véhiculé. C'est pourquoi les médecins et les dentistes ont participé activement aux différents réseaux de Résistance. Beaucoup d'entre eux ont été capturés, peu en sont revenus. Mais, leur fonction de façade leur a aussi servi à délivrer des soins à leurs camarades de combat.

Le Dr René Maheu obtient son D. D. S. (Doctor of Dental Surgery) en 1930, à Philadelphie aux U. S. A. Avec ce diplôme, il est automatiquement fiché par les Américains. Il est démobilisé en juillet 1940 et rentre à Tours où il reprend son exercice. Très vite, il est excédé de voir les Allemands en conquérants dans son pays. Il vend son cabinet et revient chez ses parents à Rennes. Il part installer son nouveau cabinet en Ille-et-Vilaine, à la Guerche de Bretagne. En juillet 1943, un lieutenant de l'armée américaine le contacte et lui demande de diriger un réseau. Il accepte. Il vient d'entrer dans un réseau affilié au réseau Sacristan, lui-même appartenant au réseau Buckmaster. Il a pour mission de rechercher des terrains de parachutages auxquels il participe, d'entreposer et de cacher ce qui y est envoyé, de rechercher des maisons isolées pour abriter des soldats parachutés le jour J, de recruter des jeunes susceptibles de combattre, qu'ils soignent aussi, de constituer des stocks de vivres pour ces soldats et de recueillir des renseignements sur l'emplacement et l'importance des effectifs ennemis. Une perquisition des agents de la Gestapo est faite à son cabinet dentaire de La Guerche. Celle-ci ne donne rien. Les informations qu'ils cherchent sont dissimulées dans les produits dentaires de son cabinet. Il est arrêté par la Gestapo de Rennes, le 27 décembre 1943 et renvoyé devant celle d'Angers.

---

[232] Dumont Jean, *Histoire secrète de la Gestapo*, Crémille (éd.), Genève, tome 4, 1971.
[233] Mainguy Henri, communication personnelle, Saint-Mars-la-Jaille, 1995.
[234] Stroweis Henri, *Pathologie…*, op. cit., Paris, 1973.
[235] Dumont Jean, *Histoire secrète de la Gestapo*, Crémille (éd.), Genève, tomes 1-4, 1971.

C'est son opérateur radiophonique dans la Résistance qui le dénonce sous la torture. Il est déporté du 27 janvier 1944 au 1er mai 1945. Il survit à sa déportation[236].

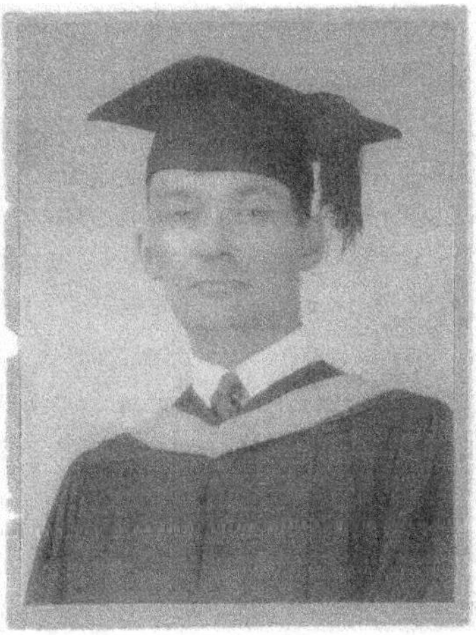

Le Dr René Maheu[237], lors de sa remise de diplôme de D. D. S. (Doctor of Dental Surgery) à Philadelphie, U. S. A., en 1930.

Dentistes dans les maquis

Le service de santé au Mont-Mouchet est créé au début du mois de mai 1944. Il a pour vocation de soigner les blessés des actions militaires engagées contre les occupants allemands. Placé sous l'autorité de Max Menut, il est composé d'une équipe de médecins, d'infirmiers et d'aides-soignants. Des pansements et toutes sortes de soins chirurgicaux y sont assurés. Charles Bérénholc, alors étudiant en dentaire, en fait partie. Ce maquis organisé comme un véritable corps d'armée voit flotter aux vents, le drapeau tricolore. Etendu sur une trentaine de kilomètres de diamètre, les principaux responsables de la région 6 de la Résistance française s'y trouvent. Dans les compagnies ou bataillons, des petites structures médicales correspondent régulièrement avec l'organisation centrale[238]. Ce service de santé est composé principalement de : Max Menut qui en est le commandant, Georges Canguilhem, Paul Reiss, Pierre Nugou, pharmacien à Aurillac, Roger Guignard, Marcel Chomard, Fernand Lafaye, Anne-Marie Menut, Laurette Meyer, Jean Simon, Daneel, Charles Bérénholc, Louis Mallet et Henry Ingrand. C'est là que Charles Bérénholc a rencontré

---

[236] Maheu Alain, manuscrit inédit de son père, le Dr René Maheu, communication personnelle, Saint-Malo, 1999 et 2003.

[237] Maheu Alain, 1999 et 2003.

[238] Bérénholc Charles, « Le service de santé de l'état-major des maquis d'Auvergne : un épisode des combats de Margueride-Truyère », in *Revue de la Haute-Auvergne*, avril-septembre 1994, pp. 241-249.

notamment Paul Malassagne, tous deux devenus dentistes par la suite[239]. Les soins sont délivrés dans une grande rigueur médicale, sous des tentes faites de parachutes. Les grands blessés sont mis sur des brancards. Si le rôle des deux dentistes est de faire des pansements et d'assister les chirurgiens, il est aussi de solutionner les divers problèmes dentaires de leurs camarades avec les moyens du bord. Bien souvent, leur arsenal thérapeutique s'est résumé à des extractions réalisées avec un davier et un peu d'anesthésiant, quand il y en avait, l'essentiel des stocks étant dévolu aux chirurgies[240].
Mais, si ce maquis d'envergure disposait d'un service médical, de nombreux autres, en revanche, n'étaient pas pourvus. Aussi, lorsque le résistant souffrait, soit il endurait son mal sans qu'aucun traitement ne lui soit donné, ce qui était dangereux, car un homme qui souffre devient un danger pour une mission, par manque de lucidité au combat, soit il allait dans une ville voisine consulter un praticien civil, avec le risque que celui-ci le dénonce, soit un camarade non-dentiste muni d'une pince pouvait traiter le problème radicalement, et définitivement.

Retour
Les étudiants en dentaire déportés ont pris le temps de se soigner, une fois revenus, avant de reprendre leurs études et de les finir. Ainsi, en est-il des Drs Mainguy, Larue et Gaillot frères. Puis, ils se sont installés[241].

Le Dr Stroweis, à son retour, a créé un cabinet dentaire, après quelques mois de repos. *« Mon état était déplorable. J'étais sans cesse malade. J'ai subi plusieurs interventions chirurgicales. Et puis, au bout de 8 longues années, j'ai remonté la pente. Mon cabinet a bien fonctionné et la vie a repris son cours. »* Le Dr Stroweis est décédé en 2005.

D'autres ont changé totalement de vocation. Le Dr Soubirous, étudiant en droit avant sa déportation, a entrepris des études dentaires qu'il a menées à terme.

Le Dr Le Caër a fondé, en troisième année dentaire, le dispensaire de la FNDIRP (Fédération Nationale des Déportés, Internés, Résistants et Prisonniers de guerre), où existe encore un service dentaire sous la tutelle d'un confrère en exercice[242].

---

239 Bérénholc Charles, 1994, pp. 241-249.
240 Bérénholc Charles, 1994, pp. 241-249.
241 Riaud Xavier, *Étude de la pratique odontologique et de ses déviances dans les camps de l'Allemagne nazie*, Thèse Doct. Épistémologie, Histoire des Sciences et des Techniques, Centre François Viète (EA – 1161), Nantes, 2007.
242 Riaud Xavier, *Étude de la pratique odontologique et de ses déviances dans les camps de l'Allemagne nazie*, Thèse Doct. Épistémologie, Histoire des Sciences et des Techniques, Centre François Viète (EA – 1161), Nantes, 2007.

Les dents des déportés

À la libération des camps de concentration, les muqueuses buccales et gingivales présentaient souvent des excoriations, des abcès de gencive avec une pyorrhée expulsive, des coulées de pus sanguinolent atteignant la zone apicale dentaire. Les plaies gingivales avaient un fond spumeux, hématique de type nécrotique. Les chromoplasies de muqueuses étaient rares, associées à d'autres lésions (scorbut ?)[243].

La langue est dépapillée et sèche, œdémateuse et douloureuse, rouge et lisse. Des cas de cancers ont été diagnostiqués au retour (Institut du Cancer, Val-de-Grâce, Begin)[244].

Les carences alimentaires et vitaminiques ont engendré des phénomènes d'ostéoporose, de décalcification osseuse et de déminéralisation dentaire. L'insuffisance en apport d'ions Ca^{2+}, le départ de ce même ion par excès d'oxalates, sa non-fixation par absence de vitamines D et C, et l'insuffisance de phosphore ont été les principales causes de ces problèmes. Au niveau desmodontal, la parodontolyse qui en découlait, occasionnait une perte d'attache, une mobilité dentaire, puis la chute de l'organe dentaire[245].

D'après la Dr Don Zimmet-Gazel, médecin déportée, *« les jeunes étaient généralement plus sujettes aux caries et à la perte de leurs dents que les femmes d'âge moyen. La déminéralisation était visible. Les incisives de la mâchoire supérieure étaient les plus touchées. On les voyait devenir bleutées, translucides, diaphanes, puis elles se cassaient souvent spontanément en mordant dans la croûte de pain (cependant, pas très dure), ou bien elles se cariaient ; un trou noirâtre se formait et s'élargissait avec une très grande rapidité. Les molaires n'étaient pas exemptes non plus de caries. »*

Le Dr Le Caër pense que : *« En pathologie dentaire, les déportés privés de soins pendant des années entières, sans aucune hygiène, peu ou pas de calcium et de fluor, constatèrent la désintégration de leurs dents déjà cariées avant leur arrestation. Par contre, chose étonnante, pratiquement peu de nouvelles caries, ce qui laisse à penser que les caries sont l'apanage des gens heureux et surtout d'un régime riche en glucides*[246]*. »*

Le Dr Stroweis confirme que : *« Les caries préexistantes à l'arrestation voyaient leur évolution se poursuivre avec rapidité, mais on constata peu de caries nouvelles, malgré le manque d'hygiène et de soins dentaires, peut-*

---

[243] Riaud Xavier, *La pathologie bucco-dentaire dans les camps de l'Allemagne nazie. 1941-1945.*, Thèse Doct. Chir. Dent., Nantes, 1997, p. 59 ; Richet C. & Mans A., *Pathologie de la Déportation*, Centre Charles Richet, 3e éd., Paris, 1962.

[244] Gelly G. & Diguet H., *Les séquelles maxillo-faciales et stomatologiques de la Déportation.* Rapport de stomatologie dans la Pathologie des Déportés, 1er Congrès international de la Pathologie des Déportés, Paris, 1954, pp. 173-175.

[245] Riaud Xavier, 1997, pp. 59-60 ; Don Zimmet-Gazel P., *Les conditions d'existence et l'état sanitaire dans les camps de concentration de femmes déportées en Allemagne*, Thèse Doct. Méd., Genève, 1946.

[246] Le Caër Paul, 1972, pp. 1-4.

être faut-il voir là, une influence bénéfique du régime pauvre en hydrate de carbone[247] *?* »
Ravensbrück a été libéré le 30 avril 1945, par l'armée russe. Une rescapée du camp de Ravensbrück témoigne que : *« La soirée est douce. Pourtant je souffre horriblement des mâchoires, des dents. Je me tiens la tête et j'ai bien envie de me plaindre à mes camarades. Je les regarde et, avec surprise, je m'aperçois que toutes sont aussi mal en point que moi. Ce repas nous a aiguisé les dents, broyé les gencives. La soupe de rutabagas les avait laissées au chômage trop longtemps. C'est une mise en route douloureuse*[248]. »
Le Dr Le Caër affirme également que : *« Mobilités, polycaries, gencives douloureuses et saignantes résultant d'une alimentation très liquide pendant des mois et des mois, voire pendant des années, sans mastication réelle, et une hygiène buccale inexistante semblent avoir occasionné une déprogrammation de la mastication qui aurait contribué en partie à la fragilisation du parodonte*[249]. »
Le Dr Courtadon confirme que : *« À la libération du camp, les Américains tombèrent sur des déportés dans un état pitoyable des suites des mauvais traitements reçus et des conditions de vie : état d'hébétude extrême (stupeur), regard fixe et immobile, avec des réactions qu'après sollicitations violentes et répétées, dans une maigreur extrême, avec des œdèmes des membres inférieurs, une diarrhée, une hypothermie, des troubles respiratoires, les yeux ouverts avec un faciès de cadavre, avec une paralysie des mâchoires tombantes*[250]. »
Cet état a nécessité de nombreux soins médicaux, un retour très progressif à une alimentation normale, quotidienne avec un apport glucidique, protidique, lipidique et vitaminique satisfaisant. Qui dit une alimentation progressive et fragmentée implique forcément une reprise lente et par échelons des habitudes digestives, ce qui sous-entend également une rééducation masticatoire indispensable.
Malgré tout, au vu des délabrements, car il ne faut pas oublier les mauvais coups répétés qui ont généré leur lot de fractures des maxillaires, dentaires et de traumatismes divers de la face, de racines résiduelles, il a fallu mettre en place, à leur retour, des structures adéquates pour les recevoir et les soigner, mais aussi un système de prise en charge susceptible de les aider dans leur malheur.
Le Conseil de la Résistance y pourvoira avec la Sécurité sociale et la réforme des pensions d'invalidité.

***

[247] Stroweis Henri, 1973, p. 32.
[248] Riaud Xavier, *La pathologie…*, op. cit., 1997, p. 60 ; Amicale de Ravensbrück et ADIR, *Les Françaises à Ravensbrück*, Gallimard (éd.), Paris, 1965.
[249] Le Caër Paul, 1972, pp. 1-4.
[250] Riaud Xavier, *La pathologie…*, op. cit., 1997, p. 60 ; Courtadon J., *Contribution à l'étude de la Pathologie du Déporté*, Thèse Doct. Méd., Strasbourg, 1957, n°37.

Des soins dentaires ont été réalisés en déportation. Pas systématiquement, mais ils ont bien eu lieu. Si les médecins français ont réalisé des miracles avec des moyens souvent très rudimentaires, voire précaires, le plus souvent au péril de leur vie, car s'ils étaient surpris à soigner les autres détenus par les nazis, ils étaient aussitôt exécutés sommairement. De leur côté, les dentistes français n'ont absolument pas démérité. Le risque était le même pour eux s'ils étaient surpris en cours de soins. Mais, à leur niveau, ils ont soigné et soulagé, aidé, soutenu, sauvé également leurs camarades de misère et resquillé si besoin pour eux. Tous les dentistes n'ont pas exercé en cabinet dentaire, la plupart, au contraire, malheureusement, ont subi les conséquences de la vie désastreuse dans les camps. Mais, tous les témoignages recueillis démontrent une véritable abnégation au service des autres. Nombre d'entre eux ont soulagé la misère de leurs camarades en cachette, le soir, après leur labeur journalier. Nombre d'entre eux sont morts en essayant d'aider les autres : en offrant leur nourriture, en essayant de leur trouver de meilleurs postes, ce qui signifiait de meilleures conditions de vie, en aidant les médecins dans leur lutte quotidienne, etc.

Si les détenus étaient battus, mal nourris, mal vêtus, exécutés sauvagement, mal logés et vivaient dans des conditions extrêmes, malgré tout, ils pouvaient être amenés à recevoir des soins dentaires. La plupart travaillaient pour l'effort de guerre nazi. Un homme qui souffre des dents n'est pas productif pour la machine allemande. Afin de maintenir la productivité, le détenu pouvait parfois, mais pas toujours, recevoir des soins dentaires. Nous ne citerons que quelques praticiens français qui ont exercé en déportation, qu'ils soient morts en camps ou qu'ils en soient revenus. Les diverses autres filières de soins qui ont existé ne seront pas envisagées ici. Bien sûr, ceci n'est pas exhaustif et ne constitue que quelques exemples ponctuels et exceptionnels.

. Le Dr Stroweis, déporté à Kaltenkirchen, kommando de Neuengamme, a soulagé les gencives malades de ses camarades avec de la teinture d'iode[251]. Il a aussi réalisé de nombreuses avulsions. Son installation était sommaire. Avec une lime, il a poli de nombreuses dents ébréchées qui étaient blessantes.

« Mais, j'ai surtout, par ma présence au revier, adouci la fin de nombre de mes camarades. »

. Le Dr Ginot, déporté à Dachau, exerce au cabinet dentaire de Dachau. Là, il sauvera de nombreux compatriotes atteints d'abcès dentaires en extrayant leurs dents malades. Le Dr A. Bohn y a été aussi soigné : *« Au camp de Dachau existait un magnifique cabinet dentaire très bien installé, où pratiquait un déporté français, chirurgien-dentiste à Giromaguy, M. Ginot, malheureusement décédé depuis son retour en France. Ginot m'a rendu un très grand service et a peut-être sauvé ma vie, car en février 1945, étant moi-même médecin au revier, j'ai eu un gros abcès dentaire sur une dent*

[251] Stroweis Henri, *Pathologie…*, op. cit., Paris, 1973.

pilier de bridge, accompagné d'un important œdème de la face et du cuir chevelu... Ginot a réussi à couper le bridge et à extraire la dent. Il y eut un minimum d'anesthésie locale et je perdis plus ou moins connaissance, mais tout, par la suite, rentra dans l'ordre[252]*.* »

. A Redl-Zipf, kommando de Mauthausen, le Dr Paul Le Caër, extrait de nombreuses dents avec la tenaille du cordonnier. Aucune asepsie.

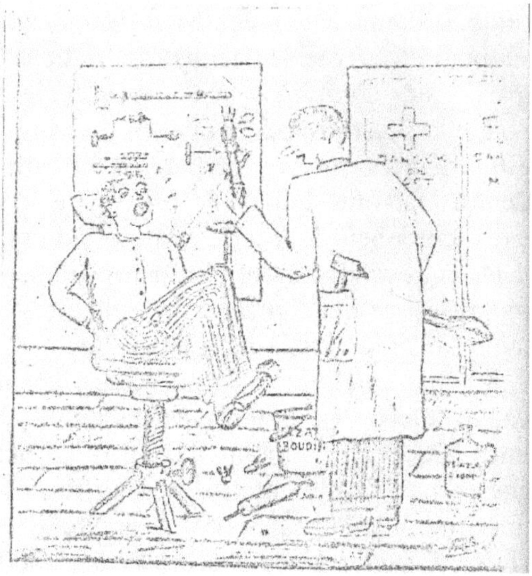

Dessin humoristique exécuté par un malade du Revier de Mauthausen en 1944, représentant le Dr Paul Le Caër, chirurgien-dentiste déporté[253].

. Le Dr René Perrier, chirurgien-dentiste déporté à Melk, kommando de Mauthausen, se souvient de son cabinet dentaire : *« J'y ai été adjoint de temps en temps, si bien que j'ai eu aussi l'occasion d'extraire des dents à des déportés vivants. Nous disposons de quelques daviers rudimentaires, et naturellement pas d'anesthésiques*[254] *... »*

. Le Dr René Maheu passe un examen d'entrée au cabinet dentaire de Buchenwald. Brillamment réussi, il n'est pas retenu parce qu'il ne comprend pas l'allemand[255]. Après un stage probatoire au cabinet dentaire de Dora, Maheu est envoyé de l'autre côté de la montagne pour créer un cabinet dentaire dans un autre camp Ellrich qui a la même fonction que Dora. Son cabinet étant bien pourvu, il y officie jusqu'en avril 1945. Côtoyant la misère quotidienne, *« Je suis alors un personnage important du camp. Je suis un Prominent, mon uniforme de bagnard est neuf et propre et sur mon bras*

[252] Bureth Louis-Marie, *Le Revier du camp de concentration de Dachau*, Thèse Doct. Méd., Strasbourg, 1989, pp. 74-76.

[253] Le Caër Paul, communication personnelle, 1995.

[254] Obadia Yves, 1975.

[255] Maheu Alain, manuscrit inédit de son père, le Dr René Maheu, communication personnelle, Saint-Malo, 1999 et 2003.

gauche, j'ai un brassard blanc sur lequel est inscrit « zahnarzt », dentiste. Je peux ainsi me déplacer à peu près librement à l'intérieur du camp et j'en profite pour aller voir mes camarades moins fortunés. Je n'ai plus à craindre la schlague, la bastonnade et surtout les appels intermittents et les brimades odieuses des codétenus qui ne sont pas de naissance française. Souvent, lorsque j'ai à traverser une foule compacte, j'entends « Platz, platz » pour le « Herr Doktor », prononcé par les Russes et les Polonais. Notre soupe est abondante et, chaque soir, nous en faisons profiter nos camarades des kommandos qui viennent nous voir. » Maheu soigne les dents de ses camarades de 8h00 le matin jusqu'à parfois 23h00 chaque soir. Les détenus sont soignés à leur retour du travail le soir. En journée, ce sont plutôt les personnalités du camp. Pour les détenus, Maheu puise, ou plutôt resquille au péril de sa vie, dans les réserves des SS de l'anesthésie pour faire leurs extractions tranquillement[256].

. Le Dr Jacques Déprez, médecin et dentiste, officie au kommando de Harzungen et de Dora, deux annexes de Buchenwald. René Laval rejoint Déprez à Dora. Là, ils sauvent des vies en leur offrant des postes dans l'administration du camp. Ils écoutent la BBC en cachette et informent les détenus de l'avancée des Alliés. S'ils sont surpris, ils savent qu'ils seront exécutés. Pourtant, ils continueront jusqu'au bout. En 1944, Déprez disparaît, mais il a formé un ingénieur à l'art dentaire qui prend sa suite et poursuit son œuvre[257]. Jean Michel perpétue le souvenir de Jacques Déprez dans son livre *Dora* (1975). *« Les deux mécaniciens dentistes qui sont à présent avec nous, s'appellent Pierre et Jean Gaillot, deux frères (...), étudiants dentistes. Leur sens de la famille, de la fraternité, donnait une atmosphère sereine et chaleureuse à notre nouveau domaine. »* Les frères Gaillot chantaient des Negro Spirituals à deux voix. *« Le 26 août 1944, nouvelle visite de Georges Croizat*[258] *(...). Il a les larmes aux yeux quand il arrive. Des larmes de joie... Paris est libérée. On est là, Laval, les frères Gaillot, moi, trop émus pour pouvoir parler. Paris libérée !... On goûte ces deux mots. On se les répète à voix basse (...). Croizat raconte l'action de la Résistance française. L'information se propage. (...) Leurs succès nous redonnent un prestige auprès des déportés étrangers. »*

En août 1943, Pierre et Jean Gaillot sont déportés à Dora[259].

« Après plusieurs kommandos au tunnel de Dora et à l'extérieur de ce tunnel, les SS demandent des chirurgiens-dentistes. Quoique n'ayant fait que

---

256 Maheu Alain, manuscrit inédit de son père, le Dr René Maheu, communication personnelle, Saint-Malo, 1999 et 2003.

257 Michel Jean & Nucera Louis, *Dora*, J. C. Lattès (éd.), Paris, 1975, pp. 124-226.
Dora est le camp où sont fabriqués les V1 et les V2. Les détenus sont exploités et meurent au service de l'effort de guerre nazi. Souffrir des dents perturbe la production des fusées. Cela ne se peut, d'où l'apparition d'un cabinet dentaire.

258 Michel Jean & Nucera Louis, *Dora*, J. C. Lattès (éd.), Paris, 1975, pp. 124-226.
Georges Croizat est un autre dentiste français.

259 Gaillot Jean et Pierre, communication personnelle, 1995.

la première année dentaire, mon frère et moi, nous nous sommes présentés. Heureusement, on nous a installés dans un labo de prothèse dentaire qui vient d'être créé au camp. Nous y sommes restés 6 mois, jusqu'à la libération du camp. Nous avions assez de connaissance en prothèse pour nous débrouiller tous les deux. Notre père, dentiste, avait le labo attenant à son cabinet. Nous avons souvent aidé le prothésiste à demeure.
Ce labo est à côté d'un cabinet dentaire où travaillent 2 Français, 1 Tchèque et 1 Allemand SS. Un seul fauteuil, un équipement classique, du petit matériel relativement complet, je crois.
Les soins sont dispensés à nos geôliers, SS et kapos, ainsi qu'à quelques déportés. Quelques SS et kapos bien placés dans la hiérarchie du camp réclament des couronnes, des bridges, des prothèses mobiles.
Au labo, nous avons un établi à 4 places et le nécessaire de matériel. Nous sommes 5, un Hongrois (notre chef direct, peu efficace), un autre camarade français et un Belge, tous deux prothésistes chevronnés et nous deux, sans aucun diplôme.
Nous avons à notre disposition un matériel rudimentaire, mais, suffisant pour la prothèse courante, confection de couronnes et bridges acier, matériaux et dents nécessaires pour la prothèse mobile. Nous disposons aussi de quelques pièces à main et de deux tours suspendus.
Certains bridges et couronnes sont confectionnés en or, provenant de la récupération sur cadavres que quelques SS, et encore les kapos, volent.
Pour la réalisation d'une couronne, le dentiste donne le diamètre de la dent. Avec une sorte de baguette, on détermine la coiffe métallique en acier correspondante. Ce sont des tubes fermés au départ, assez souples pour la partie mâle. Dessus, on monte les cuspides avec de la cire et on coule le métal au bout de la partie mâle. On dispose vaguement de l'antagonisme et sur un bloc de plomb, on mailloche jusqu'à avoir les cuspides. Nous avons des empreintes au plâtre qui est un plâtre dur et fiable. Nous disposons aussi de toutes les cires nécessaires.
Quand nous venons à manquer, un Tchèque vient passer commande de temps en temps auprès du chef SS du cabinet dentaire, qui doit respecter la hiérarchie.
Les SS tiennent à être soignés normalement et notre confrère est obligé de se plier à leurs exigences pour les soins et travaux en bouche. »
« Un jour, on amène au cabinet dentaire, un Français, sorti du bunker. Deux SS l'escortent. Le déporté raconte qu'il s'est évadé. Repris, les SS l'ont matraqué, piétiné. Il a la mâchoire cassée. Laval[260] *le soigne provisoirement. Les SS attendent que l'intervention se termine pour reprendre leur proie. Karr passe à ce moment-là. Enragé, j'explique au médecin SS allemand, sans élever la voix (...) ce qui se passe. Karr dit aux SS : « Je vous interdis de martyriser les déportés. » Cet homme ne crie pas.*

[260] Michel Jean & Nucera Louis, *Dora*, J. C. Lattès (éd.), Paris, 1975, pp. 124-226.

Il articule chacune des syllabes avec une fureur froide. Une autorité se dégage de sa personne. Les SS filent, penauds. »

Le Dr Soubirous, autre dentiste français, est déporté à Dora, d'octobre 1943 à avril 1945. Il n'a pas exercé en déportation. « *La plupart du temps, j'ai travaillé dans le tunnel. Je décharge des éléments d'empennage des wagons et je les entrepose dans un magasin. Je suis allé à deux reprises au cabinet dentaire : caries-amalgames peu profonds sur deux molaires. Les soins ont été administrés par un Français (Croizat). Ces soins se sont avérés satisfaisants*[261]. »

[261] Soubirous G., communication personnelle, 1995.

Les pensions d'invalidité

Après la guerre, les Services de santé[262] mis en place pour le rapatriement ont été très vite débordés. La plupart des déportés ont été livrés à eux-mêmes après une visite médicale sommaire qui a eu pour but d'éviter les contaminations. Les médecins se sont contentés de préciser le schéma dentaire sur une feuille d'examen, les dents absentes étant rayées d'un trait de crayon.
De nombreux lieux publics ont été réquisitionnés pour y aménager des services hospitaliers. À Paris, l'hôtel Lutetia a été aménagé en ce sens. Des équipes médicales richement fournies en personnels (médecins, dentistes, infirmiers) et en matériels les ont accueillis. Les déportés y ont reçu des soins, mais y ont été aussi cantonnés un certain temps dans le but d'être observés. Ce délai écoulé, ils sont rentrés chez eux.
Face à l'ampleur du nombre de victimes de guerre, l'État français a été contraint bien évidemment d'avoir recours à des réformes de ses modes de cotisations.
Dans les services de stomatologie, dans les cliniques ou hôpitaux, le Dr Jacques Billet, stomatologue au C. H. U. de Nantes, s'est rappelé que les soins étaient délivrés sans distinction de personnes. Ils étaient souvent adressés par des chirurgiens-dentistes de la ville, mais il n'y avait aucune infrastructure spécifique. En attendant, son père, M. René Billet, chirurgien-dentiste à Nantes et ancien prisonnier de guerre, voyait sa salle d'attente pleine en permanence[263]. En effet, le parcours dentaire des rescapés a été jalonné de nombreuses extractions, de soins de caries multiples, de prothèses mobiles, de couronnes et de bridges de plus ou moins grande étendue[264].
À la libération, les problèmes dentaires majeurs chez les déportés se sont résumés, nous l'avons vu, à des fractures multiples des dents, des maxillaires, faisant suite aux mauvais traitements et mauvais coups reçus, à l'aggravation de caries évoluant jusqu'à l'infection, et, suite au manque d'hygiène, aux carences vitaminiques et alimentaires, à des problèmes de gencive, caractérisés essentiellement par des parodontopathies de grande ampleur le plus souvent.
À une thérapeutique médicale exceptionnelle et dans le but d'aider les victimes de guerre à se soigner, une réforme des pensions d'invalidité s'est imposée d'elle-même.

---

[262] Obadia Yves, *Pratique dentaire dans les camps de concentration*, Thèse Doct. Chir. Dent., Lyon, 1975, pp. 69-70.
[263] Billet R., communication personnelle, Nantes, 1995.
[264] Billet J., communication personnelle, Nantes, 1995.
La prise en charge des soins et des prothèses dentaires est systématique pour les déportés. Cette prise en charge des soins aux rapatriés est précisée dans le premier bulletin de mai-juin-juillet 1945 en p. 13. Il en va de même pour le calcul du coefficient masticatoire. La prise en charge pour les déportés est encore parfaitement décrite dans l'arrêté du 17 juin 1945, pp. 64-65 du bulletin n° 6-7-8-9 d'octobre 1945 à janvier 1946.

- Décret n° 53-438 du 16 mai 1953 déterminant les règles et barèmes pour la classification et l'évaluation des invalidités résultant des infirmités et maladies contractées pendant l'internement ou la déportation (J.O. du 17 mai 1953, p. 4467). *« Deux faits donnent la détermination du droit à pension des internés et déportés :*

- *Le 1er est l'impossibilité où ils se trouvent de faire la preuve légale de l'origine exacte des infirmités dont ils sont atteints.*
- *Le 2e est l'existence du syndrome de la misère physiologique chronique progressive des camps (traumatismes, carences...) accompagné d'un vieillissement hâtif de l'organisme plus ou moins réversible, dont ont souffert tous les déportés sans exception. »*

- Décret n° 74-1198 du 31 décembre 1974, complétant le décret n° 53-438 du 16 mai 1953. *« Affections carentielles : est imputable par preuve l'édenture partielle ou totale à condition qu'elle soit reconnue comme d'origine carentielle et constatée dans les 10 ans suivant la libération ou le rapatriement. »*

En 1999, ce délai n'est plus exigé pour la reconnaissance de l'imputabilité à la déportation. Dans les cas litigieux, une commission spéciale consultative, la C. N. R. S. D. I. R. P. (Commission nationale de Réforme spéciale des Déportés, Internés, Résistants et Politiques) peut exprimer un avis sur les conditions d'imputabilité[265]. Elle peut être saisie soit par l'administration, soit par l'intéressé s'il n'est pas d'accord avec la décision du ministère des Anciens Combattants et des Victimes de Guerre. Elle siège à Paris pour les déportés et internés, résistants ou politiques. Pour les autres catégories, la décision est prise au niveau des Centres de Réformes des Directions interdépartementales.

- Loi du 9 août 1948 : *« Un déporté politique bénéficie de la présomption d'origine sans condition de délai. »*

De faux bien-portants ont été remis dans le circuit de la vie quotidienne et ont fait provisoirement illusion par leur reprise de poids et leur activité fébrile[266]. Personne, à l'époque, n'aurait pu se douter de l'existence d'une phase de latence qui a séparé le rapatriement de l'apparition des premiers troubles. Il a fallu plusieurs années pour que les pouvoirs publics s'émeuvent en comprenant la réalité du « Syndrome post-concentrationnaire » et pour que des textes soient votés afin de garantir l'avenir incertain des survivants. Parmi ceux-ci, la loi du 9 août 1948 (Article L179 du Code des Pensions militaires d'Invalidité) connue sous le nom de « Loi Lambert » fait apparaître la notion de *« présomption d'origine sans condition de délai »*.
Depuis cette loi, toute affection survenant chez un déporté est présumée avoir été contractée durant la déportation et donc, imputable à cette dernière

[265] La pension n'est jamais refusée pour édenture et est presque reconnue à 100 %. Ces cas touchent d'autres affections et sont plus relatifs à l'indemnisation.
[266] Obadia Yves, *Pratique dentaire...*, op. cit., 1975, pp. 69-70.
Les chiffres ci-dessus proviennent d'une étude réalisée par Yves Obadia (1975).

en l'absence de toute preuve contraire et ceci, sans aucune limitation de délai d'apparition de l'affection.
Les Drs Ségelle et Ellentogen ont étudié 2 300 dossiers de déportés (1 716 hommes et 584 femmes) à partir desquels ils ont établi des pourcentages sur le nombre d'invalidités constatées, sur les taux indemnisables et sur le nombre des déportés, en rapport avec la sphère dentaire[267].
Sur 2 300 déportés et internés examinés, 131, soit 5,7 %, sont atteints d'affections dentaires. Le taux d'invalidité accordé par les experts est de :

- 10 % d'invalidité : 80 déportés examinés
- 15 % d'invalidité : 17 déportés examinés
- 20 % d'invalidité : 30 déportés examinés
- 25 % d'invalidité : 1 déporté examiné
- 40 % d'invalidité : 2 déportés examinés
- 60 % d'invalidité : 1 déporté examiné

Une minorité de déportés examinés a réclamé une expertise pour affection dentaire, l'imputabilité à la déportation de la perte des dents et de la carie post-carentielle étant jusqu'alors systématiquement rejetée par les commissions de réformes locales. Grâce à la courtoisie du Dr Touboul, médecin-chef du Centre de réforme des Anciens Combattants et Victimes de Guerre de Dijon, Obadia a eu accès directement aux dossiers des déportés. Après que le Dr Touboul ait insisté sur l'importance de la Loi Lambert, il a constaté les faits suivants : *« Chaque déporté est pensionné pour un certain nombre d'infirmités. Certaines portent la mention « Origine par preuve » tandis que d'autres affichent « Origine par présomption ». Quelle que soit l'origine de l'infirmité, elle donne lieu à un degré d'invalidité et donc, à une pension. Dans tous les dossiers consultés, les termes « édenture » ou « mauvaise dentition » reviennent constamment et les taux d'invalidité relevés varient entre 10 % et 40 %. Dans la plupart des cas, l'invalidité concernant les dents porte la mention « Origine par présomption ». Enfin, le coefficient dentaire des déportés diminuant de plus en plus avec l'âge, la perte des dents en 1975 est encore imputable à la déportation »* et elle l'était toujours en 1999.
Une pension est un droit à réparation dû aux déportés au vu de la misère et des malheurs qu'ils ont pu rencontrer. Elle est acquise à vie et peut être revue à la hausse. Elle est définitive au bout de 3 ans.
Par contre, les internés (dans les camps ou prisons françaises) ont dû apporter la preuve de leur maladie qui a pu être traitée lors de leur internement par un médecin co-interné (constat) et faire la preuve aussi d'un traitement suivi de cette maladie de l'internement au jour de la demande de pension. C'est la filiation médicale de soins (Article 180 de l'ordonnance du 3 mars 1945).
Brièvement, la commission de la C. N. R. S. D. I. R. P. est composée des :

- Directeur des pensions du secrétariat d'État ou son suppléant ;

[267] Obadia Yves, *Pratique dentaire…*, op. cit., 1975, pp. 69-70.

- Président de la commission consultative médicale ou son suppléant ;
- Président de la commission de réforme spéciale des déportés et internés ou son suppléant ;
- Médecin ancien prisonnier de guerre désigné par le Secrétaire d'État ;
- Médecin ancien interné désigné par le Secrétaire d'État.

Ces deux derniers sont choisis à partir des listes d'associations concernées.

Cette commission prend connaissance de tous les documents ou témoignages portant sur les conditions de la captivité, de l'internement ou de la déportation présentés par l'intéressé ou par un représentant en son nom.

D'après le Dr Billet, stomatologue ancien expert pour les demandes de pensions à la Direction interdépartementale des Anciens Combattants et Victimes de Guerre des Pays de la Loire, une pension est systématiquement accordée pour les déportés si la demande est faite n'importe quand dans leur vie à leur retour en France[268]. Sauf si bien sûr, la preuve du contraire est apportée (Exemple : si un accident était responsable d'édenture longtemps après leur retour).

Dans les autres pays, des aménagements spécifiques ont été également effectués. Pour le Dr Zobel, *« En Autriche, la loi d'assistance aux victimes ne prévoit qu'un remboursement minime des traitements conservateurs ou des prothèses dentaires. Bien que cette loi soit assez vague, les décisions prises le sont généralement en faveur du requérant[269]. »*

Comment une pension est-elle évaluée ?

Article L4 (loi du 9 septembre 1941) du Code des Pensions militaires d'Invalidité[270].

« Les pensions sont établies en fonction du degré d'invalidité. Sont prises en considération les infirmités entraînant une invalidité égale ou supérieure à 10 % ». Il est concédé une pension :

- au titre des infirmités résultant de blessures si le degré d'invalidité qu'elles entraînent atteint ou dépasse 10 %.
- au titre d'infirmités résultant de maladies associées à des infirmités conséquentes à des blessures si le degré total d'invalidité atteint ou dépasse 30 %.

---

[268] Billet J., 1995.

[269] Zobel J., *Stomatologie des anciens Déportés*, Conférence médico-sociale internationale sur la pathologie des anciens Déportés et Internés, Archives de la Fédération internationale de la Résistance (F.I.R.), Copenhague, 1954, n°184B, tome II, j.27-j.29.

[270] Rénié G., communication personnelle, Nantes, 1996.

Documents tirés du Guide Barème des Invalidités (critères, décrets, modes de calcul) du ministère des Anciens Combattants, de statistiques semestrielles touchant seulement les Pays de la Loire, datés du mercredi 31 janvier 1996 et d'extraits du Code de Pensions militaires d'Invalidité.

Obadia (1975, p. 71) affirme que les victimes de guerre bénéficiaires de l'Article L115 du Code des Pensions militaires d'Invalidité et Victimes de Guerre recevaient des soins médicaux gratuits. Ceci était valable au 23 avril 1976.

Un déporté fait sa demande de pension. Un expert estime en fonction du barème, le pourcentage d'invalidité qu'il juge approprié après examen de la personne. Après contrôle du compte-rendu de l'expert par le Centre de Réforme Pension de la Direction interdépartementale du ministère des Anciens Combattants et Victimes de Guerre de rattachement, la proposition de pension est adressée au service liquidateur du ministère du Budget et des Finances lequel concède ou non la pension. Les documents ci-après décrivent toutes les infirmités possibles présentées par les déportés au niveau de la sphère orofaciale et le pourcentage octroyé pour chacune d'entre elles[271].

DÉSIGNATION DES INFIRMITÉS	POURCENTAGE d'invalidité	POURCENTAGE réservé aux bénéficiaires des articles L 12 et L 13 *bis* du Code lorsque ce pourcentage est plus avantageux	
		1887	1915
FACE			
I. Vastes mutilations			
Les pourcentages indiqués sont indépendants des pourcentages de défiguration (1); les uns et les autres doivent s'additionner.			
Perte de l'œil, l'orbite et le maxillaire supérieur d'un côté		80	80
Perte des deux maxillaires supérieurs, avec perte de l'arcade dentaire, de la voûte palatine et du squelette nasal	90 à 100	80	80
Perte du maxillaire inférieur dans la totalité de sa portion dentaire	90 à 100	65	

(1) Pour l'indemnisation de la défiguration, voir p. 154.

	p. 100	p. 100	p. 100
Défiguration selon le degré d'importance	10 à 100		

[271] Rénié G., 1996.

DÉSIGNATION DES INFIRMITÉS	POURCENTAGE d'invalidité	POURCENTAGE réservé aux bénéficiaires des articles L 12 et L 13 *bis* du Code lorsque ce pourcentage est plus avantageux	
		1887	1915
	p. 100	p. 100	p. 100
masticatrice et suivant le coefficient dentaire	20 à 40		
Pseudarthrose de la branche montante. Grosse perte de substance, pseudarthrose très lâche et déviation du maxillaire. Apprécier le degré de la force masticatrice et du trouble de l'articulé dentaire	20 à 40	65	
Pseudarthrose serrée, perte de substance peu importante, faible déviation, mouvements conservés	10 à 20		5 à 10
b. *Consolidations vicieuses*			
Suivant le degré de l'engrènement des dents restantes et leur valeur de mastication	15 à 20		
c. *Articulation temporo-maxillaire*			
Ankylose osseuse, immobilisant complètement le maxillaire inférieur, permettant à peine le passage des liquides	100	65	
Luxation irréductible : apprécier le degré de gêne fonctionnelle en étudiant les mouvements possibles et l'engrènement dentaire dans l'occlusion maxima	10 à 50		33
Luxation récidivant suivant la fréquence et la gravité des récidives et suivant la gêne fonctionnelle	5 à 20		
d. *Constriction des mâchoires*			
Rechercher la cause, lésions musculaires, brides cicatricielles ou constrictions psychiques.			
Constriction légère des mâchoires			0
Ouverture permettant le passage des aliments liquides et demi-liquides, ouvertures de 10 millimètres et au-dessous	20 à 60		
Ouverture de 10 à 30 millimètres avec possibilité de mastication	5 à 20		20 à 30
Troubles surajoutés par brides cicatricielles labiales entravant l'hygiène buccale, la prononciation et cause d'autres désordres : perte de la salive etc.	20 à 50		

[272]

[272] Rénié G., 1996.

DÉSIGNATION DES INFIRMITÉS	POURCENTAGE d'invalidité	POURCENTAGE réservé aux bénéficiaires des articles L 12 et L 13 *bis* du Code lorsque de pourcentage est plus avantageux	
	•	1887	1915
	p. 100	p. 100	p. 100
e. *Langue*			
Amputation partielle de la langue avec très léger degré de gêne de la parole, de la mastication, de la déglutition	10 à 30		
Amputation étendue avec gêne fonctionnelle	35 à 75		
Amputation totale	80		
Paralysie de la langue, sensibilité et mobilité. (Voir *Neurologie*, p. 107.)			
f. *Voile du palais*			
Paralysie du voile du palais. (Voir *Neurologie*, p. 106)			
g. *Dents*			
Rechercher l'origine de la perte des dents. La polycarie et la pyorrhée sont des affections constitutionnelles, leur aggravation est rarement imputable au service. Étudier aussi les conditions de la prothèse et le coefficient de mastication.			
La prothèse sera fournie au mutilé toutes les fois qu'elle sera possible et utile.			
a. Il reste un cœfficient de mastication supérieur à 40 % et la prothèse est possible dans de bonnes conditions (1)........	10		
b. Coefficient de mastication inférieur à 40 %. Prothèse possible et fonctionnelle bonne (1)	10 à 20		
c. Coefficient de mastication supérieur à 40 % mais prothèse difficile et fonctionnellement défectueuse (1)	10 à 20		
d. Coefficient de mastication inférieur à 40 % et prothèse fonctionnelle insuffisante (1)	20 à 40		
h. *Fistule salivaire*			
Persistante avec écoulement constant de la salive			10 à 30

(1) Le coefficient exact de mastication, avec production du schéma odontologique, doit être déterminé suivant les prescriptions de la circulaire 554 EMP du 25 avril 1955 (voir p. 270).

273

[273] Rénié G., 1996.

Le mode de calcul du coefficient de mastication a été établi comme suit :

« Le coefficient de mastication est obtenu en attribuant à chaque dent ayant une *antagoniste*, une valeur de 1 à 5 selon le barème ci-après et en additionnant ces valeurs.

Valeur nominale des :

Incisives centrales supérieures	2
Incisives centrales inférieures....................................	1
Incisives latérales (supérieures ou inférieures)	1
Canines (supérieures ou inférieures)	4
Prémolaires (quel que soit leur emplacement)........................	3
Molaires (quel que soit leur emplacement)...........................	5
Dents de sagesse supérieures	2
Dents de sagesse inférieures.......................................	3

(1) Maxillaire supérieur (2)

Valeur	2	5	5	3	3	4	1	2	:	2	1	4	3	3	5	5	2	Valeur
Dents	8	7	6	5	4	3	2	1	:	1	2	3	4	5	6	7	8	Dents
Dents	8	7	6	5	4	3	2	1	:	1	2	3	4	5	6	7	8	Dents
Valeur	3	5	5	3	3	4	1	1	:	1	1	4	3	3	5	5	3	Valeur

(4) Maxillaire inférieur (3)

Un engrènement normal vaut donc 50 % pour le côté droit et 50 % pour le côté gauche, soit 100 % pour engrènement total normal.

Toutefois, dans cette addition on attribuera une cote variant de 0 à 4 aux dents altérées ou dont l'engrènement avec la dent antagoniste ne sera pas normal. Telle grosse molaire, par exemple, qui normalement vaut 5, ne sera plus cotée que 4, 3, 2, 1 ou 0 si elle n'a que peu ou pas de contact antagoniste. »

274

On ne peut parler d'une réforme des pensions sans aborder la notion de statistiques qui demeure fondamentale. Il est difficile d'aborder cette notion à l'échelon national, alors nous nous limiterons à celui de la région des Pays de la Loire.
Les documents ci-dessous étudient la répartition de la population pensionnée au titre du Code des Pensions militaires d'Invalidité et des Victimes de Guerre[275]. Ils concernent la population déportée, bien sûr, mais aussi les prisonniers de guerre, la population internée et la population civile victime de la guerre.
En 1996, une recrudescence des pensions est constatable pour les personnes de 70 à 90 ans. Depuis l'application des décrets de lois, les déportés bénéficient de ces indemnisations. Avec la disparition progressive de cette population victime de guerre, ces statistiques ne sont plus valables de nos jours. C'est un fait malheureux certes, mais indiscutable.
En 1996, pour ce qui est de la période 1939/1945, la population pensionnée déportée et internée représente une faible partie des personnes pensionnées. Le nombre de déportés est décroissant et le retour à des conditions de vie normale n'a pas empêché la persistance de séquelles. Il y a 290 déportés pensionnés dans les Pays de la Loire, d'après une étude arrêtée au 1er juillet

274 Rénié G., 1996.
275 Rénié G., 1996.

1996, ce qui correspond presque à la totalité de la population déportée encore vivante dans les Pays de la Loire, soit 2,77 % de la population totale pensionnée pour cette même région.

- Réparties sur la population pensionnée de 1996 par pourcentage et en fonction de l'époque où ils ont contracté leurs maladies[276].

La population pensionnée de 1939/1945 est la plus importante. Il semble que la population encore vivante qui bénéficie majoritairement des remaniements des modes de cotisations d'après-guerre soit bien celle-là.

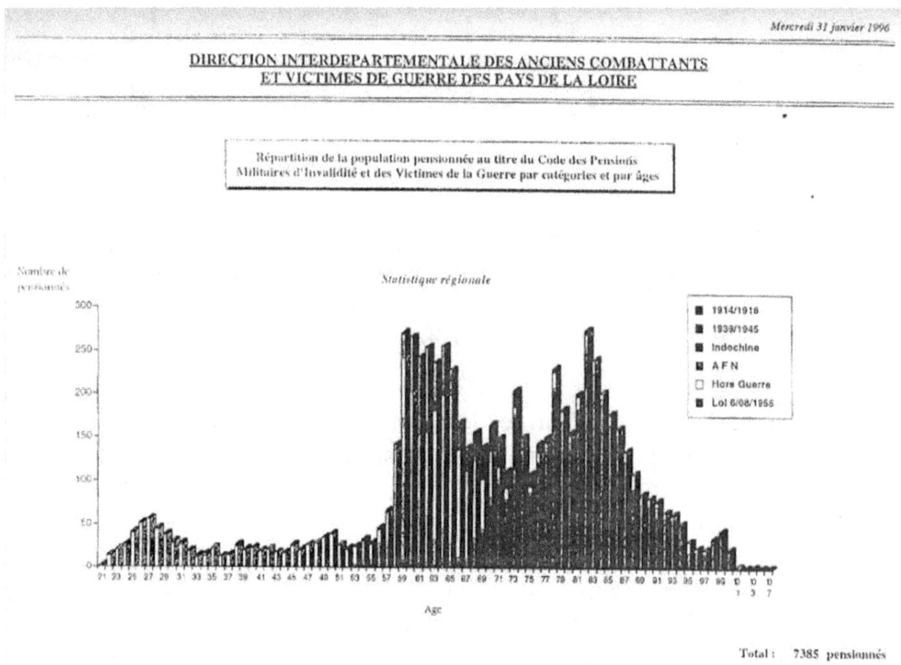

276 Rénié G., 1996.

Mercredi 31 janvier 1996

DIRECTION INTERDEPARTEMENTALE DES ANCIENS COMBATTANTS
ET VICTIMES DE GUERRE DES PAYS DE LA LOIRE

Répartition des pensionnés au titre de la Guerre 1939/1945

Statistique régionale

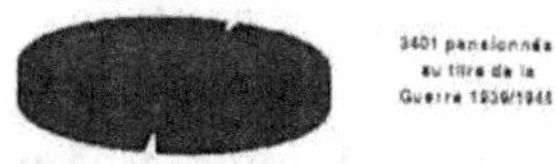

Dont :

3 Déportés Politiques - Guerre 1939/1945
46 Déportés Politiques - Victimes Civiles 1939/1945
165 Déportés Résistants - Guerre 1939/1945
2 Internés Politiques - Guerre 1939/1945
60 Internés Politiques - Victimes Civiles 1939/1945
54 Internés Résistants - Guerre 1939/1945
1 Personnes Contraintes au Travail (PCT) en pays ennemi - Guerre 1939/1945
58 Personnes Contraintes au Travail (PCT) en pays ennemi - Victimes Civiles 1939/1945
58 Victimes des bombardements - Victimes Civiles 1939/1945
2953 qui n'appartiennent pas aux catégories ci-dessus

Mercredi 31 janvier 1996

DIRECTION INTERDEPARTEMENTALE DES ANCIENS COMBATTANTS
ET VICTIMES DE GUERRE DES PAYS DE LA LOIRE

**Répartition de la population pensionnée
au titre du Code des Pensions Militaires d'Invalidité et des Victimes de la Guerre**

Statistique régionale

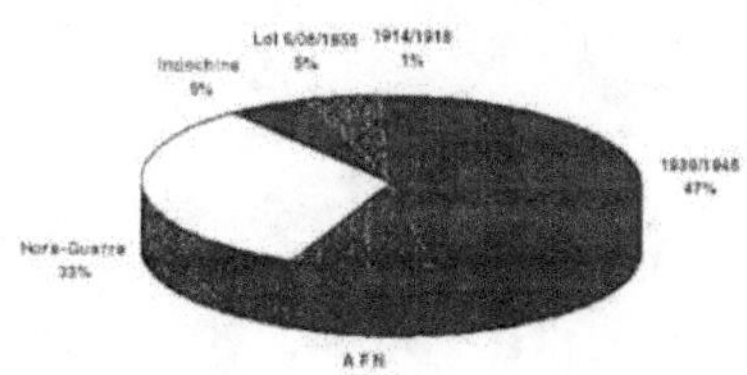

277

277 Rénié G., 1996.

- Selon le détail des pathologies de la sphère orofaciale.

Les dénombrements ci-après montrent la quantité de personnes pensionnées (déportés, internés et autres victimes de guerre confondus) pour la période 1939/1945 pour chacune des pathologies bucco-dentaires rencontrées (chacune ayant un code administratif bien déterminé)[278]. Pour chaque cas énuméré (hormis une ou deux exceptions), il y a au moins un individu répertorié. C'est pour un coefficient de mastication < ou > à 40 % dans le cas d'une prothèse satisfaisante qu'il y a le plus de personnes, incomparablement plus d'ailleurs que pour tous les autres cas énoncés. L'édentement partiel ou total semble être la cause principale de demandes de pensions, si bien évidemment il résulte des conséquences de la Seconde Guerre mondiale.

Par rapport à d'autres époques, le nombre de pensionnés, au cas par cas, est le plus important pour la Guerre 1939/1945. Ce nombre pour les autres périodes est plus restreint. Cette différence est peut-être due au nombre de victimes dans la population civile.

Libellé infirmité	1914/1918	1939/1945	Indochine	A F N	Hors-Guerre	Loi du 6/08/1955
Perte des 2 maxillaires supérieurs					1	
Perte du maxillaire inférieur					2	
Défiguration	4	43	10	19	50	9
Pseudarthrose du maxil. sup.-disjonction crâ.-f.		1				
Pseudarthrose du maxil. sup.-mastification pos.		1				
Pseudarthrose du corps maxillaire inférieur	1	1				
Pseudarthrose branche montante du maxil. inf.				1		
Séquelles de fracture du maxillaire inférieur	1	5		1	1	1
Séquelles de fracture du maxillaire supérieur	1	2			4	
Évidement pétro-mastoïdien dt		5		1	1	
Névralgie mastoïdienne		1				
Évidement pétro-mastoïdien gauche		7		1	1	
Constriction permet. une ouverture 0 à 10 m/m				1		

[279]

[278] Rénié G., 1996.
[279] Rénié G., 1996.

Code infirmité	Libellé infirmité	1914/1918	1939/1945	Indochine	A F N	Hors-Guerre	Loi du 6/08/1955
4031	Constriction permet. une ouverture 10 à 30 m/m	1	1				
4032	Constriction par brides cicatric. des lèvres		1				
4033	Consolidation vicieuse des mâchoires				1		
4035	Luxation irréductible temporo-maxillaire		1	1			
4036	Luxation récidivante temporo-maxillaire		2	1			
4037	Dysarthrie		2			3	
4038	Autres affections des mâchoires		2	1	1	4	1
4039	Arthrite temporo-maxillaire		1				
4040	Amputation ou ablation partielle de la langue		1			2	
4044	Trachéo-laryngite				1		
4045	Agueusie				1		
4050	Coef. de mastification > 40 % - prothèse bonne		109	9	2	6	
4051	Coef. de mastification < 40 % - prothèse bonne		107	9	1	6	1
4052	Coef. de mastification > 40 %-prothèse difficile			1			
4053	Coef. de mastification < 40 %-prothèse insuffi.		4	2			
4054	Fistule salivaire persistante		1				
4055	Gingivite		3				
4056	Polycarie		3				
4057	Pyorrhée alvéolo-dentaire		2			1	
4059	Arthrite alvéolo-dentaire		4				

[280]

M. A. G. a été déporté à Buchenwald[281]. Sa pension lui a été attribuée pour édenture totale (taux d'invalidité : 20 + 10).

M. J. L. a été déporté à Oranienburg-Sachenhausen[282]. Sa pension lui a été attribuée pour édenture + pyorrhée alvéolyse (taux d'invalidité : 15 + 20).

Nous avons souhaité garder confidentiel le nom de ces deux hommes par respect du secret médical, bien que nous ayons eu l'autorisation écrite de les citer.

280 Rénié G., 1996.
281 G. A., communication personnelle, 1995.
282 L. J., communication personnelle, 1995.

FICHE

Y.G descriptive des infirmités ayant donné lieu à l'attribution d'une pension militaire d'invalidité ou de victime de guerre ... ...

Numéro de classement du dossier à l'administration	Catégorie et nature de la pension	Numéro d'inscription au Grand-livre de la Dette publique
OI 44 II3 – J	DEFINITIVE/GUERRE I939–I945	78 044512 C

NOM et prénoms : G A

Date de naissance : 5 JANVIER I899

Grade : SOUS-LIEUTENANT Ier ECHELON

Adresse :

Pension concédée par arrêté n° C 370 du 26 Septembre 1978 à la suite de la Commission de Réforme de NANTES du 8 AOUT I978	Jouissance 370'760 I3 OCTOBRE I977

Diagnostic, origine et curabilité des infirmités	Taux d'invalidité	Taux global d'invalidité	Point de départ initial du droit à pension
1° Infirmités ayant ouvert droit à pension :			
I° – Troubles cardiaques. 3151	40 %		
2° – Asthénie. 9400	40 + 5	85 %	
3° – Troubles digestifs et intestinaux. 3222	30 + I0		I00 % + I°
4° – Troubles neuro-psychiques. 5805	40 %		
5° – Arthrose du coude droit. 0900	25 + 5	60 %	
6° – Arthrose lombaire. 2161	35 + 5		
7° – Edenture totale. 4051	20 + I0		
8° – Coliques néphrétiques. 3405	20 + I5		
9° – Séquelles d'hémiplégie gauche. 5108	I5 + 20		
I0° – Vertiges. 9201	I0 + 25		
II° – Hyperuricémie. 9311	I0 + 30		
I2° – Conjonctivite chronique ODG. 4141 Sensation de gravier	I0 + 35		
I3° – Hémorroïdes. 3254	I0 + 40		
I4° – Séquelles de blessure avant-bras gauche. 0941	I0 + 45	I00 % + 36°	
ORIGINE PAR PREUVE 2° Maladie contractée en déportation et constatée le 26.II.1945			

[illegible] [283]

[283] G. A., 1995.

A/R INFIRMITES NOUVELLES DEPORTE RESISTANT

MINISTÈRE DES ANCIENS COMBATTANTS ET VICTIMES DE GUERRE

CENTRE DE RÉFORME de PARIS

CERTIFICAT MOD. 15 destiné à informer l'intéressé des propositions émises à son égard par la Commission de réforme

Le Certificat modèle 10 a été adressé à la Direction Interdépartementale Service des Soins Gratuits

LE MÉDECIN-CHEF DU CENTRE DE RÉFORME certifie que :

par l'effet
- de la décision rendue par la Commission de réforme siégeant à PARIS en sa séance du 6.6.19[illegible] (1)
- de l'avis émis le .... par la Commission consultative médicale (1)
- de la décision judiciaire du .... (1)

Monsieur (nom) .... prénom : J

Ma[illegible] Adj[illegible], née ....

né ~~[illegible]~~ Carte D.N. 10[illegible] , à ....

domicilié à .... département : ....

est proposé / n'est pas proposé pour une pension temporaire / définitive de 100 % + 5° valable du [illegible] 1963 au [illegible] 1966 (1)

~~avec~~ sans droit au bénéfice des dispositions de l'article 18 du Code (1).

A PARIS, le 14.6.1963

PROPOSE MAINTIEN ACTIVITE

ART.L 36

Le Médecin-Chef,
Pour le Directeur Interdépartemental des Anciens Combattants et Victimes de Guerre

INFIRMITÉS OUVRANT DROIT À PENSION

1°/Syndrome de Targowla, fatigue physique et intellectuelle rapide — 20% DEF

2°/Arthrose vert. cervicalgies, dorsalgies, lombalgies, douleurs et raideur à l'antéflexion du tronc RADIO: hyperlordose, concavité des plateaux sup. dorso-lombaires, pincements L5 S1 — 20 + 5 DEF

3°/Tr. hépato-vésiculaires, douleurs de la zone pancréatico-cholédocienne, Murphy + Dyskinésie biliaire, qq vomissements bilieux, crises urticariennes — 20 + 10 DEF

4°/Eréthisme cardiaque, tachycardie, précordialgies, extrasystoles TA 12 8 1/2 — 15 + 15 IN

5°/Edenture, pyorrhée alvolyse — 15 + 20 IN

6°/Tr. gastro-intestinaux, lenteur digestive, douleurs persistantes a allure de crampes et brulures, spasmes du colon douloureux tout au pourtour de son centre, typhlite, sigmoidite RADIO: antro bulbite — 30% IN

7°/Sclérose pulmonaire, sibilants ronflants bil. toux persistante, bronchorrhée, râles muqueux des bases — 15 + 5 IN

(Voir au dos.)

Nota important. — Les propositions ci-dessus ne sont pas susceptibles de recours devant le Tribunal des Pensions; seule *la décision* qui sera notifiée ultérieurement pourra faire éventuellement l'objet d'un recours.

(1) Rayer la mention inutile.

A. C. V. G., n° 40-21. — J. H. 036059. [10312]. [284]

284 L. J., 1995.

La Sécurité sociale

Une autre institution française fête ses 75 ans cette année : la protection sociale ou plus communément appelée Sécurité sociale. Il nous a semblé nécessaire si l'on s'attarde sur le contexte général de fin de guerre de préciser l'histoire de sa création. N'est-ce pas l'un de nos partenaires quotidiens privilégiés ?

La protection sociale est le fruit d'un long cheminement remontant aux lois de protection sociale de 1601 en Angleterre et à la Révolution française pour la France[285]. Nous ne nous préoccuperons que des lois d'avant-guerre (1939-1945) et de celles survenues juste après la guerre qui, en définitive, ont assuré la création de l'Assurance maladie telle que nous la connaissons aujourd'hui.

« Les lois du 5 avril 1928 et du 30 avril 1930 mettent en place une assurance pour les risques maladie, maternité, invalidité, vieillesse et décès pour les salariés titulaires d'un contrat de travail et la loi du 30 avril 1928, un régime spécial pour les agriculteurs. Ce sont les premières lois fortes sur l'assurance sociale. La loi du 11 mars 1932 prévoit des allocations couvrant les charges familiales financées par des versements patronaux[286]. » « De 1920 à 1940, les résultats obtenus par une minorité de travailleurs vont se diffuser à l'ensemble des salariés, voire de la population. La crise économique des années 30 met l'accent sur le risque de chômage. Les théories keynésiennes justifient les interventions de l'État et la distribution des revenus de remplacement. Les assurances sociales créées à cette époque deviennent obligatoires. En moyenne, un salarié sur deux en Europe dispose d'une assurance vieillesse & chômage en 1940. À la libération en France, les assurances sociales ont sept millions de cotisants et un effectif de bénéficiaires deux fois supérieur (ayant droits et jeunes). Le financement est assuré par une cotisation de 8 %, retenue à la source (4 % pour les salariés et 4 % pour les employeurs)[287]. »

« 80 % des frais médicaux sont pris en charge par le système et une indemnité journalière est versée en cas d'absence pour maladie (50 % du salaire). Les retraites sont basées sur la capitalisation, ce qui présente l'inconvénient de reporter à un terme lointain la liquidation des pensions à taux plein, vers les années 60. On passera à la répartition en 1941. Parallèlement aux assurances sociales, le Patronat va mettre en place les allocations familiales au bénéfice des salariés en charge d'une famille. Les accidents du travail sont considérés comme un risque industriel

---

[285] Bizard Frédéric, « Histoire de la protection sociale en France », in *www.fredericbizard.com*, 17/03/2017 (avec l'aimable autorisation de M. Bizard) ; Valat Bruno, *Histoire de la Sécurité sociale (1945-1967), L'Etat, l'institution et la santé*, Economica (éd.), Coll. Economies et sociétés contemporaines, Paris, 2001.

[286] Valat Bruno, *Histoire de la Sécurité sociale (1945-1967), L'État, l'institution et la santé*, Economica (éd.), Coll. Économies et sociétés contemporaines, Paris, 2001.

[287] Bizard Frédéric, 17/03/2017.

et depuis 1898, les employeurs doivent assumer ce risque et payer une réparation forfaitaire ; ils peuvent s'assurer auprès de compagnies d'assurance qui vont prospérer. Cependant, les tracasseries administratives et difficultés pour avoir une reconnaissance de ces accidents entraînent un fort mécontentement des accidentés[288]. »
« *À la sortie de la Deuxième Guerre mondiale, le système de protection social est donc incomplet, sans couverture chômage et présente de nombreuses lacunes (prestations santé insuffisantes, niveau faible des retraites)* [289]. » Les médecins s'opposeront souvent au système et défendront leurs intérêts jusque devant l'Assemblée nationale.

À partir de 1944, le Conseil national de la Résistance décide la création d'une Sécurité sociale dont les objectifs seraient d'« *assurer à tous les citoyens des moyens d'existence dans tous les cas où ils sont incapables de se les procurer par le travail [...]* ».
Pierre Laroque[290] (1907-1997) est considéré comme le père fondateur de la Sécurité sociale. À la fin de la guerre, il a pour mission de mettre en place ce nouvel organisme. Il s'inspire alors des systèmes allemand et anglais de protection sociale[291].
« *Le modèle allemand de Bismarck repose sur l'assurance professionnelle obligatoire. Les droits sociaux sont la contrepartie de cotisations professionnelles assises sur les revenus du travail et gérées par des caisses privées. Le modèle anglais issu du rapport Beveridge de 1942 est basé sur trois grands principes : unité de gestion, universalité des bénéficiaires, uniformité des prestations. La France va bâtir un système hybride, solidaire et redistributif, alliant protection universelle et gestion autonome par les partenaires sociaux (démocratie sociale)*[292]. »

---

[288] Valat Bruno, *Histoire de la Sécurité sociale (1945-1967), L'État, l'institution et la santé*, Economica (éd.), Coll. Économies et sociétés contemporaines, Paris, 2001.
[289] Bizard Frédéric, 17/03/2017.
[290] Chef de cabinet d'Adolphe Landry, ministre du Travail et de la Prévoyance sociale, il assure la mise en place de la loi de 1930 sur les assurances sociales. Conseiller d'État à Londres pendant la Seconde Guerre mondiale, il est chargé par le général de Gaulle, dès 1944, de remettre en place une administration française. Sur proposition d'Alexandre Parodi, ministre du Travail, il est nommé premier directeur, puis directeur général des Assurances sociales et de la mutualité. Devenu directeur général de la Sécurité sociale de 1945 à 1951, il procède à la mise en place des divers régimes de Sécurité sociale et aide d'autres pays à développer leur système de protection sociale. De 1953 à 1967, il est président de la Caisse nationale de sécurité sociale. Après les ordonnances de 1967, il devient président de la Section sociale du Conseil d'État. De 1973-1989, il est président du Comité d'histoire de la sécurité sociale (www.musee-assurance-maladie.fr, Lormont, 2020 - CAHSS - Musée national de l'Assurance maladie ; avec l'aimable autorisation de Musée national de l'Assurance maladie).
[291] www.musee-assurance-maladie.fr, Lormont, 2020 - CAHSS - Musée national de l'Assurance maladie.
[292] www.musee-assurance-maladie.fr, 2020 - CAHSS - Musée national de l'Assurance maladie.

L'ordonnance du 4 octobre 1945 est le texte fondateur de la Sécurité sociale[293]. Ambroise Croizat[294] (1901-1951), alors ministre du Travail et de la Sécurité sociale, contribue à la mise en place et à l'organisation administrative de ce système qui comporte une mosaïque de régimes[295].
« L'ordonnance du 4 octobre crée un régime général destiné à rassembler l'ensemble des actifs (salariés du secteur privé et public, exploitants agricoles, travailleurs indépendants). Elle permet aussi la subsistance de régimes préexistants particuliers de Sécurité sociale. Le réseau coordonné de caisses établies par cette ordonnance se substitue à de multiples organismes, mais ne fonde pas l'unité administrative. L'ordonnance du 19 octobre concerne les risques maladie, invalidité, maternité, vieillesse et décès. La loi du 22 mai 1946 généralise la Sécurité sociale à toute la population, à l'exception des travailleurs non-salariés non agricoles qui s'y opposeront. Le volet de cette loi sur le régime unique de Sécurité sociale ne sera jamais appliqué[296]. *»*
« La loi du 22 août 1946 étend les allocations familiales à presque toute la population et celle du 30 octobre 1946 intègre la réparation des accidents du travail à la Sécurité sociale. De même que le système assurantiel créé par Bismarck dans les années 1880 avait résulté d'une lutte politique acharnée entre le chancelier, le Parlement et les partis politiques, la Sécurité sociale française résulte au moins autant d'un dosage politique entre les forces en présence dans le Conseil national de la Résistance (des communistes aux gaullistes) et des corporations de l'époque que d'une vision politique en matière sociale. Elle n'en a pas moins été une étape clé dans l'histoire sociale de notre pays[297]. *»*

---

[293] Le bulletin n° 1-2-3 de mai-juin-juillet 1945 (p. 10) laisse entrevoir que les pourparlers pour la création de la fonction de dentiste-inspecteur (futur dentiste-conseil) sont plus qu'avancés.
L'arrêté du 15/02/1946 (pp. 1648-1649) paru dans le Journal officiel de la République française du 24/02/1946 définit les statuts du Dentiste-conseil de la Sécurité sociale.
[294] Homme politique français, ministre du Travail du général de Gaulle de novembre 1945 à janvier 1946, puis ministre du Travail et de la Sécurité sociale de janvier à décembre 1946 et de janvier à mai 1947. Surnommé le « ministre des travailleurs », son nom reste attaché aux lois relatives à la Sécurité sociale (www.musee-assurance-maladie.fr, 2020 - CAHSS - Musée national de l'Assurance maladie).
[295] À l'origine de la Caisse primaire d'assurance maladie de Paris (CPAM), la Caisse interdépartementale des assurances sociales (CIAS) naît, en 1930, de la loi instituant les assurances sociales. La CIAS devient vite la plus grosse caisse de la région parisienne avec 1,5 million d'assurés. Après la guerre, avec la création de la Sécurité sociale, la CIAS est tout naturellement choisie comme organisme charnière pour orchestrer le regroupement de toutes les Caisses mutualistes et professionnelles. La Caisse primaire centrale de Sécurité sociale de la région parisienne (CPCSSRP) s'installe alors dans l'ancien siège de la CIAS, rue de Dunkerque à Paris (Lefebvre Véronique, *Histoires de Caisses. L'assurance maladie de la CIAS à la CPAM de Paris*, Éditions Public Histoire, Paris, 2001).
[296] Bizard Frédéric, 17/03/2017.
[297] Valat Bruno, *Histoire de la Sécurité sociale (1945-1967), L'État, l'institution et la santé*, Economica (éd.), Coll. Économies et sociétés contemporaines, Paris, 2001.

« Le préambule de la constitution de la IVe République du 27 octobre 1946 reconnaît le droit de tous « notamment à l'enfant, à la mère et aux vieux travailleurs, la protection de la santé, la sécurité matérielle, le repos et les loisirs. Tout être humain qui, en raison de son âge, de son état physique ou mental, de la situation économique, se trouve dans l'incapacité de travailler a le droit d'obtenir de la collectivité des moyens convenables d'existence[298] *». »*

Le régime général prend en charge les risques maladie, maternité, invalidité, vieillesse, décès et accidents du travail au profit des salariés du secteur privé. Le chômage, à une époque de plein emploi, n'est pas un risque social. Seules les allocations familiales[299] bénéficient à la quasi-totalité de la population[300]. En 1946, l'autonomie de certains régimes est confirmée. Les salariés agricoles sont placés sous l'autorité de la Mutualité sociale agricole et les salariés des régimes spéciaux (fonctionnaires, mineurs, cheminots, marins, etc.) sont maintenus dans leurs avantages statutaires spécifiques[301].

Toute la population active se retrouve à bénéficier de l'assurance vieillesse du régime général. Malheureusement, l'unification préconisée au départ ne sera jamais obtenue. Deux régimes de retraite complémentaire sont créés en 1947. Les personnels de Sécurité sociale sont rattachés à la CPPOSS (Caisse de prévoyance du personnel des organismes sociaux et similaires) et les cadres du secteur privé sont de leur côté rattachés à l'AGIRC (Association générale des institutions de retraite des cadres). Des caisses autonomes de retraite sont également mises en place en 1948, au profit des commerçants, artisans et professions libérales[302].

***

Le quotient familial est instauré le 31 décembre 1945 par De Gaulle qui cherche à soutenir la démographie française. Dans une période économiquement difficile, il a compris qu'il faut soulager les familles en leur accordant un avantage fiscal croissant avec le nombre d'enfants, car il est impossible pour beaucoup d'entre elles d'élever plusieurs enfants sans une aide financière réelle.

298 Bizard Frédéric, 17/03/2017.

299 Bien qu'un texte de loi ait été mis en place en 1938 qui favorise les agriculteurs, on peut dire que de Gaulle est pour beaucoup dans l'instigation des allocations familiales, placées au rang de dogme pour tous, telles que nous les connaissons aujourd'hui (loi du 22 août 1946).

300 www.musee-assurance-maladie.fr, 2020 - CAHSS - Musée national de l'Assurance maladie.

301 www.musee-assurance-maladie.fr, 2020 - CAHSS - Musée national de l'Assurance maladie.

302 www.musee-assurance-maladie.fr, 2020 - CAHSS - Musée national de l'Assurance maladie.

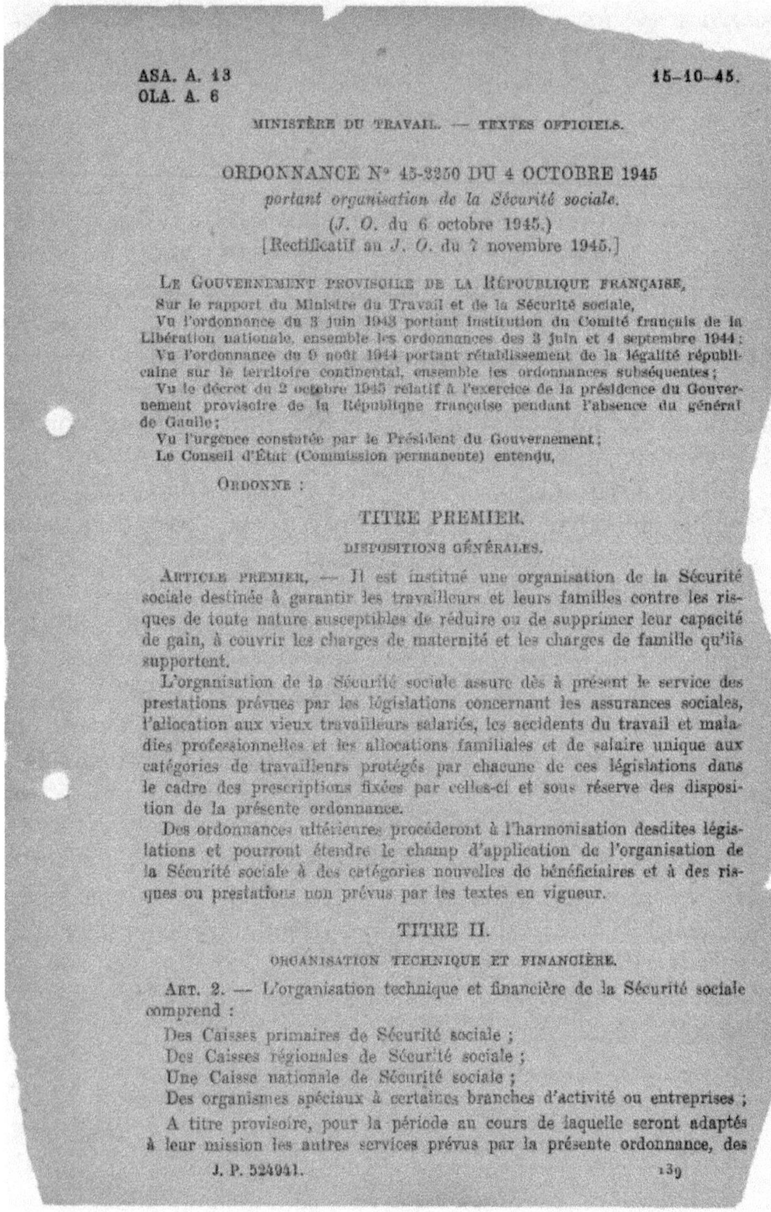

ASA. A. 13 15-10-45.
OLA. A. 6

MINISTÈRE DU TRAVAIL. — TEXTES OFFICIELS.

ORDONNANCE N° 45-2250 DU 4 OCTOBRE 1945
portant organisation de la Sécurité sociale.
(*J. O.* du 6 octobre 1945.)
[Rectificatif au *J. O.* du 7 novembre 1945.]

LE GOUVERNEMENT PROVISOIRE DE LA RÉPUBLIQUE FRANÇAISE,

Sur le rapport du Ministre du Travail et de la Sécurité sociale,

Vu l'ordonnance du 3 juin 1943 portant institution du Comité français de la Libération nationale, ensemble les ordonnances des 3 juin et 4 septembre 1944;

Vu l'ordonnance du 9 août 1944 portant rétablissement de la légalité républicaine sur le territoire continental, ensemble les ordonnances subséquentes;

Vu le décret du 2 octobre 1945 relatif à l'exercice de la présidence du Gouvernement provisoire de la République française pendant l'absence du général de Gaulle;

Vu l'urgence constatée par le Président du Gouvernement;

Le Conseil d'État (Commission permanente) entendu,

ORDONNE :

TITRE PREMIER.

DISPOSITIONS GÉNÉRALES.

ARTICLE PREMIER. — Il est institué une organisation de la Sécurité sociale destinée à garantir les travailleurs et leurs familles contre les risques de toute nature susceptibles de réduire ou de supprimer leur capacité de gain, à couvrir les charges de maternité et les charges de famille qu'ils supportent.

L'organisation de la Sécurité sociale assure dès à présent le service des prestations prévues par les législations concernant les assurances sociales, l'allocation aux vieux travailleurs salariés, les accidents du travail et maladies professionnelles et les allocations familiales et de salaire unique aux catégories de travailleurs protégés par chacune de ces législations dans le cadre des prescriptions fixées par celles-ci et sous réserve des dispositions de la présente ordonnance.

Des ordonnances ultérieures procéderont à l'harmonisation desdites législations et pourront étendre le champ d'application de l'organisation de la Sécurité sociale à des catégories nouvelles de bénéficiaires et à des risques ou prestations non prévus par les textes en vigueur.

TITRE II.

ORGANISATION TECHNIQUE ET FINANCIÈRE.

ART. 2. — L'organisation technique et financière de la Sécurité sociale comprend :

Des Caisses primaires de Sécurité sociale ;

Des Caisses régionales de Sécurité sociale ;

Une Caisse nationale de Sécurité sociale ;

Des organismes spéciaux à certaines branches d'activité ou entreprises ;

A titre provisoire, pour la période au cours de laquelle seront adaptés à leur mission les autres services prévus par la présente ordonnance, des

J. P. 524941. 139

Ordonnance du 4 octobre 1945 créant la Sécurité sociale[303].

[303] www.musee-assurance-maladie.fr, Lormont, 2020 - Sécurité Sociale - CPAM 75 (avec l'aimable autorisation du Musée national de l'Assurance maladie).

Les soins dentaires de l'après-guerre sont délivrés au sein de structures libérales, hospitalières ou encore dans les écoles dentaires. Les tarifs appliqués sont ceux de la grille tarifaire présentée en pages 8-9 du bulletin n° 1-2-3 de mai-juin-juillet 1945.
Considéré comme le tarif minimum national, il est appliqué sur tout le territoire dès le 1er mai 1945. Une feuille de soins doit être édictée par chaque praticien pour chaque patient. Cette dernière doit comporter, si une convention existe dans le département, la mention correspondante. Elle n'est bien sûr pas utile si le département ne dispose d'aucune convention. Une remise de 20 % est automatiquement mise en œuvre pour les soins réalisés chez les rapatriés.

Croix-Rouge française

En p. 11, Jean Marandas, le président de l'Ordre en 1945, s'inquiète du sort des étudiants en chirurgie dentaire partis en Allemagne pour relever les dentistes français de l'armée ou autres prisonniers en 1940. À ce titre, il écrit le 27 juin 1945 une missive au ministre de l'Éducation nationale. La réponse est claire : tout est entrepris pour les aider, pour qu'ils puissent finir leur apprentissage.
En p. 13, devant la pénurie de matériaux, la Croix-Rouge française s'engage à pourvoir en dents minérales les dentistes qui ont soigné des rapatriés avant le 1er juin 1945. Brièvement, il nous semble qu'un petit rappel historique et contextuel s'impose de lui-même.

Depuis sa création en 1864, année de la signature de la Convention de Genève que la France signe aussitôt, trois sociétés, la Société de secours aux blessés militaires (1864), l'Association des dames françaises (1879) et l'Union des femmes françaises (1881) existent. Elles fusionnent à l'entame de la guerre, le 7 août 1940, pour donner la Croix-Rouge française, entité unique à la capitulation de 1940 (J. O. R. F. 8 août 1940, p. 4656).

Elle a de multiples rôles pendant le conflit :

- La recherche des disparus et l'aide aux prisonniers

« Depuis la convention de Genève de 1929, les prisonniers de guerre sont protégés par le droit international humanitaire. En novembre 1939, la Croix-Rouge française est chargée par le gouvernement des relations avec l'Agence centrale de renseignements sur les prisonniers de guerre instituée par le Comité international de la Croix-Rouge (CICR).
Le 31 octobre 1940, l'instruction relative à la coordination des secours aux prisonniers de guerre précise : « À l'égard des prisonniers de guerre transférés ou maintenus hors de France, la Croix-Rouge française est seule mandatée pour intervenir sur le plan international et assurer les relations des organismes français avec le CICR ». Cela lui permet de connaître le lieu de détention des hommes pour l'envoi des colis de vivres et le maintien du lien avec leur famille par la transmission de messages via le CICR[304]. » « La France compte 1,8 million de soldats capturés par l'ennemi, envoyés en Allemagne[305].

---

[304] Croix-Rouge française, « Les prisonniers de guerre et la recherche des disparus », in *www.croix-rouge.fr*, sans date.

[305] Après la guerre, la polémique enflera sur l'envoi de ces fameux colis aux soldats. Leur nombre aurait été hélas très aléatoire.
Selon des statistiques internes, 60 000 tonnes de colis individuels ont été envoyées. 80 000 tonnes de vivres, médicaments, vêtements, livres et jeux ont été envoyés dans le cadre du secours collectif aux prisonniers de guerre en France et en Allemagne.
Pour ce qui est de la recherche et du maintien des liens familiaux, 5,5 millions de messages ont été envoyés entre 1941 et 1944, 3,3 millions entre 1944 et 1945 pour les travailleurs en Allemagne.

Dès août 1940, les conductrices-ambulancières de l'association ravitaillent en France les camps où sont notamment internés près de 70 000 prisonniers français provenant des troupes coloniales. Quelques mois plus tard, au constat des ravages causés par la tuberculose sur ces hommes, des camions sont équipés d'appareils radiologiques pour le dépistage.
En juillet 1943, le Comité central d'Assistance aux Prisonniers de Guerre en captivité (CCAPG), qui centralise l'aide, est désormais directement confié à la Croix-Rouge française.
La capture des prisonniers de guerre et l'exode des populations fuyant l'invasion en mai-juin 1940 séparent des centaines de milliers de personnes. La Croix-Rouge française met aussitôt en place un fichier pour la recherche des disparus, en lien avec le CICR. Si cette mesure concernait avant tout les militaires à la fin de la Première Guerre mondiale, en 1945, elle s'attache également aux populations civiles.
En 1945, la Croix-Rouge française, avec ses conductrices-ambulancières, participe au rapatriement des prisonniers de guerre et des déportés. En Allemagne, l'association ouvrira des établissements pour soigner et rétablir les personnes intransportables[306]*. »*

- L'identification des victimes

Le samedi 10 juin 1944, 642 personnes sont massacrées à Oradour-sur-Glane par la division SS Das Reich. Ce sont des secouristes de la Croix-Rouge française qui ont pour mission d'identifier les corps. Les recherches durent 8 jours. 140 à 170 secouristes bénévoles sont présents. Au fur et à mesure de l'identification des corps, le déroulement du massacre se dessine progressivement ajoutant à l'horreur de la situation[307]. Il ne reste que des cendres. Les SS se sont efforcés de rendre impossible l'identification des corps. Tous les objets, les ossements sont tamisés en quête d'identification et de réponses aux questions qui se posent à tous.

---

[306] Croix-Rouge française, « Les prisonniers de guerre et la recherche des disparus », in *www.croix-rouge.fr*, sans date.
[307] Croix-Rouge française, « Le drame d'Oradour-sur-Glane », in *www.croix-rouge.fr*, sans date.

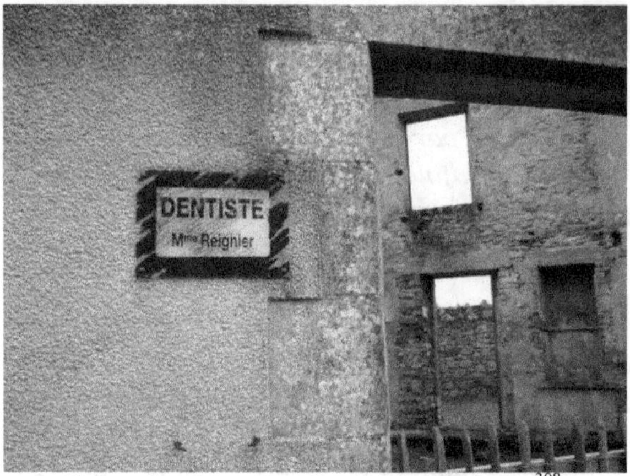

Plaque du cabinet dentaire de Mme Reignier[308].

Mme Reignier habitait et exerçait en tant que dentiste à Limoges. Elle venait une journée par semaine, le samedi, à Oradour-sur-Glane pour soigner ses habitants[309]. Selon le Centre de la mémoire d'Oradour-sur-Glane, elle ne figure pas dans la liste des 642 victimes.

« Souviens-toi. Remember[310]. »

La première identification dentaire ayant été avalisée par la justice française en 1897 lors de l'incendie du Bazar de la Charité, un organe dentaire étant de plus imputrescible et pouvant résister à des températures s'élevant jusqu'à 1000 °C, il est fort vraisemblable, au vu du degré de carbonisation des corps, qu'il ait été pratiqué des identifications des vestiges à partir des dents retrouvées sur le site[311]. Nous avons posé la question au Centre de la mémoire d'Oradour-sur-Glane qui nous a permis d'accéder aux rapports de la mission en charge d'inhumer les corps. Les identifications ont été facilitées essentiellement par la reconnaissance visuelle de rescapés ou d'objets ayant appartenu aux victimes. A priori, aucun dentiste n'a été sollicité[312].

- L'aide aux populations civiles

« En 1940, les femmes et enfants de nationalité britannique sont arrêtés et transportés à Besançon. La Croix-Rouge française agit dès les premiers jours en leur apportant des aliments et des produits d'hygiène. Elle tente

[308] Riaud Xavier, collection privée, Nantes, 2019.
[309] Dalton Derek, *Dark tourism and crime*, Routledge Publisher, USA, 2014, p. 49.
[310] Mots gravés dans la pierre à Oradour-sur-Glane.
[311] Riaud Xavier, *Les dentistes, détectives de l'histoire*, L'Harmattan (éd.), Collection Médecine à travers les siècles, Paris, 2007.
[312] Centre de la mémoire d'Oradour-sur-Glane, communication personnelle, 2020.

également d'aider les familles des internés civils anglais ou américains sans aucune ressource.
En mars 1941, des permanences sont établies dans les camps de Compiègne, Pithiviers, Beaune-la-Rolande, puis à Drancy, en septembre 1941. Du linge, des couvertures pour l'infirmerie, des suppléments alimentaires, des farines, des pois, des pâtes y sont distribués, mais les quantités autorisées restent limitées[313]*. » « Le service s'étend peu à peu à tous les camps et toutes les prisons sous autorité allemande ayant des sections politiques, ainsi que dans les camps de la zone libre (Rivesaltes, Noé, Vernet, etc.). En septembre 1942, la permanence sociale du camp de Drancy est supprimée, les autorités allemandes décident que l'aide accordée aux Juifs doit être désormais assurée par l'UGIF (Union générale des Israélites de France). En mai 1943, la Croix-Rouge française se voit retirer ses activités d'aide aux familles d'internés au profit du Secours national. Durant toute la période d'occupation, la Croix-Rouge française se doit de travailler avec le Secours national, organe caritatif dépendant directement du gouvernement de Vichy et chargé de contrôler en temps de guerre les activités des associations qui viennent en aide aux civils*[314]*. Bien qu'entravée et particulièrement surveillée, la Croix-Rouge française réussit toutefois à maintenir son indépendance*[315]*. »*

- Naissance du secourisme

« Le bombardement de Boulogne-Billancourt en mars 1943 mobilise les équipes d'infirmières auprès des victimes. Des lits sont mis à disposition pour recevoir les blessés. Les enfants sont recueillis. Dès lors, l'idée germe de former des équipes pluridisciplinaires qui interviendront lors des bombardements : des équipes d'urgence composées de brancardiers, de secouristes, d'infirmières, de conductrices-ambulancières. Dans la région parisienne, 35 000 secouristes sont ainsi formés[316]*. »*
En fait, dès 1942, des *Équipes d'Urgence*, ancêtres des *Équipes Secouristes*, sont créées pour faire face aux destructions causées par les bombardements. Il en est de même plus tard lors des débarquements et de la libération successive des villes de France (100 postes de secours permanents assurés pendant la libération de Paris)[317].

---

[313] Croix-Rouge française, « L'aide aux populations civiles », in *www.croix-rouge.fr*, sans date.
[314] Aucun tract publicitaire, aucun film, aucune image ne sont d'ailleurs produits ou publiés sans la présence de l'image du maréchal Pétain dessus ou dedans (film), pendant l'Occupation.
[315] Croix-Rouge française, « L'aide aux populations civiles », in *www.croix-rouge.fr*, sans date.
[316] Croix-Rouge française, « L'aide aux populations civiles », in *www.croix-rouge.fr*, sans date.
[317] Le Crom Jean-Pierre, « La Croix-Rouge française pendant la Seconde Guerre mondiale », in *Vingtième siècle. Revue d'histoire*, 2009 ; 1 (101) : 149-162.

- Débarquement et libération de la France

Dès les premiers jours du débarquement sur les plages de Normandie, le 6 juin 1944, les infirmières, les secouristes ou encore les ambulancières de la Croix-Rouge française jouent un rôle prépondérant. Ils secourent les blessés au combat, mais aussi les populations civiles directement concernées par les affrontements. 414 d'entre eux, dont 294 infirmières, perdront la vie en participant à la libération de la France. 117 sont blessés et des dizaines ont été déportés. Les ambulancières ont assuré le rapatriement d'environ 60 000 déportés. La Croix-Rouge française contribue par ailleurs grandement à l'organisation des soins médicaux délivrés aux rescapés des camps dès leur retour sur le territoire.

L'ordonnance n° 45-833 du 27 avril 1945 confirme la nouvelle organisation de la Croix-Rouge française ainsi que sa reconnaissance d'utilité publique (J. O. R. F. du 28 avril, page 2411). Son drapeau est décoré de l'Ordre de la Légion d'honneur et de la Croix de guerre avec palme (citation à l'ordre de l'armée) pour ses actions en tant qu'auxiliaire du Service de santé des armées.

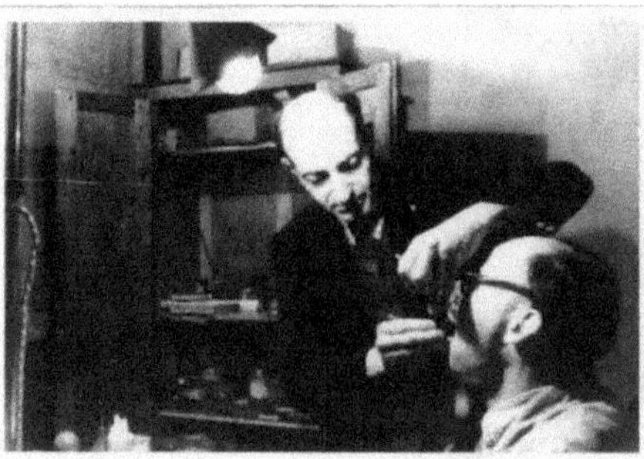

Dentiste détenu en train de soigner au camp de Drancy (03/12/1942)[318].

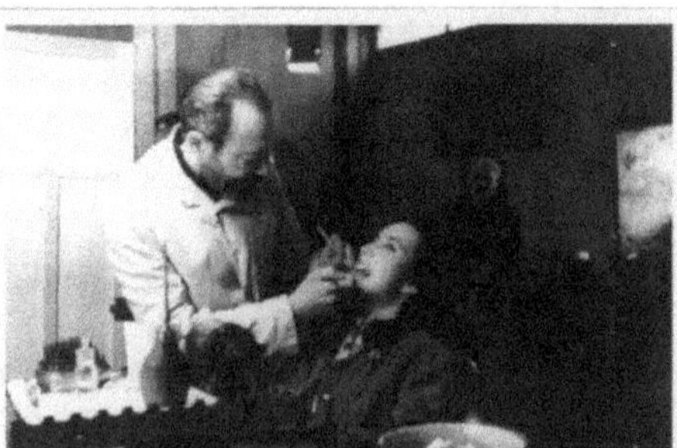

Dentiste détenu en train de soigner au camp de Drancy (03/12/1942)[319].

---

[318] Centre Documentation Juive Contemporaine, document CCXLV-277, Collection Strasser, Paris, 2003.

Drancy est camp d'internement français situé au nord-est de Paris. Surnommé « l'antichambre de la mort », ceux qui s'y trouvaient (la population juive principalement) étaient en partance pour Auschwitz, dont ils ne revenaient pas.

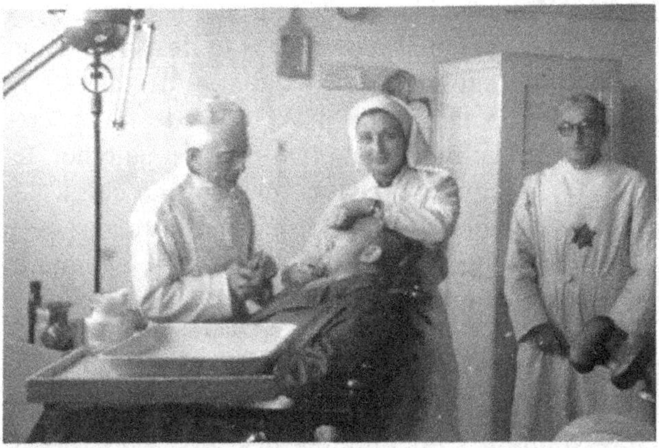

Dentiste soignant un interné au camp de Drancy (1943-1944)[320].

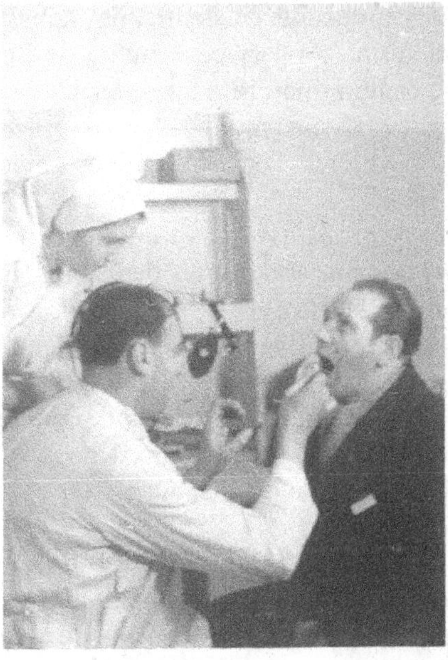

Dentiste soignant un interné au camp de Drancy (1943-1944) [321].

- Croix-Rouge et art dentaire – Secours dentaire international

Au cours de la guerre, le Comité international de la Croix-Rouge a cherché à développer au maximum son action médico-sociale en faveur de tous les prisonniers de guerre constatant l'état bucco-dentaire calamiteux des

[319] Centre Documentation Juive Contemporaine, document CCXLV-277, Collection Strasser, Paris, 2003.
[320] Mémorial de la Shoah, communication personnelle, Paris, 2020, cote MCXXIII-9-30.
[321] Mémorial de la Shoah, communication personnelle, Paris, 2020, cote MCXXIII-9-31.

rescapés dans les camps coïncidant avec leur état général[322]. L'urgence était grande. À partir de 1941, le CICR a pu organiser des soins dentaires dans les camps. C'est ainsi qu'ont été installés 64 cabinets dentaires pour lesquels le CICR a envoyé près de 5 tonnes de matériel et de fournitures. Ainsi, par exemple, le Dr Marcel Joachim a conçu un fourgon automobile dentaire qui a constitué, avec sa remorque, un centre ambulant de chirurgie. Doté d'une équipe bien entraînée, le praticien s'est rendu d'un camp de prisonniers à l'autre et ne s'est pas contenté de ne soigner que ses compatriotes belges, mais aussi les captifs de toutes les nationalités, voire des ressortissants de pays n'ayant pas signé la Convention de Genève. Ses résultats ont été si bons, que le CICR a cherché à s'en inspirer. Cependant, à l'automne 1944, la Suisse a traversé une crise importante de carburant et de pneumatique. La quête d'une autre solution s'est imposée dès lors. La Croix-Rouge suisse, indépendante du CICR, a racheté un wagon-restaurant désaffecté avec le soutien et l'accord du CICR, et de l'armée suisse. Il a été convenu que ce wagon serait restauré et aménagé en centre de soins dentaires ferroviaire ambulant mis à la disposition du service dentaire de l'armée suisse, destiné aux internés étrangers. Cette structure a été inaugurée le 14 décembre 1944 et jusqu'au 28 février 1945, pas moins de 940 prisonniers de toutes les nationalités ont été soignés et appareillés dans des conditions remarquables[323].
Les résultats ont été si probants que d'éminents praticiens ont décidé d'instaurer un secours visant à délivrer des soins aux prisonniers, aux déportés et aux populations sinistrées.
Le nombre des candidats postulant au Secours dentaire s'est révélé très conséquent. Est apparu alors un clivage regrettable : le CICR obéissant au texte de la Convention de Genève ne pouvait prendre en charge que les prisonniers de guerre alors que la Croix-Rouge suisse, qui est une organisation indépendante, pouvait secourir toutes les victimes de la guerre[324].
Il est apparu urgent de créer un organisme autonome de la Croix-Rouge, s'appuyant sur des groupements professionnels, afin de poursuivre l'action du Secours dentaire sans se heurter à des conflits de compétence. Ainsi, sous l'impulsion de René Jaccard, Arthur Held et Charles Guignard, le Secours dentaire international a-t-il vu le jour à Genève, le 24 février 1945, sous la présidence du Dr René Jaccard, dentiste genevois, qui a mis sur pied un organisme central basé à Genève, avec des délégations dans les pays libérés. Très vite, l'appui des Croix-Rouge nationales, des groupements

---

[322] Rohner, « À propos d'une initiative du Secours Dentaire International », in *L'Odontologie*, vol. LXXXIII, n°5, Paris, 1945, pp. 109-111.
[323] Zimmer Marguerite, « Petite histoire de l'Art Dentaire du XVIIIe siècle à 1950 – De 1940 à 1950 », in *Actes de la Société française d'histoire de l'art dentaire*, Paris, sans date, www.biusante.parisdescartes.fr.
[324] Rohner, 1945, pp. 109-111.

professionnels et des ministères s'est révélé indispensable à la pérennité de ce projet d'une ampleur considérable. En effet, la création de centres de soins nécessite le recrutement de personnel médical et technique. Ceci ne peut se concevoir qu'avec le plein accord de la profession tout entière sous l'égide du ministère de la Santé considéré[325].

Les objectifs du Secours dentaire international ont été les suivants :

1/ Secours aux enfants

50 enfants de praticiens français sinistrés sont venus en Suisse et ont été hébergés, nourris, habillés et soignés par des dentistes suisses, en accord avec la Croix-Rouge suisse.

2/ Installations fixes

Des centres dentaires fixes ont été installés dans certains chefs-lieux de départements français. Le CICR a été chargé par la Croix-Rouge américaine, de la gestion d'un important stock de matériel. Il s'agit de 24 cabinets dentaires destinés aux camps en Allemagne, mais la fin des combats a permis que ce matériel soit affecté à des centres de soins dentaires dans des pays libérés.

3/ Installations ambulantes concrétisées par l'idée des wagons dentaires ferroviaires. Ce sont des wagons à quatre essieux, très spacieux et susceptibles d'être aménagés en deux grands compartiments, l'un pour la chirurgie et les soins dentaires, l'autre pour le laboratoire de prothèse. L'ensemble est bien évidemment correctement pourvu pour ce qui est de la stérilisation et de la radiologie.

Sur la proposition de la Croix-Rouge suisse, la population a été invitée à lui remettre ses vieux dentiers afin qu'ils soient retraités et réutilisés pour les victimes de guerre. Plus de 800 000 dents ont été ainsi récupérées[326].

Le Secours dentaire international existe toujours[327].

---

[325] Rohner, 1945, pp. 109-111.

[326] Rohner, 1945, pp. 109-111.

[327] Dental-Aid International (www.secoursdentaire.ch).

MARTYRS DE LA PROFESSION

Dans les bulletins…

Dans les deux premiers bulletins (p. 3 du bulletin de mai-juin-juillet 1945 et p. 33 de celui d'août-septembre 1945), quinze noms de dentistes sont cités, quinze *« martyrs de la profession »*. Résistants, déportés, tous sont morts fusillés ou en camps de concentration. Il y en a eu beaucoup d'autres qui ne sont pas mentionnés ici. La profession a payé un lourd tribut lors de cette guerre, les cabinets dentaires étant un lieu privilégié pour l'échange d'informations. Nous avons essayé d'être le plus exhaustif possible, car nombre d'entre eux ont été exécutés sommairement sans laisser aucune trace. C'est même assez surprenant, car les héros sont souvent commémorés à titre posthume soit dans les livres, soit sur des sites Internet d'admirateurs ou de descendants. Sur les 15 noms cités, hormis Danielle Casanova, Albert Catz, Jean Dangoumau, il n'y a aucune trace des 12 autres, à part au ministère de la Défense où on retrouve des cotes de dossiers de Résistants pour certains, ce qui constitue environ la moitié de la liste.

Il convient aussi d'être circonspect sur cette liste, car en plus de son côté non exhaustif, il y a au moins une erreur : Fernand Boudet (cote AC 21 P 428897 de la Division des Archives des Victimes des Conflits Contemporains (DAVCC), Ministère de la Défense, Caen) qui n'était pas dentiste. De même, le nom incomplet de Lesage, dans cette même liste, rend la recherche quasi impossible, car les homonymes sont nombreux, sans oublier l'imprécision des villes d'origine mentionnées qui ne correspondent pas toujours à la réalité.

Ainsi, pour ceux dont nous sommes parvenus à retrouver les dossiers de Résistance auprès du Service des Archives historiques du ministère de la Défense, à l'exception de Danielle Casanova dont nous connaissions bien le parcours héroïque auparavant, nous avons voulu absolument leur rendre un vibrant hommage. De plus, nous avons souhaité que ces hommes, que ces femmes ne demeurent plus juste que de vagues identités, mais que tous devinent des vies derrière, des destinées exemplaires, ceci afin que ces grands Français ne soient jamais oubliés.

À cette fin, dans un chapitre suivant, nous avons souhaité ajouter deux noms non mentionnés qui nous semblent incontournables et à qui le général de Gaulle a rendu personnellement un éloge ému : Pierre Audigé et Georges Paulin.

1/ Danielle Casanova[328] (1909-1943)

Danielle Casanova, est née Vincentella Périni, à Ajaccio, en 1909[329]. Elle termine ses études secondaires dans l'école du Luc dans le Var. Après un bref séjour à Marseille, dans le lycée de Longchamp, elle part à Paris pour suivre les cours de l'École dentaire, rue Garancière en novembre 1927. Elle a une petite chambre rue Monge[330]. En 1927, à 18 ans, elle s'inscrit à l'Union fédérale des étudiants. C'est là qu'elle rencontre Laurent Casanova qu'elle épouse en 1933. Ce dernier est fait prisonnier en 1940. S'étant évadé, il assurera d'importantes responsabilités dans la Résistance[331].

Elle devient une des dirigeantes de l'Union Fédérale des Étudiants où elle dirige la section dentaire[332]. En 1928, elle adhère aux Jeunesses communistes et se fait appeler Danielle. Elle prend le secrétariat du groupe de la Faculté de Médecine. Dans le même temps, elle poursuit ses études dentaires avec assiduité. En 1934, elle prend la direction du secrétariat de la nouvelle direction du mouvement. Elle fonde l'Union des jeunes filles de France en 1936. Ses études terminées, elle exerce à la clinique dentaire de la coopérative ouvrière « La Bellevilloise » et au dispensaire de Villejuif. En 1938, elle condamne le régime d'Hitler au Congrès de New York[333].

En 1939, le parti communiste est interdit. Sous l'Occupation, elle participe à la reconstruction du parti communiste clandestin et quand celui-ci s'engage dans la Résistance, c'est en tant que rédactrice de *La Voix des femmes* qu'elle mène des actions[334]. Le 15 février 1942, surveillée depuis longtemps, elle est arrêtée chez des amis à elle, les Politzer, qui vivent rue de Grenelle, par la police française. Elle refuse de parler. Elle est photographiée, examinée des pieds à la tête et emprisonnée au Dépôt jusqu'au 23 mars. Ce jour-là, elle rejoint la prison de la Santé où elle est isolée. Elle y reste pendant 5 mois et demi. Le 9 juin 1942, elle est interrogée par la Gestapo. Le 24 août 1942, elle arrive au Fort de Romainville où elle fait preuve d'une dévotion et d'une affection à l'encontre de ses compagnes de détention sans égal. À l'aide du seul livre qu'elle possède, Danielle donne des cours d'histoire. Le 11 novembre, elle organise une Marseillaise avec tous les détenus de la prison qui l'entonnent à 12h00. Elle met en place un petit

[328] L'opération de régulation ordinale des urgences dentaires sur l'ensemble du territoire pendant le confinement, suite à l'épidémie de Covid-19, a porté le nom d'Opération Casanova.

[329] Lamendin Henri, *Praticiens de l'art dentaire du XIVe au XXe siècle*, L'Harmattan (éd.), Collection Médecine à travers les siècles, Paris, 2007.

[330] http://www.curagiu.com (a), *Danielle Casanova – Danielle déportée le 21 janvier 1943 à Auschwitz sous le matricule 31655*, sans date, pp. 1-13.

[331] Riaud, Xavier, *Étude de la pratique odontologique et de ses déviances dans les camps de l'Allemagne nazie*, Thèse Doct. Épistémologie, Hist. Sciences & Techniques, Nantes, 2007.

[332] Riaud Xavier, *La pratique dentaire dans les camps du IIIe Reich*, L'Harmattan (éd.), Collection Allemagne d'hier et d'aujourd'hui, Paris, 2002.

[333] Riaud, Xavier, 2007.

[334] Riaud Xavier, 2002.

carnet qui servira de petit journal clandestin. Elle organise des distributions de nourriture aux plus démunis[335].
La jeune Corse fait partie du convoi du 24 janvier 1943 pour Auschwitz. 230 femmes, dont Marie-Claude Vaillant-Couturier l'accompagnent[336]. Le 27 janvier, elles entrent dans le camp pour femmes de Birkenau, en chantant la Marseillaise. Une gardienne SS demande s'il y a une dentiste parmi elles. Danielle quitte le groupe et rejoint le Revier (= Infirmerie) où elle travaille à la baraque réservée aux soins dentaires qui est divisée en trois pièces (une salle d'attente, une chambre meublée de trois lits pour le dentiste et ses deux assistantes, et le cabinet dentaire très bien aménagé aux dires de Danielle Casanova). Devenue une personnalité du camp (= Prominent), elle conserve ses cheveux[337]. Elle a le numéro de matricule 31655 tatoué sur son bras gauche. Son nom apparaît pour la première fois dans les registres du camp en date du 29 avril 1943 et il y est fait mention de sa fonction de dentiste au camp de femmes de Birkenau.
La Dr Adélaïde Hautval, médecin, arrive au camp dans le même convoi qu'elle. *« Je la trouve toute changée, pâle, gonflée et je saurai que toute la nuit elle a pleuré, consciente du sort qui attendait les camarades. Comment y parer ? Avec une vision claire de l'avenir et des données possibles, elle se fixe tout un programme : leur procurer des « emplois », voler pour elles des médicaments, détourner les victuailles, prendre sur sa ration propre et surtout leur apporter jour après jour un soutien moral sûr et constant. Jusqu'au bout, Danielle restera fidèle à ce programme – toujours. Et cette fidélité sera la cause de sa mort, car de nous toutes, c'est elle qui se trouvait dans les conditions de vie les plus favorables*[338]*. »*
Aussitôt arrivée, elle entre en contact avec l'organisation clandestine du camp. Elle parvient à faire sortir des informations du camp au péril de sa vie sur les horreurs s'y produisant[339]. Malgré des conditions de vie déplorables, elle a fait tout ce qu'elle pouvait afin d'aider ses compagnes malades[340]. Le 1er mai 1943, elle est prise d'une fièvre violente. Le médecin-chef SS Dr Röder qui tenait à sa dentiste si efficace, la fait vacciner, mais trop tard. Elle meurt du typhus à Auschwitz, dans la nuit du 9 au 10 mai 1943. Son décès est annoncé dans les documents officiels du camp en date du 17 juin 1943. Ce jour-là, toutes les déportées pleurent leur amie disparue.
De nombreux tracts communistes annoncent sa mort et l'intention de représailles.

---

335 Durand Pierre, *Danielle Casanova, l'indomptable*, Messidor (éd.), Paris, 1990.
336 Paris-Musées, *Destination Auschwitz des déportés tatoués*, Musées de la ville de Paris (éd.), Paris, 2002.
337 Riaud, Xavier, 2007.
338 Hautval Adélaïde, *Médecine et crimes contre l'Humanité*, Actes Sud (éd.), Arles, 1991.
339 http://www.curagiu.com (b), *Danielle Casanova – De Vincentella à Danielle*, sans date, pp. 1-13.
340 Riaud Xavier, 2002.

Aujourd'hui, Danielle Casanova reste un exemple de dévotion et d'abnégation remarquable dans le monde de la Déportation. Elle est aussi une figure légendaire de la Résistance française. Elle a été élevée au rang d'héroïne nationale en 2009 et a reçu à titre posthume la croix de la Légion d'honneur.

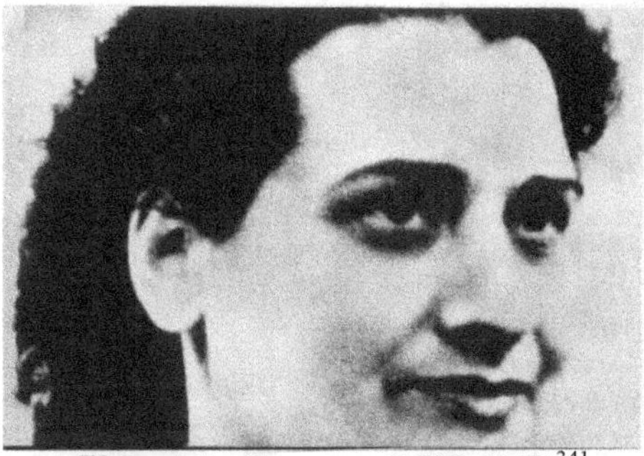

Mme Danielle Casanova (1909-1943)[341].

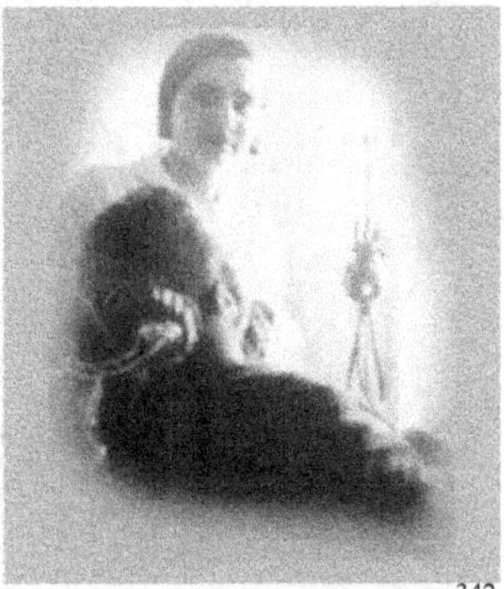

Danielle, chirurgien-dentiste[342].

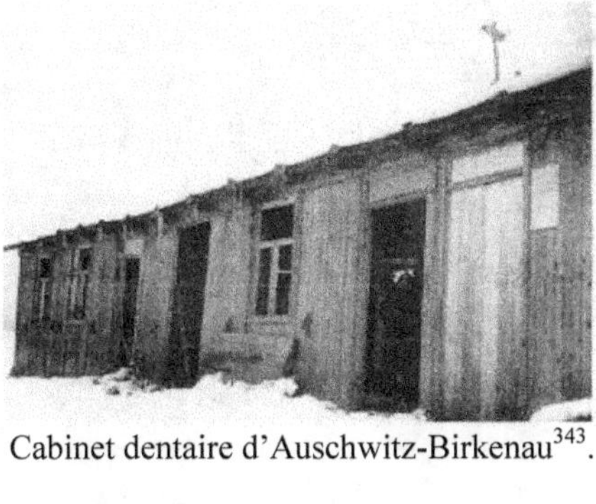

Cabinet dentaire d'Auschwitz-Birkenau[343].

[341] FNDIRP, communication personnelle, Paris, 2003.
[342] http://www.curagiu.com (a), *Danielle Casanova – Danielle déportée le 21 janvier 1943 à Auschwitz sous le matricule 31 655*, sans date, pp. 1-13.
[343] http://www.curagiu.com (a), *Danielle Casanova – Danielle déportée le 21 janvier 1943 à Auschwitz sous le matricule 31 655*, sans date, pp. 1-13 ; cf. Panstwowe Muzeum Auschwitz, communication personnelle, Oswiecim, Pologne, 2002, 2003 et 2009.

K. L. Auschwitz
K. L. Zahnstation

Auschwitz, den 29. April 1943.

Verzeichnis der in den Kdtr. und KL. Zahnstationen eingesetzten Häftlinge.

A. Kommandantur Zahnstation:

Behandlungsraum: als Helfer

Bohusiewicz	Mieczislaus	geb. 4.12.96	Nr. 28791	Dentist	Pole
Krebs	Berthold	4. 6.13	1o36o5	Zahntechn.	Jude
Kaliniewicz	Stanislaus	28. 1.88	12314	Schreiber	Pole

Laboratorium: als Zahntechniker

Vojtek	Felix	1o.1o.o3	73o25	Dentist	RD.
Szczesnowicz	Stanislaus	14. 7.oo	9265	"	Pole
Oleksy	Stanislaus	11. 2.12	25o82	"	Pole
Mikolajski	Zdzislaus	28. 9.93	924o	Zahntechn.	Pole
Januszewski	Edmund	11.11.o7	3839	"	Pole
Nowacki	Josef	13. 3.13	18536	"	Pole

Sonderraum:

Kratz	Menne	16. 9.14	859o8	Zahntechn.	Jude
Katz	Pinkus	15. 3.o7	42173	"	Jude
Feldmann	Franz	1o.12.1o	36661	"	Jude

B. K. L. Zahnstation Stammlager Auschwitz:

Behandlungsraum :

Szuszkiewicz	Roman	24. 5.o7	25122	Arzt u.Zahnarzt	Po
Krzywicki	Janusz	15. 9.o7	74593	" "	Po
Glebowicz	Boleslaus	7. 3.2o	57317	Schreiber	Po

Laboratorium:

Dusel	Ceslaus	23.12.2o	37o2	Zahntechniker	Po
Napierala	Thomas	14.12.11	84494	"	Po

Zweiglaboratorium:

Kordakiewicz	Stefanie	wbl.Hftl.24.8.11.	3227o	Zahntechn.	Po
Hermann	Fanny	" " 9.8.o4	38434	"	Jü
Koczynska	Hedwig	" " 11.9.15	33318	"	J.

C. Zweigzahnstation Lager " B u n a :

Hermann	Willy	26. 2.o8	89o75	Dentist	VD
Happ	Hans	13. 3.o1	81314	Zahnarzt	Ju

D. Zweigzahnstation Lager Jawischowitz :

Schweikert	Rudolf	9. 5.o2	6289o	Dentist	RD
Mosbach	Walter	27.12.99	85o37	Zahnarzt	Ju
Alexander	Josef	2o. 4.97	7oo38	"	Ju

E. Zweigzahnstation M.K.L. Birkenau:

Baranek	Beniamin	26. 3.14	4281o	Zahnarzt	Ju
Rosenstock	Zandel	18. 8.18	32194	Zahntechniker	Ju

- 2 -

F. Zweigzahnstation Lager Golleschau:

Garbaciak	Josef	geb.23. 7.o9	Nr. 76882	Dentist	Pole
Blunka	Alfred	8. 2.99	9966o	Zahnarzt	Jude

G. Zigeunerlager Birkenau B.A. II. Zweigzahnstation:

Budny	Georg	3o. 4.14	76897	Zahnarzt	Pole
Jablonowski	Anton	18. 5.98	47o8	Stud.Dent.Inst.	Pole
[illegible]	Hedwig	wb.Hft.28.11.27	Z. 562	Helferin	Zigeune
Friedrich	Ewa	" " 18.1o.21	Z. 1589	"	Zigeune
Florian	Hilde	" " 9. 7.19	Z. 1797	"	Zigeune
[redacted]	Maria	" " 26. 3.25	Z. 2498	"	Zigeune

H. Zweigzahnstation F. L. Birkenau :

Casanova	Danielle	wb.Hftl. 9.1.o9	31655	Zahnärztin	Französ
Hanel	Maria	" " 2o.2. 1o	38996	"	Jüdin
Baumatz	Irene	" " 1.12.17	27594	Zahntechnik.	Jüdin
Cajtak	Felina	" " 2. 4.19	268o1	Dolmetscherin	Jüdin
Fischmann	Sonja	" " 25.11.21	24253	Schreiberin	RD.
Wahrburg	Ellen	" " 4.11.18	26661	Helferin	Jüdin
Silberstein	Hansi	" " 2o.12.24	37215	Helferin	Jüdin

Der leitende Zahnarzt
beim K.L. Auschwitz

SS- Obersturmführer.

[344]

---

344 Panstwowe Muzeum Auschwitz, communication personnelle, Oswiecim, Pologne, 2002, 2003 et 2009.

Camp de concentration d'Auschwitz — Auschwitz, le 29.04.1943

Station dentaire du camp[345]

Liste des détenus employés dans les stations dentaires du poste de commandement et du camp .

A- Station du poste de commandement :

Cabinet de soins : assistants

Brohusiwicz	4.12.1896	dentiste non diplômé	Polonais
Krels	4.6.13	mécanicien dentaire	Juif
Kaliniewicz	28.1.88	secrétaire	Polonais

Laboratoire : mécaniciens dentaires

Vojtek	10.10.03	dentiste non diplômé	Allemand
Szczesmowicz	14.7.00	dentiste non diplômé	Polonais
Olekay	11.2.12	dentiste non diplômé	Polonais
Mikolajski	28.9.93	dentiste non diplômé	Polonais
Januszewski	11.11.07	mécanicien dentaire	Polonais
Nowacki	13.3.13	mécanicien dentaire	Polonais

B- Station dentaire du camp d'Auschwitz :

Cabinet de soins :

Szuskiewicz	24.5.07	médecin et dentiste	Polonais
Krzywicki	15.9.07	médecin et dentiste	Polonais
Glebowicz	7.3.20	secrétaire	Polonais

Laboratoire :

Duzel	23.12.20	mécanicien dentaire	Polonais
Napierala	14.12.11	mécanicien dentaire	Polonais

Filiale du Laboratoire :

Kordakiewicz	(détenue féminine)	mécanicienne dentaire	Juive
Hermann	(détenue féminine)	mécanicienne dentaire	Juive
Koezynska	(détenue féminine)	mécanicienne dentaire	Juive

C- Station dentaire affiliée – Camp de Buna :

Hermann	26.2.08	dentiste non diplômé	
Happ	13.03.01	dentiste	Juif

D- Station dentaire affiliée – Camp Jawischowitz :

Schweikert	9.5.02	dentiste non diplômé	Allemand
Mosbach	27.12.99	dentiste	Juif
Alexander	20.4.97	dentiste	Juif

E- Station dentaire affiliée – Camp pour hommes de Birkenau :

Baraneck	26.3.14	dentiste	Juif
Rosenstock	18.8.18	mécanicien dentaire	Juif

F- Station dentaire affiliée – Camp Golleschau :

Garbaciak	23.7.09	dentiste non diplômé	Polonais
Blunka	8.2.99	dentiste	Juif

G- Station dentaire affiliée – Camp de Tziganes Birkenau B.A.II :

Budny	30.4.14	dentiste	Polonais
Jablonowski	15.8.98	étudiant dentaire	Polonais
____	(détenue féminine)	assistante	Tzigane
Friedrich	(détenue féminine)	assistante	Tzigane
Florian	(détenue féminine)	assistante	Tzigane
____	(détenue féminine)	assistante	Tzigane

[345] Panstwowe Muzeum Auschwitz, communication personnelle, Oswiecim, Pologne, 2002, 2003 et 2009.

H- <u>Station dentaire affiliée – Camp pour femmes Birkenau :</u>

Casanova Danielle (détenue féminine) 9.1.09 matricule 31655 dentiste ***Française***

Hanel	(détenue féminine)	dentiste	Juive
Baumatz	(détenue féminine)	mécanicienne dentaire	Juive
Cajtak	(détenue féminine)	traductrice	Juive
Fischmann	(détenue féminine)	secrétaire	Allemande
Wahrburg	(détenue féminine)	assistante	Juive
Silberstein	(détenue féminine)	assistante	Juive

Le dentiste en chef du camp de concentration d'Auschwitz
SS-Obersturmführer[346]

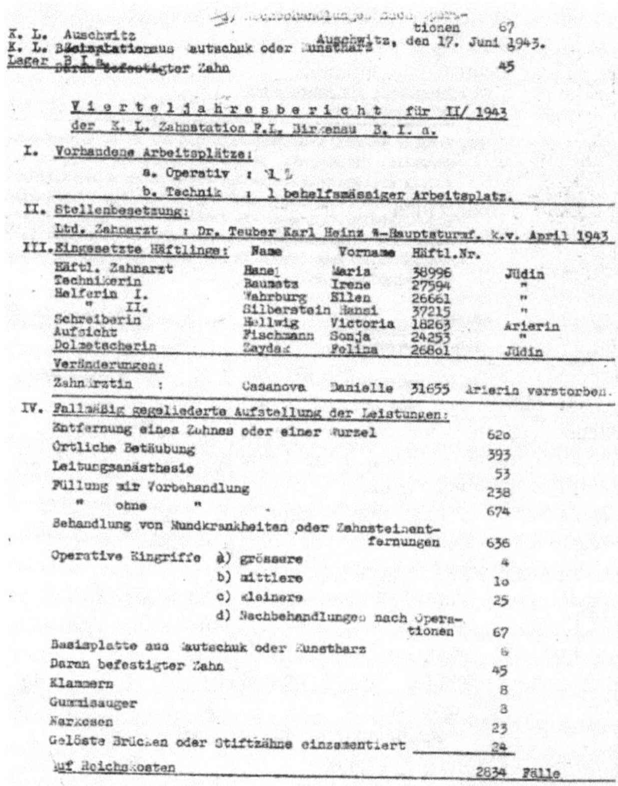
d) Nachbehandlungen nach Operationen 67
K. L. Auschwitz
K. L. Zahnstation — Basisplatte aus Kautschuk oder Kunstharz
Auschwitz, den 17. Juni 1943.
Lager B I a — Daran befestigter Zahn 45

Vierteljahresbericht für II/ 1943
der K. L. Zahnstation F.L. Birkenau B. I. a.

I. Vorhandene Arbeitsplätze:
a. Operativ : 1 ½
b. Technik : 1 behelfsmässiger Arbeitsplatz.

II. Stellenbesetzung:
Ltd. Zahnarzt : Dr. Teuber Karl Heinz SS-Hauptsturmf. k.v. April 1943

III. Eingesetzte Häftlinge:

	Name	Vorname	Häftl.Nr.	
Häftl. Zahnarzt	Hanel	Maria	38996	Jüdin
Technikerin	Baumatz	Irene	27594	"
Helferin I.	Wahrburg	Ellen	26661	"
" II.	Silberstein	Hansi	37215	"
Schreiberin	Hellwig	Victoria	18263	Arierin
Aufsicht	Fischmann	Sonja	24253	"
Dolmetscherin	Zaydax	Felina	268o1	Jüdin

Veränderungen:
Zahnärztin : Casanova Danielle 31655 Arierin verstorben.

IV. Fallmäßig gegliederte Aufstellung der Leistungen:

Entfernung eines Zahnes oder einer Wurzel	62o
Örtliche Betäubung	393
Leitungsanästhesie	53
Füllung mit Vorbehandlung	238
" ohne "	674
Behandlung von Mundkrankheiten oder Zahnsteinentfernungen	636
Operative Eingriffe a) grössere	4
b) mittlere	1o
c) kleinere	25
d) Nachbehandlungen nach Operationen	67
Basisplatte aus Kautschuk oder Kunstharz	6
Daran befestigter Zahn	45
Klammern	8
Gummisauger	3
Narkosen	23
Gelöste Brücken oder Stiftzähne einzementiert	24
auf Reichskosten	2834 Fälle

[347]

Camp de concentration d'Auschwitz	Auschwitz, le 17.06.1943

Station dentaire du camp[348]
Camp B.I. a

<u>Rapport trimestriel pour II/1943 de la station dentaire du camp pour femmes de Birkenau B.I. a :</u>

---

[346] Panstwowe Muzeum Auschwitz, communication personnelle, Oswiecim, Pologne, 2002, 2003 et 2009.

[347] Panstwowe Muzeum Auschwitz, communication personnelle, Oswiecim, Pologne, 2002, 2003 et 2009.

[348] Panstwowe Muzeum Auschwitz, communication personnelle, Oswiecim, Pologne, 2002, 2003 et 2009.

I. Postes disponibles :

a- chirurgical 2

b- technique 1 poste conformément aux directives

II. Répartition des postes :

dentiste en chef : Dr. Karl-Heinz Tauber, SS-Hauptsturmführer, depuis avril 1943

III. Détenus employés:

dentiste	Hanel	Juive
mécanicienne dentaire	Baumatz	Juive
assistante I	Wahrburg	Juive
assistante II	Silberstein	Juive
secrétaire	Hellwig	Arienne
surveillante	Fischmann	Arienne
traductrice	Zaydak	Juive

Modifications :

dentiste Casanova Danielle 31655 Arienne décédée

IV. Liste des prestations réparties selon les cas :

Enlèvement d'une dent ou d'une racine	620
Anesthésie locale	393
Anesthésie générale	53
Plombage avec soins préliminaires	298
Plombage sans soins préliminaires	674
Soins de maladies buccales ou détartrage	636
Opérations a- grosses	4
b- moyennes	10
c- petites	25
d- soins postopératoires	67
Supports en caoutchouc ou en résine artificielle	6
Dents fixées sur ces supports	45
Crochets	8
Ventouses	8
Anesthésies	23
Rescellement de bridges ou de dents sur pivot descellées	24
Aux frais du Reich	2834 cas

2/ Jean Alfred Dangoumau (1913-1944)

« Né le 22 janvier 1913 à Caupenne (Landes), il est exécuté sommairement le 12 juillet 1944 près du moulin du Clauzon à Lahosse (Landes). Il était chirurgien-dentiste et membre du groupe FFI-SOE de Mugron[349].

Fils de Jean-Baptiste Dangoumau et de Anne Deyres, Jean Dangoumau était divorcé et avait un enfant. Entré dans le groupe de résistants de Mugron, le 1er juin 1944, il gagne le maquis le 6 juin 1944. Devant régler des affaires pressantes, il rentre du maquis et est arrêté durant son sommeil, à son domicile à Mugron, par la police allemande, le 8 juillet 1944. Dix-neuf personnes au total sont arrêtées. Après une vérification d'identité et des interrogatoires sommaires, dix personnes sont relâchées. Les neuf autres sont transférées à Montfort (Landes) et maintenues en garde à vue. Jean

[349] http://fusilles-40-44.maitron.fr, « Jean, Alfred, Dangoumau », 2007-2020.
Avec l'aimable autorisation des responsables du site, Mrs Claude Pennetier et Dominique Tantin.

Dangoumau en fait partie. Torturé, il refuse de parler et est conduit, avec les autres, dans un petit bois près du moulin du Clauzon de Lahosse où ils ont dû creuser leur propre tombe avant d'être fusillés.

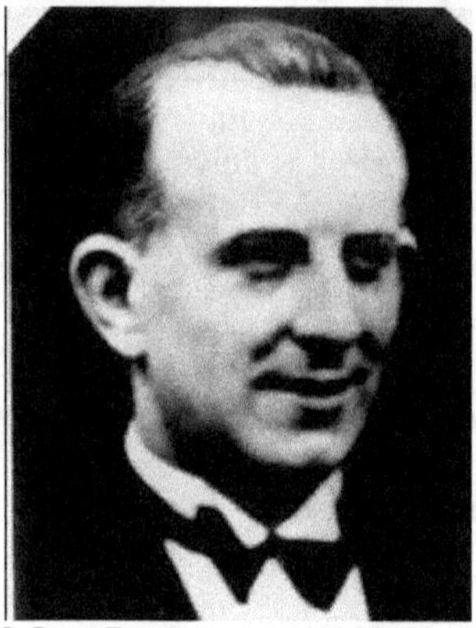

M. Jean Dangoumau (1913-1944).

Les noms de ces hommes figurent sur des stèles érigées en 1946 en leur mémoire sur le lieu même de leur exécution. L'espace a été par la suite réaménagé et transformé en site du souvenir comme symbole et mémoire de la Résistance et de la Déportation du canton de Mugron[350]*. Il a été inauguré le 12 juillet 2003. »*

3/ Albert Catz (1911-1944)[351]

« Albert Catz est le fils de Michel Catz, horloger, et de Rosa Feller. Il est né le 17 novembre 1911, au domicile de ses parents, 50 rue Rambuteau, dans le IIIe *arrondissement de Paris. Le 16 janvier 1936, il se marie à Paris, avec Jacqueline, Lisette Lévy. Son mariage religieux a lieu le 19 janvier 1936 à la synagogue de la rue Chasselout-Laubat (Paris, XV*^e^ *arrondissement). Son fils naît en 1938. Avant la guerre, Albert Catz est chirurgien-dentiste et demeure à Troyes, dans l'Aube, 1, rue du petit Credo. Pendant la guerre, les Catz se réfugient à Nyons, dans la Drôme. À la suite d'une opération menée par le maquis contre des collaborateurs de Nyons, Albert Catz, craignant des représailles, conduit sa famille à Valence, dans la Drôme, au début du mois de juin 1944. Les Catz s'installent à l'hôtel de la Croix d'Or. C'est devant cet établissement qu'Albert Catz est arrêté le 7 juin 1944 à 11 heures du matin par des miliciens et peut-être par des hommes de la Gestapo.*

[350] http://fusilles-40-44.maitron.fr, « Jean, Alfred, Dangoumau », 2007-2020.
Avec l'aimable autorisation des responsables du site, Mrs Claude Pennetier et Dominique Tantin.

[351] http://fusilles-40-44.maitron.fr, « Catz Albert », 2007-2020.
Avec l'aimable autorisation des responsables du site, Mrs Claude Pennetier et Dominique Tantin.
Cote AC 21 P 434088, DAVCC, ministère de la Défense, Caen.

D'après sa femme, il est dénoncé pour ses activités dans la Résistance, mais c'est vraisemblablement en tant que juif qu'il est appréhendé. Albert Catz est interné le 8 juin à la prison de Montluc de Lyon, dans la « baraque aux Juifs ».
Le 14 août 1944 ont lieu des bombardements sur la base aérienne de Bron. Devant l'ampleur des dégâts, les Allemands décident de faire travailler sur le camp d'aviation des détenus juifs de la prison de Montluc. Le 17 août, à 9 heures du matin, 50 prisonniers sont extraits « sans bagage » de la « baraque aux Juifs ». Le gardien Wittmayer fait l'appel et, à la dernière minute, les Allemands remplacent deux catholiques par des Juifs. Ils sont embarqués sur trois camions gardés par des soldats allemands armés de mitraillettes, puis amenés sur le champ d'aviation de Bron. À Bron, les prisonniers sont répartis par groupes de trois et contraints de rechercher, d'extraire et de désamorcer des bombes non éclatées. Vers midi, ils sont dirigés près d'un hangar pour déjeuner. L'un des détenus en profite pour s'évader. Après des menaces de représailles et de vaines recherches, les soldats allemands conduisent les 49 détenus sur le chantier pour reprendre le travail. À 18h30 (...) un major allemand donne l'ordre de les amener sur un autre chantier. Les 49 détenus sont conduits près de trois trous d'obus au-dessus desquels ils ont été exécutés par balles. Les corps sont ensuite recouverts de terre et de gravats. (...) En septembre 1944, cinq charniers sont découverts sur le terrain d'aviation de Bron. Le corps d'Albert Catz est retrouvé le 4 octobre dans le charnier E, situé entre les charniers C et D et contenant 26 cadavres[352]*. D'après le rapport du médecin légiste, il a été tué d'une balle dans la tête. Grâce au témoignage du seul rescapé de l'exécution du 17 août, Albert Catz a fait vraisemblablement partie du groupe des 49 exécutés du 17 août 1944. Son corps est décrit comme suit : 1m80, « cheveux châtains, avec front largement dégagé ». D'abord enregistré sous le numéro 89, Albert Catz est identifié le 5 octobre 1944 par sa belle-mère, Marguerite Lévy. Son corps est inhumé au cimetière communal de Bron, dans le carré des fusillés. Il obtient la mention « Mort pour la France » en 1952 et le titre d'interné politique en 1953. »*

4/ Louis Gabriel Cabanette (1906-1944)[353]
Louis naît le 2 février 1906 à Nouméa, en Nouvelle-Calédonie. Son père est Jean Cabanette et sa mère, Marie-Louise Jeannin. Il entre dans la Résistance en 1942 et fait partie de l'armée secrète dès sa formation en décembre 1942.

---

[352] http://fusilles-40-44.maitron.fr, « Catz Albert », 2007-2020.
Avec l'aimable autorisation des responsables du site, Mrs Claude Pennetier et Dominique Tantin.
Le 18 août, 23 détenus juifs de Montluc sont également exécutés au même endroit et de la même façon, ce qui porte le nombre total de victimes à 72 victimes.
Cote AC 21 P 434088, DAVCC, ministère de la Défense, Caen.
[353] Cote AC 21 P 432182, DAVCC, ministère de la Défense, Caen.

Il est marié sans enfant. Il s'occupe du ravitaillement des premiers maquis, assure les transports et distribue des tracts de propagande.
Il réside avenue de Brazza, à Marvejols, en Lozère, au moment de son arrestation. Il porte alors le nom de Chabrol. Du 1er août 1943 au 30 août 1943, il rejoint le maquis de Bonnecombe. Il est arrêté le 30 août 1943, par la Gestapo, au château de Saint-Lambert à Marvejols. Il participe à une réunion des chefs de maquis. Il est considéré alors comme réfractaire au travail obligatoire. Cinq personnes sont arrêtées, trois s'échappent. Il est torturé, mais ne prononce pas un mot pendant son interrogatoire.
Il est interné du 30 août 1943 au 15 septembre 1943 à la prison militaire de Montpellier. Du 15 septembre au 27 octobre 1943, il est enfermé au stalag 122 à Compiègne. Il est déporté du 28 octobre 1943 au 6 janvier 1944, date de sa mort à Buchenwald suite aux mauvais traitements reçus. Il a alors le numéro de matricule 31264. *« Arrivé à Buchenwald, il est présenté au dentiste SS du camp qui est prêt à le recruter pour le cabinet dentaire du camp. La demande de mutation doit suivre son cours jusqu'à Berlin. Les délais de réponse sont longs. En attendant, Louis travaille dans un kommando. Il charge du charbon, ramasse du bois…, mais surtout, il souffre du froid, car l'hiver est très virulent. Présenté une première fois à l'infirmerie, il est rejeté par les infirmiers qui estiment qu'il n'est pas si malade que ça. Toutefois, Louis souffre, ne va pas bien. Son moral baisse. Muté vers un kommando moins dur, son état s'aggrave. Il finit par entrer à l'infirmerie du camp atteint d'une pneumonie. C'est là qu'il trouve la mort*[354]. »
Il est fait capitaine des Forces françaises de l'Intérieur (FFI) à titre posthume le 24 janvier 1946. Il reçoit aussi la mention « Mort pour la France » ce même jour.
Il est élevé au grade de chevalier de la Légion d'honneur avec attribution de la Croix de guerre avec palme pour fait de guerre (J. O. du 08/10/1947) par le président de la République Vincent Auriol.
Sa nomination comporte l'éloge suivant : *« A toujours donné l'exemple, d'un courage calme et d'une foi vive en la victoire ». « Restera une belle figure de la Résistance. »*
Il a reçu la médaille de la Résistance n° 1172.C4 (24/05/1949).
Il est décrit ainsi : 1,72 m ; visage ovale ; nez moyen, yeux gris-vert ; cheveux châtains, légèrement gris aux tempes ; teint ordinaire. Il a une fracture ancienne et une cicatrice à la clavicule. Il porte des lunettes. De même, il présente une vieille cicatrice à la cuisse droite.

[354] Cote AC 21 P 432182, DAVCC, ministère de la Défense, Caen.
Témoignage de Marcel Haeffelé, étudiant en chirurgie dentaire, compagnon de déportation à Buchenwald de Louis Cabanette, daté du 12 janvier 1946.

5/ Marie-Louise Wittmann, épouse Georges (1902-1945)[355]

Elle naît à Paris, dans le IIe arrondissement, le 21 mars 1902. Son père est Conrad Wittmann et sa mère, Marie-Henriette Cattant.

Elle habite au 152, avenue Édouard Vaillant à Boulogne-sur-Seine[356] au moment de son arrestation. Elle est chirurgien-dentiste. Elle se marie le 7 décembre 1940 avec Albert Eugène Georges. Le couple serait divorcé comme le stipule le Bulletin de mariage de la mairie du IIe arrondissement de Paris, enregistré à la Préfecture de Paris, le 26 avril 1949.

C'est la Gestapo qui vient la chercher à son domicile, le 27 juin 1944. Elle était entrée en Résistance le 15 septembre 1942. Elle a alors intégré le réseau Turma-Vengeance, puis elle en rejoint un autre, Marie-Odile, où elle porte le nom Lorraine. Après son interpellation, elle est aussitôt emprisonnée à Fresnes. Elle quitte la France pour la déportation le 15 août 1944. Ce sera tout d'abord Ravensbrück, puis Bergen-Belsen où elle disparaît le 22 avril 1945. Au moment de son départ en Allemagne, il est considéré qu'elle a le grade de sous-lieutenant des Forces françaises combattantes. Son action dans la Résistance : héberger des parachutistes.

À titre posthume, elle a reçu la Croix de guerre avec palme pour fait de Résistance le 10 juillet 1946. De même, une citation à l'ordre de l'armée à titre posthume lui est décernée le même jour. *« Résistante de la première heure, a organisé un service de renseignements et fournit de nombreux renseignements. A continué son activité malgré les recherches dont elle était l'objet. Arrêtée par la Gestapo, n'a, malgré des interrogatoires sévères, rien dévoilé des secrets dont elle était dépositaire. Belle figure de Résistante, qui a par son courage sauvé de nombreux éléments de l'arrestation. Morte pour la France le 22 avril 1945 au camp de Belsen. »*

Un jugement rendu par le tribunal civil de la Seine le 18 mars 1955 la considère officiellement morte le 10 juin 1955 (extrait du registre de transcription de décès de la mairie de Boulogne-Billancourt). La mention « Mort pour la France » est apposée sur son dossier.

6/ Gabriel Charles Grapin (1889-1945)[357]

Gabriel Charles Denis Grapin est né le 28 mai 1889 à Clermont-Ferrand. Il est le fils de Charles Grapin et de Célestine Marie Gaumard. C'est un dentiste français. Il habite au 92, rue Jouffroy dans le XVIIe arrondissement de Paris. Il a été cité à l'ordre du régiment n° 276 le 12 décembre 1918. Il est titulaire de la Croix de guerre 1914-1918 avec une étoile de bronze.

Il est marié à Andréa Joséphine Carpentras, épouse Grapin, le 8 octobre 1932. Son nom dans la Résistance est Gaby. Il appartient au réseau Samson et y figure comme Agent P2 dès le 21 juillet 1942. Un agent P2 est un agent

---

355 Cote AC 21 P 454854, DAVCC, ministère de la Défense, Caen.

356 Un autre document dans le même dossier certifie qu'au moment de son arrestation, Marie-Louise habite 52, avenue du Gal Leclerc à Boulogne-sur-Seine.

357 Cote AC 21 P 458296, DAVCC, ministère de la Défense, Caen.

de renseignements ou un officier responsable qui travaille en permanence pour la Résistance. Il a transmis des renseignements relatifs à des dépôts d'armes, il a fait soigner des blessés alliés et les a aidés à rejoindre leurs pays.
Il est arrêté à son domicile le 24 mai 1944, par la Gestapo qui effectue une perquisition de 21h30 à 23h30. Son domicile est au rez-de-chaussée de l'immeuble. Grapin est accusé par les agents allemands d'intelligence avec l'ennemi.
Sa belle-mère, Henriette Carpentras, qui vit chez lui et dont il a la charge, et son épouse sont arrêtées également, puis relâchées. Il est emmené, ainsi que ses proches, au 84, avenue Foch à Paris. Le même jour, il est emprisonné à Fresnes, puis, quelques jours après, à Compiègne jusqu'au 13 août. Il part en déportation le 14 août 1944 et se retrouve au camp de Buchenwald, en Allemagne, le 20 août 1944. Il y reçoit le numéro de matricule 78116.
Il est décédé à Ellrich, kommando de Buchenwald, le 2 janvier 1945 (avis de décès officiel n° 591 874 A3). Ce kommando est voisin de celui de Dora où sont fabriqués les V1 et les V2. Le 16 février 1949, le préfet de Paris, après consultation de la Commission départementale de contrôle des prisonniers, déportés politiques, déportés du travail et du Comité départemental de Libération, donne un avis favorable quant à l'attribution de la mention « Mort pour la France » à Gabriel Grapin.

7/ Ernest Auguste Geoffroy Tappert (1988-1944)[358]
Ernest Tappert est né le 30 mars 1888, à Grünkirch, en Allemagne. Il est de nationalité française. Chirurgien-dentiste, il exerce à Sarreguemines et est marié avec deux enfants. Il est arrêté par la Gestapo, le 18 septembre 1944, pour propagande antinazie et pour avoir fait passer la frontière franco-allemande à des prisonniers, et des réfractaires à la Wehrmacht. Sans appartenance à un mouvement précis, il est entré en Résistance à partir du 1er janvier 1944. Du 18 septembre 1944 au 16 octobre 1944, il est incarcéré à la maison d'arrêt de Sarreguemines, puis est transféré à Neue Bremm, camp de torture de la Gestapo à Sarrebruck, en Allemagne, où sont regroupés les Résistants devant être « brisés ». Il est mort en déportation au camp de concentration de Dachau, en Allemagne, le 18 décembre 1944. Son corps n'a pas été rapatrié. Sa femme Marguerite est également arrêtée pour les mêmes motifs que son mari, mais elle survit à la guerre.
Un arrêté du 19 juillet 1999 autorise l'apposition de la mention « Mort en déportation » sur tous les documents concernant une série de Français morts dans les camps de concentration, dont Ernest Tappert. Il a reçu aussi la mention « Mort pour la France » et le grade posthume de sergent dans l'armée française par décision ministérielle du 13 décembre 1950, avec certificat d'appartenance à la Résistance intérieure française.

[358] Cote GR 16P 561909, Service historique de la Défense, ministère des Armées, Vincennes.

8/ Georges Lesage (1888-1944)
Dentiste et conseiller municipal SFIO de Clermont (Oise), il est arrêté le 30 mars 1944 avec Guy Sentelles, un mécanicien dentiste réfractaire au STO que Lesage hébergeait. Faisant partie du mouvement de Résistance Libé-Nord, il agit essentiellement dans l'Oise. Il est déporté à Buchenwald le 22 août 1944. Il aurait été abattu lors de l'évacuation du camp d'Oberaudenhain le 17 avril[359].

9/ Edmond Menu (et non pas Maurice ou encore Édouard) (1896-1944)
Dentiste exerçant au Mans, ses actes de Résistance le conduisent à agir essentiellement dans la Sarthe[360]. Il est arrêté le 9 octobre 1941. Il est emprisonné à la prison de Fresne, puis déporté à Gross-Rosen. Il y décède le 23 novembre 1944.

359 www.museedelaresistanceenligne.org, Fondation de la Résistance, 2010-2013 ; www.resistance60.fr, Résistance 60, Noyon.
360 www.museedelaresistanceenligne.org, Fondation de la Résistance, 2010-2013.

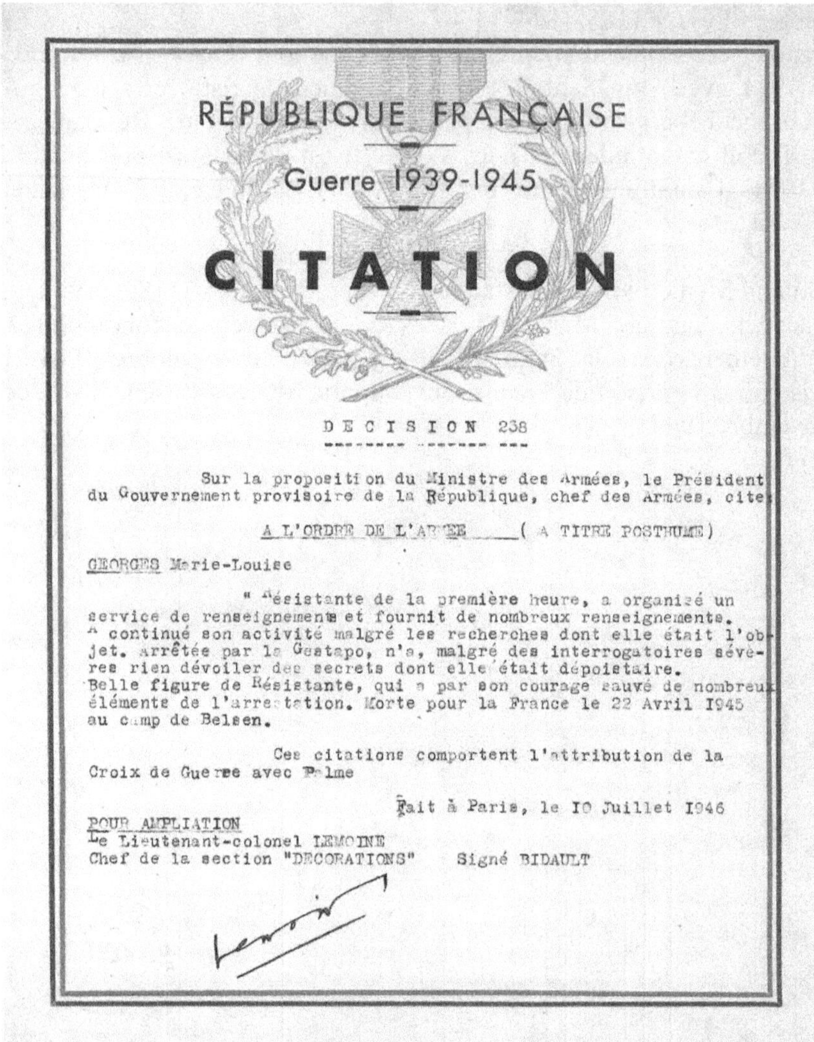

RÉPUBLIQUE FRANÇAISE

Guerre 1939-1945

CITATION

DECISION 238

Sur la proposition du Ministre des Armées, le Président du Gouvernement provisoire de la République, chef des Armées, cite

A L'ORDRE DE L'ARMEE (A TITRE POSTHUME)

GEORGES Marie-Louise

" Résistante de la première heure, a organisé un service de renseignements et fournit de nombreux renseignements. A continué son activité malgré les recherches dont elle était l'objet. Arrêtée par la Gestapo, n'a, malgré des interrogatoires sévères rien dévoiler des secrets dont elle était dépositaire. Belle figure de Résistante, qui a par son courage sauvé de nombreux éléments de l'arrestation. Morte pour la France le 22 Avril 1945 au camp de Belsen.

Ces citations comportent l'attribution de la Croix de Guerre avec Palme

Fait à Paris, le 10 Juillet 1946

POUR AMPLIATION
Le Lieutenant-colonel LEMOINE
Chef de la section "DECORATIONS"

Signé BIDAULT

Citation à l'ordre de l'armée avec attribution de la Croix de guerre avec palme décernée à titre posthume à Marie-Louise Wittmann, épouse Georges, pour fait de Résistance[361] – 10 juillet 1946.

[361] Cote AC 21 P 454854, DAVCC, Ministère de la Défense, Caen.

… non cités dans les bulletins

Il y en a sûrement d'autres, mais ces dentistes français exceptionnels sont, pour nous, incontournables[362]. En page 3 du premier bulletin de mai-juin-juillet 1945, lors de la publication de la première liste de *« martyrs de la profession »*, les auteurs précisent sa non-exhaustivité et ajoutent *« qu'ils seraient reconnaissants à tous ceux qui les aideraient à mettre cette liste à jour. ». « A jour »*, cela nous semble compliqué, mais pourquoi ne pas ajouter à cette liste, selon le souhait des auteurs, des noms qui nous sont connus[363]… même 75 ans après ?

1/ Georges Paulin (1902-1942)

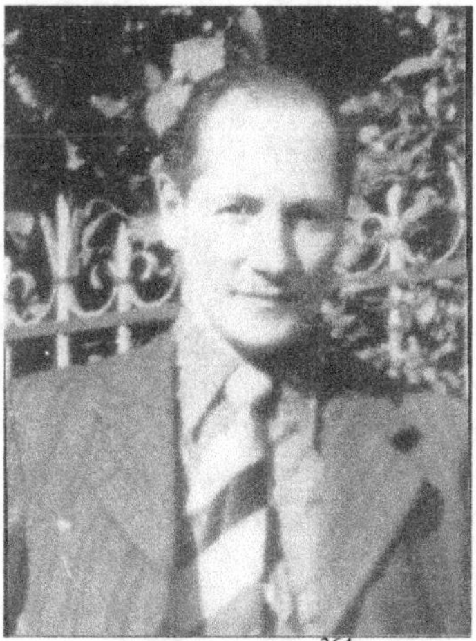

Georges Paulin[364].

Georges Paulin naît à Paris en 1902. De famille modeste, il est surdoué et s'ennuie très vite à l'école. Très tôt, il présente des aptitudes exceptionnelles pour le dessin. En 1918, sa mère est tuée dans les bombardements de la capitale. Il ne s'en remettra jamais[365].

Dès l'âge de 14 ans, il devient prothésiste dentaire et est très vite reconnu pour ses talents. Il s'installe à son compte et reprend ses études pour devenir

[362] Il convient de ne pas oublier tous ceux qui ont été capturés pour fait de Résistance, torturés, déportés, qui ont survécu et en sont revenus.

[363] Riaud Xavier, *Étude de la pratique odontologique et de ses déviances dans les camps de l'Allemagne nazie*, Thèse Doct. Épistémologie, Histoire des Sciences et des Techniques, Centre François Viète (EA – 1161), Nantes, 2007.

[364] Paulin Michel-Georges, communication personnelle, 2008.

[365] Riaud Xavier, *Dentistes héroïques de la Seconde Guerre mondiale*, L'Harmattan (éd.), Collection Médecine à travers les siècles, Paris, 2011.

chirurgien-dentiste. De même que son frère, il est diplômé de Garancière. Cette activité professionnelle ne lui sert qu'à financer sa passion[366].

« C'est en 1927 qu'ont débuté ses recherches. Il était accoudé à la fenêtre de son laboratoire de prothèse dentaire à Nice, quand est survenue une averse orageuse très brutale. Sur le trottoir opposé, un magnifique cabriolet Delage était arrêté, décapoté, et, malgré tous ses efforts, le propriétaire n'est pas parvenu à fermer la capote avant que l'intérieur en cuir et velours ait été inondé. Pour Georges Paulin, cela a été le déclic[367]*. »*

C'est en 1931 que Georges Paulin se fait connaître pour son invention du coupé-cabriolet avec l'aide du carrossier Marcel Pourtout dont il devient le styliste attitré. Il abandonne son cabinet dentaire à cette époque. Paulin invente le système *Eclipse* de motorisation du toit pour lequel il dépose son premier brevet. Il réalise une maquette au dixième d'une Citroën Rosalie qui fonctionne à l'électricité. En pleine construction de la traction avant et bien qu'admiratif, Citroën ne donne pas suite[368]. Associé à un financier, Pourtout construit sur les plans de Paulin, un Coach Hotchkiss 4 places pour le salon de 1933. En désaccord sur la répartition des gains, le projet avorte. Les deux hommes produisent une variété de marques (Renault, Delage, Bentley…) et de modèles, et un nombre de voitures carrossées assez exceptionnel.

Un parent lui prête de l'argent et Georges réalise un second prototype sur un châssis Peugeot fourni par le concessionnaire Darl'mat qui s'enthousiasme et lance la fabrication de 401 et de 601 modifiée par Pourtout. Paulin propose un nouveau système dans le cadre de la conception de la 302 et de la 402 Eclipse encore révolutionnaire aujourd'hui puisque le toit replié n'empiète que très peu sur le volume du coffre[369]. Sa notoriété se faisant plus grande chaque jour, il élabore des roadsters Peugeot Darl'mat, dont deux d'entre eux s'illustrent au Mans en 1937 et 1938.

« Le contrat signé entre Peugeot et Georges Paulin atteignait la fin d'une première période lors du lancement de la 402. La nouvelle rémunération proposée par le constructeur était jugée trop faible par Paulin. Un procès les a opposés et la justice a donné raison au constructeur qui pouvait alors utiliser le brevet à sa guise. Cela a été un coup terrible pour Georges Paulin qui était un homme passionné et peu enclin à transiger[370]*. »*

En 1937, André Embiricos, banquier et frère de Nicky Embiricos, coureur amateur sur Bugatti et sur Era, fait l'acquisition d'un châssis Bentley. Le

---

[366] Paulin Jérôme & Paulin Michel, « Biographie express », in *http://www.georgespaulin-lesite.com*, 2006.

[367] b/ Paulin Jérôme & Paulin Michel, « L'inventeur du coupé-cabriolet », in *http://www.georgespaulin-lesite.com*, 2006.

[368] a/ Paulin Jérôme & Paulin Michel, « Le styliste automobile », in *http://www.georgespaulin-lesite.com*, 2006.

[369] b/ Paulin Jérôme & Paulin Michel, « L'inventeur du coupé-cabriolet », in *http://www.georgespaulin-lesite.com*, 2006.

[370] b/ Paulin Jérôme & Paulin Michel, « L'inventeur du coupé-cabriolet », in *http://www.georgespaulin-lesite.com*, 2006.

représentant en France de cette marque lui recommande de le faire habiller par Paulin et Pourtout. Celui-ci en propose un tracé original en 1938. Sa conception en a fait un véhicule exceptionnel avec des performances défiant toutes les normes pour l'époque. Susceptible de battre Mercedes, cette voiture est montrée d'exposition en exposition, sur le sol français, puis allemand. En 1939, André Embiricos, las de ne pouvoir la posséder, la revend[371]. Elle ne réapparaît au Mans qu'en 1949 où elle participe à trois épreuves consécutives. En 2000, elle gagne un concours d'élégance en Californie[372]. La Delage 1937 a reçu en 2006, le Vuitton Award. D'une valeur de 3 millions d'euros, cette voiture a été exposée sur les Champs-Élysées. Paulin est considéré aujourd'hui, par les spécialistes américains et anglais, comme le plus grand styliste automobile de l'entre-deux-guerres.

Fin 1939, après des négociations difficiles et très marquées par le procès qui l'a opposé à Peugeot, il accepte de devenir ingénieur-conseil et aérodynamicien du groupe Roll's Royce/Bentley qui a été séduit par ses travaux. En 1940, les bombardements allemands mettent un terme à leur collaboration en détruisant partiellement le fruit de leur collaboration dans le port de Dieppe[373].

Georges Paulin tenait en grande estime ses concurrents allemands et n'aspirait qu'à la paix. Malgré tout, il n'oubliait pas la mort de sa mère. Le 18 juin 1940, alors ingénieur dans une usine d'aéronautique militaire, il s'engage dans une lettre à un de ses amis anglais à ne pas baisser les armes et à ne pas reconnaître le maréchal Pétain qu'il tient en partie responsable de la débâcle française. En 1940, en zone non occupée, il rencontre Walter Sleator, un agent du MI6 ou Secret Intelligence Service. Sleator dirigera le réseau depuis Madrid et fournira le premier poste émetteur en relation avec Londres[374].

« Ce réseau s'appelle Phill. Il comporte 14 personnes dont plusieurs franchissent régulièrement, en fraude, la zone interdite et relèvent les plans, les équipements, les effectifs des bases aériennes de la Luftwaffe. Toutes les données sont transmises à Londres guidant ainsi les interventions de la chasse et des bombardiers britanniques. Ce réseau est composé d'hommes et de femmes qui n'ont aucun secours à attendre sur place, qui exécutent leurs missions en dépensant leur propre argent. Ce n'est que vers la fin de 1941 qu'ils reçoivent pour la première fois des fonds venus d'Angleterre[375]. »

---

371 Lamendin Henri, *De l'art dentaire à d'autres arts*, L'Harmattan (éd.), Collection Médecine à travers les siècles, Paris, 2007.

372 b/ Paulin Jérôme & Paulin Michel, « L'inventeur du coupé-cabriolet », in *http://www.georgespaulin-lesite.com*, 2006.

373 b/ Paulin Jérôme & Paulin Michel, « L'inventeur du coupé-cabriolet », in *http://www.georgespaulin-lesite.com*, 2006.

374 c/ Paulin Jérôme & Paulin Michel, « Le combattant de la liberté », in *http://www.georgespaulin-lesite.com*, 2006.

375 c/ Paulin Jérôme & Paulin Michel, « Le combattant de la liberté », in *http://www.georgespaulin-lesite.com*, 2006.

En l'absence de Louis Renault (1877-1944) parti pour les États-Unis afin d'accélérer la production de chars pour l'armée française, depuis l'armistice, les usines Renault ont été réquisitionnées par la Wehrmacht et à son retour, deux ateliers, détachés de l'usine, ont été contraints de réparer des chars de combat. Les usines Renault sont en effet passées sous administration allemande et sous la tutelle de Daimler-Benz. En mars 1942, les usines Renault de l'île Seguin à Boulogne-Billancourt sont les premières cibles prioritaires des bombardiers britanniques et alliés de la Royal Air Force qui les anéantissent totalement. Ce sont Paulin et ses amis qui ont préparé avec Londres, la destruction de ces usines dans l'agglomération parisienne. Une fois planifiée, la RAF a bombardé le site et atteint son objectif, mais au prix de la vie de milliers de civils[376]. Louis Renault, déjà malade, avant la guerre, ne s'en remettra pas. Ses usines seront nationalisées en 1945.
« En 1941 le réseau Phill, informa le MI6 de l'ampleur des recherches allemandes sur les moteurs à réaction et l'état d'avancement des plans des prototypes[377]. »
« Pour couvrir leurs activités d'espionnage, Georges Paulin et ses compagnons exerçaient, fictivement ou à mi-temps, une activité professionnelle. Ainsi, Georges, qui avait été dentiste, entre en novembre 1940, au service de Durren-Berger, un dentiste français d'origine alsacienne qui parlait couramment l'allemand et qui soignait des membres de l'Ambassade d'Allemagne déjà bien avant la guerre. Ce cabinet avait maintenant une clientèle allemande exceptionnelle : l'ambassadeur Otto Abetz, le ministre Schleier, le ministre Rode, le général von Stülpnagel, commandant les troupes allemandes en France, Hermann Brandl dit Otto le chef de l'Abwehr en France, Daniel Dubois le n°1 français de la Gestapo à Paris, le capitaine Otto Rahn envoyé de Himmler, les consuls Quiring et Studer,... Or, bien avant la guerre, Durren-Berger était déjà un agent du 2e bureau de l'armée française et, pendant l'occupation, il a continué jusqu'en 1942 son espionnage pour le 2e bureau de Vichy. Cette source de renseignements était d'une valeur inestimable. Une partie des informations recueillies par Durren-Berger étaient transmises aux Anglais par le chef du SR de Vichy : le lieutenant-colonel Perruche. Durren-Berger ignorait tout de l'activité d'espionnage de Georges Paulin et Georges Paulin ignorait tout des activités de Durren-Berger.
Comble d'audace, Georges Paulin a soigné, de novembre 1940 à octobre 1941, le traître Dubois, l'homme qui le recherchait sans le connaître. Ils

[376] c/ Paulin Jérôme & Paulin Michel, « Le combattant de la liberté », in *http://www.georgespaulin-lesite.com*, 2006.
[377] c/ Paulin Jérôme & Paulin Michel, « Le combattant de la liberté », in *http://www.georgespaulin-lesite.com*, 2006.

avaient de bons rapports et Dubois disait à sa secrétaire, mademoiselle Méry, avoir de l'estime pour Georges Paulin[378]*.* »
Les agents du réseau Phill se succèdent dans le cabinet dentaire de Paulin. Au hasard de leurs venues, ils croisent ces personnalités allemandes. C'est dans une statue creuse du cabinet de Georges que sont déposées les informations. Les Allemands n'ont jamais rien vu[379].
Sur dénonciation d'un « ami » suisse allemand, ils sont arrêtés sur ordre d'Otto et de Radecke de l'Abwehr au mois de novembre 1941. C'est Lafont, le chef de la Gestapo française de la rue Lauriston, et trois de ses acolytes qui se chargent de cette mission. Duren-Berger, terrorisé, livre toutes les fiches dentaires des membres du réseau Phill qui sont tous arrêtés.
« *Georges Paulin est livré à Otto. Dubois confiera à Durren-Berger que Paulin n'a pas dit un mot durant 8 jours d'interrogatoire. Ceux-ci se sont poursuivis plus de 4 mois et aucun des autres membres du réseau Phill inconnus ou connus du Suisse allemand ou de Durren-Berger n'a été inquiété. Aucun de ces Résistants arrêtés n'a dénoncé ses compagnons encore libres malgré les traitements inhumains qui leur ont été infligés*[380]*.* »
Ils sont jugés à Paris, le 20 mars 1942 et condamnés à mort. Lors du jugement, le juge Eckard a rendu hommage à leur patriotisme « *affirmant qu'il était honorable pour un Français de désobéir au gouvernement français.* » Ce même juge a précisé que l'Abwehr, service de renseignement allemand, avait payé 400 000 francs par résistant capturé, au dénonciateur[381].
Pendant 4 mois, ils ont été torturés. Paulin doit être plâtré au cou et au torse pour être attaché au poteau d'exécution. À l'abbé Stock qui l'accompagne dans ses derniers moments, il affirme qu'il meurt dans la semaine anniversaire de la mort de sa mère et à ceux qui voudraient le venger, il laisse ses derniers mots : « *Ne me vengez pas, je vous aime.* » Ils sont fusillés au mont Valérien[382].
En 1945, Paulin reçoit la Croix de guerre avec étoile de vermeil et est cité à l'ordre de l'armée par le général de Gaulle. En 1964, l'administration déclare Georges Paulin mort pour la France. En 1967, il reçoit le grade posthume de lieutenant de l'armée française et en 1969, il obtient la médaille de la Résistance[383].

---

[378] c/ Paulin Jérôme & Paulin Michel, « Le combattant de la liberté », in *http://www.georgespaulin-lesite.com*, 2006.
[379] c/ Paulin Jérôme & Paulin Michel, « Le combattant de la liberté », in *http://www.georgespaulin-lesite.com*, 2006.
[380] c/ Paulin Jérôme & Paulin Michel, « Le combattant de la liberté », in *http://www.georgespaulin-lesite.com*, 2006.
[381] c/ Paulin Jérôme & Paulin Michel, « Le combattant de la liberté », in *http://www.georgespaulin-lesite.com*, 2006.
[382] c/ Paulin Jérôme & Paulin Michel, « Le combattant de la liberté », in *http://www.georgespaulin-lesite.com*, 2006.
[383] c/ Paulin Jérôme & Paulin Michel, « Le combattant de la liberté », in *http://www.georgespaulin-lesite.com*, 2006.

En 2000, son nom et ceux de milliers d'autres sont gravés sur la cloche muette rendant hommage aux victimes du mont Valérien. En 2006, le maire Bertrand Delanoë fait apposer une plaque à la mémoire de Georges Paulin au 3, place du 18 juin 1940. En 2006, une demande de Légion d'honneur est déposée par la famille Paulin qui reçoit une fin de non-recevoir par le ministère de la Défense[384].
En 1945, le dénonciateur s'enfuit en Suisse où il n'a jamais été inquiété. Durren-Berger est condamné à mort 15 novembre 1945, gracié le 18 novembre, amnistié, puis libéré en 1951.

2/ Pierre Audigé (1908-1944)
Un jour que je me promenais dans les rues de la ville de Nantes avec ma femme et ma fille, j'ai été interpellé par une plaque commémorative située dans une cage d'escalier au 9, rue Boileau. Quelques jours plus tard, je suis revenu avec un crayon pour en noter le texte.
« Ici s'élevait le cabinet dentaire de Pierre Audigé, résistant, responsable pour Nantes et la région de Basse-Loire du mouvement Libération-Nord, puis du Réseau Cohors-Asturies. Nommé en 1942 par Jean Cavaillès, fondateur de ces organisations, il fut arrêté par la Gestapo, torturé et disparut dans les geôles nazies en juin 1944. Mort pour la France[385]. »
Après quelques recherches, j'ai découvert qu'une rue de Caen portait également le nom de Pierre Audigé.
Pierre Audigé était originaire de Toulouse. Pourtant, c'est à la Faculté de médecine de Paris qu'il choisit de faire ses études. Par la suite, il vient s'installer à Nantes où il dirige le plus gros cabinet dentaire avant la guerre. Tous ceux qui l'ont connu reconnaissent qu'il était un brillant dentiste.
Pierre refuse la capitulation. À son retour du front, associé à d'autres dentistes, il décide de s'engager dans la Résistance[386]. *« La baleine allaite ses petits »* était une phrase de reconnaissance codée qu'ils échangeaient entre eux.
Comme nous l'avons déjà signalé auparavant, un cabinet dentaire, ou médical, était un lieu propice aux échanges d'informations au vu du nombre de personnes qui y circulaient quotidiennement. Un flot permanent de renseignements pouvait ainsi y être véhiculé. C'est ainsi que les médecins et les dentistes ont participé activement à différents réseaux de la Résistance française. Beaucoup d'entre eux ont été capturés, peu en sont revenus[387].
Audigé avait pour mission de rechercher des terrains de parachutages auxquels il a participé, d'entreposer et de cacher ce qui était envoyé, de

---

[384] c/ Paulin Jérôme & Paulin Michel, « Le combattant de la liberté », in *http://www.georgespaulin-lesite.com*, 2006.
[385] Riaud Xavier, *Dentistes héroïques de la Seconde Guerre mondiale*, L'Harmattan (éd.), Collection Médecine à travers les siècles, Paris, 2011.
[386] Audigé Simone, *La baleine allaite ses petits*, Éditions du Moulin vieux, 1990.
[387] Riaud Xavier, *Dentistes héroïques de la Seconde Guerre mondiale*, L'Harmattan (éd.), Collection Médecine à travers les siècles, Paris, 2011.

rechercher des maisons isolées pour abriter des soldats parachutés le jour J, de recruter des jeunes susceptibles de combattre, de constituer des stocks de vivres pour ces soldats et de recueillir des renseignements sur l'emplacement et l'importance des effectifs ennemis. Plus tard, il a aussi organisé les réseaux dont il avait la charge en recrutant de nouveaux membres et en cloisonnant le recueil d'informations[388].
Il est resté dentiste à Nantes jusqu'à la fin 1943. Il a assisté à la destruction de son cabinet après les bombardements de septembre. À Paris, la Gestapo a été amenée à faire une perquisition chez un membre du réseau Cohors-Asturies. Les renseignements obtenus ont permis à celle-ci de remonter jusqu'à Nantes, au cabinet de Pierre Audigé. Ayant pressenti le danger, la famille Audigé était parvenue à s'enfuir juste à temps dans le Calvados où elle a vécu à Caen pendant 9 mois. Là, Audigé a repris son activité de dentiste, a reconstitué un réseau et a fait sauter une centrale électrique[389].
Pierre Audigé est arrêté le 17 avril 1944, sur dénonciation. Il subit alors la torture des interrogatoires. Sur la route le conduisant à la prison de Fresnes, il est exécuté sommairement, le 2 juin 1944. Il avait 36 ans. Son corps ne sera jamais retrouvé. Il gît probablement dans une fosse commune[390].
Le Dr Pierre Audigé a reçu la médaille de la Résistance, le 30 janvier 1946 et la Croix de guerre, le 24 avril 1950. Il avait été auparavant nommé capitaine par l'armée à titre posthume[391].

***

Monsieur François Van Pée était un dentiste qui n'exerçait pas. Il fournissait ses confrères en matériel approprié à leur exercice. C'était aussi un élément du réseau de résistance Cohors-Asturies, à Nantes. Il est arrêté le 21 avril 1944 par la Gestapo avec sa femme Léa, son frère René, également dentiste, et l'épouse de celui-ci. Il est demeuré trois mois à la prison de Nantes et a été déporté à Mauthausen avec son frère où il a servi de cobaye aux expérimentations nazies du Château d'Hartheim. Il a fini par en succomber ainsi que son frère. Sa femme Léa est morte à Ravensbrück.
Monsieur Pierre Palluel était un jeune mécanicien dentaire de Nantes, appartenant au même réseau de résistance. Il est arrêté en mars 1944 et déporté en juin. Il est parvenu à revenir, mais dans un état affreux[392]. Il est mort dans de grandes souffrances en 1946.

---

[388] Riaud Xavier, *Dentistes héroïques de la Seconde Guerre mondiale*, L'Harmattan (éd.), Collection Médecine à travers les siècles, Paris, 2011.
[389] membres.lycos.fr/histonantes/audige.htm-3k, *Pierre Audigé*, sans date, p. 1.
[390] Audigé Simone, *La baleine allaite ses petits*, Éditions du Moulin vieux, 1990.
[391] Audigé Simone, *La baleine allaite ses petits*, Éditions du Moulin vieux, 1990.
[392] Laboratoire Van Pée, communication personnelle, Nantes, 1996 ; cf. Famille Audigé, communication personnelle, Nantes, 2005.

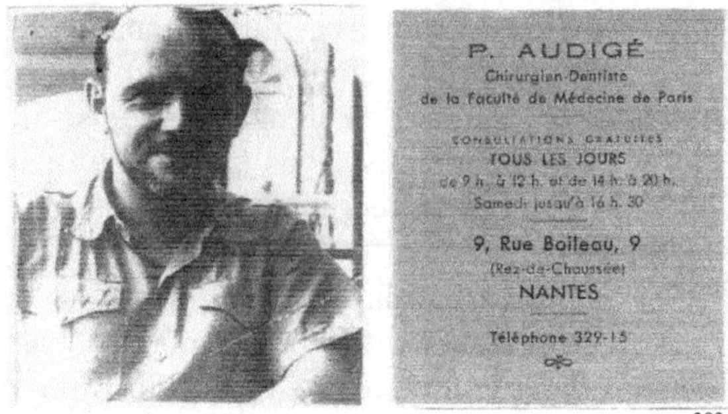
P. AUDIGÉ
Chirurgien-Dentiste
de la Faculté de Médecine de Paris
CONSULTATIONS GRATUITES
TOUS LES JOURS
9, Rue Boileau, 9
(Rez-de-Chaussée)
NANTES
Téléphone 329-15

Dr Pierre Audigé et la plaque de son cabinet à Nantes[393].

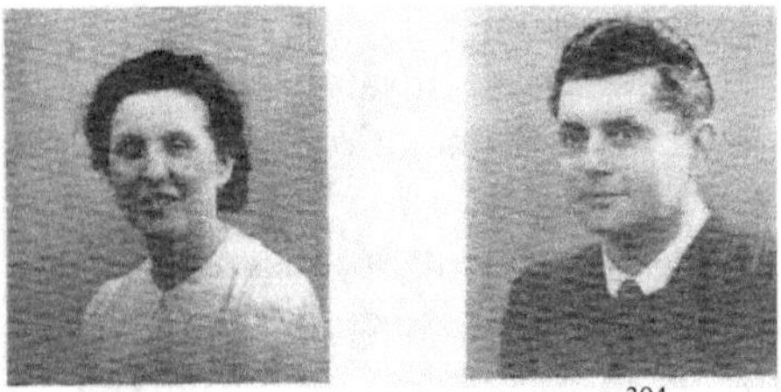

François et Léa Van Pée[394].

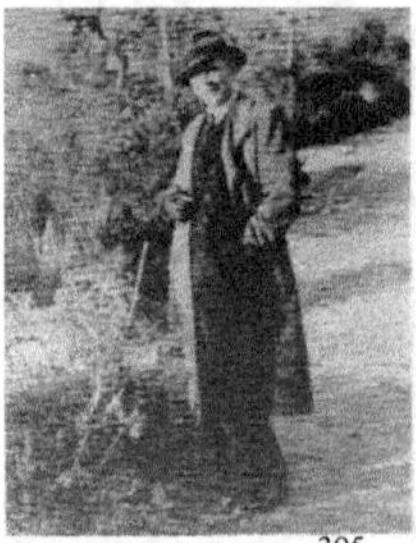

Pierre Palluel[395].

La famille Audigé vit aujourd'hui près de Caen. Nous sommes parvenus à les retrouver et à les contacter. La famille Van Pée a eu, quant à elle, jusqu'à deux laboratoires de fournitures dentaires sur Nantes tenus par les enfants de René et de François. Nous les avons visités.

---

[393] Famille Audigé, communication personnelle, Nantes, 2005.
[394] Laboratoire Van Pée, communication personnelle, Nantes, 1996.
[395] Laboratoire Van Pée, communication personnelle, Nantes, 1996.

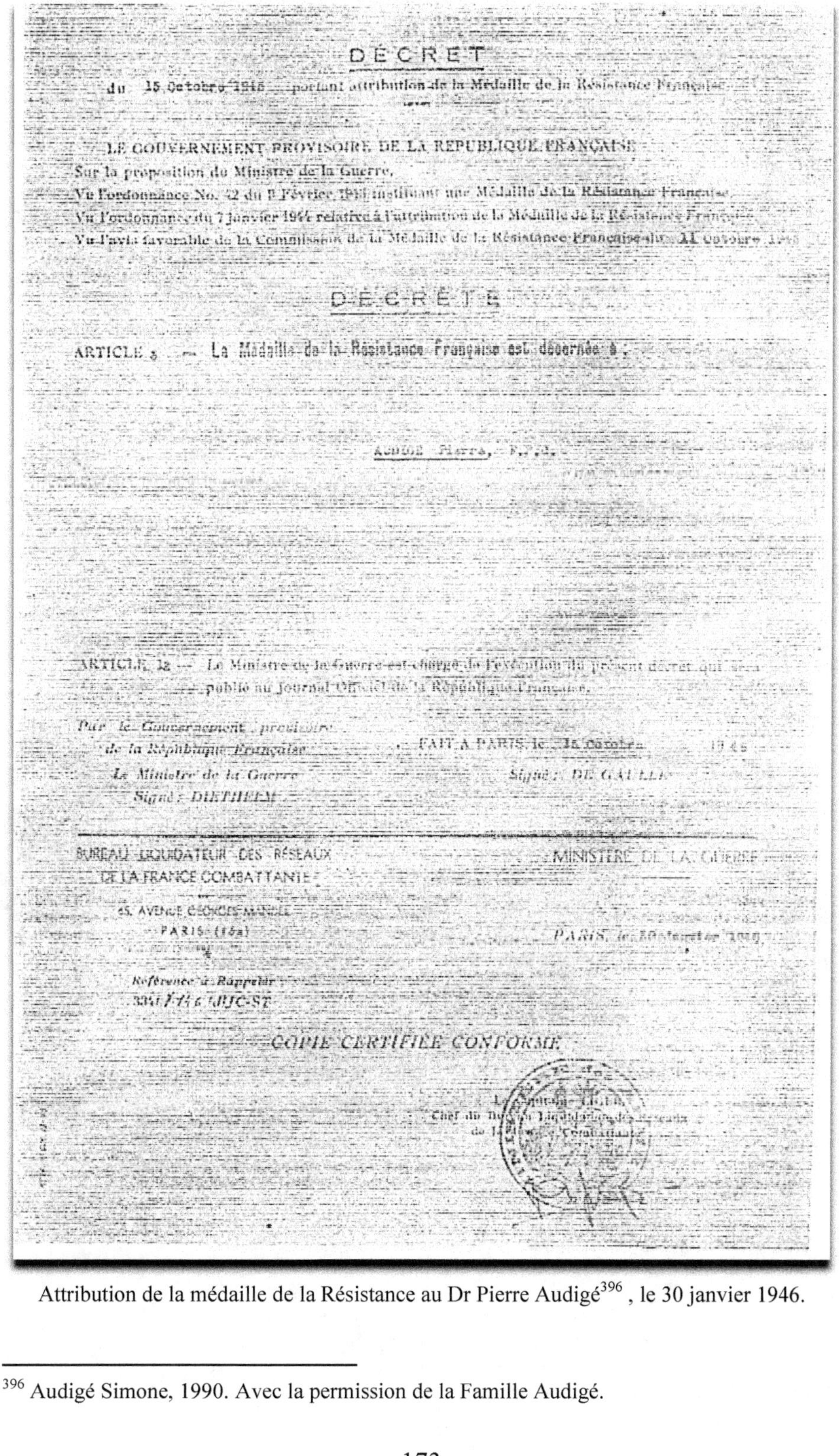

DÉCRET

du 15 Octobre 1945 portant attribution de la Médaille de la Résistance Française

LE GOUVERNEMENT PROVISOIRE DE LA REPUBLIQUE FRANÇAISE

Sur la proposition du Ministre de la Guerre,

Vu l'ordonnance No. 42 du 9 Février 1943 instituant une Médaille de la Résistance Française,

Vu l'ordonnance du 7 janvier 1944 relative à l'attribution de la Médaille de la Résistance Française,

Vu l'avis favorable de la Commission de la Médaille de la Résistance Française du 11 Octobre 1945

DÉCRÈTE

ARTICLE 1 — La Médaille de la Résistance Française est décernée à :

AUDIGÉ Pierre, F.F.C.

ARTICLE 2 — Le Ministre de la Guerre est chargé de l'exécution du présent décret qui sera publié au Journal Officiel de la République Française.

Par le Gouvernement provisoire de la République Française — FAIT A PARIS, le 15 Octobre 1945

Le Ministre de la Guerre — *Signé :* DE GAULLE

Signé : DIETHELM

BUREAU LIQUIDATEUR DES RÉSEAUX DE LA FRANCE COMBATTANTE — MINISTÈRE DE LA GUERRE

65, AVENUE GEORGE-MANDEL

PARIS (16e) — *PARIS, le* [illegible]

Référence à Rappeler

3341 [illegible] CJC-ST

COPIE CERTIFIÉE CONFORME

Le [illegible]

Chef du Bureau Liquidateur des Réseaux de la France Combattante

Attribution de la médaille de la Résistance au Dr Pierre Audigé[396] , le 30 janvier 1946.

[396] Audigé Simone, 1990. Avec la permission de la Famille Audigé.

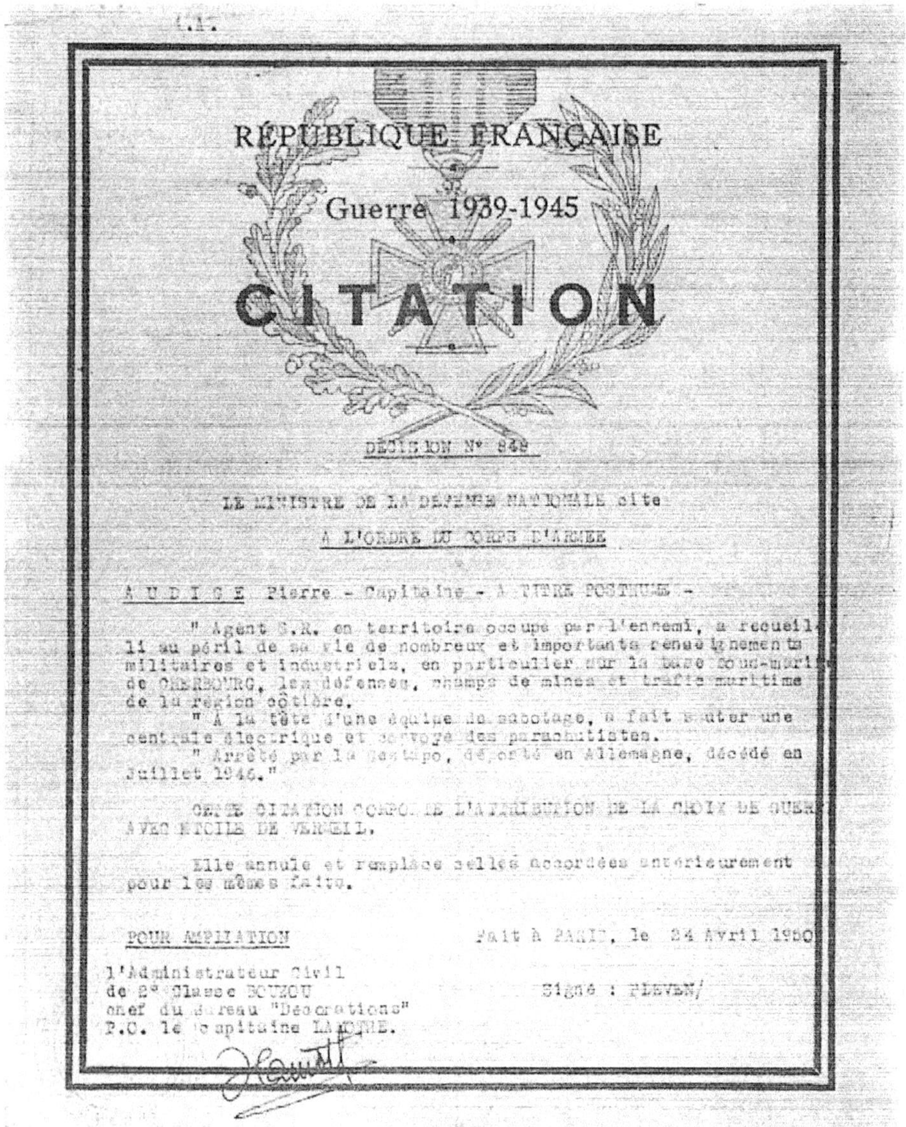

RÉPUBLIQUE FRANÇAISE

Guerre 1939-1945

CITATION

DÉCISION N° 848

LE MINISTRE DE LA DÉFENSE NATIONALE cite

A L'ORDRE DU CORPS D'ARMEE

AUDIGE Pierre - Capitaine - A TITRE POSTHUME -

" Agent S.R. en territoire occupé par l'ennemi, a recueilli au péril de sa vie de nombreux et importants renseignements militaires et industriels, en particulier sur la base sous-marine de CHERBOURG, les défenses, champs de mines et trafic maritime de la région côtière.

" A la tête d'une équipe de sabotage, a fait sauter une centrale électrique et convoyé des parachutistes.

" Arrêté par la Gestapo, déporté en Allemagne, décédé en Juillet 1946."

CETTE CITATION COMPORTE L'ATTRIBUTION DE LA CROIX DE GUERRE AVEC ETOILE DE VERMEIL.

Elle annule et remplace celles accordées antérieurement pour les mêmes faits.

POUR AMPLIATION

Fait à PARIS, le 24 Avril 1950

l'Administrateur Civil de 2e Classe BOUZOU chef du Bureau "Décorations" P.O. le Capitaine LAMOTHE.

Signé : PLEVEN/

Attribution de la Croix de guerre au capitaine Pierre Audigé[397], le 24 avril 1950.

[397] Audigé Simone, 1990. Avec la permission de la Famille Audigé.

3/ M. Bernard Holstein (1890-1943)

Bernard Holstein est né à Kovno, en Lituanie[398]. Sa famille a fui ce pays pour échapper aux pogroms. Ses grands-parents ayant été naturalisés français, il l'a été automatiquement. À la reddition française, il a 53 ans. Pendant la guerre de 1914-1918, il travaille dans le service des « Gueules cassées » de Rouen. Après la guerre, il est officier de réserve. En 1939, il est mobilisé. Jusqu'à l'armistice, il dirige le service de Santé de Rouen et officie encore dans le service de chirurgie maxillo-faciale. C'est probablement en raison de ses titres militaires qu'il sera désigné par la section dentaire du Conseil de l'Ordre des Médecins quand celui-ci en application des lois de Vichy, doit nommer un dentiste juif par ville. Le 16 août 1940, une loi modifie l'accès des Juifs aux professions médicales[399]. Pendant l'exode, la famille se retrouve en Avignon[400]. Les Juifs n'ont pas le droit de revenir en zone occupée. Malgré tout, Holstein veut revenir pour son cabinet dentaire. À la ligne de démarcation, les soldats lui demandent s'ils sont juifs. Bernard Holstein répond par la négative et qu'ils sont protestants. En octobre 1940, la famille Holstein rentre à Rouen[401]. Leur surprise est grande. Pendant leur absence, l'appartement a été occupé et le désordre qui y règne est indescriptible. Aucun doute ne subsiste alors sur ce qui s'est passé. M. Holstein se plaint à la Feldgendarmerie qui lui donne l'autorisation de se réinstaller. Devant l'autorité supérieure, le SS qui a pris possession des murs s'efface. Le dentiste reprend un exercice normal. Il travaille autant qu'avant. En décembre 1940, dans la zone occupée, les dentistes doivent apposer une pancarte avec la mention *« Judische Geschafte»* (*« Entreprise juive »*) sur la porte de son cabinet dentaire qui ne peut être ouvert que quelques heures par jour. Cette obligation fait suite à la loi du 27 septembre 1940. Bernard Holstein en est dispensé. Sa plaque ne mentionne rien d'autre que sa qualité professionnelle. Cependant, il doit signaler systématiquement aux soldats allemands, qui viennent pour être soignés à son cabinet, qu'il est juif. Il n'a pas de plus le droit de refuser les soins à qui que ce soit. Son cabinet étant proche de la gare, les soldats ennuyés par leurs rages de dents ne refusent jamais de se faire soigner par lui. Bernard a vécu longtemps dans les Vosges. Il parle couramment l'allemand.

Le décret 3.474 du 11 août 1941 réglemente la profession de médecin pour les Juifs. Il est étendu à l'ensemble des professions médicales. Le décret 1631 du 5 juin 1942 stipule dans son article 1er que le *« nombre de dentistes juifs pouvant exercer dans la circonscription de chaque conseil de l'Ordre*

---

398 Holstein Denise, *Je ne vous oublierai jamais, mes enfants d'Auschwitz…*, Édition n°1, Collection Témoignages, Paris, 1995, pp. 17-22.

399 Morgenstern Henri, *La spoliation des dentistes juifs en France (1940-1945)*, Jean Touzot (éd.), Paris, 1997-1998, pp. 148, 202.

400 Holstein Denise, communication personnelle, 2005.

401 Holstein Denise, *Je ne vous oublierai jamais, mes enfants d'Auschwitz…*, Édition n°1, Collection Témoignages, Paris, 1995, pp. 17-22.

des Médecins ne peut excéder 2 % de l'effectif total des dentistes non juifs[402] ».
En 1942, des officiers allemands recommandent au dentiste de partir. Mais, ce dernier est persuadé qu'avec l'autorisation de Pétain, il n'aura pas d'ennui.
Le 6 mai 1942, les gendarmes viennent arrêter Bernard Holstein. Quelques jours plus tard, il part pour Drancy. Quelques mois après, il est libéré et revient à Rouen. Ses distinctions militaires l'ont sauvé. Il essaie de retrouver une vie normale, mais il est changé profondément. Il sait qu'il peut être arrêté de nouveau. Depuis quelque temps, les clients de la campagne ne paient plus leur dentiste qu'en nature (beurre, œufs, crème et même un demi-cochon).
Le 15 janvier 1943, les gendarmes reviennent. Ils emmènent toute la famille et mettent les scellés sur l'appartement. Les Holstein se retrouvent à Drancy[403]. En février 1943, les Juifs sont déportés. Le dentiste en sa qualité d'officier de réserve n'est pas « déportable ». Lui et sa famille restent au camp d'internement. Suite à la découverte d'un tunnel creusé par les internés, un convoi spécial avec les « indéportables » est organisé. Le 20 novembre 1943, la famille Holstein est déportée à son tour. Seule, Denise, la fille, reviendra du camp d'Auschwitz. Soixante ans plus tard, lors d'une exposition à Rouen avec pour thème *« L'arrestation des Juifs »*, la fille rencontre des habitants de la ville qui se souviennent très bien de son père et en parlent encore en des termes plus qu'élogieux. Denise, émue, pleure.

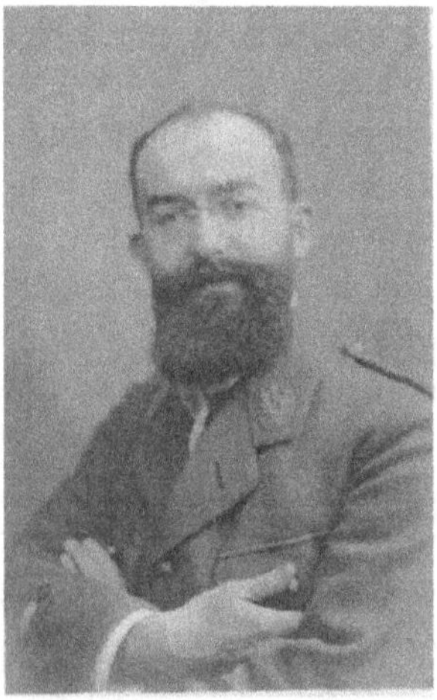

M. Bernard Holstein, officier du Service de Santé de l'armée française, pendant la Grande Guerre à Rouen[404].

[402] Morgenstern Henri, *La spoliation des dentistes juifs en France (1940-1945)*, Jean Touzot (éd.), Paris, 1997-1998, pp. 148, 202.
[403] Holstein Denise, *Je ne vous oublierai jamais, mes enfants d'Auschwitz...*, Édition n°1, Collection Témoignages, Paris, 1995, pp. 17-22.
[404] Holstein Denise, communication personnelle, 2005.

4/ Benjamin Schatzman[405] (1877-1942) est né en Roumanie, en 1877. Il fait ses études en France, d'abord à l'école d'agriculture de Grignon. Onze ans plus tard, en 1905, après des expériences décevantes en Palestine et en Nouvelle-Zélande, il reprend des études en France. N'étant pas bachelier, il ne peut s'inscrire en médecine. Il choisit d'étudier l'art dentaire à l'École odontotechnique de Paris, rue Garancière. En 1912, il y devient enseignant, puis chef de clinique en 1922 et professeur de céramique dentaire en 1933[406]. Il est arrêté à Paris, le 12 décembre 1941, lors de la rafle dite des notables juifs. Il a alors près de soixante-cinq ans. Les Allemands viennent le chercher à son domicile au petit matin. Ils s'étaient d'abord rendus à son cabinet dentaire[407]. Interné dans les camps de Compiègne, Drancy et Pithiviers, il écrit au jour le jour, sur le papier qu'il peut trouver. Ainsi, à la date du jeudi 18 juin 1942, il évoque les soins dentaires qu'il prodigue à l'infirmerie de la Croix-Rouge du camp de Compiègne, se plaignant du matériel et de l'attitude peu conservatrice d'un confrère[408]. Il trouve la mort, soit dans le convoi parti de Drancy le 23 septembre 1942, à destination d'Auschwitz, soit dans une chambre à gaz. L'acte établi après la Libération, en septembre 1946, date officiellement son décès au 28 septembre 1942, cinq jours après le départ du convoi. Il porte la mention « Mort pour la France »[409].

5/ Armand Rosenthal (1901-1944) porte le même prénom que son grand-père, décédé un mois avant sa naissance. Armand Rosenthal (1845-1901) est dentiste à Strasbourg. Il quitte la ville, suite à l'annexion allemande, en 1871, pour rejoindre Nancy. Quand, en 1901, sous l'impulsion du Doyen de la Faculté de médecine Frédéric Gross (1844-1927), il est décidé de créer l'Institut dentaire de la Faculté de médecine de Nancy[410], Armand Rosenthal est choisi pour en devenir le premier directeur. Suite à son décès prématuré, c'est son fils, René Rosenthal (1870-1937), qui lui succède cette même année. Son petit-fils, Armand, devient à son tour directeur de l'Institut dentaire de Nancy en 1936. Armand Rosenthal est juif. Sur ce seul motif, le 28 juin 1941, une note du ministère des Finances lui ordonne de quitter ses fonctions et, le 7 juillet, les chèques postaux refusent de lui virer son salaire

---

[405] Cournault Maxime, *Un ordre pour les chirurgiens-dentistes en France : 24 septembre 1945*, L'Harmattan (éd.), Collection Médecine à travers les siècles, Paris, 2018.

[406] Schatzman B., *Journal d'un interné : Compiègne, Drancy, Pithiviers - 12 décembre 1941 - 23 septembre 1942*, Le Manuscrit, vol. 1, Paris, 2005, pp. 12-13.

[407] Schatzman B., *Journal d'un interné : Compiègne, Drancy, Pithiviers - 12 décembre 1941 - 23 septembre 1942*, Le Manuscrit, vol. 2, Paris, 2005, p. 280.

[408] Schatzman B., *Journal d'un interné : Compiègne, Drancy, Pithiviers - 12 décembre 1941 - 23 septembre 1942*, Le Manuscrit, vol. 1, Paris, 2005, pp. 363-364.

[409] Schatzman B., *Journal d'un interné : Compiègne, Drancy, Pithiviers - 12 décembre 1941 - 23 septembre 1942*, Le Manuscrit, vol. 2, Paris, 2005, p. 255.

[410] Westphal A., « Les débuts de l'enseignement dentaire public à Nancy après la loi Brouardel de 1892 », in *Actes de la Société française d'histoire de l'art dentaire*. 2008 ; (13) : 44-47, www.biusante.parisdescartes.fr.

de directeur de l'Institut dentaire. Il choisit alors la Résistance et rejoint le maquis du Vercors[411]. Il s'implique dans l'hôpital du maquis. Face à la menace allemande grandissante, l'état-major décide de replier l'hôpital militaire de Saint-Martin et ses malades à l'entrée de la grotte de la Luire, à Saint-Agnan-en-Vercors. Le 27 juillet 1944, les Allemands atteignent la grotte. Ils massacrent tout le monde, le soir et les jours suivants. Parmi les blessés et les soignants, Armand Rosenthal est abattu vraisemblablement à proximité de la grotte, peu après l'arrivée des nazis[412].

6/ Jacques Desprez ou Déprez (17/07/1909-1945)
Originaire de l'Aisne, il est déporté pour actes de résistance. Le 4 septembre 1943, il est le premier professionnel de santé français à arriver à Dora, camp de concentration annexe de Buchenwald où on fabrique les bombes volantes V1 et les V2. Il fait partie du convoi français des « 20 000 ». Parlant l'allemand couramment, ce qui lui sera d'une aide précieuse, et dentiste de profession, il y dirige le cabinet dentaire du camp. Son poste privilégié lui permet de sauver des vies[413]. Il fait notamment entrer Jean Michel, un ingénieur compatriote, au cabinet dentaire du camp. Il lui apprend les rudiments de la dentisterie. En février 1944, il quitte Dora pour le kommando de Harzungen, une annexe de Dora, où il retrouve son frère Georges. Tous deux y officient en tant que médecins depuis l'ouverture du camp jusqu'à son évacuation sur Bergen-Belsen, camp mouroir, où malgré tout il exerce encore en tant que médecin avec son frère Georges qui survit quant à lui aux camps. C'est là que Jacques disparaît en 1945.

Des chirurgiens-dentistes ont payé de leur vie le prix de la collaboration de l'État français à la barbarie. Et tant d'autres oubliés morts pour la France également…

Ne les oublions jamais ! Là réside le devoir de mémoire d'une profession tout entière…

---

411 Westphal A., « Armand, René et Armand Rosenthal : une famille au service de l'Institut dentaire de la faculté de médecine de Nancy. », in *Actes de la Société française d'histoire de l'art dentaire*, 2012 ; (17) : 36-40, www.biusante.parisdescartes.fr.

412 Serre R., « Blessés et soignants de l'hôpital de la grotte de la Luire. Contexte historique », in *Fondation de la Résistance, http://museedelaresistanceenligne.org/media581-BlessA#fiche-tab*, 2013.

413 Sellier André & Neufeld Michael, *A History of the Dora Camp*, Ivan R. Dee Inc., Chicago, 2003, p. 198.

VARIA

Le Général de Gaulle et ses dents

Nul n'ignore l'homme politique. Mais que sait-on de ses dents ? Il a été sensibilisé très tôt sur la question de la chirurgie dentaire, car familier de problèmes récurrents.
Comme beaucoup de soldats ayant fait la Première Guerre mondiale, de plus prisonnier de guerre, de Gaulle n'a pas une dentition en très bon état. Pourtant, il n'a jamais eu d'appareil dentaire. Rappelons que l'alimentation du Poilu était principalement à base de vin et de viande, ce qui a contribué beaucoup à l'essor des maladies parodontales chez les soldats français. L'hygiène bucco-dentaire est par ailleurs absente[414].
Pendant la Seconde Guerre mondiale, en permanence sur le front du conflit, il souffre de nombreux abcès dentaires qu'il fait percer en urgence, n'ayant pas le temps de se soigner véritablement. Sur le territoire français, dès que cela a été possible, selon son fils, « en maugréant », il se fait emmener à Chaumont pour qu'un dentiste le reçoive[415].
À la Libération, son fils aîné lui trouve un dentiste sur Paris, boulevard Malesherbes, le Dr Poisson. Ce dernier s'arrange pour que sa salle d'attente soit toujours vide quand il vient. Ce souci de discrétion est fort apprécié du Général qui continuera à aller chez lui en soins. Militaire dans l'âme, avant de consulter tout praticien, de Gaulle veut connaître ses états de service pour savoir chez qui il se rend et s'il peut lui faire confiance. Le 2 décembre 1947, une dent lui fait mal : la 47. Cariée, un traitement endodontique a été fait dessus, puis une couronne. Le Général soigne son mal avec de l'aspirine qu'il consomme en abondance dès qu'il est fatigué[416]. Plusieurs épisodes douloureux se succèdent sur cette dent qui cèdent à chaque fois avec une prise d'aspirine.
Le 10 août 1967, au cours d'une allocution radiotélévisée, le Général ressent les prémisses d'un nouvel épisode infectieux. La 47 bouge beaucoup. Le dimanche 13 août à 16h30, l'abcès est lancé. De Gaulle souffre énormément et se résout à faire extraire sa dent. Ce sont les vacances. Aucun dentiste n'est ouvert dans la capitale, y compris le Pr Cernéa, grand patron de la stomatologie parisienne. Sur la recommandation du chauffeur Paul Fontenil, le colonel Albert Lurin, aide de camp du Général, prend contact avec Michel Aubriot, dentiste à Chaumont, 7, avenue du Général Leclerc. Appelé en plein ball-trap, Aubriot revient toute affaire cessante. On ne dit pas « Non ! » au

---

[414] Bourgeois C., « Des lésions dentaires et buccales dans les formations de l'avant ; leur évolution au cours de la campagne. Amélioration et transformation possible du matériel en usage », in *Congrès Dentaire Interallié 1914-1917*, G. Villain (éd.), tome II, Paris, 1917, 1179-1184.

[415] Deschaux Serge, *Comment allez-vous, mon Général ?* L'Harmattan (éd.), Coll. Acteurs de la Science, Paris, 2020, pp. 109-117.
Avec l'aimable autorisation du Dr Serge Deschaux.

[416] Deschaux Serge, *Comment allez-vous, mon Général ?* L'Harmattan (éd.), Coll. Acteurs de la Science, Paris, 2020, pp. 109-117.

Général. Rendez-vous est donc pris pour le lendemain lundi 10h00. C'est le jour de congé du dentiste[417]. Et le dentiste de stresser la fin du dimanche. Et le Général de passer une soirée difficile. Le lendemain, à son réveil, le Général souffre moins, la cellulite a gagné les tissus celluleux voisins. À 10h00 pétante, la DS officielle se range devant le cabinet. Lurin reste dans la salle d'attente où les volets demeurent fermés par souci de discrétion. Le Général monte à l'étage dans le cabinet dentaire. Interrogatoire préalable du Général sur les états de service militaire du dentiste. Satisfait de la réponse, le dentiste peut officier. Extraction de la 47 sous anesthésie, curetage du kyste. Le Général sort du cabinet à 10h30. Tout s'est bien passé. Malgré la prise d'aspirine abondante, il n'y a pas de saignement anormal après l'intervention.
Michel Aubriot se rappelle : *« Pour les gens de mon âge (...) qui avions connu la tyrannique occupation des Allemands, le Général était un monument. Alors, le voir sur mon fauteuil... C'était un géant qui se présentait à moi. Je l'ai reçu timidement, je ne savais pas exactement quoi lui dire... »*
Michel Aubriot devient, par la suite, le dentiste traitant du Général et de sa femme. Il lui est aussi arrivé de soigner les petits-enfants lors des vacances scolaires. Avec le temps, toujours soucieux du respect du secret médical, Aubriot est devenu un confident et un ami du Général[418]. Il sera invité à dîner à la Boisserie, mais aussi par Yvonne à s'incliner sur le cercueil du Général à sa mort le 10 novembre 1970. Il sera aussi le témoin devant le notaire d'Yvonne lors de la signature des documents de la succession du Général, le 21 janvier 1971.

Michel Aubriot (1934-2020) a fait ses études secondaires au lycée de Chaumont, puis il part à Paris faire ses études pour devenir dentiste. Il est diplômé en 1957. Il fait son service militaire en Kabylie (Algérie) de 1958 à 1959, au 2e RIC devenu régiment d'infanterie de Marine. À son retour, il ouvre son cabinet dentaire à Chaumont[419]. Il sera aussi praticien hospitalier au Centre hospitalier de Chaumont jusqu'en 2000.
Le Dr Michel Aubriot est décédé en juillet 2020.

---

[417] Deschaux Serge, *Comment allez-vous, mon Général ?* L'Harmattan (éd.), Coll. Acteurs de la Science, Paris, 2020, pp. 109-117.
[418] Deschaux Serge, *Comment allez-vous, mon Général ?* L'Harmattan (éd.), Coll. Acteurs de la Science, Paris, 2020, pp. 109-117.
[419] Deschaux Serge, *Comment allez-vous, mon Général ?* L'Harmattan (éd.), Coll. Acteurs de la Science, Paris, 2020, p. 143.

Régulation de l'exercice dentaire

Lorsqu'on examine l'ensemble des bulletins pour l'année 1945, la régulation ordinale de l'exercice dentaire est flagrante et omniprésente. Mais, après analyse, elle se manifeste selon quatre axes très précis : l'installation de la nouvelle institution, la gestion des conséquences de la Seconde Guerre mondiale, la gestion des besoins des praticiens et la régulation de l'exercice dans leur quotidien, sans oublier une mission d'informations diverses pouvant avoir un impact sur l'activité professionnelle journalière.

- L'installation de la nouvelle institution dans son organisation professionnelle et juridique ainsi que la discussion qui en découle avec les pouvoirs publics

. *Bulletin n° 1-2-3 de mai-juin-juillet 1945*

pp. 4-7 : Nomination du bureau de l'Ordre et des membres des diverses commissions ;

p. 10 : Discussion d'un projet d'ordonnance réorganisant la profession ;

pp. 16-18 : Réglementation de la cotisation ordinale pour l'année 1945 ;

pp. 19-29 : Nomination des membres des Conseils départementaux.

. *Bulletin n° 4-5 d'août-septembre 1945*

pp. 36-50 : Ordonnance du 24/09/1945 citée dans son intégralité impliquant de grands bouleversements pour la profession ;

pp. 51-52 : Rappel de la Loi Brouardel su 30/11/1892, premier texte conférant un statut véritable aux chirurgiens-dentistes ;

pp. 53-56 : Élections des chirurgiens-dentistes dans les Conseils départementaux de l'Ordre, dans les Conseils régionaux de l'Ordre et dans le Conseil national de l'Ordre (règlement électoral ; postes à pourvoir).

. *Bulletin n° 6-7-8-9 d'octobre 1945 à janvier 1946*

pp. 57-59 : Discussion autour de l'ordonnance du 24/09/1945 (relevé d'anomalies) ;

p. 61 : Rectificatifs obtenus sur l'ordonnance du 24/09/1945.

- La gestion des conséquences de la Seconde Guerre mondiale

. *Bulletin n° 1-2-3 de mai-juin-juillet 1945*

p. 7 : Décision d'une enquête (épuration) en faveur du Dr Hulin, ancien président de la section dentaire du Conseil de l'Ordre des médecins sous Pétain ;

p. 11 : Situation des étudiants pour la relève des chirurgiens-dentistes ou prisonniers au cours de la guerre 39-40 ;

p. 12 : Préservation des intérêts des praticiens prisonniers, déportés, requis, mobilisés, à leur retour ;

p. 12 : Indemnités aux sinistrés pour dommages causés pour actes de guerre ;

p. 13 : Soins dentaires aux rapatriés ;

p. 13 : Information de la Croix-Rouge qui fait don à ceux qui l'ont aidée de dents minérales artificielles ;

p. 13 : Les patients et leurs familles bénéficiant lors de leur engagement dans le Service de Travail Obligatoire du régime spécial O. D. F. A. S. A. sont réintégrés dans les Assurances sociales françaises.
. *Bulletin n° 4-5 d'août-septembre 1945*
pp. 34-36 : Décision de la section d'épuration du Conseil régional des médecins de la région de Paris dans une plainte formulée par 25 dentistes contre le Dr Hulin.
. *Bulletin n° 6-7-8-9 d'octobre 1945 à janvier 1946*
pp. 60-61 : Lettre ouverte de deux dentistes expliquant les raisons de leur plainte contre le Dr Hulin – Droit de réponse du Conseil de l'Ordre ;
p. 62 : Attribution des biens patrimoniaux aux Conseils départementaux de l'Ordre ;
pp. 64-65 : Aide médicale temporaire qui précise les conditions de prise en charge des soins et prothèses réalisés chez les déportés.

- La gestion des besoins des praticiens et la régulation de l'exercice dans leur quotidien

. *Bulletin n° 1-2-3 de mai-juin-juillet 1945*
p. 10 : Information sur le projet gouvernemental de création d'un poste de dentiste-inspecteur[420] chargé d'aide et de conseils (statut de fonctionnaire) ;
p. 11 : Droit d'exercice pour les praticiens sans diplôme universitaire ;
p. 11 : Salaires des mécaniciens[421] et assistantes ;
p. 11 : Loyers et baux professionnels ;
pp. 11-12 : Information sur le problème d'alliage non disponible rencontré dans la fabrication des dents minérales à crampons ;
p. 12 : Demande pour que des dentistes figurent au Comité supérieur des inventions ;
pp. 14-18 : Bilan comptable annuel de l'institution à des fins de transparence ;
p. 18 : Établissement d'un partenariat entre les dentistes et une mutuelle[422].
. *Bulletin n° 6-7-8-9 d'octobre 1945 à janvier 1946*
pp. 63-64 : Discussion autour de l'impôt de solidarité nationale prévu en 1945 calculé sur la base établie du patrimoine déclaré – considérations sur l'évaluation des biens professionnels et conseils à ce propos aux chirurgiens-dentistes ;
p. 65 : Intervention ordinale dans l'attribution du charbon de bois aux cabinets dentaires ;
p. 66 : Intervention ordinale dans l'attribution de bons de dents minérales à crampons destinés aux cabinets dentaires ;
p. 66 : Intervention ordinale dans l'attribution de bons de textile pour l'achat de blouses ;

---

420 Futur dentiste-conseil.
421 Ancien nom donné aux prothésistes dentaires.
422 Voir chapitre suivant.

p. 67 : Insertions légales et journalistiques de deux jugements pour exercice illégal de l'art dentaire.

- Une mission d'informations diverses pouvant impacter ou non sur l'activité professionnelle journalière

. *Bulletin n° 1-2-3 de mai-juin-juillet 1945*
pp. 1-2 : Éditorial du président Jean Marandas
p. 3 : Martyrs de la profession morts pendant la Seconde Guerre mondiale – Tableau d'honneur ;
p. 6 : Date de fermeture annuelle ;
pp. 8-9 : Tarification de l'ensemble des actes et prothèses dentaires pour 1945 ;
p. 13 : Précision apportée sur le coefficient masticatoire ;
pp. 30-32 : Article signé Georges Dagen sur « L'art dentaire au temps jadis » (première partie).
. *Bulletin n° 4-5 d'août-septembre 1945*
p. 33 : Martyrs de la profession morts pendant la Seconde Guerre mondiale – Tableau d'honneur.
. *Bulletin n° 6-7-8-9 d'octobre 1945 à janvier 1946*
pp. 30-32 : Article signé Georges Dagen sur « L'art dentaire au temps jadis » (suite).

Mutualité d'assurance du corps sanitaire français

En page 18 du premier bulletin de l'Ordre (n° 1-2-3 de mai-juin-juillet 1945), il est fait état d'un partenariat privilégié entre les chirurgiens-dentistes représentés par le Conseil national de l'Ordre et la Mutualité d'assurance du corps sanitaire français. De quelle mutuelle parlons-nous exactement ? De la MACSF pour ceux qui ne l'auraient pas compris.

Cette mutuelle est donc un partenaire privilégié de la profession depuis 1945. C'est important de le souligner.

Un mot d'histoire s'impose, nous semble-t-il.

En 1898, à la suite d'une procédure judiciaire très médiatisée intentée contre un médecin à la suite d'un accouchement qui se termine mal puisque la parturiente décède, le Concours médical, déjà générateur d'œuvres de prévoyance pour l'indemnité maladie, pour les pensions ainsi que l'Association générale, fonde le Sou médical, une ligue de protection et de défense professionnelle. Le principe en est simple : chaque médecin doit donner « un sou par jour » pour assurer la défense de leurs confrères en cas de litiges, afin que ceux-ci ne soient plus isolés devant la justice[423].

Le 29 janvier 1935, un groupe de 308 médecins, tous adhérents de la Confédération des syndicats médicaux français (CSMF), organise la Mutuelle confédérale des syndicats médicaux français pour trouver des solutions aux risques assurables des médecins et pour leur préparer une retraite. Le siège est à la *Domus Medica* au 100 bis, rue du Cherche-Midi à Paris. Le premier président en est le Dr Pierre Dibos et le premier directeur est le Dr Astier (…). La distribution se fait par des agents généraux commissionnés.

En 1936, face à un développement très exponentiel, la mutuelle s'installe au 60, bd de la Tour-Maubourg dans le 7e arrondissement de Paris, dans un immeuble appartenant à la CSMF[424].

En 1937, le Dr Vauzanges, administrateur délégué, obtient l'arrêt de la collaboration avec les agents généraux et opte pour un réseau salarié. Le chiffre d'affaires chute considérablement.

En 1938, le Dr Astier, son directeur, démissionne et est remplacé en mai par Mr Bois-Corjon. La mutuelle est au bord de la faillite. Le décret promulgué cette année-là la menace d'un retrait d'agrément. La CSMF lui prête alors 100 000 francs. La mutuelle agonisante respire et peut effectuer un redressement magistral. Constatant les tensions internationales, les archives sont déménagées à Brive. Le reste des services suit en juillet 1939. Bois-Corjon et Vauzanges partent tous les deux au front. Vauzanges en revient

---

[423] www.macsf.fr, « historique », 2015.

[424] Rappelons que le Conseil de l'Ordre mis en place provisoirement par le Conseil national de la Résistance siégeait à cette adresse. Il était alors locataire de ces locaux et a été mis en demeure de les quitter. Ont-ils dû partir pour que la MACSF puisse s'installer à leur place ? C'est vraisemblable bien que rien ne l'atteste. C'est malgré tout à cette adresse que se rencontrent les représentants du nouvel ordre et de la MACSF.

rapidement, libéré de ses obligations militaires. Il est nommé directeur intérimaire, puis directeur de la mutuelle au début de l'année 1941.
En 1940, la Mutuelle confédérale des syndicats médicaux français change de nom et s'appelle alors la Mutuelle d'assurance des médecins français.
À la capitulation française, le régime de Vichy s'installe et gouverne. Une de ses actions est notamment de dissoudre les syndicats. La jeune mutuelle gagne son indépendance et déplace son siège à Brive-la-Gaillarde en réaction à cette mesure. La France étant séparée en deux zones distinctes, l'administration des dossiers devient ardue[425].
En 1945, la mutuelle rejoint la capitale et retrouve ses anciens locaux à la *Domus Medica*, où sont établis déjà la Confédération des syndicats médicaux français et l'Ordre national des médecins également fondé par l'ordonnance du 24 septembre 1945 signée, nous l'avons vu, par De Gaulle. Elle comprend à cette heure 8 000 adhérents. Des négociations sont entamées qui lui permettent de s'ouvrir à toutes les professions de santé. Sa dénomination change de nouveau et devient alors la Mutuelle d'assurance du corps sanitaire français (MACSF).
En 1950, elle comprend 12 000 sociétaires[426].
En 1960, la mutuelle fête son 25e anniversaire.
En 1967, la mutuelle comprend 43 300 adhérents et 100 000 contrats (sur 143 000 libéraux de santé à l'époque). Elle signe aussi un partenariat avec le Sou médical.

[425] www.macsf.fr, « historique », 2015.
[426] www.macsf.fr, « historique », 2015.

Petite note explicative sur le Service de Travail Obligatoire (STO)

À partir de 1942, l'Allemagne combat sur de nombreux fronts. Ses hommes sont majoritairement partis à la guerre défendre leur pays. Cette année-là, toute l'économie allemande se tourne vers l'effort de guerre, l'industrie des armements travaille 24h sur 24, 7 jours sur 7. Cela demande beaucoup de main-d'œuvre. Dès 1940, celle-ci est, en premier lieu, constituée par des Polonais, des Russes et des Tchèques issus des pays conquis. Quand la Norvège est envahie, un nouveau système est créé en 1941. Il s'agit du travail obligatoire[427].

En 1942, Hitler impose à la France et à la Belgique de lui fournir des ouvriers qualifiés pour combler le manque de main-d'œuvre rencontrée alors en Allemagne. Fritz Sauckel reçoit la charge du recrutement des ouvriers au mois de mars 1942.

Après sa victoire en 1940, l'Allemagne avait réclamé que la France lui fournisse une énorme contribution toujours pour son effort de guerre. Elle avait de fait procédé à la réquisition de sa production industrielle et agricole. À présent, elle réquisitionne les Français eux-mêmes.

Fritz Sauckel[428] mettra quatre plans de recrutement de main-d'œuvre qui connaîtront chacun des succès différents en fonction de l'avancée de la guerre et des défaites allemandes à venir. Chaque plan portera le nom de son concepteur avec la numérotation appropriée.

En premier lieu, cette force ouvrière réclamée par les Allemands et envoyée par l'État français a été constituée de prisonniers de guerre, puis de volontaires.

Les déportés également participent massivement à cet effort de guerre nazi. Beaucoup y périssent, ayant travaillé jusqu'à l'épuisement.

Toute la propagande adaptée a été grandement utilisée à ce moment précis pour motiver les masses populaires. Plus la guerre avance, plus Allemands entrent dans une spirale de défaites et plus les Français gagnent les différents maquis opposés à l'Allemagne[429].

Les conditions d'occupation en France sont très éprouvantes. Beaucoup d'ouvriers français voient, dans le travail en Allemagne, un moyen de nourrir leurs familles. En juin 1942, les Allemands réclament avec force virulence le recrutement forcé de 350 000 travailleurs. À la fin du mois, la politique de la « relève » est organisée. Ainsi, trois volontaires envoyés dans les usines

---

[427] Dubois Emmanuel, « Le Service de Travail Obligatoire », in *www.secondeguerre.net*, 2003.

[428] Nommé plénipotentiaire général pour l'emploi de main-d'œuvre le 21 mars 1942, il organise les déportations massives des travailleurs des pays occupés vers l'Allemagne. Il est condamné à mort au procès de Nuremberg pour crimes de guerre et crimes contre l'Humanité. Il est pendu en 1946.

[429] Dubois Emmanuel, « Le Service de Travail Obligatoire », in *www.secondeguerre.net*, 2003.

allemandes libèrent un prisonnier de guerre. Le 11 août 1942, Laval reçoit en personne le premier train des « relevés ».
Comme souvent, les nazis ne tiennent pas leurs promesses. Peu de prisonniers reviennent chez eux. La propagande connaît de moins en moins de succès. Ainsi, en décembre 1942, il n'y a que 240 000 Français dans les usines allemandes. Un recensement général des travailleurs français est instauré. Tous les inactifs doivent impérativement se trouver un emploi en France, sinon ils seront envoyés obligatoirement en Allemagne[430].
À la fin de 1942, un décret de Sauckel lance le principe du travail obligatoire, celui-ci n'est valable que pour la zone occupée, mais Laval rédige un décret pour appliquer cette réforme en zone libre également.
Le 1er février 1943, suite à une nouvelle loi, les ouvriers français qui ne travaillent pas pour l'Allemagne peuvent être envoyés en Allemagne par train spécial. Elle s'applique aux hommes de 16 à 60 ans et aux femmes sans enfant de 18 à 45 ans. Le 16 février, la loi sur le Service du Travail Obligatoire est promulguée. Si, auparavant le STO reposait sur le volontariat, avec cette nouvelle loi, comme son nom l'indique, il devient obligatoire, donc inévitable. Cette loi impose, à tous les jeunes gens âgés de 20 à 22 ans, d'être envoyés en Allemagne, peu importe leurs qualifications et compétences.
En juin 1943, Sauckel réclame 220 000 hommes, puis en août, 500 000. Par la suite et finalement, il en exige un million[431].
Après l'URSS et la Pologne, la France a été le troisième fournisseur de main-d'œuvre aux Allemands durant la guerre : 400 000 volontaires, souvent traités comme des traîtres en 1945 à leur retour au pays ; 650 000 envoyés de force ; un million de prisonniers de guerre et un million qui ont travaillé dans des usines françaises au service de l'Allemagne.
Les travailleurs forcés français sont les seuls en Europe à avoir été réquisitionnés par des lois de leur propre gouvernement, et non suite à une ordonnance allemande. Ceci est une conséquence indirecte de la plus grande autonomie négociée par le gouvernement de Vichy comparativement aux autres pays occupés, qui ne disposent plus alors de gouvernement propre.
Au total, 3 000 000 de Français ont participé à l'effort de guerre allemand, de gré ou de force. Réquisitionnée, cette main-d'œuvre a été fréquemment récalcitrante et a fait preuve d'une imagination débordante dans le sabotage de sa contribution, faisant ainsi, à sa manière, acte de résistance. En voici un exemple. Si les auteurs du dit sabotage avaient été surpris, ils auraient été bien évidemment aussitôt mis à mort.

***

430 Dubois Emmanuel, « Le Service de Travail Obligatoire », in *www.secondeguerre.net*, 2003.
431 Dubois Emmanuel, « Le Service de Travail Obligatoire », in *www.secondeguerre.net*, 2003.

À l'usine Heinkel, tout est bon pour saboter l'entreprise de guerre nazie[432]. Dans cette usine se trouve la chaîne de fabrication de l'HE-177, un bombardier. Au hall 2 sont les presses et une partie de la fabrication d'outillage. Former, découper, souder, mais pour qui, pour quoi ? Alex Le Bihan explique : *« On fabrique des cuillères, des fourchettes, ouvre-boîtes, des pipes, des fume-cigarette, des tabatières. Felipe Noguerol et Roger Guérin se spécialisent dans la fabrication clandestine, à leurs risques et périls, de brosses à dents. »*

Felipe Noguerol se souvient qu'*« un matin, je me suis évanoui sur la place d'appel. On m'a emmené tout raide à l'infirmerie. Heureusement, il y avait un infirmier belge, Jacques Placet, que je connaissais. Il m'a dit : « Ne t'en fais pas, je vais te soigner. » Il m'a camouflé et m'a soigné pendant huit jours. On ne pouvait rester plus longtemps. C'était trop dangereux. On risquait de passer à la chambre à gaz si on n'était pas guéri au bout de huit jours*[433].

Pendant mon séjour à l'infirmerie, Placet a vu que j'avais une brosse à dents, qui était très bien, comme une brosse à dents « Gibbs » de l'époque, avec mon nom gravé par un copain bijoutier à Marseille.

« Qui t'a donné ça ? » me demanda-t-il.

- *« Je l'ai fabriquée moi-même. »*
- *« Tu ne peux pas m'en faire une ? »*

J'ai dit : « Oui, quand je travaillerai de nuit, j'irai au Hall chercher des outils. » Il y avait des scies mécaniques, des perceuses, tout ce qu'il fallait pour la fabrication des avions.

Bien sûr, je risquais la pendaison, mais la vie ne comptait pas. On se disait : « Si je passe à la chambre à gaz aujourd'hui ou demain, ça va être pareil ». Alors on ne prenait pas les précautions qu'aujourd'hui, on prendrait.

Pour fabriquer cette brosse, j'allais dans un hall où on mettait les avions qui étaient finis. J'y allais avec ce petit camarade marseillais. Arrivé là, je montais dans l'avion. Avec un marteau, je cassais le pare-brise qui était en plexiglas. Je récupérais les morceaux. Avec un couteau, je coupais des crins de sanglier, qui étaient très longs, parce que dans ces avions de combat, il y avait une tour avec un canon. Autour de la tour, il y avait une rangée de crins pour limiter le frottement et pour empêcher le passage de l'air.

Et c'est comme ça que j'ai fabriqué une brosse à dents pour mon camarade Placet. Il était très content.

---

[432] Amicale d'Oranienburg-Sachsenhausen, *Sachso*, Minuit/Plon (éd.), Paris, 1982.
Heinkel est un kommando du camp de concentration d'Oranienburg-Sachenhausen situé à Oranienburg, petite ville à 30 km de Berlin. Dans cette usine kommando étaient fabriqués les bombardiers du même nom par une main-d'œuvre exclusivement constituée de déportés.

[433] Balny Huguette, *Au nom de la vie*, brochure, communication personnelle, Montpellier, 2004, p. 29.

Un jour, un commandant médecin SS passe une revue. Il ouvre un placard et voit la brosse à dents. Il parlait un peu le français : « Qui vous a donné ça ? » Placet s'est alors trouvé sans réaction. Il a dit la vérité[434].
Ce jour-là, j'étais en train de travailler. Un soldat SS m'appelle « 63 260 », « Venez avec moi ! » Qu'est-ce qu'il se passe ? Je tremblais déjà. J'arrive au bureau du commandant SS. Le soldat ouvre la porte. Je vois le commandant médecin SS qui me dit : « Asseyez-vous ». Il ouvre un tiroir et sort la brosse à dents de Placet. « C'est bien vous qui avez fabriqué cela ? » Je suis resté, je ne sais combien de temps, sans pouvoir répondre. Je me suis dit : « C'est la pendaison, surtout s'il découvre que j'ai cassé un avion ! » C'était démentiel ! Il a répété : « C'est bien vous qui avez fabriqué ça ? »
Au bout d'un moment, j'ai dit « oui ». Alors, il m'a dit : « Écoutez, je vais vous demander un service. Le commandant du camp doit partir en vacances dans sa famille, pour Noël. Je sais que le plus grand plaisir que je peux lui faire, c'est de lui offrir une brosse à dents pour sa femme parce qu'il y a plus d'un an qu'on ne trouve plus une brosse à dents dans les commerces en Allemagne. Alors, je vous demande de m'en faire une. »
C'était début décembre. Une brosse, je pouvais la faire en une journée. Alors, je lui ai dit : « Je n'ai pas le temps. J'ai fait ça pendant des mois. » Il m'a dit : « Écoutez, faites un effort. Je mets à votre disposition une pièce de l'infirmerie où vous pourrez travailler jour et nuit. Après, je vous donnerai un mois de repos. »
C'est ainsi qu'avec mon petit Marseillais, je suis retourné dans le hall des avions terminés. Je casse encore un pare-brise. C'était en décembre 1944. Les Allemands savaient que la guerre était perdue. Un an avant, j'aurais été pendu. Dans la nuit, je prépare douze manches de brosses à dents et je reviens à l'infirmerie. J'ai commencé. Dans la poche, j'avais les douze manches. J'en prenais un. Je mettais deux rangées de poils et je le remettais dans mon autre poche. Je prenais ensuite un deuxième manche, etc. Les SS venaient voir deux ou trois fois par jour comment le travail avançait. Le matin, il y avait deux rangées de poils, l'après-midi, quatre. Mais, ils ne savaient pas que c'était quatre fois douze. J'ai ainsi fait plaisir à des amis qui m'avaient demandé une brosse à dents.
Et c'est comme ça que je lui ai donné sa brosse à dents.
Il a tenu parole. Il m'a donné un mois de congé et c'est une des raisons pour lesquelles je suis encore en vie aujourd'hui.
Quelques jours plus tard, un autre SS vient me chercher, m'emmène à la cuisine et me présente à un lieutenant SS qui était le chef de la cuisine. Ce dernier me dit : « J'ai appris que vous êtes spécialiste en brosses. Ici, nous n'avons plus de brosse pour laver les marmites. Nous avons du matériel (du bois et des fibres végétales), mais pas de spécialiste. Vous ferez deux brosses par jour. » Ce que j'ai fait. On me donnait une gamelle de soupe

[434] Balny Huguette, 2004, pp. 30, 31.

supplémentaire et c'est comme ça que j'ai tenu le coup en tant que spécialiste en brosse à dents[435]. »

[435] Balny Huguette, 2004, pp. 30, 31.

Paul Brouardel et la loi du même nom (1892)

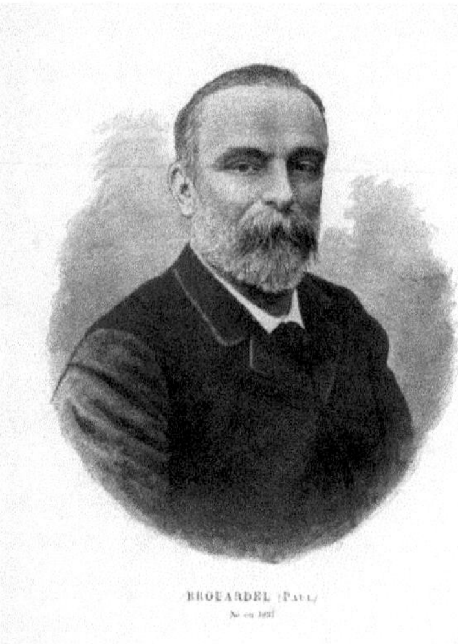

Pr Brouardel, Paul Camille Hippolyte (1837-1906)[436].

- *Pr Paul Brouardel*

Il est né le 13 février 1837, place de l'Hôtel de Ville, à Saint-Quentin dans l'Aisne, de Pierre Alexandre Brouardel, professeur de philosophie, et de Elisabeth Julie Gabrielle Coudray, il fait ses études secondaires d'abord au collège des Bons Enfants de Saint-Quentin, puis à Orléans et au lycée Saint-Louis de Paris, où son père est muté. En 1858, il est externe à l'hôpital Cochin. En 1859, il est major du concours de l'internat et, en 1863, obtient un prix de l'école pratique. En 1865, Paul Brouardel soutient sa thèse de doctorat en médecine intitulée *De la tuberculinisation des organes génitaux de la femme*. Très volumineuse, elle est soutenue devant la Faculté de médecine de Paris. Les idées de Claude Bernard et d'Auguste Comte ont influencé toute sa carrière[437]. Dans cette œuvre prépondérante, les idées de l'école pasteurienne apparaissent, mais aussi affleurent déjà des principes d'hygiène et de salubrité publique, chers à l'impétrant. Bien sûr, sa thèse n'omet pas de débattre la place de la médecine au regard des pouvoirs publics.

En 1869, il est agrégé de médecine et médecin du bureau central des Hôpitaux[438].

En 1870, il participe activement à l'étude de la prophylaxie et de l'épidémiologie de la variole. Par son travail et ses publications, il convainc

---

[436] Bibliothèque interuniversitaire de Santé (BIU Santé), Paris, 2020 ; Corlieu Auguste, *Centenaire de la Faculté de Médecine de Paris (1794-1894)*, Alcan – Baillère – Doin – Masson (éd.), Paris, 1894.

[437] Morgenstern Henri, *Les dentistes français au XIXe siècle*, L'Harmattan (éd.), Collection Médecine à travers les siècles, Paris, 2009, pp. 149-172.

[438] François Martine & al., « Brouardel, Paul Camille Hippolyte », in *cths.fr*, 2006.

le monde médical du principe essentiel de la vaccination et de la revaccination obligatoires contre cette maladie à la suite de la terrible épidémie qui sévit cette année-là.

En 1871, il reçoit la Légion d'honneur pour avoir arrêté l'incendie sur Notre-Dame déclenché par les communards.

En 1873, il dirige le service médical de l'hôpital Saint-Antoine jusqu'en 1891. Par la suite, il prend la direction de la Pitié (1879), puis il officie à la Charité (1891). De 1872 à 1873, il supplée Bouillaud à la chaire de clinique médicale à la Faculté de médecine de Paris. De 1876 à 1877, il est suppléant de Tardieu à la chaire de médecine légale de la même faculté[439]. En 1879, il devient titulaire de la chaire de médecine légale. Il distille un enseignement pratique de la médecine légale en créant les premiers laboratoires de recherche pour les étudiants (de toxicologie notamment). Dans ses expertises pour les tribunaux, il s'applique systématiquement à la recherche objective de la preuve. À une époque où la médecine légale connaît une envolée considérable dans ses protocoles, ses méthodes font l'unanimité. À l'Institut médico-légal, il instaure la conservation des corps par le froid[440]. Ses nombreux rapports au Garde des Sceaux, au procureur de la République, au doyen de la Faculté de médecine, au ministre de l'Instruction publique, au préfet de Police ou encore au Conseil général de la Seine remportent tous les suffrages.

En 1880, il intègre l'Académie de médecine[441].

À partir de 1884, il dirige le comité consultatif d'hygiène publique qui dépend du ministère de l'Intérieur. Il le reste jusqu'en 1902. Il est aussi membre de la commission d'assainissement de Paris.

En 1885, il est élu membre de l'Académie royale de médecine de Belgique.

En 1886, il devient doyen de la Faculté de médecine de Paris[442]. Très proche de Pasteur, c'est l'assistant de Brouardel qui exécute la première vaccination antirabique. C'est Brouardel qui énonce le discours sur la rage à l'Académie de médecine en 1887. C'est encore lui qui prononcera l'éloge funèbre de Pasteur en 1895.

Missionné pour étudier la plupart des grandes épidémies de la fin du XIXe siècle, son approche prophylactique est plébiscitée partout où il passe, en France comme à l'étranger. Ainsi, parvient-il à endiguer des épidémies de typhoïde, de tuberculose, de choléra, etc. Toutes les mesures d'hygiène, de prophylaxie mises en place pour assainir les villes passent par lui et connaissent son influence très positive : la loi de santé publique, de protection sanitaire instaurant les vaccinations obligatoires ; la reconnaissance des maladies professionnelles ; la loi sur l'alcoolisme est instituée.

---

439 François Martine & al., « Brouardel, Paul Camille Hippolyte », in *cths.fr*, 2006.

440 Morgenstern Henri, *Les dentistes…*, op. cit., 2009, pp. 149-172.

441 François Martine & al., « Brouardel, Paul Camille Hippolyte », in *cths.fr*, 2006.

442 Morgenstern Henri, *Les dentistes…*, op. cit., 2009, pp. 149-172.

Il publie sur une multitude de sujets (les asphyxies par les gaz, les intoxications par l'arsenic, le phosphore, le cuivre, etc., les empoisonnements criminels et accidentels, la mort subite, le mariage, l'avortement, les blessures et accidents du travail, etc.)[443].
Brouardel lutte de façon acharnée contre la toxicomanie. Il milite activement pour la désinfection et condamne les quarantaines dans plusieurs congrès internationaux : Rome (1885), Venise (1892), Dresde (1893), Paris (1894). Lors de la discussion du projet de loi sur la protection de la santé publique, il en soutient les dispositions devant les Chambres en qualité de commissaire du gouvernement[444].
Paul Brouardel est élu à l'Académie des sciences en 1892. En 1899, il est président de l'Association française pour l'avancement des sciences.
Le 23 juillet 1906, il succombe de la tuberculose[445].

- *Loi Brouardel du 30 novembre 1892*

Comme le souligne fort justement Morgenstern (2009), *« la Loi du 30 novembre 1892 a apporté des modifications importantes :*
1) Suppression de l'officiat de santé (Art. 1) ;
2) Réglementation de la profession de dentiste et création d'un diplôme de chirurgien-dentiste (Art. 2) ;
3) Droit accordé aux officiers de santé transitoirement maintenus d'exercer leur profession sur tout le territoire de la République, même sans l'assistance d'un docteur (Art. 29)[446] *;*
4) Obligation pour les médecins, dentistes et sages-femmes étrangers qui voudront exercer en France, d'y obtenir le diplôme de docteur, de dentiste ou de sage-femme (Art. 5) ;
5) Faculté d'autoriser les internes nommés au concours pourvus de 12 inscriptions, et les étudiants dont la scolarité est terminée, à exercer la médecine en temps d'épidémie ou comme remplaçants de docteurs ou d'officiers de santé (Art. 6) ;
6) Abolition du grade de docteur en chirurgie (Art. 8) ;
7) Substitution de la prescription biennale à la prescription d'un an, pour l'action des docteurs, officiers de santé, dentistes, sages-femmes et pharmaciens, en paiement de leurs honoraires et médicaments (Art. 11) ;
8) Extension du privilège aux frais de la dernière maladie même non suivie du décès du malade (Art. 12) ;
9) Droit pour les médecins, dentistes et sages-femmes, de se constituer en associations ou syndicats professionnels, dans les conditions de la loi du 21 mars 1884 (Art. 13) ;

---

[443] François Martine & al., « Brouardel, Paul Camille Hippolyte », in *cths.fr*, 2006.
[444] François Martine & al., « Brouardel, Paul Camille Hippolyte », in *cths.fr*, 2006.
[445] Morgenstern Henri, *Les dentistes…*, op. cit., 2009, pp. 149-172.
Morgenstern affirme qu'il est mort le 6 juillet 1906.
[446] Morgenstern Henri, *Les dentistes…*, op. cit., 2009, pp. 156-157.

10) Promesses de révisions du tarif de 1811 concernant les expertises de médecine légale (Art. 14) ;
11) Obligation de déclarer les maladies épidémiques (Art. 15 ; Art. 21) ;
12) Obligation pour les docteurs d'obéir à toutes réquisitions de justice (Art. 23) ;
13) Aggravation, extension et création des pénalités pour exercice illégal de la médecine, de la chirurgie, de l'art dentaire et de la pratique des accouchements (Art. 16 à 27) ;
14) Faculté accordée aux tribunaux de suspendre ou interdire les médecins, dentistes ou sages-femmes condamnés par la justice criminelle ou correctionnelle, soit en France, soit à l'étranger (Art. 25)[447]. »
Morgenstern (2009) rappelle de plus que : « *La loi du 30 novembre 1892 sur l'exercice de la médecine est divisée en 6 titres et 36 articles, comme l'était la loi du 19 ventôse an XI. Elle règle l'exercice de la profession de médecin, de dentiste et de sage-femme. Ce sont là les trois premiers titres. Suivent les règles communes à l'exercice des trois professions dans un quatrième titre, puis l'exercice illégal et les pénalités. La loi se termine enfin par les dispositions transitoires.*
C'est cette loi qui a créé le diplôme de chirurgien-dentiste. Elle est demeurée en vigueur jusqu'à la promulgation de la loi du 25 décembre 1971 qui a institué le doctorat en chirurgie dentaire[448]. »
Brouardel a défendu bec et ongle son projet de loi devant la Chambre des députés. À la question de la légitimité d'un diplôme pour les chirurgiens-dentistes, il a répondu : « *La profession de dentiste n'est plus du tout ce qu'elle était il y a vingt ans. La France est restée sur ce point très longtemps en retard. Nous avons été instruits par l'étranger, qui nous a appris ce que devait être la profession de dentiste. Il y a pour l'exercice de cette profession toute une éducation à faire. Elle a été tentée surtout par deux écoles dentaires de Paris qui nous ont montré comment on devait considérer l'enseignement de l'art dentaire*[449]... ». Brouardel a décrit les nombreux accidents qui se sont produits dans les cabinets dentaires, attestant, s'il en était besoin, des évolutions fondamentales des techniques de soins dentaires, avec l'emploi notamment du chloroforme, de la cocaïne, ou encore de l'arsenic qui peuvent être meurtrier. Brouardel ajoute : « *Il est évident que les conditions d'exercice de cette profession se sont modifiées ; il faut donc que les conditions d'instruction le soient aussi. Il y a là un engagement très simple à constituer et à organiser : nous en avons les éléments dans les écoles libres dentaires ; je crois qu'il serait sage de continuer et de prendre exemple sur l'instruction privée*[450]. »

---

[447] Morgenstern Henri, *Les dentistes...*, op. cit., 2009, pp. 156-157.
[448] Morgenstern Henri, *Les dentistes...*, op. cit., 2009, p. 161.
[449] Morgenstern Henri, *Les dentistes...*, op. cit., 2009, p. 164.
[450] Morgenstern Henri, *Les dentistes...*, op. cit., 2009, p. 164.

Son projet de loi n'est pas plus débattu à la Chambre des députés, qu'il ne le sera au Sénat. La loi est adoptée sans restriction. C'est pourtant au Sénat que l'appellation « chirurgien-dentiste » pour désigner les acteurs de notre profession est en définitive acceptée et légalement entérinée dans un texte de loi officiel[451]. Cette dénomination avait été refusée au préalable par une ordonnance de 1768.
Pour ce qui est de l'enseignement véritable, des modalités d'obtention de l'examen, d'autres lois et décrets viennent par la suite compléter la loi Brouardel (1893 ; 1894 ; 1909, etc.).

Voici, pour rappel et information, le texte de la Loi Brouardel du 30 novembre 1892, publié le 1er décembre 1892, dans le Journal officiel de la République française.

Il nous semble que ce texte et l'ordonnance du 24 septembre 1945 signée par le général de Gaulle devraient faire partie des connaissances de tous, au titre de la culture générale enseignée aux générations d'étudiants passées et à venir.

[451] Morgenstern Henri, *Les dentistes…*, op. cit., 2009, pp. 161-167.

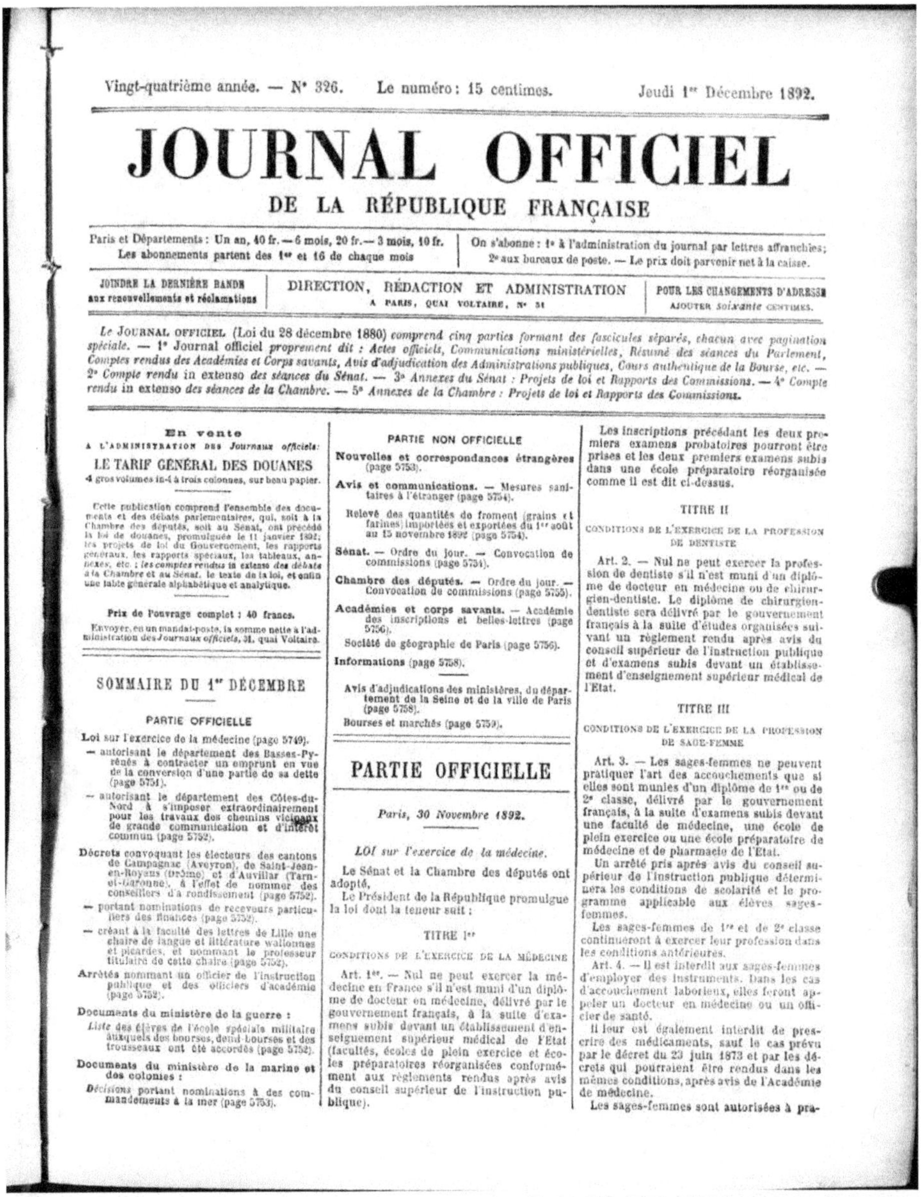

Vingt-quatrième année. — N° 326. Le numéro : 15 centimes. Jeudi 1er Décembre 1892.

JOURNAL OFFICIEL

DE LA RÉPUBLIQUE FRANÇAISE

Paris et Départements : Un an, 40 fr. — 6 mois, 20 fr. — 3 mois, 10 fr.
Les abonnements partent des 1er et 16 de chaque mois

On s'abonne : 1° à l'administration du journal par lettres affranchies ;
2° aux bureaux de poste. — Le prix doit parvenir net à la caisse.

JOINDRE LA DERNIÈRE BANDE aux renouvellements et réclamations

DIRECTION, RÉDACTION ET ADMINISTRATION
A PARIS, QUAI VOLTAIRE, N° 31

POUR LES CHANGEMENTS D'ADRESSE AJOUTER *soixante* CENTIMES.

Le JOURNAL OFFICIEL (Loi du 28 décembre 1880) *comprend cinq parties formant des fascicules séparés, chacun avec pagination spéciale.* — 1° Journal officiel *proprement dit : Actes officiels, Communications ministérielles, Résumé des séances du Parlement, Comptes rendus des Académies et Corps savants, Avis d'adjudication des Administrations publiques, Cours authentique de la Bourse, etc.* — 2° *Compte rendu* in extenso *des séances du Sénat.* — 3° *Annexes du Sénat : Projets de loi et Rapports des Commissions.* — 4° *Compte rendu* in extenso *des séances de la Chambre.* — 5° *Annexes de la Chambre : Projets de loi et Rapports des Commissions.*

En vente
A L'ADMINISTRATION DES *Journaux officiels* :

LE TARIF GÉNÉRAL DES DOUANES
4 gros volumes in-4 à trois colonnes, sur beau papier.

Cette publication comprend l'ensemble des documents et des débats parlementaires, qui, soit à la Chambre des députés, soit au Sénat, ont précédé la loi de douanes, promulguée le 11 janvier 1892 ; les projets de loi du Gouvernement, les rapports généraux, les rapports spéciaux, les tableaux, annexes, etc. ; *les comptes rendus* in extenso *des débats à la Chambre et au Sénat,* le texte de la loi, et enfin une table générale alphabétique et analytique.

Prix de l'ouvrage complet : 40 francs.

Envoyer, en un mandat-poste, la somme nette à l'administration des *Journaux officiels*, 31, quai Voltaire.

SOMMAIRE DU 1er DÉCEMBRE

PARTIE OFFICIELLE

Paris, 30 Novembre 1892.

LOI sur l'exercice de la médecine.

Le Sénat et la Chambre des députés ont adopté,

Le Président de la République promulgue la loi dont la teneur suit :

TITRE Ier

CONDITIONS DE L'EXERCICE DE LA MÉDECINE

Art. 1er. — Nul ne peut exercer la médecine en France s'il n'est muni d'un diplôme de docteur en médecine, délivré par le gouvernement français, à la suite d'examens subis devant un établissement d'enseignement supérieur médical de l'État (facultés, écoles de plein exercice et écoles préparatoires réorganisées conformément aux règlements rendus après avis du conseil supérieur de l'instruction publique).

Les inscriptions précédant les deux premiers examens probatoires pourront être prises et les deux premiers examens subis dans une école préparatoire réorganisée comme il est dit ci-dessus.

TITRE II

CONDITIONS DE L'EXERCICE DE LA PROFESSION DE DENTISTE

Art. 2. — Nul ne peut exercer la profession de dentiste s'il n'est muni d'un diplôme de docteur en médecine ou de chirurgien-dentiste. Le diplôme de chirurgien-dentiste sera délivré par le gouvernement français à la suite d'études organisées suivant un règlement rendu après avis du conseil supérieur de l'instruction publique et d'examens subis devant un établissement d'enseignement supérieur médical de l'État.

TITRE III

CONDITIONS DE L'EXERCICE DE LA PROFESSION DE SAGE-FEMME

Art. 3. — Les sages-femmes ne peuvent pratiquer l'art des accouchements que si elles sont munies d'un diplôme de 1re ou de 2e classe, délivré par le gouvernement français, à la suite d'examens subis devant une faculté de médecine, une école de plein exercice ou une école préparatoire de médecine et de pharmacie de l'État.

Un arrêté pris après avis du conseil supérieur de l'instruction publique déterminera les conditions de scolarité et le programme applicable aux élèves sages-femmes.

Les sages-femmes de 1re et de 2e classe continueront à exercer leur profession dans les conditions antérieures.

Art. 4. — Il est interdit aux sages-femmes d'employer des instruments. Dans les cas d'accouchement laborieux, elles feront appeler un docteur en médecine ou un officier de santé.

Il leur est également interdit de prescrire des médicaments, sauf le cas prévu par le décret du 23 juin 1873 et par les décrets qui pourraient être rendus dans les mêmes conditions, après avis de l'Académie de médecine.

Les sages-femmes sont autorisées à pra-

[452]

[452] Journal officiel de la République française du 01/12/1892, pp. 5749-5751 (avec l'aimable autorisation de la BNF).

5750 [1892] 1er Décembre JOURNAL OFFICIEL DE LA RÉPUBLIQUE FRANÇAISE Vingt-quatrième année. — N° 326

tiquer les vaccinations et les revaccinations antivarioliques.

TITRE IV

CONDITIONS COMMUNES A L'EXERCICE DE LA MÉDECINE, DE L'ART DENTAIRE ET DE LA PROFESSION DE SAGE-FEMME

Art. 5. — Les médecins, les chirurgiens-dentistes et les sages-femmes diplômés à l'étranger, quelle que soit leur nationalité, ne pourront exercer leur profession en France qu'à la condition d'y avoir obtenu le diplôme de docteur en médecine, de dentiste ou de sage-femme, et en se conformant aux dispositions prévues par les articles précédents.

Des dispenses de scolarité et d'examens pourront être accordées par le ministre, conformément à un règlement délibéré en conseil supérieur de l'instruction publique. En aucun cas, les dispenses accordées pour l'obtention du doctorat ne pourront porter sur plus de trois épreuves.

Art. 6. — Les internes des hôpitaux et hospices français, nommés au concours et munis de douze inscriptions, et les étudiants en médecine dont la scolarité est terminée peuvent être autorisés à exercer la médecine pendant une épidémie ou à titre de remplaçants de docteurs en médecine ou d'officiers de santé.

Cette autorisation, délivrée par le préfet du département, est limitée à trois mois ; elle est renouvelable dans les mêmes conditions.

Art. 7. — Les étudiants étrangers qui postulent, soit le diplôme de docteur en médecine visé à l'article 1er de la présente loi, soit le diplôme de chirurgien-dentiste visé à l'article 2, et les élèves de nationalité étrangère qui postulent le diplôme de sage-femme de 1re ou de 2e classe visé à l'article 3, sont soumis aux mêmes règles de scolarité et d'examens que les étudiants français.

Toutefois il pourra leur être accordé, en vue de l'inscription dans les facultés et écoles de médecine, soit l'équivalence des diplômes ou certificats obtenus par eux à l'étranger, soit la dispense des grades français requis pour cette inscription, ainsi que des dispenses partielles de scolarité correspondant à la durée des études faites par eux à l'étranger.

Art. 8. — Le grade de docteur en chirurgie est et demeure aboli.

Art. 9. — Les docteurs en médecine, les chirurgiens-dentistes et les sages-femmes sont tenus, dans le mois qui suit leur établissement, de faire enregistrer, sans frais, leur titre à la préfecture ou sous-préfecture et au greffe du tribunal civil de leur arrondissement.

Le fait de porter son domicile dans un autre département oblige à un nouvel enregistrement du titre dans le même délai.

Ceux ou celles qui, n'exerçant plus depuis deux ans, veulent se livrer à l'exercice de leur profession, doivent faire enregistrer leur titre dans les mêmes conditions.

Il est interdit d'exercer sous un pseudonyme les professions ci-dessus, sous les peines édictées à l'article 18.

Art. 10. — Il est établi chaque année dans les départements, par les soins des préfets et de l'autorité judiciaire, des listes distinctes portant les noms et prénoms, la résidence, la date et la provenance du diplôme des médecins, chirurgiens-dentistes et sages-femmes visés par la présente loi.

Ces listes sont affichées chaque année, dans le mois de janvier, dans toutes les communes du département. Des copies certifiées en sont transmises aux ministres de l'intérieur, de l'instruction publique et de la justice.

La statistique du personnel médical existant en France et aux colonies est dressée tous les ans par les soins du ministre de l'intérieur.

Art. 11. — L'article 2272 du code civil est modifié ainsi qu'il suit :

« L'action des huissiers, pour le salaire des actes qu'ils signifient et des commissions qu'ils exécutent ;

« Celle des marchands, pour les marchandises qu'ils vendent aux particuliers non marchands ;

« Celle des maîtres de pension, pour le prix de pension de leurs élèves ; et des autres maîtres, pour le prix de l'apprentissage ;

« Celle des domestiques qui se louent à l'année, pour le payement de leur salaire,

« Se prescrivent par un an.

« L'action des médecins, chirurgiens, chirurgiens-dentistes, sages-femmes et pharmaciens, pour leurs visites, opérations et médicaments, se prescrit par deux ans. »

Art. 12. — L'article 2101 du code civil, relatif aux privilèges généraux sur les meubles, est modifié ainsi qu'il suit dans son paragraphe 3 :

« Les frais quelconques de la dernière maladie, quelle qu'en ait été la terminaison, concurremment entre ceux à qui ils sont dus. »

Art. 13. — A partir de l'application de la présente loi, les médecins, chirurgiens-dentites et sages-femmes jouiront du droit de se constituer en associations syndicales, dans les conditions de la loi du 21 mars 1884, pour la défense de leurs intérêts professionnels, à l'égard de toutes personnes autres que l'Etat, les départements et les communes.

Art. 14. — Les fonctions de médecins experts près les tribunaux ne peuvent être remplies que par des docteurs en médecine français.

Un règlement d'administration publique revisera les tarifs du décret du 18 juin 1811, en ce qui touche les honoraires, vacations, frais de transport et de séjour des médecins.

Le même règlement déterminera les conditions suivant lesquelles pourra être conféré le titre d'expert devant les tribunaux.

Art. 15. — Tout docteur, officier de santé ou sage-femme est tenu de faire à l'autorité publique, son diagnostic établi, la déclaration des cas de maladies épidémiques tombées sous son observation et visées dans le paragraphe suivant.

La liste des maladies épidémiques dont la divulgation n'engage pas le secret professionnel sera dressée par arrêté du ministre de l'intérieur, après avis de l'Académie de médecine et du comité consultatif d'hygiène publique de France. Le même arrêté fixera le mode des déclarations desdites maladies.

TITRE V

EXERCICE ILLÉGAL. — PÉNALITÉS

Art. 16. — Exerce illégalement la médecine :

1° Toute personne qui, non munie d'un diplôme de docteur en médecine, d'officier de santé, de chirurgien-dentiste ou de sage-femme, ou n'étant pas dans les conditions stipulées aux articles 6, 29 et 32 de la présente loi, prend part, habituellement ou par une direction suivie, au traitement des maladies ou des affections chirurgicales ainsi qu'à la pratique de l'art dentaire ou des accouchements, sauf les cas d'urgence avérée ;

2° Toute sage-femme qui sort des limites fixées pour l'exercice de sa profession par l'article 4 de la présente loi ;

3° Toute personne qui, munie d'un titre régulier, sort des attributions que la loi lui confère, notamment en prêtant son concours aux personnes visées dans les paragraphes précédents, à l'effet de les soustraire aux prescriptions de la présente loi.

Les dispositions du paragraphe 1er du présent article ne peuvent s'appliquer aux élèves en médecine qui agissent comme aides d'un docteur ou que celui-ci place auprès de ses malades, ni aux garde-malades, ni aux personnes qui, sans prendre le titre de chirurgien-dentiste, opèrent accidentellement l'extraction des dents.

Artl 17. — Les infractions prévues et punies par la présente loi seront poursuivies devant la juridiction correctionnelle.

En ce qui concerne spécialement l'exercice illégal de la médecine, de l'art dentaire ou de la pratique des accouchements, les médecins, les chirurgiens-dentistes, les sages-femmes, les associations de médecins régulièrement constituées, les syndicats visés dans l'article 13 pourront en saisir les tribunaux par voie de citation directe donnée dans les termes de l'article 182 du code d'instruction criminelle, sans préjudice de la faculté de se porter, s'il y lieu, partie civile dans toute poursuite de ces délits intentée par le ministère public.

Art. 18. — Quiconque exerce illégalement la médecine est puni d'une amende de 100 à 500 fr., et, en cas de récidive, d'une amende de 500 à 1,000 fr. et d'un emprisonnement de six jours à six mois, ou de l'une de ces deux peines seulement.

L'exercice illégal de l'art dentaire est puni d'une amende de 50 à 100 fr. et, en cas de récidive, d'une amende de 100 à 500 fr.

L'exercice illégal de l'art des accouchements est puni d'une amende de 50 à 100 fr. et, en cas de récidive, d'une amende de 100 à 500 fr. et d'un emprisonnement de six jours à un mois, ou de l'une de ces deux peines seulement.

Art. 19. — L'exercice illégal de la médecine ou de l'art dentaire, avec usurpation du titre de docteur ou d'officier de santé, est puni d'une amende de 1,000 à 2,000 fr. et, en cas de récidive, d'une amende de 2,000 à 3,000 fr. et d'un emprisonnement de six mois à un an, ou de l'une de ces deux peines seulement.

L'usurpation du titre de dentiste sera punie d'une amende de 100 à 500 fr. et, en cas de récidive, d'une amende de 500 à 1,000 fr. et d'un emprisonnement de six jours à un mois, ou de l'une de ces deux peines seulement.

L'usurpation du titre de sage-femme sera punie d'une amende de 100 à 500 fr. et, en cas de récidive, d'une amende de 500 à

[453]

[453] Journal officiel de la République française du 01/12/1892, pp. 5749-5751 (avec l'aimable autorisation de la BNF).

Vingt-quatrième année. — N° 326 JOURNAL OFFICIEL DE LA RÉPUBLIQUE FRANÇAISE 1892] 1er Décembre 5751

1,000 fr. et d'un emprisonnement de un mois à deux mois, ou de l'une de ces deux peines seulement.

Art. 20. — Est considéré comme ayant usurpé le titre français de docteur en médecine quiconque, se livrant à l'exercice de la médecine, fait précéder ou suivre son nom du titre de docteur en médecine sans en indiquer l'origine étrangère. Il sera puni d'une amende de 100 à 200 fr.

Art. 21. — Le docteur en médecine ou l'officier de santé qui n'aurait pas fait la déclaration prescrite par l'article 15 sera puni d'une amende de 50 à 200 fr.

Art. 22. — Quiconque exerce la médecine, l'art dentaire ou l'art des accouchements sans avoir fait enregistrer son diplôme dans les délais et conditions fixés à l'article 9 de la présente loi, est puni d'une amende de 25 à 100 fr.

Art. 23. — Tout docteur en médecine est tenu de déférer aux réquisitions de la justice, sous les peines portées à l'article précédent.

Art. 24. — Il n'y a récidive qu'autant que l'agent du délit relevé a été, dans les cinq ans qui précèdent ce délit, condamné pour une infraction de qualification identique.

Art. 25. — La suspension temporaire ou l'incapacité absolue de l'exercice de leur profession peuvent être prononcées par les cours et tribunaux, accessoirement à la peine principale, contre tout médecin, officier de santé, dentiste ou sage-femme, qui est condamné :

1° A une peine afflictive et infamante ;

2° A une peine correctionnelle prononcée pour crime de faux, pour vol et escroquerie, pour crimes ou délits prévus par les articles 316, 317, 331, 332, 334 et 335 du code pénal ;

3° A une peine correctionnelle prononcée par une cour d'assises pour des faits qualifiés crimes par la loi.

En cas de condamnation prononcée à l'étranger pour un des crimes et délits ci-dessus spécifiés, le coupable pourra également, à la requête du ministère public, être frappé, par les tribunaux français, de suspension temporaire ou d'incapacité absolue de l'exercice de sa profession.

Les aspirants ou aspirantes aux diplômes de docteur en médecine, d'officier de santé, de chirurgien-dentiste et de sage-femme condamnés à l'une des peines énumérées aux paragraphes 1, 2 et 3 du présent article, peuvent être exclus des établissements d'enseignement supérieur.

La peine de l'exclusion sera prononcée dans les conditions prévues par la loi du 27 février 1880.

En aucun cas, les crimes et délits politiques ne pourront entraîner la suspension temporaire ou l'incapacité absolue d'exercer les professions visées au présent article, ni l'exclusion des établissements d'enseignement médical.

Art. 26. — L'exercice de leur profession par les personnes contre lesquelles a été prononcée la suspension temporaire ou l'incapacité absolue, dans les conditions spécifiées à l'article précédent, tombe sous le coup des articles 17, 18, 19, 20 et 21 de la présente loi.

Art. 27. — L'article 463 du code pénal est applicable aux infractions prévues par la présente loi.

TITRE VI

DISPOSITIONS TRANSITOIRES.

Art. 28. — Les médecins et sages-femmes venus de l'étranger, autorisés à exercer leur profession avant l'application de la présente loi, continueront à jouir de cette autorisation dans les conditions où elle leur a été donnée.

Art. 29. — Les officiers de santé reçus antérieurement à l'application de la présente loi, et ceux reçus dans les conditions déterminées par l'article 31 ci-après, auront le droit d'exercer la médecine et l'art dentaire sur tout le territoire de la République. Ils seront soumis à toutes les obligations imposées par la loi aux docteurs en médecine.

Art. 30. — Un règlement délibéré en conseil supérieur de l'instruction publique déterminera les conditions dans lesquelles : 1° un officier de santé pourra obtenir le grade de docteur en médecine ; 2° un dentiste qui bénéficie des dispositions transitoires ci-après pourra obtenir le diplôme de chirurgien-dentiste.

Art. 31. — Les élèves qui, au moment de l'application de la présente loi, auront pris leur première inscription pour l'officiat de santé, pourront continuer leurs études médicales et obtenir le diplôme d'officier de santé.

Art. 32. — Le droit d'exercer l'art dentaire est maintenu à tout dentiste justifiant qu'il est inscrit au rôle des patentes au 1er janvier 1892.

Les dentistes se trouvant dans les conditions indiquées au paragraphe précédent n'auront le droit de pratiquer l'anesthésie qu'avec l'assistance d'un docteur ou d'un officier de santé.

Les dentistes qui contreviendront aux dispositions du paragraphe précédent tomberont sous le coup des peines portées au deuxième paragraphe de l'article 19.

Art. 33. — Le droit de continuer l'exercice de leur profession est maintenu aux sages-femmes de 1re et de 2e classe reçues en vertu des articles 30, 31 et 32 de la loi du 19 ventôse an XI ou des décrets et arrêtés ministériels ultérieurs.

Art. 34. — La présente loi ne sera exécutoire qu'un an après sa promulgation.

Art. 35. — Des règlements d'administration publique détermineront les conditions d'application de la présente loi à l'Algérie et aux colonies et fixeront les dispositions transitoires ou spéciales qu'il sera nécessaire d'édicter ou de maintenir.

Un règlement délibéré en conseil supérieur de l'instruction publique déterminera les épreuves qu'auront à subir, pour obtenir le titre de docteur, les jeunes gens des colonies françaises ayant suivi les cours d'une école de médecine existant dans une colonie.

Art. 36. — Sont et demeurent abrogés, à partir du moment où la présente loi sera exécutoire, les dispositions de la loi du 19 ventôse an XI et généralement toutes les dispositions de lois et règlements contraires à la présente loi.

La présente loi, délibérée et adoptée par le Sénat et par la Chambre des députés, sera exécutée comme loi de l'Etat.

Fait à Paris, le 30 novembre 1892.

CARNOT.

Par le Président de la République :

Le président du conseil,
ministre de l'intérieur,
ÉMILE LOUBET.

Le garde des sceaux,
ministre de la justice et des cultes,
L. RICARD.

Le ministre de l'instruction publique
et des beaux-arts,
LÉON BOURGEOIS.

Le ministre des affaires étrangères,
RIBOT.

LOI autorisant le département des Basses-Pyrénées à contracter un emprunt en vue de la conversion d'une partie de sa dette.

Le Sénat et la Chambre des députés ont adopté,

Le Président de la République promulgue la loi dont la teneur suit :

« Art. 1er. — Le département des Basses-Pyrénées est autorisé, conformément à la demande que le conseil général en a faite, à emprunter, à un taux d'intérêt qui ne pourra dépasser quatre pour cent (4 p. 100), une somme de six cent cinquante-huit mille francs (658,000 fr.) remboursable en vingt-cinq ans et applicable au remboursement par anticipation des emprunts autorisés en vertu des lois des 11 août 1882, 5 août 1884 et 13 août 1884.

Cet emprunt pourra être réalisé, soit avec publicité et concurrence, soit de gré à gré, soit par voie de souscription, avec faculté d'émettre des obligations au porteur ou transmissibles par endossement, soit auprès de la Caisse des dépôts et consignations ou de la société du Crédit foncier de France ou de la Caisse nationale des retraites pour la vieillesse.

Les conditions des souscriptions à ouvrir ou des traités à passer de gré à gré seront préalablement soumises à l'approbation du ministre de l'intérieur.

Art. 2. — Le département des Basses-Pyrénées est également autorisé à s'imposer extraordinairement, par addition au principal des quatre contributions directes, cinquante centièmes de centime (0 c. 50) pendant deux ans à partir du 1er janvier 1898, un centime vingt-cinq centièmes (1 c. 25) pendant six ans à partir du 1er janvier 1900, et quatre centimes vingt-cinq centièmes (4 c. 25) pendant douze ans à partir du 1er janvier 1906, pour en affecter le produit : 1° au service des intérêts et au remboursement de l'emprunt de 658,000 fr. autorisé par l'article 1er ci-dessus ; 2° au service des intérêts et au remboursement d'une fraction de l'emprunt autorisé par la loi du 11 août 1882 ; 3° au payement des dépenses d'établissement de chemins de fer d'intérêt général et de tramways départementaux.

Ces impositions seront recouvrées indépendamment des centimes extraordinaires dont le maximum est fixé chaque année par la loi de finances, en exécution de la loi du 10 août 1871.

Art. 3. — Le département des Basses-Py-

[454]

---

[454] Journal officiel de la République française du 01/12/1892, pp. 5749-5751 (avec l'aimable autorisation de la BNF).

Georges Dagen

Sensible à l'histoire de l'art dentaire, le nouveau bulletin de l'Ordre publie deux articles rédigés par Georges Dagen[455]. Il y a peu de documents concernant cet homme. Dès la création de cette nouvelle revue, il est désigné comme l'archiviste des Archives historiques de l'art dentaire du nouveau Conseil de l'Ordre en 1944. Ici, son approche réside essentiellement dans l'étude de l'évolution du dentiste, depuis le barbier de Louis IX jusqu'au chirurgien-dentiste tel qu'il se présentait en 1945, sans oublier les opérateurs pour les dents. Entre législation et décisions royales, Dagen arrête son étude au Premier Empire pour les bulletins de l'année 1945. Il écrit pour cette revue jusqu'en 1947.

Il est né à Carcassonne, le 6 septembre 1886. Son père, Eugène Dagen, est né à Montech le 21 juillet 1854 et sa mère modiste est morte à Toulouse en 1945.

Comme le souligne la Dr Micheline Ruel-Kellerman (2019) : *« Pendant plus de 40 ans, il travailla aux Archives nationales, dans les bibliothèques de la faculté de médecine ou de l'école dentaire. Le dimanche, il classait chez lui et rédigeait*[456]*. »*

En 1913, il entre dans l'entreprise de matériel dentaire Ash & Cie. En 1920, il est nommé à la fonction de secrétaire de rédaction à la *Semaine dentaire*. Le point de départ de ses recherches historiennes est la découverte d'une prétendue lettre de Lécluze dont il démontre qu'elle est fausse[457].

En 1920, il publie 2 articles pour la *Semaine dentaire*, 11 en 1921, puis à nouveau 11 en 1922. Les références dans cette revue sont toutes traduites en anglais. En 1923, 7 articles et de courtes rubriques reportant des anecdotes intitulées « Echos ». De 1920 à 1923, il signe tous ses textes du sobriquet Moncorbier. Ce n'est qu'à partir de 1924 qu'il signe véritablement de son nom. Les reproductions de gravures sont toutes signées de ses initiales[458]. Il publie ainsi 6 articles par an jusqu'en 1932.

À l'aube des années 1930, il a également publié à l'étranger, au Canada et en Italie notamment.

Il n'est pas dentiste, mais consacre tout son temps libre à des recherches dans les bibliothèques et autres centres d'archives. Nombreux sont les documents qu'il a découverts et qui ne sont toujours pas exploités. Le Pr

---

[455] Ruel-Kellerman Micheline, « Qui était Georges Dagen ? », in *L'Information dentaire (ID)*, 20 novembre 2019, n° 40, pp. 39-41 ; Ruel-Kellerman Micheline, « À propos de la découverte récente de deux tapuscrits sur Pierre Fauchard d'un historien un peu oublié, Georges Dagen », in *Actes de la Société française d'histoire de l'art dentaire (SFHAD)*, 2019, 29 : 39-50, www.biusante.parisdescartes.fr.

[456] Ruel-Kellerman Micheline, in *ID*, 2019, pp. 39-41 ; Ruel-Kellerman Micheline, in *Actes de la SFHAD*, 2019, pp. 39-50.

[457] Ruel-Kellerman Micheline, in *ID*, 2019, pp. 39-41 ; Ruel-Kellerman Micheline, in *Actes de la SFHAD*, 2019, pp. 39-50.

[458] Ruel-Kellerman Micheline, in *ID*, 2019, pp. 39-41 ; Ruel-Kellerman Micheline, in *Actes de la SFHAD*, 2019, pp. 39-50.

André Besombes (1961), ancien président de l'Académie nationale de chirurgie dentaire, dit de lui : *« L'histoire de l'art dentaire aura grâce à M. Georges Dagen fait d'immenses progrès. (...) Il a bien mérité de la gratitude de notre profession »*.

Il fait partie en 1932 des initiateurs de la création de la Société française d'histoire de l'art dentaire. En 1949, à la fondation de celle-ci, il est élevé, à l'unanimité, au rang de membre d'honneur[459].

Il est l'auteur de plusieurs livres : *Trentenaire de la création du titre de chirurgien-dentiste, Pierre Fauchard (1678-1761), son bicentenaire*, La Semaine dentaire (éd.), 1922 ; *Documents pour servir à l'Histoire de l'Art dentaire en France*, La Semaine dentaire (éd.), 1922 ; *Le dentiste d'autrefois, 60 reproductions annotées*, La Semaine dentaire (éd.), 1923 ; écrit avec le Pr André Besombes, *Pierre Fauchard : père de l'art dentaire moderne (1678-1761) et ses contemporains*, Société des publications médicales et dentaires (1961).

En 1957, il est le premier Français à être membre honoraire de l'Académie américaine d'histoire de l'art dentaire[460].

Membre de la Société d'Histoire de la Médecine, il publie aussi dans la Revue *Cadmus* de 1930 à 1939 de nombreux articles relatifs à l'histoire de l'art dentaire et à l'histoire de la pharmacie. De 1950 à 1966, il publie dans *L'Information dentaire* et la *Revue d'odonto-stomatologie*.

Le Dr Pierre Baron précise : *« Dagen a été le seul, pendant très longtemps, à avoir référencé tous les dentistes de Paris, quelle que soit l'époque considérée*[461]. *»* C'est aussi lui qui a découvert l'acte d'inhumation de Pierre Fauchard, le 23 mars 1761, en 1922. En 1932, il fait une étude du manuscrit de ce dernier qui paraît dans *La Semaine dentaire*. Pierre Fauchard a toujours été un de ses sujets de prédilection[462].

Ces travaux sont toujours utilisés aujourd'hui par les chercheurs en histoire de l'art dentaire et cités régulièrement dans leurs publications. Ils sont toujours considérés comme des références de très bonne facture. Aujourd'hui, des archives personnelles sont répertoriées à l'Académie nationale de chirurgie dentaire. Un fonds Dagen a été mis en place à la BIU Santé de Paris et la bibliographie de Dagen figure sur le site Internet de la Société française d'histoire de l'art dentaire[463].

---

[459] Ruel-Kellerman Micheline, in *ID*, 2019, pp. 39-41 ; Ruel-Kellerman Micheline, in *Actes de la SFHAD*, 2019, pp. 39-50.

[460] Ruel-Kellerman Micheline, in *ID*, 2019, pp. 39-41 ; Ruel-Kellerman Micheline, in Actes de la SFHAD, 2019, pp. 39-50.

[461] Baron Pierre, « Recensement des dentistes au XVIIIe siècle – Méthodes, difficultés, erreurs, critiques », in *Actes de la Société française d'histoire de l'art dentaire (SFHAD)*, Saint-Malo, 12-13/06/1998, www.biusante.parisdescartes.fr.

[462] Ruel-Kellerman Micheline, in *ID*, 2019, pp. 39-41 ; Ruel-Kellerman Micheline, in *Actes de la SFHAD*, 2019, pp. 39-50.

[463] Ruel-Kellerman Micheline, in *ID*, 2019, pp. 39-41 ; Ruel-Kellerman Micheline, in *Actes de la SFHAD*, 2019, pp. 39-50.

Georges Dagen est mort le 21 février 1968 à l'hôpital Saint-Antoine de Paris.
Une nécrologie hommage est publiée en 1968 dans l'*Information dentaire* par Jean Angot qui fut son ami intime. Dagen, jusqu'au travail hommage de la Dr Micheline Ruel-Kellerman, était l'oublié de l'histoire de l'art dentaire. Il est indispensable qu'il trouve la place qui lui est due : celle d'un des plus grands chercheurs français en histoire de l'art dentaire.
De 1920 à 1966, Georges Dagen a publié 3 livres, 14 articles à l'étranger (USA, Canada, Italie), 110 reproductions de gravures et 231 articles en France dans diverses revues[464].
On constate qu'il ne publie rien pendant la Seconde Guerre mondiale (pénurie de papier qui a freiné la publication des revues selon la Dr Micheline Ruel-Kellerman ?). Il semble de plus, toujours selon cette dernière, qu'il se soit réfugié à Toulouse où résidait sa mère pendant la guerre.
Son rythme de publication très soutenu jusqu'en 1935 décroît nettement par la suite.

[464] Ruel-Kellerman Micheline, in *ID*, 2019, pp. 39-41 ; Ruel-Kellerman Micheline, in *Actes de la SFHAD*, 2019, pp. 39-50.

Des barbiers… aux dentistes d'aujourd'hui

Jusqu'au XIIIe siècle, la pratique de la petite chirurgie était l'apanage des barbiers qui étaient également responsables de l'avulsion des dents[465].
Quelques-uns ont étudié plus particulièrement la chirurgie et ont institué une confrérie de « cireurgiens »[466].
Jean Pitard fut le Premier chirurgien de Louis IX « Saint Louis », de Philippe III « le Hardi » et de Philippe IV « le Bel ». À sa demande, Louis IX créa autour de 1268 la confrérie de Saint-Côme et de Saint-Damien qui définissait et organisait pour la première fois le métier de chirurgien[467].
Toutefois, Pitard fit interdire en 1301, l'exercice de la chirurgie à certains barbiers, sous réserve d'être examinés par les jurés de Saint-Côme[468]. Cette ordonnance d'interdit sera renouvelée en 1311, 1331, 1352 et 1364.
En 1311, Philippe le Bel déclare que personne ne peut plus exercer la chirurgie à Paris, sans avoir reçu la *licencia operandi* du chirurgien juré du Châtelet de Paris sous peine de sanction, les licenciés devant, avant d'exercer, prêter serment devant le prévôt de Paris.
En 1331, une ordonnance de Philippe VI de Valois demande aux médecins d'avoir des titres suffisants pour exercer.
En 1352, le roi Jean II « le Bon » rend une ordonnance où il exprime sa volonté de condamner toute ingérence perpétrée par des personnes non qualifiées dans le champ médical.
En 1364, Charles V demande que toutes les bannières des praticiens non pourvus de maîtrise et les affiches mensongères soient abolies[469].
En 1371, la communauté des barbiers est établie, leurs statuts ayant été approuvés par le roi Charles V. Organisée comme toutes les communautés d'arts et métiers, elle a à sa tête le Premier barbier et valet du roi qui a le pouvoir octroyé par Charles VII, à partir de 1427, d'instituer un lieutenant chargé de la surveillance du métier, assisté de quatre maîtres jurés qui procèdent à l'examen des aspirants[470].
En 1372, le même roi autorise les barbiers à faire de la petite chirurgie si elle ne se révèle pas mortelle.

---

[465] Georges Dagen écrivait des articles d'histoire de l'art dentaire en fin de bulletin de l'Ordre. Il nous a semblé nécessaire d'agir de même pour ce qui est de ce chapitre.
[466] Boileau Etienne, *Le livre des métiers*, Paris, 1268.
Etienne Boileau (1200 ou 1210-1270) a été prévôt de Paris, de 1261 à 1271. Il a été nommé à cette fonction par le roi Louis IX.
[467] Riaud Xavier, *Chroniques odontologiques des rois de France et de la dynastie napoléonienne*, L'Harmattan (éd.), Collection Médecine à travers les siècles, Paris, 2011, pp. 281-283.
[468] Lamendin Henri, *Petites histoires de l'art dentaire d'hier et d'aujourd'hui (Anecdodontes)*, L'Harmattan (éd.), Collection Ethique médicale, Paris, 2006, p. 152.
[469] Cecconi L. J., *Notes et mémoires pour servir à l'Histoire de l'Art Dentaire en France*, L'Expansion (éd.), 1959, pp. 79-90.
[470] Lunel Alexandre, *La Maison médicale du Roi*, Champ Vallon (éd.), Collection Époques, Paris, 2008, p. 29.

En 1425, les chirurgiens obtiennent un arrêt du Parlement interdisant aux barbiers, toute pratique chirurgicale, y compris celle de l'art dentaire.
En 1484, Charles VIII retire aux femmes, le droit d'exercer la chirurgie. Tout acte de chirurgie leur est ainsi proscrit.
En 1544, François Ier crée la Faculté de chirurgie. Une nouvelle réglementation de l'exercice de l'art dentaire voit le jour.
En mai 1609, un édit réglemente la profession de dentiste en obligeant ceux-ci à obtenir le titre d'« expert » après examen.
En 1677, un décret confère le titre d'expert à certains apothicaires, mais celui-ci n'est valable que sur Paris. Il ne s'applique à la province qu'en 1730. Ceci est la cause de nombreux procès retentissants qui défrayent la chronique de l'époque.
Toutefois, les Édits royaux de mai 1699 promulgués par Louis XIV distinguent une troisième catégorie de praticiens médicaux après les médecins et les chirurgiens, celles des « experts ». Les dentateurs de toutes sortes deviennent des experts pour les dents. Ils sont soumis à l'autorité du Premier chirurgien du roi qui est le seul habilité à leur donner la permission d'exercer. Ils doivent s'acquitter de droits pour exercer.
En 1701, « dix chirurgiens sans qualité » comparaissent devant la Chambre de Police du Châtelet pour exercice illégal.
En 1728 paraît *Le Chirurgien Dentiste ou Traité des dents* de Pierre Fauchard (1677/1678-1761).
En 1740, un arrêt autorise Madeleine-Françoise Calais à exercer comme experte pour les dents en toute indépendance.
En 1741, la Faculté de médecine de Paris interdit à d'Aragon originaire de Toscane, opérateur public, le droit d'exercer sans office[471].
En 1743, Louis XV, La Peyronie et Mareschal attribuent les mêmes statuts aux chirurgiens qu'aux médecins.
Le 9 avril 1755, l'arrêt du Parlement de Paris retire aux femmes le droit d'exercer la chirurgie dentaire.
En 1768, un extrait des lettres patentes de mai concernant l'art dentaire en France édicte que pour être habilité à exercer cette spécialité, il faut avoir été reçu « dentiste-expert » par le Collège de chirurgie à la suite d'un certain nombre d'épreuves théoriques et pratiques.
Ainsi, en 1773, la Commission royale de médecine entame un procès à plusieurs ambulants à la requête de trois dentistes, dont le Sieur Trip de Versailles.
Les 2 et 17 mars 1791, une loi, dite Loi d'Allarde du nom du député qui en a été le promoteur, est votée. Elle accorde le libre exercice de toutes les professions, de tous les arts ou métiers.
Le 18 août 1792, un deuxième décret supprime les 18 Facultés de médecine existantes et les collèges de chirurgie, et ouvre ainsi la voie au charlatanisme

[471] Marandas Jacques, *L'Ordre des chirurgiens-dentistes*, Thèse Doct. Sc. Odont., Paris, 1973, p. 8.

médical[472]. Devant cet état de fait, une réglementation de la médecine et de la chirurgie voit le jour le 19 Ventôse, an XI (10 mars 1803). Pourtant, cette loi oublie l'art dentaire qui est exercé en toute liberté.
Le 23 février 1827, un arrêt de la Cour de cassation dans le procès intenté contre Marie Delpeuch, femme dentiste, rend aux femmes le droit officiel d'exercer l'art dentaire.
En 1880 s'ouvre l'École dentaire de Paris fondée par Charles Godon. En 1884, l'Institut odontotechnique de France est créé. Il devient l'École odontotechnique quelques années plus tard. En 1892, les deux écoles sont reconnues d'utilité publique.
En 1888, la Société odontologique de France est créée[473].
Ce n'est qu'en 1892, avec la loi du 30 novembre, dite Loi Brouardel[474], que survient une législation tant attendue dont voici l'intitulé exact : *« Nul ne peut exercer la profession de dentiste s'il n'est muni de diplômes de docteur en médecine ou de chirurgien-dentiste. Le diplôme de chirurgien-dentiste sera délivré par le Gouvernement français à la suite d'études organisées suivant un règlement rendu après avis du Conseil supérieur de l'Instruction publique et d'examens subis devant un établissement d'enseignement supérieur médical de l'État. »*
Le 14 août 1900, Charles Godon devient le premier président de la Fédération dentaire internationale. La même année, voit naître la Fédération dentaire nationale[475].
En 1909, un décret porte les études dentaires à 5 ans.
En 1916, le chirurgien-dentiste militaire au sein du Service de Santé des Armées est instauré par Raymond Poincaré.
Le 21 janvier et 9 juin 1923, les assemblées générales de l'Association syndicale des syndicats dentaires de France approuvent un code moral de déontologie du chirurgien-dentiste.

Les principaux articles de ce code concernant le comportement général de chaque dentiste respectent déjà l'esprit, dans ses grandes lignes, de notre code de déontologie actuel.
Art. 1 : La profession de chirurgien-dentiste étant honorable, celui qui l'exerce a le devoir strict d'en maintenir l'honneur, par son travail et sa responsabilité.
Art. 2 : L'honorabilité et la bonne foi du dentiste doivent être pour le patient la garantie de l'exécution correcte des opérations qu'il fait.
Art. 3 : Le chirurgien-dentiste conscient de sa dignité professionnelle, s'il s'efforce de mériter la confiance et l'estime de sa clientèle par des actes d'honorabilité et de probité, tout en

---

472 Morgenstern Henri, *Les dentistes français au XIXe siècle*, L'Harmattan (éd.), Collection Médecine à travers les siècles, Paris, 2009, pp. 19, 218.
473 Marandas Jacques, *L'Ordre des chirurgiens-dentistes*, Thèse Doct. Sc. Odont., Paris, 1973, p. 22.
474 Cecconi L. J., *Notes et mémoires pour servir à l'Histoire…*, op. cit., 1959, pp. 79-90.
475 Marandas Jacques, *L'Ordre des chirurgiens-dentistes*, Thèse Doct. Sc. Odont., Paris, 1973, p. 25.

pratiquant les règles de la déontologie à l'égard de ses confrères, s'attirera *ipso facto* le respect de tous.
Art. 4 : Le chirurgien-dentiste doit toujours avoir présent à l'esprit qu'il exerce une profession libérale et par suite, s'abstenir de tout acte susceptible de donner à celle-ci un caractère commercial quelconque.
Art. 5 : Le chirurgien-dentiste doit traiter avec les mêmes scrupules, sans le moindre esprit de lucre, le riche qui paie des honoraires élevés et le pauvre qui reçoit ses services gratuitement.
Art. 6 : Le chirurgien-dentiste évitera avec dignité le marchandage de ses honoraires, car il s'agit d'un savoir et non de marchandises. Le montant en sera rendu indiscutable par une évaluation strictement sincère.
Art. 11 : Tout jeune praticien désirant se faire connaître doit se limiter pour ce faire, à la publication dans les journaux purement locaux ou régionaux, du fac-similé de sa carte de visite mentionnant son nom, sa profession, ses titres exacts et ses jours et heures de consultation.
Art. 12 : Est considéré comme dégradant et blâmable le fait de recourir à la publicité dans les lieux publics, sur les rideaux de théâtre, etc., par voie d'affiches murales, cartes avec portrait, dessins de réclame dans les journaux, par des procédés quelconques annonçant des choses impossibles, en proclamant sa supériorité sur ses confrères, en offrant des remèdes secrets, en affirmant connaître des moyens merveilleux de guérison avec certificats à l'appui, etc.
Art. 13 : Le chirurgien-dentiste doit garder fidèlement le secret professionnel. Il ne doit jamais divulguer la nature de ses interventions, ni répondre à des questions indiscrètes ou de pure curiosité, qui laisseraient entrevoir à un tiers, les observations qu'il a pu diagnostiquer concernant ses malades.
Art. 14 : Si le chirurgien-dentiste est consulté par le patient d'un autre confrère, il doit s'abstenir de questions et d'insinuations malveillantes à l'égard de ce confrère et susceptibles de nuire aux intérêts de ce dernier.
Art. 16 : Le praticien qui traite un malade qu'un de ses confrères lui adresse pour une consultation ou pour un traitement déterminé s'interdit de conserver ce malade ou d'entreprendre même dans l'avenir un autre traitement que celui pour lequel ce malade lui a été confié.
Art. 20 : Il est contraire à la loi d'avoir un autre cabinet, où sous le couvert du nom du dentiste, opère un collaborateur non diplômé[476].

Il faut attendre 1935, pour que le baccalauréat soit rendu obligatoire pour une première inscription dans une école dentaire.
Le Conseil national de l'ordre des chirurgiens-dentistes a été fondé le 24 septembre 1945, au lendemain de la Seconde Guerre mondiale[477].
Le bureau fondateur de l'Académie nationale de chirurgie dentaire est formé le 9 juillet 1956. Le Journal officiel l'officialise le 20 juillet 1956. Elle est reconnue d'utilité publique[478] en 1964.
En 1968, la loi d'orientation de l'enseignement supérieur du 12 novembre 1968 a créé les facultés de chirurgie dentaire[479]. Le doctorat en sciences

---

[476] Marandas Jacques, *L'Ordre des chirurgiens-dentistes*, Thèse Doct. Sc. Odont., Paris, 1973, pp. 27-28.
[477] Morgenstern Henri, *Les dentistes français*..., op. cit., 2009, p. 216.
[478] www.academiedentaire.org, *Historique*, sans date, p.1.
[479] Baron Pierre, « Politique et odontologie », in *L'Information Dentaire*, 08/04/2009, n° 14, p. 729.

odontologiques n'a été mis en place en France, qu'à partir de 1972 (loi du 24 décembre 1971 instaurée par Maurice Schumann)[480].
En 1975, les chirurgiens-dentistes signent leur première convention. En 1977, l'orthopédie dento-faciale devient une spécialité reconnue.

À l'étranger, sans entrer dans le détail, trois dates fondamentales doivent être citées :
1839: Fondation de la première école dentaire du monde, à Baltimore, USA.
1844: Horace Wells, dentiste, découvre et utilise le protoxyde d'azote pour faire une extraction dentaire pratiquée sur lui-même à son cabinet dentaire de Hartford, USA, le 11 décembre.
1846: Morton, dentiste, découvre l'éther sulfurique qu'il utilise à son cabinet dentaire pour extraire une dent à Eben Frost, marchand à Boston, le 30 septembre[481].

[480] Chirurgien-dentiste avec un trait d'union. Ce n'est qu'à partir de 1971, que le chirurgien dentiste, devenu docteur en chirurgie dentaire, a perdu son trait d'union (Morgenstern Henri, *Les dentistes français…*, op. cit., 2009, p. 163).
[481] Riaud Xavier, *L'influence des dentistes américains pendant la Guerre de Sécession (1861-1865)*, L'Harmattan (éd.), Collection Médecine à travers les siècles, Paris, 2006, pp. 73-75, 105.

CONCLUSION

De nombreuses rumeurs ont vu le jour, relatives à la naissance du Conseil national de l'Ordre des Chirurgiens-dentistes. Comme nous l'avons démontré, elles sont toutes fausses.

Concernant les individus mis en cause et une éventuelle responsabilité de leur part, l'analyse est beaucoup plus complexe qu'il n'y paraît et ne doit pas s'en tenir aux seules apparences, car les tribunaux ont rendu des jugements indiscutables en leur faveur.

Au sujet de l'institution et de sa fondation, un acteur bâtisseur a disparu des mémoires, ou au minimum en a été occulté. À la fois, prépondérant et régulateur, il est celui qui a absolument tout organisé et légiféré. Un homme seulement peut en assumer toute la paternité ou s'en voir imputer la charge : le même qui l'a créée.

Dans une tribune parue sur le site LePoint.fr le 20 avril 2020, Thierry Lentz, historien et directeur de la Fondation Napoléon, rappelle : *« Après 1945, c'est grâce à l'énergie, à l'autorité et à la vision stratégique de l'État que les infrastructures, l'aménagement du territoire, le développement de pans entiers de nos activités ont été fondés. Et c'est encore l'État qui a suscité ou installé nos politiques sociales et de santé*[482]*. »*

Cet État chargé de la reconstruction du pays et dirigé alors par le général de Gaulle est responsable de toutes les réformes qui ont vu le jour sur le territoire dans l'immédiat après-guerre (Croix-Rouge, Sécurité sociale, coefficient familial, allocations familiales, etc.). Des réformes toujours pérennes aujourd'hui et dont chacun peut encore bénéficier… Mais, c'est aussi lui qui est à l'origine des Ordres médicaux, à l'origine de leur financement pour les aider à démarrer et de leur mode de fonctionnement.

Depuis, soixante-quinze années se sont écoulées. La législation a évolué avec le temps. Toutefois, les bases ou orientations posées à l'origine sont toujours présentes aujourd'hui et contribuent au grand respect dû à l'institution pour son rôle d'acteur primordial de Santé publique.

Laissons les derniers mots à Jacques Marandas dans sa thèse de doctorat soutenue en 1973 : *« C'est l'Ordre qui, en maintenant la morale et l'éthique professionnelles, apporte l'honorabilité. (...) L'Ordre des chirurgiens-*

[482] Lentz Thierry, « Le jour d'après : refonder l'État », in *www.lepoint.fr*, 20/04/2020.

dentistes a été et demeure une réussite. (...) Nous souhaitons qu'il se perfectionne et s'améliore constamment. (...) Nous souhaitons que l'Ordre, tout en sacrifiant au modernisme la part qui doit lui être sacrifiée pour son fonctionnement interne, demeure un organisme de compréhension, d'échange, de participation, en un mot, qu'en dépit du développement de la technique et de la croissance démographique, il reste un organisme humain[483]. »

Il semble que Jacques Marandas ait été entendu…

---

[483] Marandas Jacques, *L'Ordre des chirurgiens-dentistes*, Thèse Doct. Sc. Odont., Paris, 1973, pp. 143-144.

Le Conseil national de l'Ordre des Chirurgiens-dentistes aujourd'hui – mise en parallèle

Les missions de l'Ordre à sa création

. « Rester en rapport avec le ministère de la Guerre à propos de la mobilisation des chirurgiens-dentistes ;
. Régler avec les ministères des Prisonniers, des Finances et de la Santé la question des soins donnés aux prisonniers de retour d'Allemagne. L'Ordonnance du 27 mai 1945 instituait une aide médicale temporaire en faveur des prisonniers et rapatriés, aide qui leur donnait la possibilité de recevoir des soins gratuits et de se faire poser des prothèses gratuitement auprès du praticien de leur choix ; le praticien se faisait rembourser ses honoraires par les services de Santé de la Préfecture, sur la base du tarif national amputé de 20 %. L'aide temporaire était prévue pour une période de 9 mois ;
. Obtenir du ministre de l'Éducation nationale certaines compensations pour les étudiants partis relever un praticien en Allemagne ;
. Obtenir une amélioration constante des approvisionnements encore très précaires auprès de la production industrielle ;
. Surveiller l'élaboration par les ministères de la Santé et de la Justice, de la nouvelle réglementation professionnelle afin qu'elle soit conforme aux vœux de la profession et aux besoins de la Santé publique ;
. Défendre les intérêts des confrères sinistrés devant le ministère de la Reconstruction ;
. Instaurer une commission de reclassement et une caisse de solidarité pour aider tous les confrères anciens prisonniers, déportés et autres victimes de guerre ;
. Régulation ordinale de l'exercice dentaire qui se manifeste sous 4 axes : l'installation de la nouvelle institution, la gestion des conséquences de la Seconde Guerre mondiale, la gestion des besoins des praticiens et la régulation de l'exercice dans leur quotidien, sans oublier une mission d'informations diverses pouvant avoir un impact sur l'activité professionnelle journalière[484]*. »*

[484] Marandas Jacques, *L'Ordre des chirurgiens-dentistes*, Thèse Doct. Sc. Odont., Paris, 1973, pp. 85-87.

Actuellement, certaines missions de l'Ordre sont maintenues, mais adaptées et élargies aux besoins de la profession :
1/ Garant des valeurs et des obligations s'imposant à tout chirurgien-dentiste
. Il assure le maintien des principes de moralité, de probité, de compétence et de dévouement indispensables à l'exercice de l'art dentaire, et à l'observation des devoirs professionnels ainsi que des règles prévues par le code de déontologie (art. L. 4121-2 du Code de la Santé publique),
. Il contribue à promouvoir la santé publique et la qualité des soins,
. Il défend l'honneur et l'indépendance de la profession,
. Il organise toutes œuvres d'entraide et de retraite au bénéfice de leurs membres et de leurs ayants droit.
Ces missions sont accomplies par l'intermédiaire des conseils et des chambres disciplinaires de l'ordre (L. 4121-1 du Code de la Santé publique).

2/ Protection de ses membres et des patients
. Il veille au respect du principe de non-discrimination dans l'accès à la prévention et aux soins,
. Il mesure l'importance et la nature des pratiques de refus de soins.

3/ Représentant des chirurgiens-dentistes / Acteur auprès des institutions
. Il étudie les questions ou projets soumis par le ministre de la Santé,
. Il exerce les droits réservés à la partie civile concernant des faits portant un préjudice direct ou indirect à l'intérêt de la profession, y compris en cas de menaces ou de violences commises en raison de l'appartenance à la profession de chirurgiens-dentistes (L. 4122-1 code de la santé publique).

4/ Rôle de conseil sur l'exercice de la profession

Le terme de « compétence » a été ajouté par la loi n°2002-303 du 4 mars 2002 relative aux droits des malades et à la qualité du système de santé. La mission de l'Ordre n'est donc pas figée une fois pour toutes par l'ordonnance de 1945.
La loi n°2004-204 du 9 mars 2004 a modifié l'article L.4122-1 du Code de la Santé publique en y ajoutant un nouvel alinéa qui précise que « [Le Conseil national de l'Ordre] peut, devant toutes les juridictions, exercer tous les droits réservés à la partie civile relativement aux faits portant un préjudice direct ou indirect à l'intérêt collectif de la profession (...) de chirurgien-dentiste ».
L'Ordre a pour mission de défendre l'intérêt collectif de la profession dans son ensemble devant les juridictions.
Récemment, la loi n°2019-774 du 24 juillet 2019 a ajouté une nouvelle mission à l'Ordre qui est de contribuer « à promouvoir la santé publique et la qualité des soins » (article L. 4121-2 modifié).

Le code de déontologie des chirurgiens-dentistes

L'esprit général du code moral de déontologie du chirurgien-dentiste de 1937 est maintenu par le code actuel, à une différence près toutefois qui réside dans la possibilité d'avoir un site distinct ou un cabinet secondaire, mais le principe de l'unicité du cabinet dentaire reste identique.

L'adresse de l'Ordre

La Commission des Praticiens de l'Art dentaire, dite « Conseil national des chirurgiens-dentistes », siégeait au 60, boulevard de la Tour-Maubourg, dans le 7e arrondissement de Paris lors de sa mise en place par le Conseil national de la Résistance.
Proclamé et officiellement créé par l'ordonnance du général de Gaulle du 24 septembre 1945, le Conseil national siège, depuis le 2 mai 1946, au 22, rue Émile Menier, dans le 16e arrondissement de Paris.

Commentaires généraux

. Page 4
La loi n° 2019-774 du 24 juillet 2019 relative à l'organisation et à la transformation du système de santé reconnaît officiellement que l'Ordre contribue « à promouvoir la santé publique et la qualité des soins ».

. Pages 7 et 11
À partir de 1957, les bulletins de l'Ordre deviennent la Lettre. Texto-éditions est en charge de la conception, rédaction et réalisation.
En 2019, *la Lettre* change de nom et utilise le hashtag – un mot-clé utilisé sur les réseaux sociaux… Ère numérique oblige…

. Page 11
Services régaliens qui existent aujourd'hui :
Accueil | Courrier ; Communication ; Comptabilité | Trésorerie ; Contrats ; Gestion des tableaux ; Informatique ; Juridictions ; Pôle juridique ; Secrétariat ; Solidarité.

. Page 12
Si l'Ordre peut acheter, il lui est impossible, en 2020, de revendre.

. Page 29
- Exercice illégal :

La lutte contre l'exercice illégal reste une prérogative des Conseils de l'Ordre. Plus largement, le Conseil de l'Ordre peut, devant toutes les juridictions, exercer tous les droits réservés à la partie civile relativement aux faits portant un préjudice direct ou indirect à l'intérêt collectif de la profession.

- Structuration / mission de l'Ordre aujourd'hui => similitude / différence :

L'Ordre regroupe tous les chirurgiens-dentistes habilités à exercer, qui sont ainsi inscrits au tableau. Les chirurgiens-dentistes remplissant les conditions de diplômes seulement sont inscrits au tableau de l'Ordre et sont autorisés à exercer (article L. 4111-1 du Code de la Santé publique).
Ceux-ci élisent les membres du Conseil départemental dont ils dépendent.
L'Ordre est chargé de veiller au maintien des principes de moralité, de probité, de compétence et de dévouement (par le biais des juridictions disciplinaires).
La mission de « soutenir les droits du corps médical » retenue à l'époque par la commission n° 9 est très large. La défense des intérêts pécuniaires des praticiens ne fait pas partie de la mission de l'Ordre (séparation des missions Ordre / Syndicat). En 2020, l'Ordre est chargé notamment de l'inscription des praticiens et de tout ce qui touche à leur exercice tandis que les syndicats ont en charge les négociations de la convention avec l'Assurance maladie.

- 2020 : Article L4124-6 du Code de la Santé publique

Les peines disciplinaires que la chambre disciplinaire de première instance peut appliquer sont les suivantes :
. L'avertissement ;
. Le blâme ;
. L'interdiction temporaire avec ou sans sursis, ou l'interdiction permanente d'exercer une, plusieurs ou la totalité des fonctions de médecin, de chirurgien-dentiste ou de sage-femme, conférées ou rétribuées par l'État, les départements, les communes, les établissements publics, les établissements reconnus d'utilité publique ou de mêmes fonctions accomplies en application des lois sociales ;
. L'interdiction temporaire d'exercer avec ou sans sursis, cette interdiction ne pouvant excéder trois années ;
. La radiation du tableau de l'Ordre.
Les deux premières de ces peines comportent, en outre, la privation du droit de faire partie d'un conseil, d'une section des assurances sociales de la chambre de première instance ou de la section des assurances sociales du Conseil national, d'une chambre disciplinaire de première instance ou de la chambre disciplinaire nationale de l'Ordre pendant une durée de trois ans. Pour les suivantes, la privation de ce droit est à titre définitif. Le médecin, le chirurgien-dentiste ou la sage-femme radié ne peuvent pas se faire inscrire à un autre tableau de l'Ordre. La décision qui l'a frappé est portée à la connaissance des autres conseils départementaux et de la chambre disciplinaire nationale dès qu'elle est devenue définitive.
Les peines et interdictions prévues au présent article s'appliquent sur l'ensemble du territoire de la République.

Si, pour des faits commis dans un délai de cinq ans à compter de la notification d'une sanction assortie d'un sursis, dès lors que cette sanction est devenue définitive, la juridiction prononce l'une des sanctions prévues aux 3° et 4°, elle peut décider que la sanction, pour la partie assortie du sursis, devient exécutoire sans préjudice de l'application de la nouvelle sanction.
Conformément à l'article 19 de l'ordonnance n° 2017-192 du 16 février 2017, ces dispositions entrent en vigueur à compter des prochains renouvellements de chacun des conseils de l'Ordre suivant la publication de ladite ordonnance.

. Page 30
En ce qui concerne l'appréciation de l'Ordre par les pouvoirs publics, une certaine ambivalence persiste. Si certains estiment que les missions de l'Ordre (voire son existence) portent atteinte à certains principes qui régissent actuellement la société (ex. : libre concurrence), on note un accroissement certain et régulier de ces missions (ces dernières années : insuffisance professionnelle, refus de soins, contribution à la promotion de la santé publique et à la qualité des soins…).
Peut-être cette ambivalence tient-elle dans la réponse à cette question non tranchée par le législateur (et y a-t-il lieu de la trancher d'ailleurs… ?) : au fond, qui l'ordre est-il chargé de protéger ? Le chirurgien-dentiste ? La profession ? Le patient ? La Santé publique ? La loi semble presque attendre de l'Ordre qu'il protège tous ces intérêts à la fois…

. Pages 32/33
L'ambivalence rappelée ci-dessous se retrouve également dans les positionnements respectifs de l'Ordre et des syndicats. Jusqu'où et de quelles manières les uns et les autres peuvent-ils défendre les intérêts de la profession?
À l'heure actuelle, le Code de la Santé publique prône un certain « séparatisme » entre les fonctions ordinales et les fonctions syndicales. Un membre du bureau d'un Conseil de l'Ordre ne peut pas être membre du bureau d'un syndicat.

. Page 34
Le contentieux technique de la Sécurité sociale est aujourd'hui une mission du Conseil de l'Ordre, à travers ses sections des Assurances sociales (= SAS).

. Page 35
À l'heure actuelle, l'Ordre comporte deux échelons de juridictions :
- les chambres disciplinaires de première instance (+ SAS) ;
- la chambre disciplinaire nationale (+ SAS).
L'échevinage préside à la composition de ces juridictions : magistrats / Conseiller d'État + membres ou anciens membres de l'Ordre.

. Page 36

À l'heure actuelle, il existe sept ordres de professions de santé :

- Trois ordres médicaux : médecins, chirurgiens-dentistes, sages-femmes ;
- Un ordre des pharmaciens ;
- Trois ordres d'auxiliaires médicaux : infirmiers, masseurs-kinésithérapeutes, pédicures-podologues.

Norme AFNOR : médecine bucco-dentaire

Fin 2009, les termes « art dentaire » ont été jugés obsolètes par l'Organisation internationale de normalisation (ISO) qui a décidé qu'il convenait de la remplacer par le terme de « médecine bucco-dentaire » (norme ISO 1942:2009).

. Page 40

La spécialité en chirurgie orale est parfaitement reconnue en 2020.

. Page 41

Numerus clausus de la section dentaire à l'opposé de la directive 2005/36 qui autorise un professionnel de santé à exercer en France si son diplôme a été délivré par un État membre de l'Union européenne (au titre de la reconnaissance automatique).

. Page 44

- L'ordonnance du 27 mai 1945 correspondrait à notre CSS actuelle (= Complémentaire santé solidaire).

- Les commissions sont toujours d'actualité.

En 2020, 14 Commissions + UIO + Observatoire :

Commission de contrôle des comptes et placements financiers
Commission de la solidarité
Commission des contrats
Commission de l'enseignement et des titres
Commission de la vigilance et des thérapeutiques
Commission exercice et déontologie
Commission Législation et Europe
Commission des publications
Commission d'odontologie médico-légale
Unité d'identification odontologique
Commission de démographie
Commission du pôle "patients"
Christian Winkelmann, président
Commission du numérique en santé
Commission des services informatiques

. Page 45

- Se rapproche assez de la dotation d'État que nous recevons pour les EPI (= Équipement de protection individuelle).
- La défense des intérêts économiques de la profession est aujourd'hui du ressort exclusif des syndicats.

. Page 53

Le Conseil national est chargé par le Code de la Santé publique de préparer le code de déontologie, édicté sous la forme d'un décret en Conseil d'État.
Le code de déontologie fait actuellement partie du Code de la Santé publique. Il a été plusieurs fois modifié. Une nouvelle évolution est en cours et concerne les règles de communication applicables aux chirurgiens-dentistes.

. Page 75

Ou aujourd'hui la dévolution du patrimoine des anciens conseils régionaux aux nouveaux, suite à la réforme territoriale.

. Page 87

- Il y a eu un conventionnement sélectif. Nous disposons d'aides pour les zones sous-dotées.
- Article R.4127-270 du Code de Santé publique : protège les cabinets dentaires déjà installés dans une localité. Aucun cabinet secondaire (devenu « site distinct ») ne peut être autorisé sans besoin effectif de santé publique dans cette localité. Il peut être mis fin à cette autorisation si la condition liée aux besoins de santé publique n'est plus remplie. (Jusqu'en 2009, l'autorisation était d'une durée de 3 ans renouvelable).
- Article R.4127-278 du Code de Santé publique : protège le cabinet dentaire déjà installé dans un immeuble et celui qui part pendant 2 ans, sauf autorisation de ce dernier.

. Page 93

En 2020, 180 chirurgiens-dentistes de réserve, hommes et femmes, officient en France et dans le monde. Ils constituent la réserve du Service de Santé des Armées (SSA). Ils soignent les militaires français ou étrangers, mais aussi les populations locales comme au Tchad, au Mali ou à Djibouti. Si un chirurgien-dentiste souhaite s'engager dans l'armée, il peut rejoindre le Service de Santé soit à temps plein comme personnel d'active, soit à temps partiel comme réserviste. Les dentistes d'active dispensent chaque jour des soins et des aptitudes aux militaires. Les réservistes ont, quant à eux, les mêmes missions, mais ils se préoccupent davantage de délivrer l'aptitude requise aux militaires partant en opérations extérieures. La mission du dentiste militaire consiste à améliorer l'état bucco-dentaire des militaires et à diminuer l'impact de la pathologie dentaire sur la disponibilité opérationnelle des militaires. Ceux-ci doivent pouvoir reprendre leur mission en cours au plus vite sans lui être préjudiciable.

. Page 151
Unité d'Identification Odontologique (U. I. O.).
Dans le cadre de sa Commission d'Odontologie Médico-Légale (O. M. L.), le Conseil national de l'Ordre avait créé, en avril 2002, l'Unité d'Identification Odontologique (U. I. O.) ayant pour objectif de répondre rapidement et à tout moment à des besoins en identification, notamment lors de catastrophes. En mars 2017, le Conseil national de l'Ordre a décidé de faire évoluer cette structure qui est devenue une commission à part entière.

. Page 193
La souscription d'une assurance civile professionnelle est obligatoire pour tous les professionnels de santé exerçant à titre libéral (article L. 1142-2 du Code de la Santé publique). Le marché assurantiel est concurrentiel et il n'appartient pas au Conseil de l'Ordre de préconiser une société d'assurance plutôt qu'une autre.

. Page 203
La loi Brouardel (1892) pose les bases de l'encadrement moderne de la profession de chirurgien-dentiste. À noter le bouleversement apporté ultérieurement par les principes de libre établissement / libre circulation au sein de l'Union européenne.
À noter également à l'époque que l'enregistrement se faisait auprès de la préfecture ou sous-préfecture, ou au greffe du tribunal civil d'arrondissement et la statistique du personnel médical était dressée par le ministre de l'Intérieur.
L'article 16 de la loi inclut l'exercice illégal de la profession de chirurgien-dentiste dans l'exercice illégal de la médecine. Ce sont les associations et syndicats qui pouvaient saisir les tribunaux en cas d'exercice illégal. Aujourd'hui, cette faculté appartient aussi à l'Ordre.

. Page 205
L'exercice est en constante évolution. Les arsénieux ont été reconnus cancérigènes et sont donc interdits. Le MEOPA (= mélange équimolaire oxygène protoxyde d'azote) a pour objectif de diminuer la douleur et l'anxiété du patient face aux soins dentaires, et d'éviter l'anesthésie générale. Il doit être pratiqué par des praticiens formés à cette technique et son usage au cabinet dentaire doit faire l'objet d'une demande d'autorisation formulée auprès du Conseil national de l'Ordre des Chirurgiens-dentistes qui est le seul habilité à délivrer un agrément.

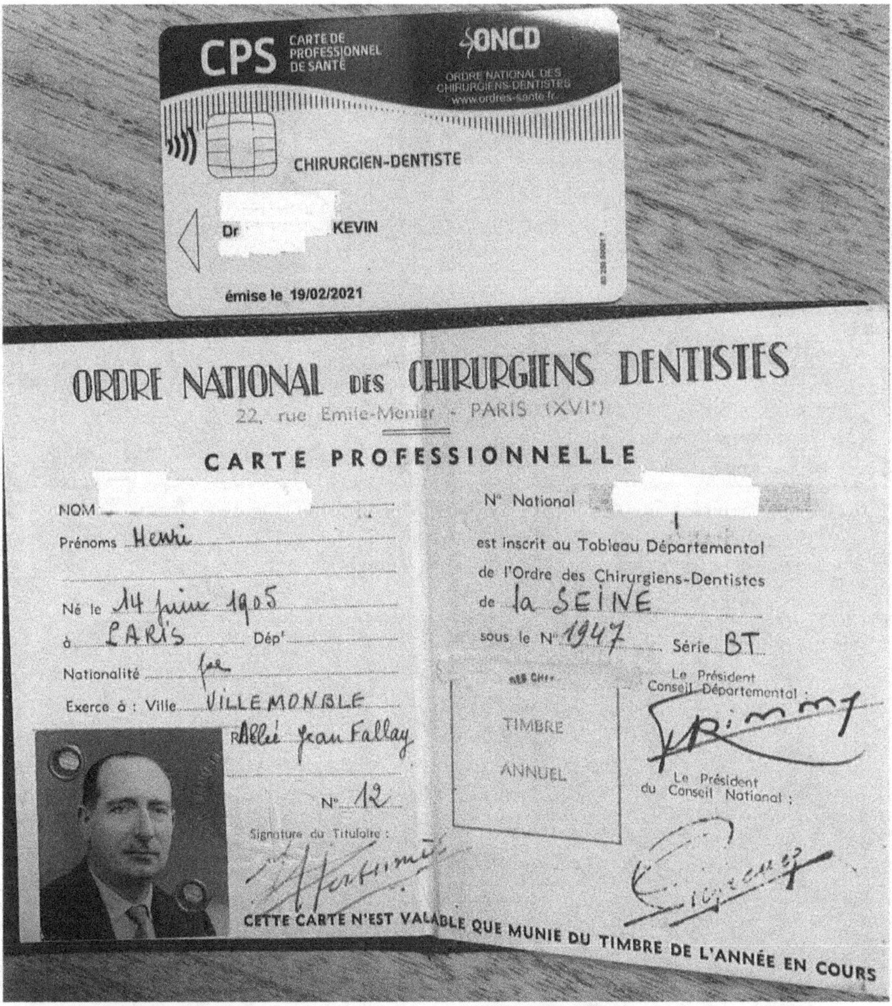

En haut, carte de professionnel de santé (CPS) du Dr Kevin … émise en 2021.
En bas, carte professionnelle de M. Henri … signée par le Président Maurice Pichenez qui a été président de l'Ordre national des Chirurgiens-dentistes entre 1952 et 1969. Cette carte serait estimée, selon nous, au vu de la photo, à la période 1954-1959 (aucune date n'est mentionnée dessus ni sur le recto, ni sur le verso). Le Dr Kevin … est l'arrière-petit-fils de M. Henri … (le père de la grand-mère paternelle du Dr Kevin …)[485].

[485] … Kevin, communication personnelle, 2021 (avec l'aimable autorisation du Dr Kevin … qui par souci de confidentialité a souhaité que les noms de famille soient effacés).

REMERCIEMENTS

Nous nous devons de remercier le Conseil national de l'Ordre des chirurgiens-dentistes et son président, le Dr Serge Fournier, pour leur confiance en nous, pour leur aide précieuse dans cette aventure qui fut palpitante. Nous n'oublions pas ses secrétaires généraux, le Dr Steve Toupenay et la Dr Dominique Chave, ainsi que Mme Sandrine Verzy qui nous ont accompagné constamment et chaleureusement durant nos investigations.

Il nous est essentiel de remercier nos mentors pour leur amitié indéfectible et leur aide inestimable. Ils se reconnaîtront sans peine. Nous tenons à dire tout particulièrement toute notre amitié au Pr François Resche, ancien président de l'Université de Nantes, qui a accepté tout de suite de nous relire et de nous corriger.

Sans oublier, tous ceux qui nous soutiennent au quotidien dans nos travaux, voire qui y participent : M. Vincent Lhomeau, professeur d'histoire, Maître Thierry Roulette, avocat au barreau de Paris, Maître François Bouyer, avocat au barreau de Nantes, Maître Nicolas Bretécher, notaire à Saint-Herblain, la Dr Apolline Trioulaire et le Dr Maxime Cournault, chirurgiens-dentistes, et Mme Isabelle Cavé, historienne du droit de la santé. Je leur voue à tous une gratitude profonde et sincère.

Nous tenons à dire merci aux Académies médicales, qui nous ont permis d'incorporer leur rang, pour leur amitié et leur confiance.

Nous tenons enfin à remercier les Éditions L'Harmattan avec qui nous travaillons depuis si longtemps maintenant.

Nos remerciements vont à M. Vincent de la Bibliothèque interuniversitaire de Santé pour son apport inestimable dans notre vie de recherche. Il nous est impossible d'oublier de remercier la DAVCC et M. Alexandra pour les documents apportés, le site Légifrance et la Bibliothèque nationale de France pour leur aide inestimable.

Nous ne pouvons terminer sans dire tout l'amour que nous portons à notre femme et à nos trois enfants qui illuminent notre vie comme autant de soleils.

Bibliographie

Livres :

ADIR, *Les Françaises à Ravensbrück*, Gallimard (éd.), Paris, 1965.

Amicale d'Oranienburg-Sachsenhausen, *Sachso*, Minuit/Plon (éd.), Paris, 1982.

Audigé Simone, *La baleine allaite ses petits*, Éditions du Moulin vieux, 1990.

Boileau Etienne, *Le livre des métiers*, Paris, 1268.

Bollandus Joannes, Henschenius Godefridus. *Acta Sanctorum*. Februarii Tomus Secundus. Bruxelles, 1963.

Bourguignon Patrick, *La place du chirurgien-dentiste au sein des forces armées hier et aujourd'hui : rôle de la réserve et du réserviste*, Thèse Doct. Chir. Dent., Paris V, 2004.

Bureth Louis-Marie, *Le Revier du camp de concentration de Dachau*, Thèse Doct. Méd., Strasbourg, 1989.

Cibrie P., *L'Ordre des médecins*, Laboratoires Midy, Paris, 1935.

Cecconi L. J., *Notes et mémoires pour servir à l'Histoire de l'Art Dentaire en France*, L'Expansion (éd.), 1959.

Conseil national de l'Ordre des Chirurgiens-dentistes, *Bulletin n° 1-2-3 de mai-juin-juillet 1945*, René Lépine (éd.), Paris, 1945.

Conseil national de l'Ordre des Chirurgiens-dentistes, *Bulletin n° 4-5 d'août-septembre 1945*, René Lépine (éd.), Paris, 1945.

Conseil national de l'Ordre des Chirurgiens-dentistes, *Bulletin n° 6-7-8-9 d'octobre 1945 à janvier 1946*, René Lépine (éd.), Paris, 1945.

Conseil national de l'Ordre des Chirurgiens-dentistes, *Bulletins 1946*, René Lépine (éd.), Paris, 1946.

Cournault Maxime, *Un ordre pour les chirurgiens-dentistes en France : 24 septembre 1945*, L'Harmattan (éd.), Collection Médecine à travers les siècles, Paris, 2018.

Courtadon J., *Contribution à l'étude de la Pathologie du Déporté*, Thèse Doct. Méd., Strasbourg, 1957, n°37.

Dalton Derek, *Dark tourism and crime*, Routledge Publisher, USA, 2014.

De Césarée Eusèbe. *Histoires ecclésiastiques,* Trad. de Bardy Gustave, Paris, 1955.

De Gaulle Charles, *Mémoires*, Plon (éd.), 1954.

Deschaux Serge, *Comment allez-vous, mon Général ?* L'Harmattan (éd.), Coll. Acteurs de la Science, Paris, 2020.
Delehaye Hippolyte, *Les légendes hagiographiques*, Bruxelles, 1906.
Don Zimmet-Gazel P., *Les conditions d'existence et l'état sanitaire dans les camps de concentration de femmes déportées en Allemagne*, Thèse Doct. Méd., Genève, 1946.
Dumont Jean, *Histoire secrète de la Gestapo*, Crémille (éd.), Genève, tome 4, 1971.
Durand Pierre, *Danielle Casanova, l'indomptable*, Messidor (éd.), Paris, 1990.
Fédida Jean-Marc, *L'Affaire Maurras*, L'Âge d'Homme (éd.), Collection Rue Férou, Lausanne, 2015.
Fernagut André, *Les corps enseignants de l'école dentaire de Paris*, Le François (éd.), Paris, 1920.
Guérin Paul. *Les petits Bollandistes, vie des saints.* 2e tome. Paris, 1876.
Guipouy Robert, *Matricule 33280*, Éditions de l'imprimerie, Marmande, 1997.
Hautval Adélaïde, *Médecine et crimes contre l'Humanité*, Actes Sud (éd.), Arles, 1991.
Holstein Denise, *Je ne vous oublierai jamais, mes enfants d'Auschwitz…*, Édition n°1, Collection Témoignages, Paris, 1995.
Jamin Sophie, *Le chirurgien-dentiste français pendant la Seconde Guerre mondiale*, Thèse Doct. Chir. Dent., Rennes, 2011.
Jeffcott George, *US Army Dental Corps in WWII*, Office of the Surgeon General, Washington D. C., 1955.
Konieczny Bruno, *Le chirurgien-dentiste dans le Service de Santé des Armées françaises durant les guerres modernes*, Thèse Doct. Chir. Dent., Nantes, 1992.
Lamendin Henri, *Petites histoires de l'art dentaire d'hier et d'aujourd'hui (Anecdodontes)*, L'Harmattan (éd.), Collection Ethique médicale, Paris, 2006.
Lamendin Henri, *Praticiens de l'art dentaire du XIVe au XXe siècle*, L'Harmattan (éd.), Collection Médecine à travers les siècles, Paris, 2007.
Lamendin Henri, *De l'art dentaire à d'autres arts*, L'Harmattan (éd.), Collection Médecine à travers les siècles, Paris, 2007.
Lefebvre Véronique, *Histoires de Caisses. L'assurance maladie de la CIAS à la CPAM de Paris*, Éditions Public Histoire, Paris, 2001.
Lunel Alexandre, *La Maison médicale du Roi*, Champ Vallon (éd.), Collection Époques, Paris, 2008.
Michel Jean & Nucera Louis, *Dora*, J. C. Lattès (éd.), Paris, 1975.
Marandas Jacques, *L'Ordre des Chirurgiens-dentistes*, Thèse Doct. Sc. Odont., Paris, 1973.
Morgenstern Henri, *La spoliation des dentistes juifs en France (1940-1945)*, Jean Touzot (éd.), Paris, 1997-1998.

Morgenstern Henri, *Les dentistes français au XIXe siècle*, L'Harmattan (éd.), Collection Médecine à travers les siècles, Paris, 2009.
Obadia Yves, *Pratique dentaire dans les camps de concentration*, Thèse Doct. Chir. Dent., Lyon, 1975.
Paris-Musées, *Destination Auschwitz des déportés tatoués*, Musées de la ville de Paris (éd.), Paris, 2002.
Pessereau G., *Prisonniers sans capture*, Hervas (éd.), Paris 1994.
Pouillard J., *L'Ordre des médecins*, Glyphe (éd.), Paris, 2011.
Riaud Xavier, *La pathologie bucco-dentaire dans les camps de l'Allemagne nazie. 1941-1945.*, Thèse Doct. Chir. Dent., Nantes, 1997.
Riaud Xavier, *La pratique dentaire dans les camps du IIIe Reich*, L'Harmattan (éd.), Coll. Allemagne d'hier et d'aujourd'hui, Paris, 2002.
Riaud Xavier, *L'influence des dentistes américains pendant la Guerre de Sécession (1861-1865)*, L'Harmattan (éd.), Coll. Médecine à travers les siècles, Paris, 2006.
Riaud Xavier, *Les dentistes, détectives de l'histoire*, L'Harmattan (éd.), Coll. Médecine à travers les siècles, Paris, 2007.
Riaud Xavier, *Étude de la pratique odontologique et de ses déviances dans les camps de l'Allemagne nazie*, Thèse Doct. Épistémologie, Histoire des Sciences et des Techniques, Centre François Viète (EA – 1161), Nantes, 2007.
Riaud Xavier, *Première Guerre mondiale et stomatologie*, des praticiens d'exception, L'Harmattan (éd.), Coll. Médecine à travers les siècles, Paris, 2009.
Riaud Xavier, *Dentistes héroïques de la Seconde Guerre mondiale*, L'Harmattan (éd.), Coll. Médecine à travers les siècles, Paris, 2011.
Riaud Xavier, *Chroniques odontologiques des rois de France et de la dynastie napoléonienne*, L'Harmattan (éd.), Coll. Médecine à travers les siècles, Paris, 2011.
Richet C. & Mans A., *Pathologie de la Déportation*, Centre Charles Richet, 3e éd., Paris, 1962.
Rivière H. F., Hélie F., Pont P. J., Weiss A., *Codes français et lois usuelles*, Librairie générale de Droit et de Jurisprudence, Paris, 1913.
Rouquet François, *Une épuration ordinaire (1944-1949) - Petits et grands collaborateurs de l'administration française*, CNRS (éd.), 2011.
Salat-Baroux Frédéric, *De Gaulle-Pétain*, Robert Laffont (éd.), 2010.
Salvandy N. A., *Projet de loi sur l'enseignement et l'exercice de la médecine et de la pharmacie, avec l'exposé des motifs*, Masson (éd.), Paris, 1847.
Sellier André & Neufeld Michael, *A History of the Dora Camp*, Ivan R. Dee Inc., Chicago, 2003.
Stroweis Henri, *Pathologie bucco-dentaire dans les camps de concentration allemands, 1944-1945*, Thèse Doct. Chir. Dent., Paris, 1973.
Sur B., Sur P. O., *Une histoire des avocats en France.*, Dalloz (éd.), Paris, 2014.
The Pretty Women of Paris, Préfecture de Police, Paris, 1883.

Trioulaire Apolline, *Sainte Apolline, sainte patronne des dentistes et de ceux qui ont mal aux dents*, L'Harmattan (éd.), Coll. Médecine à travers les siècles, Paris, 2014.
Valat Bruno, *Histoire de la Sécurité sociale (1945-1967), L'État, l'institution et la santé*, Economica (éd.), Coll. Économies et sociétés contemporaines, Paris, 2001.

Articles :
Baron Pierre, « Recensement des dentistes au XVIIIe siècle – Méthodes, difficultés, erreurs, critiques », in *Actes de la Société française d'histoire de l'art dentaire (SFHAD)*, Saint-Malo, 12-13/06/1998, www.biusante.parisdescartes.fr.
Baron Pierre, « Politique et odontologie », in *L'Information Dentaire*, 08/04/2009, n° 14, p. 729.
Benmansour Alain (a), « Histoire du statut des chirurgiens-dentistes militaires français », in *Le Chirurgien-Dentiste de France*, n°1063/64, 2002, pp. 34-39.
Benmansour Alain (b), « Histoire du statut des chirurgiens-dentistes militaires français », in *Le Chirurgien-Dentiste de France*, n°1065, 2002, pp. 52-56.
Bérénholc Charles, « Le service de santé de l'état-major des maquis d'Auvergne : un épisode des combats de Margueride-Truyère », in *Revue de la Haute-Auvergne*, avril-septembre 1994, pp. 241-249.
Bizard Frédéric, « Histoire de la protection sociale en France », in *www.fredericbizard.com*, 17/03/2017.
Bourgeois C., « Des lésions dentaires et buccales dans les formations de l'avant ; leur évolution au cours de la campagne. Amélioration et transformation possible du matériel en usage », in *Congrès Dentaire Interallié 1914-1917*, G. Villain (éd.), tome II, Paris, 1917, 1179-1184.
Bourquelot L., « Le congrès médical de France : défense d'une profession libérale sous la Monarchie de Juillet », in *Annales de Bretagne et des pays de l'Ouest*. 1979 ; 86 (2) : 301-312.
Converse J., Péri M. & Roche G. K. T., *Blessés maxillo-faciaux : observations faites au centre au cours des campagnes 1942-1943*. Centre de chirurgie réparatrice et maxillo-faciale d'Afrique. Rapport au congrès interallié d'Alger, tomes I et II, 21 février 1944.
Corlieu Auguste, *Centenaire de la Faculté de Médecine de Paris (1794-1894)*, Alcan – Baillère – Doin – Masson (éd.), Paris, 1894.
Croix-Rouge française, « Les prisonniers de guerre et la recherche des disparus », in *www.croix-rouge.fr*, sans date.
Croix-Rouge française, « Le drame d'Oradour-sur-Glane », in *www.croix-rouge.fr*, sans date.
Croix-Rouge française, « L'aide aux populations civiles », in *www.croix-rouge.fr*, sans date.

Dubois Emmanuel, « Le Service de Travail Obligatoire », in *www.secondeguerre.net*, 2003.
François Martine & al., « Brouardel, Paul Camille Hippolyte », in *cths.fr*, 2006.
Gelly G. & Diguet H., *Les séquelles maxillo-faciales et stomatologiques de la Déportation*. Rapport de stomatologie dans la Pathologie des Déportés, 1er Congrès international de la Pathologie des Déportés, Paris, 1954, pp. 173-175.
Grangier René, « La relève des médecins dans les camps de prisonniers militaires en Allemagne pendant la Seconde Guerre mondiale », in *Revue Histoire des sciences médicales*, 2012 ; 46(3) : 287-294.
Guide rose des étrangers dans Paris, 1934.
Held A. J., « Chactas Hulin (1888-1977) », in *Bull. Hist. Dent.*, 1993 ; 41(2) : 73-75.
La Gazette médicale de Paris : journal de médecine et des sciences accessoires. - 1847, série 3, n° 02 p. 548 [en ligne]. [cité le 9 juillet 2016]. Disponible sur
http://www.biusante.parisdescartes.fr/histoire/medica/resultats/?p=550&cote =90182x1847x02&do=page.
http://fusilles-40-44.maitron.fr, « Jean, Alfred, Dangoumau », 2007-2020.
http://fusilles-40-44.maitron.fr, « Catz Albert », 2007-2020.
http://www.curagiu.com (b), *Danielle Casanova – De Vincentella à Danielle*, sans date, pp. 1-13.
http://www.curagiu.com (a), *Danielle Casanova – Danielle déportée le 21 janvier 1943 à Auschwitz sous le matricule 31 655*, sans date, pp. 1-13.
www.macsf.fr, « historique », 2015.
La Lancette française, Gazette des hôpitaux civils et militaires. 15 novembre 1845 ; Tome VII (137) : 549-551.
Le Crom Jean-Pierre, « La Croix-Rouge française pendant la Seconde Guerre mondiale », in *Vingtième siècle. Revue d'histoire*, 2009 ; 1 (101) : 149-162.
Lefebvre Pierre & Camelin Aymé, « La relève des médecins prisonniers en Allemagne (1943-1944) », in *Revue Histoire des sciences médicales*, 1987 ; 21(2) : 51-55.
Lentz Thierry, « Le jour d'après : refonder l'État », in *www.lepoint.fr*, 20/04/2020.
Lindsay Lilian, « The Sun, the Toothdrawer and the Saint », in *Proceedings of The Royal Society of Medicine*, Londres, 1933, pp. 1377-1388.
Lorette André, « La relève des prisonniers de guerre en Allemagne », in *Trait d'union*, sans date.
membres.lycos.fr/histonantes/audige.htm-3k, *Pierre Audigé*, sans date, p. 1.
Morgenstern Henri, « L'action de la section dentaire du Conseil de l'Ordre des médecins et du Commissariat général aux questions juives (CGQJ) dans la spoliation des dentistes juifs de France », in *Actes de la Société française*

d'histoire de l'art dentaire (SFHAD), Saint-Malo, 12-13/06/1998, www.biusante.parisdescartes.fr.
Paulin Jérôme & Paulin Michel, « Biographie express », in *http://www.georgespaulin-lesite.com*, 2006.
Paulin Jérôme & Paulin Michel, « Le styliste automobile », in *http://www.georgespaulin-lesite.com*, 2006.
Paulin Jérôme & Paulin Michel, « L'inventeur du coupé-cabriolet », in *http://www.georgespaulin-lesite.com*, 2006.
Paulin Jérôme & Paulin Michel, « Le combattant de la liberté », in *http://www.georgespaulin-lesite.com*, 2006.
Pincemin J., Laugier A., « Les médecins. », in *Revue française de science politique*, 1959 ; 9 (4) : 881-900.
Revue *Le Siècle Dentaire*, « Manifeste des dentistes prisonniers rapatriés », mercredi 1er mars 1944, XVIIe année, n° 355, p. 6.
Rinuy, « Les conseils de famille. », in *La Presse médicale*, 25 novembre 1931, p. 94.
http://www.biusante.parisdescartes.fr/histoire/medica/resultats/index.php?p=1741&cote=100000x1931xartorig&do=page.
Rohner, « À propos d'une initiative du Secours Dentaire International », in *L'Odontologie*, vol. LXXXIII, n°5, Paris, 1945, pp. 109-111.
Roucoules L., « L'Académie de Chirurgie Dentaire a décidé d'honorer d'une médaille l'un de ses membres les plus éminents. Elle a choisi le Professeur Chactas Hulin », in *Bull. Acad. Chir. Dent.*, 1975-1976 ; 21(21).
Ruel-Kellerman Micheline, « Qui était Georges Dagen ? », in *L'Information dentaire (ID)*, 20 novembre 2019, n° 40, pp. 39-41.
Ruel-Kellerman Micheline, « À propos de la découverte récente de deux tapuscrits sur Pierre Fauchard d'un historien un peu oublié, Georges Dagen », in *Actes de la Société française d'histoire de l'art dentaire (SFHAD)*, 2019, 29 : 39-50, www.biusante.parisdescartes.fr.
Schatzman B., *Journal d'un interné : Compiègne, Drancy, Pithiviers - 12 décembre 1941 - 23 septembre 1942*, Le Manuscrit, vol. 1, Paris, 2005.
Serre R., « Blessés et soignants de l'hôpital de la grotte de la Luire. Contexte historique », in *Fondation de la Résistance, http://museedelaresistanceenligne.org/media581-BlessA#fiche-tab*, 2013.
« Sur le Comité de guerre du 25 mai », in Marc Ferro, *Pétain*, Fayard (éd.), 1987, p. 34.
Westphal A., « Les débuts de l'enseignement dentaire public à Nancy après la loi Brouardel de 1892 », in *Actes de la Société française d'histoire de l'art dentaire (SFHAD),* 2008 ; (13) : 44-47, www.biusante.parisdescartes.fr.
Zimmer Marguerite, « Petite histoire de l'Art Dentaire du XVIIIe siècle à 1950 – De 1940 à 1950 », in *Actes de la Société française d'histoire de l'art dentaire*, Paris, sans date, www.biusante.parisdescartes.fr.
Zobel J., *Stomatologie des anciens Déportés*, Conférence médico-sociale internationale sur la pathologie des anciens Déportés et Internés, Archives de

la Fédération internationale de la Résistance (F.I.R.), Copenhague, 1954, n°184B, tome II, j.27-j.29.

Institutions :
Conseil national de l'Ordre des Chirurgiens-dentistes, communication personnelle, Paris, 2020.
Musée de l'Ordre de la Libération, communication personnelle, Paris, 2011.

Centres d'archives :
Amicale de Ravensbrück et ADIR, *Les Françaises à Ravensbrück*, Gallimard (éd.), Paris, 1965.
Association Amifort Gros Ouvrage Maginot du Hackenberg Veckring, communication personnelle, 2020.
Bibliothèque interuniversitaire de Santé (BIUS), communication personnelle, Paris, 2020.
Bibliothèque nationale de France, communication personnelle, Paris, 2020.
Centre Documentation Juive Contemporaine, communication personnelle, Paris, 2003.
Centre de la mémoire d'Oradour-sur-Glane, communication personnelle, 2020.
CNRTL, Centre national des ressources textuelles et lexicales, *Étymologie de barreau* [en ligne]. [cité le 7 juill. 2016]. Disponible sur http://www.cnrtl.fr/etymologie/barreau.
Division des Archives des Victimes des Conflits Contemporains (DAVCC), ministère de la Défense, communication personnelle, Caen, 2020.
FNDIRP, communication personnelle, Paris, 2003.
Journal officiel de la République française publié à Alger (1943, 1944) ;
Journal officiel de la République française (1892, 1944, 1945, 1946, 1947).
Mémorial de la Shoah, communication personnelle, Paris, 2020.
Panstwowe Muzeum Auschwitz, communication personnelle, Oswiecim, Pologne, 2002, 2003 et 2009.
Service historique de la Défense, ministère des Armées, Vincennes, communication personnelle, 2020.
www.musee-assurance-maladie.fr, Lormont, 2020 - CAHSS - Musée national de l'Assurance maladie.

Collections privées :
Aronis Henri, collection privée, Conflans-Sainte-Honorine, 2021.
Riaud Xavier, collection privée, Nantes, 2020.

Témoignages :
… Kevin, communication personnelle, 2021.
Balny Huguette, *Au nom de la vie*, brochure, communication personnelle, Montpellier, 2004.
Billet J., communication personnelle, Nantes, 1995.

Billet René, communication personnelle, Nantes, 1995.
Chasserieau Léon, communication personnelle, Nantes, 2003.
Duboc Hubert, communication personnelle, 1995.
Gaillot Jean et Pierre, communication personnelle, 1995.
Le Caër Paul, Pathologie buccale et dentaire pendant la Résistance, l'Internement et la Déportation, Deauville, 1972, pp. 1-4, communication personnelle, 1995.
Famille Audigé, communication personnelle, Nantes, 2005.
Holstein Denise, communication personnelle, 2005.
G. A., communication personnelle, 1995.
Laboratoire Van Pée, communication personnelle, Nantes, 1996.
L. J., communication personnelle, 1995.
Maheu Alain, manuscrit inédit de son père, le Dr René Maheu, communication personnelle, Saint-Malo, 1999 et 2003.
Mainguy Henri, communication personnelle, Saint-Mars-la-Jaille, 1995.
Pauchard Jean-Michel, communication personnelle, Paris, 2020.
Paulin Michel-Georges, communication personnelle, 2008.
Rénié G., communication personnelle, Nantes, 1996.
Documents tirés du Guide Barème des Invalidités (critères, décrets, modes de calcul) du ministère des Anciens Combattants, de statistiques semestrielles touchant seulement les Pays de la Loire, datés du mercredi 31 janvier 1996 et d'extraits du Code de Pensions militaires d'Invalidité.
Soubirous G., communication personnelle, 1995.
Touzeau Gaston, communication personnelle, Nantes, 1995.

Sites Internet :
fr.wikipedia.org, « Pertes humaines de la Première Guerre mondiale », 2019.
Pilet Nicolas, témoignage, http://perso.wanadoo.fr/aetius/kg/KGPilet02.htm.
« *Souvenirs de la guerre en Lorraine* », in *http://www.anac-fr.com/2gm/2gm13.htm*, pp. 35, 36.
www.academiedentaire.org, *Historique*, sans date.
www.cgb.fr.
www.cndp.fr, *« Le bilan de la Première Guerre mondiale »*, 2000.
www.lescdf.fr, *« Histoire des CDF (et de la CNSD) »*, 2018.
www.museedelaresistanceenligne.org, Fondation de la Résistance, 2010-2013.
www.resistance60.fr, Résistance 60, Noyon.
www.secoursdentaire.ch, 2020.

TABLE DES MATIÈRES

Structures éditoriales du groupe L'Harmattan

L'Harmattan Italie
Via degli Artisti, 15
10124 Torino
harmattan.italia@gmail.com

L'Harmattan Hongrie
Kossuth l. u. 14-16.
1053 Budapest
harmattan@harmattan.hu

L'Harmattan Sénégal
10 VDN en face Mermoz
BP 45034 Dakar-Fann
senharmattan@gmail.com

L'Harmattan Cameroun
TSINGA/FECAFOOT
BP 11486 Yaoundé
inkoukam@gmail.com

L'Harmattan Burkina Faso
Achille Somé – tengnule@hotmail.fr

L'Harmattan Guinée
Almamya, rue KA 028 OKB Agency
BP 3470 Conakry
harmattanguinee@yahoo.fr

L'Harmattan RDC
185, avenue Nyangwe
Commune de Lingwala – Kinshasa
matangilamusadila@yahoo.fr

L'Harmattan Congo
67, boulevard Denis-Sassou-N'Guesso
BP 2874 Brazzaville
harmattan.congo@yahoo.fr

L'Harmattan Mali
Sirakoro-Meguetana V31
Bamako
syllaka@yahoo.fr

L'Harmattan Togo
Djidjole – Lomé
Maison Amela
face EPP BATOME
ddamela@aol.com

L'Harmattan Côte d'Ivoire
Résidence Karl – Cité des Arts
Abidjan-Cocody
03 BP 1588 Abidjan
espace_harmattan.ci@hotmail.fr

L'Harmattan Algérie
22, rue Moulay-Mohamed
31000 Oran
info2@harmattan-algerie.com

L'Harmattan Maroc
5, rue Ferrane-Kouicha, Talaâ-Elkbira
Chrableyine, Fès-Médine
30000 Fès
harmattan.maroc@gmail.com

Nos librairies en France

Librairie internationale
16, rue des Écoles – 75005 Paris
librairie.internationale@harmattan.fr
01 40 46 79 11
www.librairieharmattan.com

Librairie l'Espace Harmattan
21 bis, rue des Écoles – 75005 Paris
librairie.espace@harmattan.fr
01 43 29 49 42

Lib. sciences humaines & histoire
21, rue des Écoles – 75005 Paris
librairie.sh@harmattan.fr
01 46 34 13 71
www.librairieharmattansh.com

Lib. Méditerranée & Moyen-Orient
7, rue des Carmes – 75005 Paris
librairie.mediterranee@harmattan.fr
01 43 29 71 15

Librairie Le Lucernaire
53, rue Notre-Dame-des-Champs – 75006 Paris
librairie@lucernaire.fr
01 42 22 67 13

www.ingramcontent.com/pod-product-compliance
Lightning Source LLC
LaVergne TN
LVHW050628051026
849532LV00002B/316
* 9 7 8 2 3 4 3 2 0 7 7 7 3 *